中西医结合论眩晕

孙 莉 主 编

吉林科学技术出版社

图书在版编目（CIP）数据

中西医结合论眩晕 / 孙莉主编. -- 长春 : 吉林科学
技术出版社, 2022.11
ISBN 978-7-5744-0123-5

Ⅰ.①中… Ⅱ.①孙… Ⅲ.①眩晕—中西医结合疗法
Ⅳ.①R764.340.5

中国版本图书馆CIP数据核字（2022）第246616号

中西医结合论眩晕

主　　编　　孙　莉
出 版 人　　宛　霞
责任编辑　　张延明　汤　洁
封面设计　　长春美印图文设计有限公司
制　　版　　长春美印图文设计有限公司
幅面尺寸　　170mm×240mm
开　　本　　16
字　　数　　480 千字
印　　张　　31.25
印　　数　　1-1500 册
版　　次　　2023年8月第1版
印　　次　　2023年8月第1次印刷

出　　版　　吉林科学技术出版社
发　　行　　吉林科学技术出版社
地　　址　　长春市南关区福祉大路5788号出版大厦A座
邮　　编　　130118
发行部电话/传真　　0431-81629529　81629530　81629531
　　　　　　　　　　　81629532　81629533　81629534
储运部电话　　0431-86059116
编辑部电话　　0431-81629510
印　　刷　　廊坊市印艺阁数字科技有限公司

书　　号　　ISBN 978-7-5744-0123-5
定　　价　　90.00 元

编委会

南　序

　　本书内容丰富，书中从眩晕病中医历史源流谈起，继而介绍中医经典对眩晕证病因之认识，不外风、火、痰、虚、瘀及外邪致眩，如有张仲景"痰饮致眩"，巢元方"风邪立论"，孙思邈"风热炎致眩"，金元"因虚致眩"、"无痰不作眩"及明清"瘀血致眩"。中医辨证中常虚实夹杂，实证为肝风上扰、痰浊内蕴、瘀血阻窍，虚证有气血亏虚、肾精不足等。中医治疗部分不仅涵盖了中药复方、中成药等治疗，还包括了如针灸、推拿、耳穴压豆、穴位贴敷等特色疗法，亦提到了如饮食、情志、运动疗法的预防调护。

　　书中医案篇分四章，前二章为古籍、近代医案，包括《名医类案》、《妇人良方》、《古今医案》、《临证指南医案》、《王旭高医案》、《王孟英医案》等众多经典医案，宝贵经验，实在难得。第三、四章包括现代中医医案、现代临床病例共十四例，中西结合，综合疗法诊治，可供选择参考。

　　近些年如"耳石症"、"前庭性偏头痛"等眩晕疾病已成为临床研究中的热点，但这些疾病在以往的中医教材中却鲜有提及，许多临床医生仅知晓中医辨治，对眩晕病的西医认识却乏善可陈。在当今临床中诊治疾病，仅懂中医而不知西医是不行的，好比盲人摸象，只知其表不识其质，因此中西融会贯通则显得尤为重要。本书西医篇中详细介绍了临床中常见的眩晕疾病，内容完整，切合临床，对非专业人士学习眩晕疾病十分利好。

　　孙莉主任是博士生导师，全国老中医药专家学术经验继承指导老师，省名中医，全国中医优秀人才。从医三十载，外修专业素养，内练人文精神，坚持"守正创新、师古不泥古"，其在眩晕病领域造诣颇深，尤其是近年来基于"形神一体观"的中医理论指导思想，在国内率先提出了眩晕病"病位在心脑、从神论治"的新理论假说和"安神定眩"新治法，独创了眩晕病"一体化"诊疗新模式，实则令人称赞！阅读本书时亦可感受其思想精髓融于其中，也望孙莉团队今后能将此理论假说不断充实。

迄今书稿辑成，即将出版发行，乐为之序。

南　征

长春中医药大学附属医院

2022年10月11日

前　言

　　祖国医学对眩晕病的认识有数千年的历史，早在《内经》时期已有了丰富的论述，通过后世医家不断补充与发展，在单味中药、中药复方、中医特色疗法、中医调护等多个方面均取得了长足的发展。长期的临床实践证实，中医药治疗眩晕具有个体化、多层次、综合调节的作用，可以减少眩晕的反复发作和不良预后，提高患者的生活质量，且毒副作用相对较小；与西药合用治疗重症眩晕还可增效减毒；中医外治法治疗眩晕的特色优势突出，通过针灸、推拿、耳穴压豆、耳尖放血、拔罐、食疗等可使人们的身心达到有机的和谐统一，消除病痛，其临床优势特色已被广大患者及国内外同道认可及赞赏。

　　近20年来，国内眩晕的诊治理念更新极大，越来越多的学者开始重视眩晕疾病的诊治及研究工作，但因其解剖、生理病理、发病机制复杂，临床诊治可涉及神经内科、耳鼻喉科、精神心理科、骨科、眼科、综合内科及康复科等多个学科，致使临床医生面对眩晕疾病常常束手无策。此外，诸如"脑供血不足"、"颈性眩晕"等错误诊断在我国各地基层医院仍然普遍存在，错误的理念认识根深蒂固，而"良性阵发性位置性眩晕"、"前庭性偏头痛"、"持续性姿势-知觉性头晕"等真正引起眩晕、头晕的诊断及病因无法被认同接受，导致眩晕病误诊误治率持续升高，临床诊疗水平参差不齐。因此，加强多学科、多地区、多领域研究人员之间的学术交流与合作，培养跨学科眩晕专业技术人才，整合多学科学术力量，是眩晕诊疗事业发展的首要任务。

　　为了能够让更多的读者学习眩晕疾病相关知识，深入浅出地了解疾病诊疗方法，紧随眩晕疾病国际发展趋势，我们与国内共30余位眩晕领域专家、学者共同编写了本书——《中西医结合论眩晕》。本书以中国古籍文献和现代循证医学证据为基础，阐述眩晕的中西医临床诊治方法及策略，包括中医篇、西医篇及医案篇三个部分。其中中医篇着重介绍眩晕病的历史源流、病因病机、辨证论治、中药治疗、中医特色疗法及预防调护等内容；西医篇则根据目前国际前庭疾病分类目录，分为急性前庭综合征、发作性前庭综合征及慢性前庭综合征三个章节，详细介绍了临床常见眩晕疾病的临床特征、疾病诊断、治疗及预防等；医案篇由中医古籍医案、中医近代医案、现代中医医案及现代临床病例四个部分组成，从"实战"的角度让读者了解眩晕疾病的诊治过程。本书力求做到基础与临床相结合，中医与西医相结合，适合于中医、中西医临床医生、高等院校师生、科研单位研究人员以及患者学习参考。

主编：孙莉

2022年9月

目 录

中医篇

西医篇

医案篇

中医篇

第一章　眩晕病的历史源流

中医学中的眩晕包括目眩和头晕。目眩是指患者自觉眼前昏花，头晕是指患者视物旋转、晃动、站立不稳，恍然欲扑等。中医对眩晕的认识从先秦时期开始便有描述，一直发展至今，期间多位医家对眩晕的病名、病机、致病因素等进行论述，一些新的观点不断被提出。本章以中国历史朝代为主轴，对清代及以前的历代著名医家对眩晕的论述进行剖析和总结，以清晰地呈现中医历代先贤宝贵的学术经验。

一、眩晕病名的沿革

（一）先秦时期

眩晕的记载最早可以追溯到先秦时期。殷墟出土的甲骨文中就有"疾亡旋"、"旋有疾王"的记录，这里的"旋"为旋转之意，就是中医的眩晕。《黄帝内经》中更是有大量关于眩晕的描述，如《素问》"肿首头重，足不能行，发为眴仆"、"忽忽眩冒而巅疾"、"头痛目眩"、"耳鸣头眩"、"郁冒不知人"等，可见在《黄帝内经》中"眴仆""眩冒""目眩""头眩""郁冒"的描述皆指眩晕。东汉时期，张仲景在《金匮要略》中提到了"吐涎沫而眩""悸眩"等，而之后的很长一段时间医家对眩晕的称谓则没有发生改变。

而到了隋唐时期，人们对于眩晕病名有了进一步的认识。巢元方在《诸病源候论》中专篇论述"风头眩候""目眩候"，首次把眩晕称为"风头眩"："风头眩者，由血气虚，风邪入脑，而引目系故也。"另有孙思邈在

《千金方》中提出"风眩"一词："防风汤，治风眩呕逆，水浆不下，食辄呕，起即眩倒，发有时，手足厥冷方。""茯神汤方，治风眩倒屋转，吐逆，恶闻人声。"其中，风眩就是眩晕。之后《银海精微》有"坐起生花者……久坐伤血，起则头晕眼花，或前常见花发数般，或赤或黑或白，缭乱昏暗不明，良久乃定"，将眩晕描述为一个新的词语——"坐起生花"。现代医学所用的"眩晕"二字最早见于隋唐时期，王焘《外台秘要·卷十五》的风头眩方九首中有"崔氏疗忽头眩晕，经久不瘥"的记载，首次提到了"眩晕"一词。

（二）宋朝时期

"眩晕"病名在宋朝开始大量地出现在中医典籍中，并作专篇论述。如严用和在《严氏济生方》中记载"眩晕门"，并在本篇给出了对眩晕的描述："眼花屋转，起则眩倒是也""目眩晕转，如在舟车之上，耳内蝉鸣，或如风雨之声"。《全生指迷方·卷三》单列"眩晕"为一篇，还载述了关于眩晕的"气晕""痰眩"等，"若但晕而不眩……谓之气晕""若头眩，发则欲呕……或谓之痰眩"。《妇人良方大全》中更有"妇人虚风头目眩晕及心眩方论"，并为妇人的眩晕提出新的称谓"心眩"，"女人头旋，即天动地转，名曰心眩"。

（三）金元时期

金元时期主要注重同类病证的鉴别，把眩晕、眩运、郁冒与眩冒分开区别论述。成无己《伤寒明理论》中首次出现"眊"，并把眊、眩和冒相区别，"眊"为眼花，"眩"为眼黑，而"冒"有昏迷之意，有向中风发展的趋势。且他认为"晕"与"运"意思相同，都为头旋之意。危亦林《世医得效方》区分了眩冒和郁冒，郁冒也称为"血厥"，明确把其划出了眩晕的范围。

（四）明清时期

明清时期虽然出现了"眩晕""眩运""风眩"等名称共用并存的情况，但多数医家以"眩晕"作为病名。从此，"眩晕"病名沿用至今。

二、历代对眩晕的认识

（一）先秦时期

先秦时期对眩晕的认识，主要体现在《黄帝内经》中，书中记载对眩晕的论述，"肝病头目眩胁支满……"、"邪在肾……时眩"、"邪在心，则病心痛喜悲，时眩仆"指出眩晕的病位主要在肝，还涉及到心、肾等脏腑。提出"髓海不足"、"上虚则眩"、"上气不足"等导致眩晕的内在因素。此外，还记载了"诸风掉眩，皆属于肝"、"厥阴之胜，耳鸣头眩"、"故气乱于……头，则为厥逆，头重眩仆。"等引起眩晕的外感因素。也有因流行气候不同如"岁木太过，风气流行……甚则忽忽善怒，眩冒巅疾。"、"凡此厥阴司天之政……风乃时举，民病泣出耳鸣掉眩。"、"风痹淫源……久则目眩"等导致热病、温病、湿邪而眩晕。先秦时期有关眩晕的文献仍然零散不成系统，只简单记述了眩晕的临床表现，虽点出了其病位所在、病因等，但因当时时代，学在官府，受教育是贵族的特权，因此医者受教育者少，所以未能就眩晕的病因、病机展开作更多论述。

（二）东汉时期

随着中医药学术体系的形成，东汉时期医家对眩晕有了进一步的认识。华佗在《华氏中藏经》中载述："肝者与胆为表里，足厥阴少阳是其经也……其脉弦，软不可发汗，弱则不可下，弦长曰平，反此曰病。脉虚而弦，是谓太过。病在外，太过则令人善忘，忽忽眩冒……其脉，沉之而急，浮之亦然，主胁肋满，小便难，头痛，目眩。""肝病，则头痛胁痛，目眩，肢满……"，由此可见华佗认为肝之病是眩晕的主要原因。又有"辨上痞候并方：桑白皮、槟榔、木通、大黄、黄芩、泽泻"以治眩晕"上痞者，头眩目昏，面赤心悸，肢节痛……"。张仲景在前人的基础上，把眩晕的病机做了更为详细的论述，他提出眩晕的病机为痰饮停聚、胃肠积滞、虚阳上越、肾精亏虚等。如《金匮要略》中"心下有痰饮，胸胁支满，目眩……"、"谷疸之为病，寒热不食，食即头眩……"、"下利脉沉而迟，其人面少赤，身有微热，下利清谷者，必郁冒汗出而解，病人必微厥。所以然者，其面戴阳，下虚故也。"、"夫失精家少腹弦急，阴头寒，目眩，发落"。其中仲景认为眩晕的病机以痰饮最为多见，因此治疗时也以痰饮为主，并根据痰饮停留部位不同，施以不同方剂。饮停中焦用苓桂术甘汤，"心下有痰饮，胸胁支满，目眩，苓桂术甘汤主之。"；饮停下焦五苓散主之，"假令瘦人脐下有悸，吐涎沫而癫眩，此水也，五苓散主之。"需特意提出的是仲景对邪气偏重，气机郁结、风火上扰所致的眩晕采用的是针刺法。《金匮玉函经》中记载："少阳之为病，口苦、咽干、目眩也。""太阳与少阳并病，心下痞坚，头项强而眩，当刺大椎第一间、肺俞、肝俞，勿下之""太阳与少阳并病，头项强痛，或眩，时如结胸，心下痞而坚……"。这也是首次记载针刺治疗眩晕。

总体来说，东汉时期的医家把眩晕做了较为详细的论述，尤其是仲景的《伤寒论》和《金匮要略》，审查证候的细微差别，区分各证型的确切病机病位，灵活运用了各种治疗方法。其方药的运用，不但填补了《黄帝内经》中方药治疗的空白，更为《黄帝内经》后眩晕病的诊治奠定了坚实的理论和临床基础。

（三）魏晋南北朝时期

在魏晋南北朝时期，医家对眩晕病因病机的论述沿袭了《黄帝内经》的观点。同时，在针灸对眩晕的治疗上也有很大的发展，有代表性的如《针灸甲乙经》。该书首次记载针刺治疗风眩，并依照不同兼症针刺不同穴位。"风眩善呕，烦满，神庭主之……风眩引颔痛，上星主之……风眩目瞑，恶风寒，面赤肿，前顶主之……风眩目眩，颅上痛，后顶主之……头眩目痛，头半寒，玉枕主之"。该书还对针刺时所应掌握的手法及深浅力度程度等进行了说明。"令真气存，大气留止，故名曰补"；"热病七日八日，脉口动，喘而眩者，急刺之，汗且自出，浅刺手大指间"；"大肠实则腰背痛，寒痹转筋，头眩痛……承筋主之。取脚下三所横，视盛者出血"等。由此将眩晕的治疗方式进一步拓展开来。

而王叔和则在《脉经》中进一步丰富了对眩晕的认识，把眩晕的脉象特点做了详细论述："脉前大后小，即头痛目眩"、"左手关上脉阳虚者，足少阳经也，病苦眩……"、"右手尺中神门以后脉阳实者……头眩痛"、"阳维脉浮者，暂起目眩"。在其论述扁鹊阴阳脉法时："阳明之脉，洪大以浮，其来滑而跳，大前细后，状如科斗，动摇至三分以上。病眩头痛，腹满痛，呕可治；扰即死。"其中浮、洪、滑等特点，与现代医学中高血压的脉象相吻合。

魏晋时期对于眩晕的认识以及治疗虽有一些延伸扩展，如《脉经》言"左手关上脉阳虚者，足少阳经也，病苦眩晕……"，足少阳经为胆经，故可推断此眩晕由胆气亏虚所致。治法也由以治痰、补虚为主的方药过渡为补益与祛风相结合的处方。如：薯蓣汤、天雄散、人参汤等。针灸治疗中取穴也选取了多条不同经脉、多种不同穴位。有率谷、风门、侠溪、小海、支正、阳谷、飞扬等；对穴位针刺时的手法也颇有体会，可根据病情浅刺、刺出血等。但因为当时生产力发展相对缓慢，战乱纷起，使我国的文化由黄河中游逐渐向长江流域转移，并且社会上有服食五石散之风，给医学发展带来了不良影响。因此，此阶段仍主要是文献的积累，未见大的突破。

（四）隋唐时期

至隋唐时期，医家对眩晕发病机理的论述又有了新的拓展，增加了体虚受风、外伤、支饮等致病因素的论述。如巢元方的《诸病源候论》，其较先秦两汉文献探讨眩晕病机的角度又有了一定改变，将多数眩晕的产生归结为体虚风邪入侵，入于脑则脑转牵引目系急，最终归为目系急，出现眩晕。将眩晕的病因病机归纳为：血气虚、体虚、肝气上逆、湿热郁结等方面。另有，在"拔齿损候"和"打头破脑出血候"中首次提到了由外伤导致的眩晕，"夫被打，陷骨伤头，脑眩不举，戴眼直视，口不能语"、"拔齿而损脉者，则经血不止，脏虚而眩闷"，将眩晕的致病因素进一步完善。

孙思邈擅长从风论治眩晕，在《千金翼方》中专列单篇治风眩二十七首方剂。《千金翼方·卷十六》："方二十七首治，风眩屋转，眼不得开，人参汤方……治风眩倒屋转，吐逆，恶闻人声，茯神汤方……防风散，主头眩恶风，吐冷水。"《备急千金要方》中首次以"风眩"定义病名，并进行专篇论述。"夫风眩之病起于心气不定，胸上蓄实，故有高风面热之所为也。痰热相感而动风，风火相乱则闷瞀，故谓之风眩。"，认为眩晕以心气虚，痰热相感，风火相搏所致，治疗方剂以续命方、薯蓣汤、防风汤、天雄散为主。如"薯蓣汤，治心中惊悸而四肢缓，头面热，心胸痰满，头目眩冒如欲动摇方……天雄散，治头自眩晕屋转旋倒方"。且有灸法与食禁次列于后，"灸法，其法以绳横度口至两边，既得口度之寸数……一年凡三灸，皆须疮瘥。又灸壮数如前，若连灸火气引上……然病重者，亦不得计此也""食禁，十二属相肉物皆不得食，其为药则牛黄龙骨齿用不可废"。

王焘的《外台秘要》中载有支饮所致目眩、目眩悸、苦冒等。"卒呕吐，心下痞，膈间有水，目眩悸"、"又心下有痰饮，胸胁支满，目眩"。首次把眩晕的病程发展做出论述，"病源风头眩者，由血气虚风邪入于脑……入脑则脑转而目系急，目系急故成眩也。诊其脉洪大而长者，风眩又得阳维浮者，暂起目眩也。风眩久不瘥，则变为癫"。方有大三五七散、小三五七散、延年薯蓣酒、近效白术附子汤、独活散等。又有补养宣导法附于后，"以两手拘右膝着膺，除风眩……凡人常觉脊背倔强，不问时节……并向上头，左右两向挼之……风痹、口内生疮、牙齿风颈头眩，众病尽除"。

巢元方诊治眩晕与前人相同，仍然从外风立论，认为风头眩候，是由于血气虚，风邪入脑，而引目系之故；如果风邪在头部，病久不愈，就会因风邪入脑，变为头眩。但其只论病因、证候，并没有给出具体方药。而孙思邈与王焘的著作恰好补其不足，孙思邈治疗眩晕，善用防风，以防风命名的方子有防风汤、防风汤方、防风散方，处方药物仍以祛风益气补血为主，其立方本旨，仍然遵循内经诸风掉眩、上气不足的理论。王焘所用方剂则是总结前人，并加以补充，以薯蓣酒、独活散、白术附子汤等治疗眩晕。隋唐时期，官方开始重视医学和文化教育，因此医家对眩晕病证发病机制的探讨也进一步深入。

（五）宋朝时期

此时期学术争鸣最活跃，总结前人，一些新的观点不断被提出。其中严用和较为全面地对眩晕进行了论述，他认为外感内伤皆能导致眩晕，眩晕的病机则是以除眩晕外的兼症和脉象来鉴别。《严氏济生方》记载："六淫外感，七情内伤，皆能所致。当以外证与脉别之，风则脉浮，有汗，项强不仁；寒则脉紧，无汗，筋挛掣痛；暑则脉虚，烦闷，湿则脉细，沉重，吐逆。及其七情所感，遂使脏气不平，郁而生涎，结而为饮，随气上逆，令人眩晕，眉棱骨痛，眼不可开，寸脉多沉，有此为异耳。与夫痎劳过度，下虚上实，金疮吐衄便利，及妇人崩中去血，皆令人眩晕"。并在此之后附有各种病因所引起眩晕的治法方剂："羌附汤，治中风头眩，恶风自汗，或身体不仁。三五七散，治阳虚，风寒入脑，头痛，目眩晕转……芎术汤，治冒雨中湿，眩晕呕逆，头重不食……玉液汤，治七情伤感，气郁生涎，随气上逆，头目眩晕……芎归汤，治一切失血过多，眩晕不苏……沉香磁石丸，治上盛下虚，头目眩晕，耳鸣耳聋。"

《太平圣惠方》多强调眩晕的病机为外风与痰湿相兼，所以治疗眩晕的方剂，常用祛风除湿化痰等通降之品，在祛风解表的同时兼有祛湿化痰。如"治上焦风痰，头旋目晕，不欲饮食，宜服前胡散方。前胡、白术、防风、枳壳、茯神、细辛、蔓荆子、半夏、甘草，温服""头风目眩，心胸痰壅……宜服杜若散方。杜若、防风、赤茯苓、山茱萸、蔓荆子、茵芋……温服。"

王贶的《全生指迷方》中以脉象定义风眩，"左手关脉虚弦，谓之风眩，香芎散、桃红散主之。"以痰为病机的眩晕定义为"痰眩"，"若头眩，发则欲呕，心下温温，胸中如满，由胸上停痰，胃气不流，盘郁不散，气上腾入脑，脑满则眩，关脉沉弦，或谓之痰眩，旋复花丸主之"。陈自明《妇人大全良方》中"妇人虚风头目眩晕及心眩方论"指出妇人眩晕多为体虚受风所致，"夫妇人风眩，是体虚受风，风入于脑也"。篇中的治法多兼顾了女性体虚，气血虚弱的生理特点，在治疗方剂中添加了当归、芍药、川芎，又有山药、山茱萸、酸枣仁等兼顾肝肾，如"四神散治妇人血风，眩晕头痛。菊花、当归、旋覆花、荆芥穗，水一盏，通口服"；"治风眩头晕。川芎、山药、白茯神、甘菊花、人参、山茱萸肉，日三服"。这在一定意义上推动了女性疾病治疗的发展。

宋朝以活字印刷术、指南针、火药为标志反映该时期的科技文化特点，活字印刷术使书籍广为传播，前人宝贵的医疗经验得以通过书籍流传后世，让后人对宋代医家治疗眩晕多以风来论治，治疗方剂以香芎散、前胡散方、羌附汤为主有了更加深入的了解。

（六）金元时期

金元时期的医家进一步丰富了前人的观点，代表人物以朱丹溪为首，在其所著的《症因脉治》把眩晕的病机分为外感和内伤，详述外感眩晕包括风寒、暑湿、燥火，风寒眩晕中区别了风邪眩晕和寒邪眩晕、暑湿眩晕分为了湿热眩晕与寒湿眩晕；内伤眩晕包括气虚、血虚、痰饮、火冲，其中火冲眩晕又分为实火、阴火和虚阳。在此之后并附有每一类眩晕的病因、症状、脉象、治法、方药以及兼症的加减方药等，论述条理清晰。如对风寒眩晕的描述，先阐述其症状："头痛额痛，骨节烦痛，身热多汗，上气喘逆，躁扰时眩，此风邪眩晕之症也。若身热无汗，恶寒拘紧，头痛、身痛，时时冒眩，此寒邪眩晕之症也。"再论其病机："风寒眩晕之因，或风木司政，风热大作；或体虚不谨，外受风邪。风主乎阳，风热为患，则入胃，激动痰涎，亦令人眩晕。"而后描述风寒眩晕的脉象特点："风寒眩晕之脉，左脉浮数，太阳风热；左脉浮弦，少阳风热；右脉浮数，阳明风热。"最后，则是风寒眩晕的治法方药："风寒眩晕之治，左脉浮数，太阳风邪者，羌活防风汤，加天麻、黄芩。左脉浮弦，少阳风热滑大，症兼痰涎者，导痰汤加天麻、防风……"。首次把眩晕依照病机进行系统分类、详细论述，对今后很长一段时期医者临床治疗眩晕提供了帮助。

刘完素所著的《素问玄机原病式》记载"诸风掉眩，皆属肝木。"其论述风与火热的关系来解释眩晕的成因，"由风木旺，必是金衰不能制木，而木复生火，风火皆属阳，多为兼化，阳主乎动，两动相搏，则为之旋转。"风属木，木生火，风火相搏，出现旋转症状。"眩运而呕吐者，风热甚故也，四时皆有之。""风木为病，反见燥金之化……况风能胜湿而为燥也……故诸风甚者，皆兼于燥。"这些提示医家要注意六气为病之间的相关性。由于中风病机与眩晕病机相关联，因此后人根据刘完素的学说，在考虑中风与眩晕的病因病机时，使眩晕的病机逐渐脱离外风的理念，形成了特有的"火证眩晕"之说。

成无几在《伤寒明理论》中，把头眩和郁冒分开论述，逐渐把"冒"和眩晕区别，不再混为一谈。郁冒解释为昏迷、厥证，与现在临床中风相似。"伤寒头眩……眩非玄而见其玄，眊为眼花，眩为眼黑。眩也运也冒也，三者形俱相近，有谓之眩运者有谓之眩冒者，运为运转之运，世谓之头旋者是矣。冒为蒙冒之冒，世谓之昏迷者是矣"，"郁为郁结而气不舒也，冒为昏冒而神不清也，世谓之昏迷者是也。郁冒之来，皆虚极而乘寒……诸乘寒者则为厥，郁冒不仁"。

金元时期战乱频繁，动辄大肆侵略，百姓逃亡颠沛流离，加之连年干旱，饥荒劳役，瘟疫肆虐，疾病模式发生改变。在这一背景下，金元医学多受儒学争鸣的影响，开始学术探讨与理论的创新，并逐渐向现代医学靠拢。在这一时期也产生了著名的金元四大家，其中刘完素和朱震亨对眩晕有独到的见解。刘完素"风火皆属阳，多为兼化"的理论；朱震亨"无痰则不作眩"说，对后人研究眩晕病机以及治疗提供了很大帮助，对现代临床的治疗也具有重大意义。

（七）明朝时期

明朝时期开始将"虚"作为主要病机论治眩晕。戴原礼《秘传证治要诀及类方》认为眩晕的成因复杂，其中以虚为主要病因，曰："痰饮、头风、七气、失血、中酒等病，皆能眩晕，已各见本证，今独举不兼他病见眩晕者，是皆虚损也。""有因虚致晕虽晕醒时，面常欲近火，欲得暖手按之，盖头面乃诸阳之会，阳气不足故耳。"治疗喜用正元饮随症加减治之，"然有不时眩者，有早起眩晕，须臾自定日以为常者，正元饮下黑锡丹。"龚信在《古今医鉴》中提出眩晕病机为"上实下虚"，记载有："风寒暑湿，气郁生涎，上实下虚，皆晕而眩。""眩晕之症，人皆称为上盛下虚所致，而不明言其所以然之故。盖所谓虚者，血与气也；所谓实者，痰涎风火也。"明确了上实主要是痰涎风火所导致，下虚主要因气血虚所致。其鉴别以脉为主，"风则脉浮有汗，项强不仁；寒则脉紧无汗，筋挛制痛；暑则脉虚烦闷；湿则脉沉细重吐逆。"治疗也分证分型，"有气虚者……当升阳补气；有血虚者……当益阴补血。此皆不足之症也。有因痰涎郁遏者，宜开痰道郁，重则吐下；有因风火所动者，宜清上降火；若因外感而得者，前论须分四气之异，皆当散邪为主"。针对眩晕预后调护方面，龚信认为肥甘厚味可生痰，而则生痰便会导致头眩目暗，所以眩晕患者在日常饮食中禁食肥腻厚味，而宜清淡之品。

龚廷贤著《寿世保元》，认为眩晕病机主要是虚与痰，在临证治疗上，应先理痰气，首次明确记载把清晕化痰汤作为治疗眩晕的主方，"清晕化痰汤，主方。治眩晕之总司也。"总方之下，各证型分证论述，并随着临床证型病因的不同而进行加减化裁。《寿世保元·卷五》眩晕篇中概括总结了劳役之人、肥白人、虚体之人、劳神喜怒之人、不慎酒色之人、失血过多之人等诸种特征，因人施治。劳役之人分为气虚有湿痰、阴虚火动、真阳不足型；瘦人眩晕，重在清热泻火，补养气血；肥人眩晕，补气化痰除湿为先；突然眩晕欲倒，名为痰晕，治以清化痰涎；头旋眼黑，如在风云中，有头重脚轻感，多是胃气虚损，痰饮内停，治疗应着重健运脾胃、祛湿化痰。

董宿辑《太医院经验奇效良方大全》，在卷二十五中专门设有"眩晕"门，论述精详，记载了多种治疗眩晕的方剂。该著作在病因上首次将妇人与男子作区分，认为女性多因性情易怒而伤肝、肝风内动，以致眩晕，或因经产崩漏失血后阳气无依而眩晕；男性则多因外伤失血，酒醉房劳，耗伤精血，肾气不能归元为眩晕。"其证妇人得之，盖妇人性多偏怒，经曰：天之气曰风，人之气曰怒。怒则致伤肝木，木动生风，令人头目旋晕，皆由此哉。妇人本阴血王之，因产难崩漏，亏损过极，使阳气无依为眩晕也。男子患此，或因金疮吐衄，便利之损，或酒醉行房，劳伤精血，肾气不能归元，而诸气逆上，是为头目眩晕也。"

从以上可以看出至明朝时期，眩晕的中医诊治内容更加丰富，从疾病概念、病机、证候，到治则治法、治疗方药、预后转归等方面的认识和记述逐渐趋于系统化和条理化。论述眩晕的病机主要为虚、实、虚实夹杂等为主要病因，治疗方剂有正元饮下黑锡丹、补中益气汤、归脾汤等。此外龚廷贤的《寿世保元》中还首次明确记载把清晕化痰汤作为治疗眩晕的主方，这也为后世研究眩晕提供了帮助。

（八）清朝时期

清朝时期，各医家对眩晕的认识，呈现百家争鸣的局面，开始从各个角度论治眩晕。如疫病所导致的眩晕，戴天章《广瘟疫论》中所述，时疫所致的眩晕有三种：一是风热头眩，"寸口脉多浮而发热"，治疗上采用"荆、防、芎、薄、天麻为主，黄芩为辅"；二是痰水头眩，"脉沉而弦滑，兼呕，胸胁满，悸动，前胡为主，半夏、茯苓、枳、桔、胆星、莱藤、苏子为辅"；三是虚证头眩。虚证又分为上虚、中虚和下虚，三者从脉象及临床症状上加以区别，"寸口脉不及关、尺，多汗，少气不足以息，心悸"为上虚；"关脉不及寸、尺，多从呕得太过而来，不思食"为中虚。"尺脉不及寸、关，腰膝萎厥，二便清滑"为下虚。对虚证头眩皆可加入天麻，息风、定惊。

程国彭《医学心悟》中首次把眩晕分开论述，"眩，谓眼黑；晕者，头旋也，古称头旋眼花也。"同时列有眩晕的各种证型及治疗主方，"其中有肝火内动者……逍遥散主之。有湿痰壅遏者，书云头旋眼花，非天麻、半夏不除是也，半夏白术天麻汤主之。有气虚挟痰者……六君子汤主之。亦有肾水不足，虚火上炎者，六味汤；亦有命门火衰，真阳上泛者，八味汤，此治眩晕之大法也。"程国彭将眩晕分为肝火内动、湿痰壅遏、气虚挟痰、肾水不足、真阳上泛，治法以疏肝降火、祛湿化痰、补益为主，虽没有论述外感所致的眩晕，但其分型标准及治疗眩晕的主方至今仍被临床广泛应用。

总体来说，清初农业、手工业、水利有了较大的进步，推动了科学文化发展，医学也随之有了较大发展，官方组织的古籍整理和综合性医书、普及型医书受到了广泛重视和盛行，因此对眩晕的认识有所补充和积累，所以基本是达到了较为完善的程度。如《广瘟疫论》填补了瘟疫所致眩晕的空白；《医学心悟》全书眩晕的分类清楚，论述简要，选方实用，并有个人自拟经验数方，在临床医学门径书中卓有影响。

三、小结

纵观整个中医药治疗眩晕疾病的历史，先秦至清末的二千多年里，历代医家通过长期的临床观察和实践认识，逐渐完善了眩晕病证的发病规律和辨证要点，积累了丰富的临床用药经验。《黄帝内经》时期为疾病认识之开端，后经历朝医家的不断努力，对疾病的认识不断深刻最后趋于成熟。在此过程中涌现了许多先进理念和经典方剂，也能持续给现代研究以启示。但同时，要深切认识到，随着社会形态的改变，眩晕的临床治疗需求在逐年增加，我们始终要以发展的眼光认识疾病，对眩晕的理法方药进行更深刻的研讨，从而更好地满足临床需求。

编者：熊丽辉（长春中医药大学）

第二章　病因病机

　　眩晕之病，古来既有，今总结诸代医家对眩晕病因病机之理解，认为眩晕的发生主要与感受外邪、情志不遂、饮食不节、跌扑坠损、年老体虚、久病劳倦、体质、他病继发等因素有关。根据其病因，可将其分为外感与内伤两大类，其中多以内伤致病为主[1]。其发病机制可以分为风、火、痰、瘀、虚五方面[2]，而眩晕病机又以虚者居多，故张景岳谓"虚者居其八九"。此外，在眩晕的发病过程中，各种病因病机可以相互影响，相互转化，形成虚实夹杂或阴损及阳，最终出现阴阳两虚的复杂病情。

一、病因

（一）感受外邪

　　大凡外感邪气入侵人体，多因起居不慎，坐卧当风，感受风、寒、暑、湿、燥等诸邪，导致邪气阻遏经脉，经脉运行不畅，筋脉挛急，脑窍失养，发为眩晕。《三因极-病证方论》对感受不同性质外邪导致眩晕的特点有着明确认识，如伤风、寒、暑、湿邪气，在三阳经皆能使人眩晕，还可伴头重项强。若风邪侵袭肌体可伴汗出，寒邪入中则伴头晕掣痛，暑热之邪伤人则热闷晕眩，湿邪伤人可至眩晕昏扑伴呃逆呕吐，以上均属外因所致[3]。由此说明不同性质的外感邪气除导致眩晕之外，还可见其特有的症状表现。而外感诸邪气中，又以风邪为先，且其他邪气多与风邪相合。即所说的"伤于风者，上先受之"、"巅顶之上，惟风可到"。

（二）情志不遂

肝为刚脏，其性主升主动，体阴而用阳，其在志为怒。若其人素体阳盛，加之恼怒过度，肝阳上扰，阳升风动，发为眩晕；或因长期忧思郁怒，气郁化火生风，风阳上扰清窍，发为眩晕。

（三）饮食不节

饮食太过或五味偏嗜，损伤脾胃，脾胃虚弱，运化水谷精微能力下降，导致气血生化乏源，清窍失养，发为眩晕；或平素嗜酒，肥甘厚腻，饥饱劳倦，伤于脾胃，健运失司，以致水谷不化精微，聚湿生痰，痰湿中阻，浊阴不降，清阳不升，发为眩晕。

（四）跌扑坠损

素有跌扑坠损而导致头部外伤或头部手术，或久病入络，瘀血内停，阻滞经脉，导致气滞血瘀，痹阻清窍，气血不能上荣头目，清窍失养，发为眩晕。

（五）年老体虚

肾为先天之本，主藏精生髓，而脑为髓海。若年老肾虚，或先天不足，肾精不充，或房劳过度，均导致肾精亏虚，不能生髓，而脑为髓海，髓海不足，发生眩晕；或肾阴素亏，肝失所养，以致肝阴不足，阴不制阳，肝阳上亢，发为眩晕。

（六）久病劳倦

脾胃后天之本，气血生化之源，主运化水谷精微。若大病久病，耗伤气血，或失血之后，气随血耗，虚而不复，或劳倦过度，伤及脾胃，耗损气血，气血两虚。皆致气血亏虚，气虚则清阳不升，血虚则清窍失养，发为眩晕。

（七）体质因素

《医宗金鉴》中提到："人感受邪气虽一，因其形藏不同，或从寒化，或从虚化，或从实化，故多端不齐也"[4]。说明人的体质有阴阳强弱、偏寒偏热的差异。徐春甫在《古今医统·眩晕宜审三虚》中有言："肥人眩运，气虚有痰；瘦人眩运，血虚有火；伤寒吐下后，必是阳虚。"亦说明不同体质的人出现眩晕的病因病机不同。国医大师王琦教授根据人体的不同特征将人的体质分为平和质、气虚质、阳虚质、阴虚质、痰湿质、湿热质、瘀血质、气郁质、特禀质九种[5]。体质不同，导致眩晕发生的病机不同，眩晕的发展趋势也不同，如偏阳质的人耐寒，而对阳邪的易感性强，多发实证、热证，并发展演化为阳亢、阴虚、痰火等病理性体质；偏阴质者耐热，对阴邪的易感性又比较强，发病后多表现为寒证、虚证，发展为阳虚、痰湿、水饮等病理性体质。不同体质的人引起眩晕的病机虽然不同，但总不外乎"风、火、痰、瘀、虚"五端。

（八）其他

中风、痫病、厥证等疾病也会兼见眩晕的表现，如出现眩晕兼头胀而痛，言语謇涩，偏身麻木或不遂，口舌歪斜者。应该警惕中风的可能。李用梓在《证治汇外·卷一·中风》中也提到："平人手指麻木，不时眩晕，乃中风先兆，须预防之。"说明中风先兆可以出现眩晕的症状；痫病发作之前，部分病人常出现眩晕，胸闷，上腹部不适，心悸的先兆症状；厥证发作前可能会出现头晕，视物模糊，面色苍白，出汗等先兆症状，临床应当谨慎辨别。

二、病机

（一）因风致眩

风邪致眩可有外风与内风之分。外风致眩，发病较急，眩晕程度初起时多剧烈，且持续时间较短；内风致眩，起病缓慢，病程较长，眩晕程度相对较轻。

1. 外风致眩

早在《灵枢》中就记载了外感邪气会引起眩晕，经云"故邪中于项，因逢其虚……，目眩以转矣。"所以，外邪自体表侵犯经络，上犯巅顶，清阳受阻，气血不畅，阻遏络道，清阳不升，故而致眩。而且大凡外感邪气入侵人体，多因起居不慎，或劳倦太过，或坐卧当风，易感风、寒、暑、湿、燥等邪气，且又以风邪为先。即所说的"伤于风者，上先受之"、"巅顶之上，惟风可到"。在外感诸邪中，风邪是引起眩晕最常见、最主要的邪气。

风为百病之长，易侵犯阳位，而头为诸阳交会之处，故易被风邪所侵袭，风邪上犯清窍，清窍失养，最终导致眩晕的发生。在《诸病源候论》中记载了外风导致眩晕的病机："风头眩者，有血气虚，风邪入脑，五脏六腑之精气，皆上注于目，血气与脉并于上系，上属于脑，后出于项中，逢身之虚，则为风邪所伤，入脑则眩转而目系急，目系急故成眩也"[6]。因为脉为血之府，脉道上行运行气血以濡养脑窍，五脏六腑的精气也由此脉道上行濡养双眼，当素体气血亏虚，又感受风邪时，风邪侵犯脑络，阻遏经脉，使经脉运行不畅，脑窍失养，人体便会感到眩晕。

外风的症状表现常常因风邪所夹带的邪气不同而出现不同表现，如《张氏医通》中提到的："有头风证，耳内常鸣头，上如有鸟雀啾啾之声……此头脑挟风所致"，说明外风导致眩晕发生时，也可出现啾啾的像鸟雀鸣叫的耳鸣，而张仲景提到"少阳之为病，口苦，咽干，目眩也"，说明了外邪侵犯于少阳经，出现眩晕，寒热往来，胸胁苦满，口苦不欲食，舌苔薄白，脉弦的表现。《张氏医通》中也提到"风寒在脑，或感邪湿，头眩重痛欲倒，呕逆不定，三因芎辛汤"，说明外风夹寒，出现眩晕伴头重痛，无汗，外风夹湿，出现眩晕伴头重如裹，恶心，呕吐的症状。

2. 内风致眩

内风致眩病因病机与外风不同，在叶天士的《临证指南医案》中提到内风的成因是"内风乃身中阳气之变动"，在《鸡峰普济方》中提到"头眩者，谓身如旋转，不能仰，仰则欲倒，头重不能举，至有视物不正，或身如车舡上。此由肝虚血弱而风邪乃生，盖风气通于肝，诸风掉眩皆属于肝，其脉左右关上虚弦，谓之风眩。"《素问》中也明确提到"诸风掉眩，皆属于肝，肝主风，风主动"的理论，这里的阳气指的是肝阳，肝为风木之脏，其内寄存相火，体阴而用阳，性急而易动。若烦劳过度或情志郁勃，久则化火生风，皆使肝阳亢盛，内风上扰清窍，导致眩晕。《类证治裁》亦提到"风依于木，木郁则化风，如眩如晕[7]"。在《临证指南医案》中提到了治疗内风的实例："田某，烦劳，阳气大动，变化内风。直冒清空，遂为眩晕。能食肤充，病不在乎中上。以介类沉潜真阳。咸酸之味为宜。"内风导致眩晕是素体肝肾阴虚，时间久之，肝肾之阴不能制约肝之阳气，下虚上盛，导致肝阳上亢，肝风内动，扰及清窍，引起眩晕。

（二）因火致眩

火属于阳邪，其性燔灼，极易耗伤津液气血，又善升腾向上，袭于脑窍时，脑窍失养，引起眩晕。《素问》中"诸逆冲上，皆属于火"导致眩晕出现的"火"，归根到底是相火妄动，相火是藏于肝肾精血之中，为水中之火，动中有守，与君火相互作用，而君火指的是心火，因为心为君主之官而得名，君相安位，人体就不会出现疾病。但是如果情志不遂，导致相火内郁；或饮食不节，相火亢进；或年高劳倦，阴虚不能制约相火，或君火妄动，扰乱相火，这些情况均引起相火妄动，上扰脑窍，发为眩晕。即朱丹溪所言"相火易起，五性厥阳之火相煽，则妄动矣。火起于妄，变化莫测，无时不有，煎熬真阴，阴虚则病，阴绝则死。"即说明相火容易被五性厥阳之火煽动，所谓五志即五性（怒、喜、思、悲、恐），泛指情志变化。引起相火妄动的原因很多，如情志过极、色欲无度、饮食厚味等，而丹溪认为情志过极是主要原因[8]。《金匮要略》中提到"有阳无阴，故称厥阳。"据此可以认为："厥阳"即阳气过亢之谓。故"五性厥阳之火相煽"可理解为情志过极引起五脏阳气过亢化火。丹溪认为君火不安于位，也会引起相火妄动，"心，君火也，为物所感则心动，心动则相火亦动。"

肝为风木之脏，肝属于厥阴经，厥阴风木与少阳相火同居，风借火势，火势亦因风长，风火相互作用，上犯脑窍，发为眩晕。因此，刘完素认为眩晕发生是由内生风火所致，他在《素问玄机原病式》中提到："所谓风气甚，而头目眩运者，由风木旺，必是金衰不能制木，而木复生火两动相搏，则为之旋转。风木旺必是金衰不能制木，而木复生火，风火皆属阳，多为兼化，阳主乎动，两动相搏，则为之旋转"肝木为火之子，子病及母，火胜乘金，木失其所制，复生火邪[9]。而且风与火均属阳邪，二者可相兼，风火相煽，上扰清窍，亦上扰神明，使眩晕程度更加剧烈。

（三）因痰饮致眩

痰饮致眩其因有三，一是痰饮水湿为阴邪，其性粘滞，痰饮水湿在上焦蒙蔽脑窍，使清阳不升，脑窍失养而导致眩晕，即《素问》中提到的"清阳出上窍，浊阴出下窍"，痰饮水湿直接上蒙脑窍，清阳不升，浊阴不降，导致眩晕；二是痰饮水湿在中焦阻滞脾胃运化，脾不能升清气，胃不能降浊气，清浊失调，脑窍失养而导致眩晕，如《金匮要略》提到的"心下有痰饮，胸胁支满，目眩"、"心下有支饮，其人苦冒眩"、"卒呕吐，心下痞，膈间有水，眩悸者"，均论述了痰饮停滞中焦脾胃，脾不升清阳，清窍失养导致眩晕；三是痰饮水湿停聚下焦，导致膀胱气化不行，水饮上犯清阳而致眩晕，如《金匮要略》中提到的"假令瘦人脐下有悸，吐涎沫而癫眩，此水也"、"妊娠有水气，身重，小便不利，洒淅恶寒，起即头眩"，论述了饮邪停聚下焦致膀胱气化不行，水邪上犯清阳而致眩晕[10]。

张仲景开创了"痰饮致眩"的先河，在此基础上，朱丹溪进一步提出"无痰不作眩"和"治痰为先"的理论，并加入湿痰、火痰致眩的理论。他提出："无痰则不作眩，痰因火动。又有湿痰者，有火痰者。"说明痰饮可以与火邪、湿邪夹杂为病，导致眩晕。而李杲则提出了"风痰眩晕"的理论，"东垣壮岁病头痛，每发时，两颊尽黄，眩晕，目不欲开，懒于言语，身体沉重，兀兀欲吐，数日方过。洁古老人曰：此厥阴、太阴合而为病，名曰风痰。"说明痰饮可以与风邪相兼为病，发为眩晕。湿痰、火痰、风痰的提出，说明痰饮致病，可以兼加其他邪气，形成较为复杂的病症。

（四）因瘀致眩

宋代杨仁斋首先指出了瘀血导致眩晕的观点，他在《仁斋直指方》中提到的"瘀滞不行，皆能致眩"。虞抟进一步提出了"血瘀致眩"的理论，并在《医学正传·眩运》中记载到："外有因坠损而眩运者，胸中有死血迷闭心窍而然，是宜行血清经，以散其瘀结"[11]。他认为各种跌扑坠损引起瘀血积聚，阻遏经脉循行，蒙蔽心窍，导致眩晕，治疗当行血清经散瘀血。张景岳在《景岳全书·妇人规》中论述产后血瘀导致眩晕，"血晕之证本由气虚，所以一时昏晕，然而壅痰盛者，亦或有之。如果形气、脉气俱有余，胸腹胀痛上冲，此血逆证也，宜失笑散。"妇人产后，元气阴血亏损，气血运行不畅，形成瘀血，瘀血上冲胸腹，出现头晕眼花，头痛，胸闷，胸痛等血瘀症状。唐宗海提到了瘀血积于胸中致眩，他认为"瘀血攻心，而作心中痛、头晕，甚则神识不清"当瘀血积蓄胸中时，筋脉运行不畅，甚至筋脉闭塞不通，使髓海失养，清窍不利，出现眩晕，甚至神志昏迷，此外，还会出现胸痛，头痛，胸闷等胸痹的症状。叶天士则言"初病结气在经，久则伤血入络"久病气血俱损，气血亏虚，血运受阻，久而成瘀，清窍失养，发为眩晕。《清代名医医案精华》中也提到"病情经年累月，气血俱损，化为败淤痰凝，混处经络之间"，此类日久不愈，气血皆伤，久病入络，当虑及瘀血病因。因而清代王清任创立的一系列活血化瘀方剂，其中心思想就为"气通血活，何患不除"。

因此，无论是跌仆损伤导致瘀血停留，阻滞经脉，使气血不能荣于头目，或是瘀血停于胸中而迷闭心窍，或是妇人产后恶露不下，血瘀气逆，并走于上而扰乱心神，还是久病血瘀，清窍失养，均可导致眩晕的发生。

（五）因虚致眩

《灵枢》有言"脑为髓之海"、"髓海不足，则脑转耳鸣，胫酸眩冒，目无所见，懈怠安卧"，说明了脑髓亏损会导致眩晕。张景岳提出了"无虚不做眩"的理论，他认为："眩晕一证，虚者居其八九，而兼火兼痰者，不过十中一二耳。"说明眩晕病机中虚证占了绝大部分，而对于虚证眩晕，可从气血阴阳虚损和五脏虚损分别进行论述。

1. 气血阴阳虚损

《灵枢》中明确提出了气虚可以导致眩晕，即"上气不足，脑为之不满，耳为之苦鸣，头为之苦倾，目为之眩。"张景岳认为"病原之由有气虚者，乃清气不能上升"气虚使清气不能上荣脑窍，脑窍失养，发为眩晕。

《证治汇补》有云："眩晕生于血虚也。"[12]秦景明在《症因脉治》中提到血虚眩晕的症状及病因。他认为"血虚即阴虚也，形体黑瘦，五心常热，夜多盗汗，睡卧不宁。头面火升，则眼花旋转。火气下降，则旋晕亦止，不比外感之常晕不休，不比痰火之暴发暴作。"因此，血虚眩晕常反复发作，症状较轻，与外感和痰火眩晕不同，且常常伴面色苍白等血虚表现或者五心烦热，盗汗等阴虚症状，他认为血虚眩晕病因为"亡血成虚，阴血内耗，血海干枯，而为眩晕"即各种原因出现的阴血亏损，使血海干枯，无法濡养脑髓，脑髓失养，发为眩晕。

刘河间在《素问玄机原病式》中提到"脑者，地之所生，故藏阴于目，肾水至阴所主，二者，喜静谧而恶动扰，静谧则清明内持，动扰则掉摇散乱，故脑转目眩也。"所以，当各种原因导致阴液亏损时，其一引起脑髓失去阴液滋养，髓海空虚，其二阴虚无以制阳，使阳气相对亢盛，上扰脑窍，二者共同作用，最终导致眩晕发生。

周之千在《周慎斋遗书》提到了阳虚导致眩晕，"盖阳主动，动则阳气上升，故不晕，五更静极，阳气虚则潜于下，肾虚阳无所附而晕"因为头为诸阳之会，当出现阳气亏虚时，清阳之气不能升达头目，发为眩晕。

2. 五脏亏虚

肾作为先天之本，主藏精生髓。年老体虚、房事不节、先天不足、劳倦内伤等可导致肾精、肾阴、肾阳的亏耗，导致眩晕。肾精亏虚者，因为精血同源，精血不能充养脑窍，脑窍失养，发为眩晕，如《金匮要略》中提到的虚劳病，"夫失精家，少腹弦急，阴头寒，目眩发落，脉极虚芤迟，为清谷，亡血，失精"；肾阳虚者，水湿运化无权，阴寒之邪上犯清阳出现眩晕，如《周慎斋遗书》中提到："五更头晕，阳气不足也。……肾虚阳无所附而晕"；肾阴虚使得阳气偏于亢盛，上扰脑窍，发为眩晕，即薛己在《内科摘要》中提到："此肾阴虚，阳无所附而发于外，非火也"。因此，肾精亏损，肾阴虚和肾阳虚皆可以引起眩晕。

脾胃为后天之本，气血生化之源，如果忧思劳虑太过，或饮食不节，则脾胃内伤，而致脾胃虚弱，水谷运化失司，其一，脾胃虚弱，气血生化无源，不能濡养脑窍导致眩晕；其二脾胃亏虚，水失运化，聚湿生痰，痰饮之邪阻滞中焦，使清阳不能上升，发为眩晕，如在《金匮要略》中提到："心下有支饮，其人苦冒眩，泽泻汤主之"，便是脾虚水失运化，聚而形成痰饮水湿，使清阳不升而致眩晕。

肝为刚脏，体阴而用阳，主藏血，当肝阴虚时，阴不制阳，肝阳偏亢，上扰清窍，可以出现眩晕。

肺主宣降，当肺中虚寒，使上焦阳虚，清阳不升而致头眩。如《金匮要略》中提到的"肺痿吐涎沫而不咳者，其人不渴，必遗尿，小便数，所以然者，以上虚不能制下故也。此为肺中冷，必眩，多涎唾，甘草干姜汤以温之"。故肺阳虚也会出现眩晕。

心主血脉，主藏神，心血虚时，心失所养，心主神志功能受损，亦无法上充脑窍，故出现眩晕；心气虚时，心气不足，血流亏虚，则清阳不升，脑失所养，导致眩晕，《中藏经》提出心气虚可致眩晕："（心）虚则多惊悸，喜悲时眩……诊其脉左右寸口两虚而微者是也。"心阳虚时，阳虚无法制阴，阴寒之水气上冲，蒙蔽清阳则出现眩晕，故心血虚、心气虚、心阳虚都可以出现眩晕[13]。

参考文献

[1]张伯礼, 吴勉华. 中医内科学[M]. 北京: 中国中医药出版社, 2017: 121-122.

[2]]徐慧. 从"风、火、痰、瘀、虚"探讨眩晕的证治[J]. 中医临床研究, 2014, 6(32): 46-48.

[3]齐向华. 外感眩晕识[J]. 中国中医基础医学杂志, 1998(03): 34.

[4]杨克勤. 体质学说在眩晕病治疗中的应用[J]. 中医研究, 2013, 26(04): 10-11.

[5]王琦. 中医体质学[M]. 北京: 人民卫生出版社, 2005.

[6]谢青云. 《诸病源候论》导引系列之"风头眩候"导引法[J]. 家庭中医药, 2016, 23(11): 56-57.

[7]李达, 马进. 以风论治眩晕理论探析[J]. 中医临床研究, 2021, 13(29): 43-45.

[8]杨克勤. 从相火论治眩晕理论探讨[J]. 中医临床研究, 2013, 5(05): 63-64.

[9]张怀楠. 张怀亮教授运用风火致眩理论治疗眩晕病学术经验初探[D]. 河南中医药大学, 2018.

[10]张小颖, 周青. 《金匮要略》对眩晕的认识及其后世影响[J]. 中国民族民间医药, 2019, 28(19): 5-7.

[11]王宁. 张怀亮教授在眩晕临床诊疗中运用瘀血致眩理论的经验探讨[D]. 河南中医药大学, 2018.

[12]吕立言. 颜德馨教授治眩晕心法撷萃[J]. 江苏中医, 1989(10): 1-3.

[13]王颖. 眩晕病因病机之五脏论[J]. 中国中医药现代远程教育, 2021, 19(03): 73-74.

编者：王月（长春中医药大学）

第三章　辨证论治

　　眩晕发作无外乎风、火、痰、瘀、虚五个病理因素所致，从五脏论，眩晕的发生则多与肝、脾、肾三脏相关。然眩晕一病，虽有虚实之分，多以虚实夹杂并见，新病多为实证，日久则易夹虚，临床表现复杂，各个要素也并非是独立存在的，而是可以相互影响与转化。临证之时应注重审证求因，对症施治，灵活运用脏腑辨证、六经辨证等方法遣方用药，方可达到理想的治疗效果，防患于未然。

　　整体观念和辨证论治是中医学理论体系的两个重要特点。辨证论治是中医诊断和防治疾病的重要的指导思想，也是中医认识疾病和治疗疾病的基本原则。在中医辨证论治理论体系的发展过程中，产生了脏腑经络气血辨证、六经辨证、卫气营血辨证、三焦辨证等多种辨证体系。临证中发现，以上诸多辨证方法中，尤以脏腑气血辨证和六经辨证应用最为广泛，且疗效最佳，故本章将分别从此两种辨证方法出发对眩晕一病进行论述。

一、脏腑气血辨证

（一）实证

1.肝风上扰证

【证候】眩晕时作，头部呈跳痛，偶有耳鸣，心烦且急躁易怒，失眠多梦，舌质红，苔薄黄，脉弦滑。

【分析】本证是由于肝阳偏亢、肝风内动所致的眩晕。风邪善行数变故见头部跳痛；肝风上扰，清窍失养故见耳鸣；肝主疏泄、肝病则情志失调故急躁易怒；肝火扰心，心神不宁故心烦、失眠多梦；舌红、苔薄黄、脉弦均为阳亢之象。

《黄帝内经》云："诸风掉眩，皆属于肝"，将眩晕一病责之于肝。肝五气属风五行属木，体阴而用阳，易动风化火，肝风内动则见头晕目眩。若论肝风内动之因，或为肝肾阴亏不能制肝阳于下，或为素来阳盛之体，日久阴不制阳而致阳亢扰清窍于上，如《临证指南医案·眩晕门》华岫云按："所患眩晕者，非外来之邪，乃肝胆之风阳上冒耳"，但二者总属阴阳失衡，以致肝阳上亢，发为眩晕之病。《类证治裁》也曾提出或因情志不畅，或因年高肾衰，或病后体虚未复，"以至目昏耳鸣，震眩不定"。晋代王叔和在《脉经》中提出"病先发于肝者，头目眩，胁痛支满"，即眩晕发于肝的观点。纵观各医家对眩晕的看法，各有侧重，但对于眩晕与肝的关联，大多认同。"风为百病之长"，故肝风也多挟痰上扰，证候除了肝阳上亢之证，患者还会出现恶心、纳呆、便溏等痰浊之象，治疗也应佐以祛痰健脾之药。

肝阳上亢多为肝肾阴亏而致肝阳亢逆无所制，从而气火上扰清窍，且厥阴为风木之脏，肝风内动上扰清窍可致眩晕。厥阴之上，风气主之，肝风内动上扰清窍可致眩晕[1]。厥阴肝开窍于目，厥阴病日久，伤津耗血，目失濡养，亦可致头晕眼花。厥阴病是外感病证的最后阶段，病至厥阴时，邪正斗争愈加激烈，既可邪盛正衰而病进，也可正气胜而击邪退却，病情错综复杂，但病变部位仍以肝肾为主，临床表现以寒热错杂、厥热胜复为特征。

【治法】平肝潜阳

【代表方】天麻钩藤饮

2.痰浊内蕴证

【证候】头重如蒙，头目不清，胸闷，食少，嗜睡，神疲乏力，偶有呕恶痰涎，舌苔腻，脉滑或弦滑。

【分析】本证多因脾胃虚损，运化功能失司，水湿不能运化，积聚成痰，痰浊阻于中焦，导致清阳不能升于清窍，故出现头晕目眩的症状。而脾胃虚损之因可为久病体虚、素喜肥甘厚味之品、饮食不节等。脾胃为后天之本，脾胃虚弱，机体亦虚，病邪可趁机侵入机体发病；脾亦为生痰之源，痰生日久化火，损耗肝阴，阴不制阳，也可发眩晕之病。痰湿碍于中焦，气机不畅，轻清之气不得上升故头重如蒙，头目不清，嗜睡；中焦脾土不振故见胸闷少食；脾虚不能运化水谷精微，以致全身失于濡养故见神疲；痰湿不得运化故时吐痰涎；舌苔腻，脉滑或弦滑均为痰湿内蕴之象。

张仲景曾提出痰饮可诱发眩晕，这为后世朱丹溪"无痰不作眩"之说奠定了坚实的理论基础。除却痰这一病理因素，丹溪在《丹溪心法·头眩》中还提出眩晕一病，痰与气虚与火共同存在，治疗上应主以治痰，在祛痰的同时辅以补气与降火的观点，且四气、七情、气虚、血虚等均可致眩，只是"属痰者居多"。李东垣则认为眩晕的主要病因就是脾胃损失，运化失常，浊痰上犯。痰湿日久，多生瘀血，故除了以上症状，患者还可见肢体麻木或刺痛感，肌肤甲错，舌上有瘀点等症状，治疗上可佐以活血化瘀药。痰浊日久亦可化热，故患者还可见舌苔黄腻等热象，治疗也应考虑清化痰热之药。

痰饮是指由于人体脏腑机能失调，气化不利，水液代谢障碍所形成的病理产物，一般将质地较粘稠、流动性小的称为"痰"，质地清稀、流动性大的称为"饮"。清·徐镛《医学举要》中云："痰与饮同源而有阴阳之别，阳盛阴虚，则水气凝而为痰。阴盛阳虚，则水气溢而为饮"。从广义上，可将痰划分为有形之痰和无形之痰，有形之痰，指咯吐出来的有形可见的痰液，以及瘰疬、痰核等。无形之痰，指停滞在脏腑经络等组织中不见形质的痰液，但可通过其所表现的症状而确定。饮，则指水液停留于人体局部者，并因其停留部位与症状的不同而有不同的名称，《金匮要略》便是根据停留的部位将其分为狭义痰饮、悬饮、溢饮、支饮。痰与饮同源而异流，在形成原因、致病特点等方面颇为相似，病理状态下常可并见，因此多以"痰饮"并称，泛指津液失调、水饮停聚所形成的病理产物。

痰饮导致眩晕发作有虚实之分，此处论述属于实证范畴，虚证部分于后面再行详细论述。实证正如刘渡舟[2]论述之痰证眩晕："属脾虚不运，化生痰饮，阻碍头目，致令清阳不升而作眩晕者，用东垣半夏白术天麻汤治之"。

【治法】燥湿化痰，健脾和胃

【代表方】半夏白术天麻汤

3.瘀血阻窍证

【证候】眩晕，头部刺痛，失眠，心悸，精神不振，面色晦暗，唇色紫黯，舌有瘀点或瘀斑，脉弦涩或细涩。

【分析】本证是由于瘀血停滞经脉，使脑络之血行迟缓艰涩，脑髓失充所致。瘀血阻络，气血运行不畅，无法上荣头目，清窍失养，而故眩晕；瘀血不去，新血无以化生，心失所养，则失眠、心悸、精神不振；头部刺痛、面色晦暗、唇色紫黯及舌脉表现均为瘀血阻窍之象。

宋代杨仁斋首提"瘀血致眩"观点，其在《直指方》中言"瘀滞不行，皆能眩晕"，他认为多种原因所致血瘀均可导致眩晕的发生。明代虞传的《医学正传》在其基础上论曰"外有因坠损而眩运者，心中有死血迷闭心窍而然"。后又有王清任于《医林改错》中言"久病入络为瘀"。唐容川更是在《血证论》[3]中对瘀血致眩的病机作了系统的阐述，"血与气本不相离，内有瘀血，故气不通，血与水本不相离，血瘀必然导致水结，所结之邪聚于脾胃，上扰清窍，则头晕目眩作矣，故眩晕之根本在此血水之瘀结"。综上可见瘀血贯穿眩晕病的始终，为其疾病发展过程中不可忽视的一个因素。治疗上，《医宗金鉴》认为由瘀血内停所引发的眩晕，只有破血逐瘀和行血之药物方可愈之。

【治法】活血行气，化瘀开窍

【代表方】通窍活血汤

（二）虚证

1.气血亏虚证

【证候】头晕目眩，过劳加剧，疲乏善忘，气短声低，面白少华或萎黄，或心悸不寐，舌质淡，苔薄白，脉细弱。

【分析】本证系病久不愈，长期耗气耗血，或失血过多，或后天之本脾胃虚弱，水谷不得运化，气血无以化生，而致气血亏虚。气血虚则脑失所荣，故发眩晕。劳则气耗，则眩晕过劳加重；气血亏虚不能养神，则疲乏善忘；气虚则声低气短；心其华在面，故心血虚则见面白少华或萎黄，心神失养，则见心悸不寐；舌质淡，苔薄白，脉细弱均为气血亏虚之象。

《灵枢》[4]中曰："上虚则眩"，指出因虚致眩晕的观点。隋代巢元方《诸病源候论》中也提出"风头眩者，由血气虚，风邪入脑，而引目系故也"，即眩晕之病因气血亏虚、风邪伺机入脑而生。张景岳对于眩晕的看法为"眩运一证，虚者居其八九"，即为"无虚不作眩"的观点，并指出刘完素的"金衰木旺致眩"也是因脏腑虚才导致的眩晕。明代虞搏《医学正传》中提出眩晕并非全因体虚致病，痰邪与瘀血同样是眩晕发生的常见致病因素。明代周之干在其《慎斋遗书》中云："头为诸阳之首，病人头晕，清阳不升也，头重不能抬起，阳虚不能撑持也"，认为虚损也是导致眩晕的重要原因之一。气血亏虚固然为导致眩晕发生的致病因素，但病程日久，患者也多为本虚标实之象，如气虚导致血瘀，脾气虚导致痰饮内生等等。治疗上应辨缓急，察标本以施治。

【治法】益气养血，健运脾胃

【代表方】十全大补汤、东垣益气聪明汤、理中汤或四逆汤加减

2. 肾精不足证

【证候】头晕目眩，耳聋耳鸣，健忘，萎靡不振，腰膝酸软，遗精滑泄。偏阴虚者形体偏瘦，颧红、口燥咽干，五心烦热，潮热盗汗，舌红少苔，脉细数；偏阳虚者面色晄白，四肢发冷，疲倦乏力，舌淡嫩，苔白，脉弱。

【分析】本证是由于肾精不足，无以化气，脑髓失养所导致。《灵枢·海论》[4]提到"脑为髓海……髓海不足，则脑转耳鸣，胫酸眩冒，目无所见，懈怠安卧"，肾为先天之本，肾藏精，肾精虚少，无以生髓，髓海失充，则头晕目眩、记忆减退、精神不振；肾开窍于耳，若肾精不足，则耳聋耳鸣；肾主骨生髓，肾精不足，骨骼失养，则腰膝酸软无力，牙齿动摇；《景岳全书·遗精篇》曰："有素禀不足，而精易滑者，此先天元气单薄也，肾主藏精，先天不足，禀赋素亏，下元虚惫，精关不固，则易产生精遗滑泄；肾阴亏损，虚火内生，则颧红咽干，五心烦热，舌红少苔或无苔，脉细数"；《症因脉治》[5]中秦景明云："真阳不足，虚阳上浮，亦令人头目冒眩之症，此命门真火不足，而为虚阳上浮眩晕之症也"，精不化气，肾气不足，日久肾阳衰微，虚阳上浮，故面色晄白，形寒肢冷，舌淡嫩，苔白，脉弱。《素问·上古天真论篇第一》[6]曰："女子七岁，肾气盛……七七，任脉虚，太冲脉衰少男子八岁，肾气实……八八，则齿发去"，也提到了肾精在人体生、长、壮、老的生命过程中所发挥的作用，由此可见，肾精不足为眩晕又一重要病因。

【治法】补肾填精，充养脑髓

【代表方】偏阴虚者，左归丸加减；偏阳虚者，右归丸加减；阳虚水泛者，真武汤加减

二、六经辨证

近年来，随着《伤寒论》研究的深入，六经辨证也以其卓越的疗效在临床广受关注。眩晕在辨证治疗过程中，六经辨证也可谓是独具特色。

（一）太阳眩晕

1. 太阳风寒

【证候】眩晕时作，恶寒发热或不热，头项强痛，身痛，颈肩背痛。

【分析】"太阳之为病，脉浮，头项强痛而恶寒"，太阳病提纲证明确指出出现上述情况时即可判定为太阳病。虽然在提纲证中并没有提到眩晕的发作。但从太阳经走行部位来看，人体头面、脑目均与太阳经有直接的联系。太阳经居人体之表，为人身之藩篱，若风寒之邪外束太阳经表，太阳经气不利，正邪交争，营卫失和，必然会导致头面、脑目的各种疾病发生，其中就包含了眩晕的发作。在临证中，可根据辨证，有汗者应用桂枝加葛根汤，无汗者应用葛根汤。

【治法】辛温解表，舒筋定眩

【代表方】桂枝加葛根汤；葛根汤

2. 膀胱蓄水，上扰清窍

【证候】眩晕时作，头项强痛，恶寒发热或不热，心悸时作，呕吐痰涎，小便不利，口渴欲饮，脉浮数。

【分析】《伤寒论》[1]93条言："太阳病，先下而不愈，因复发汗，以此表里俱虚，其人因致冒，冒家汗出自愈，所以然者，汗出表和故也……"；若表邪循经入里，可至膀胱，导致膀胱气化异常，饮邪内蓄，循经上犯清阳而致眩晕。《金匮要略》[7]："假令瘦人脐下有悸，吐涎沫而癫眩，此水也，五苓散主之"，此属太阳经之膀胱蓄水证。太阳表邪不解或汗下太过，太阳阳气不足，邪气循经入里，结于膀胱，膀胱气化不利，水液代谢失常，浊水随经冲逆于上，扰乱清窍，导致眩晕发作，以五苓散化气利水而止眩晕。

【治法】通阳化气，利水止眩

【代表方】五苓散

（二）阳明眩晕

1.阳明经热

【证候】眩晕时作，身热，口渴，自汗出，面红目赤，恶热。舌质红，苔黄干，脉洪大。

【分析】"阳明之为病，胃家实是也"。阳明热在感邪浅深方面可以分为经证和腑证。此为邪热郁结于阳明经，阳明经上行头面部，邪热循经上扰，清窍失养而致眩晕发作。

【治法】清泄阳明

【代表方】白虎汤

2.阳明燥结，浊气上扰

【证候】眩晕时作，身热，口渴，自汗出，腹胀满拒按，口苦口臭，大便秘结。舌红，苔黄或黄燥，脉洪、滑、实大。

【分析】邪热燥结，郁于阳明之腑，燥屎结于阳明腑，腑气不通，里热壅盛，火热上干，浊邪上泛清窍，阻遏清阳，导致眩晕发生。《伤寒论》242条："病人小便不利，大便乍难乍易，时有微热，喘冒，不能卧者，有燥屎也，宜大承气汤。"以承气汤通腑泄热，使浊气下降，清阳得以上于清窍，则眩晕自止。

【治法】通腑泄热，降浊定眩

【代表方】承气汤系列

（三）少阳眩晕

【证候】眩晕时作，口苦，咽干，胸胁苦满，默默不欲饮食，心烦喜呕，舌红，苔白，脉弦。

【分析】少阳胆火内郁，三焦枢机不利。少阳经提纲证即有："少阳之为病，口苦、咽干、目眩也"，可见少阳病很容易见到眩晕的症状。少阳属东方风木，内寄相火，喜疏泄而恶抑郁，若邪气入侵少阳经，导致相火内郁，则可导致少阳风火上扰，扰乱清窍，而眩晕作。另肝开窍于目，而少阳胆经之脉，起于目内眦，故若少阳肝胆郁火或痰火上扰清窍，必然使得邪气上于目系，又可于目系转入脑窍，而出现眩晕的症状。因此在治疗上必须应用柴胡剂和解枢机，兼清上焦郁火。

【治法】清泄少阳郁火

【代表方】小柴胡汤

（四）太阴眩晕

1. 中焦虚寒，清阳不升

【证候】眩晕时作，腹满而吐，时时腹痛，喜温喜按，食不下，便溏，自利而不渴。舌淡，苔白，边有齿痕，脉弱。

【分析】邪入太阴，无论邪气直中或者传经到太阴，都提示人体正气开始衰退，但它只是三阴病的开始阶段。相对而言，在三阴疾病中，太阴病又是比较轻浅的病证。太阴病的成因，凡传经而成者，大多是因为疾病尚在三阳之时，治疗不当，脾阳受损，里气虚弱，邪气乘虚内陷太阴；直中太阴者，或者由于素来脾阳不足又感受寒湿之邪，或者因为寒湿邪气太重，直接侵犯脾阳而发病。而脾又为生痰之源，脾虚不运，痰饮泛滥，上犯清窍，固发眩晕。正如《伤寒论》[1]93条云："太阳病，先下而不愈，因复发汗，以此表里俱虚，其人因致冒……"，本条原文所述的眩晕，发生于太阳病，本应以汗法治之，却先用了下法，不愈后复用汗法发汗，经逆治后最终导致表里俱虚，气血津液大伤，清窍失养故致冒。太阴脾主升清，运化水谷，为气血生化之源，太阴脾虚则气血生化无源，则清窍失其所养，而发为眩晕。或者中气亏虚，逐渐导致中焦虚寒，脾胃脏腑失于温煦，输布水谷精微功能失常，则清阳不升，浊阴之邪上犯清窍，头为诸阳之会，清窍被扰则发生眩晕。而且太阴病多因为三阳经病失治误治，传入太阴，或是平素脾胃虚弱，寒邪直中于里，导致脾阳虚损，寒湿内盛而成。脾阳不足，脾失健运，寒湿内停，阳虚致阴寒凝滞，则水液停滞中焦，无从以化。太阴眩晕总因中焦虚寒导致清阳不升所引起，可选用理中汤、四逆汤来温补中焦脾胃。若中焦脾胃虚寒日久，"母病及子"，导致肺金虚寒，必然伴有咳唾涎沫之肺萎的发生，故在治疗上可以应用甘草干姜汤来暖脾温肺，是"培土生金"之法。

【治法】温中止眩

【代表方】理中汤，四逆汤，甘草干姜汤

2. 水饮上泛

【证候】目眩心悸，恶心呕吐，如坐舟车，起则头眩，身重，小便不利，大便稀溏，舌淡胖大，苔白腻，脉沉或滑。

【分析】本证为水系下焦，气化不利，水饮上冲头目所致。明代张三锡曾在《医学准绳六要·头眩》中提出"眩运悉属痰火，但分虚实多少而治"，可见痰饮无论虚实均可导致眩晕的发生，此处所论述的虚证致晕则更侧重性水饮眩晕。水饮上泛，浊阴不降，清阳之气为饮所遏，难以上达清窍，故眩晕如坐舟车，恶心呕吐，起则头眩；饮溢肌肤，则身体沉重；痰饮凌心，心阳被遏，则见心中悸动；肾阳衰微，膀胱气化失常，水气停聚，则小便不利；湿浊内生，游走肠间，则大便稀溏；舌淡胖大，苔白腻，脉沉或滑皆为水饮上泛之表现。

《金匮要略》[7]云："心下有支饮，其人苦，冒眩，泽泻汤主之"，将泽泻汤作为"心下有支饮"所致眩晕的主方。又《伤寒论》[1]67条曰："伤寒，若吐，若下后，心下逆满，气上冲胸，起则头眩，脉沉紧，发汗则动经，身为振振摇者，茯苓桂枝白术甘草汤主之"，由于失治误治，导致脾胃阳气受损，致使水液不能正常输布，停而为饮。饮邪阻隔，中焦清阳之气不得上养头目，故起身或坐立时可见头晕目眩，治宜培土运脾、通阳利水，方用苓桂术甘汤。无论是太阳经伤寒失治误治，导致水伴气冲，还是太阴脾经素虚、内蕴水饮，均可导致眩晕的发生。正如刘渡舟教授[2]所言："若水蓄下焦，气化不行，水气上冲头目而见眩晕者，治之用五苓散化气行水；若水饮停于中焦，上冲头目而致眩晕者，治之用苓桂术甘汤温心脾之阳而消饮……"。

【治法】温化水饮，平冲定眩

【代表方】苓桂术甘汤、泽泻汤、五苓散加减

（五）少阴眩晕

肾阳亏虚，阳虚水泛

【证候】目眩心悸，恶心呕吐，如坐舟车，起则头眩，身重，小便不利，大便稀溏，舌淡胖大，苔白腻，脉沉或滑。

【分析】足少阴肾为先天之本，主藏精，且脑为髓之海，若肾精不足则脑髓失养，可见头晕目眩。少阴病的主要表现是心肾阴阳俱虚，具有全身性

正气衰弱的特点，其成因可由他经失治误治，导致正气受损传变而来，也可以由外寒长驱直入，直中少阴而引起。由于致病因素和个人体质的差异，少阴病可以分为少阴寒化证和少阴热化证。其中，少阴寒化证，多由素体阳虚阴盛，外邪从阴化寒所致；少阴化热证，多由于素体阴虚，邪入少阴，从阳化热，则导致阴虚阳亢。病入少阴，脾肾阳虚。水气泛滥，随其所伤不同，而有诸多证候出现。若水饮中阻，影响阳气不得上升则头眩，水气凌心则心悸，水湿外浸筋脉肌肉，则可见筋肉跳动，震颤欲仆，或可见咳嗽，下利，呕吐等症。正如《伤寒论》[1]82条中言："太阳病发汗，汗出不解，其人仍发热，心下悸，头眩，身𥆧动，振振欲擗地者，真武汤主之"。本条论述的眩晕是由于太阳病发汗太过，少阴肾经阳虚，不能制水，故水饮之邪上犯，出现头目眩晕。虽条文中论述是由于太阳病发汗太过，而导致眩晕，但推测患者应为体素虚者，体虚外感，治当扶阳与解表兼顾，而今却用汗法发之，使患者体虚更甚，水饮内蕴，无阳温化，上犯则头晕目眩，水气凌心故心下悸，下焦肾阳本为温煦、气化之所，但今肾阳虚衰，水液不得气化，精微不能输布全身，肌肉失养故身𥆧动。此眩晕不同于伤寒苓桂术甘汤证的心脾阳虚，而是少阴阳虚所致的水邪泛滥，治宜温补脾肾，化气利水，方用真武汤。

【治法】温补脾肾，降逆定眩

【代表方】真武汤

（六）厥阴眩晕

【证候】眩晕伴巅顶疼痛，神倦乏力，畏寒肢冷，甚或手足逆冷，或干呕、吐涎沫，或胸满、脘腹疼痛，或腹泻，面色无华或晦暗，舌淡苔白滑，脉沉弦。

【分析】本证系肝胃虚寒、浊阴上逆、上扰清窍所致的眩晕，肝经为十二经脉循行的最后一脉，与督脉交汇于头顶部，故肝脏病变可见巅顶痛；寒气内盛，阳气被遏不达四末，故见畏寒肢冷，甚者手足逆冷；胃失和降，胃病及脾，故可见干呕、吐涎沫，胸满、脘腹疼痛，脾不升清故腹泻；浊阴上逆，头面失于濡养，故见面色无华或晦暗；舌淡苔白滑，脉沉弦均为虚寒之象。

本证之眩晕或因素喜寒凉导致脾胃阳气虚弱，浊阴内生，则肝阳虚损，土侮于木，寒浊循肝经上扰于清窍所致，如《素问·举痛论篇》[6]77条云：

"寒气客于肠胃，厥逆上出，故痛而呕也"；或因肝寒内盛，乘土犯胃，胃气失和，寒浊之邪伴胃气上逆，壅遏清阳则发为眩晕、头痛。然二者均属肝胃虚寒，故治以吴茱萸汤，温中、暖肝。

病入厥阴，肝气失于条达，则气机不利，厥阴又为阴尽阳生之所，最容易导致寒热错杂，上热下寒，上有热邪，上犯于脑，下有浊阴之邪上逆，清阳被扰则导致眩晕。从肝经循行来说：肝夹胃属木，贯膈，布胁上出于督脉，会于巅顶。若厥阴受寒，肝木横逆，侮及胃土，胃气失和，则会发生呕吐涎沫；胃中浊阴之邪上犯清窍，清阳被扰则发生眩晕，治疗上可以选用吴茱萸汤，以温中降逆[8]。吴茱萸汤出自《伤寒论》[1]中第372条："干呕，吐涎沫，头痛者，吴茱萸汤主之"，吴茱萸作为君药，性辛热疏利，功擅于暖肝、温胃、降逆、止痛，《神农本草经》谓其"主温中、下气、止痛……"，是对吴茱萸功效的高度概括，故用吴茱萸汤以达到暖肝温胃降浊的目的，正如《伤寒来苏集·伤寒论注》[9]中所言："呕而无物，胃虚可知矣，吐惟涎沫，胃寒可知矣，头痛者，阳气不足，阴寒得以乘之也。吴茱萸汤温中益气，升阳散寒，呕痛尽除矣"。

【治法】温肝散寒，降逆定眩

【代表方】吴茱萸汤加减

参考文献

[1]宋高峰. 眩晕从六经论治的理论探讨[J]. 江西中医药, 2016, 47(08): 11-13.

[2]闫军堂, 刘晓倩, 马小娜, 等. 刘渡舟教授治疗眩晕九法[J]. 中华中医药学刊, 2013, 31(12): 2714-2716.

[3]唐宗海. 血证论[M]. 北京: 人民卫生出版社, 2005.

[4]田代华, 刘更生整理. 灵枢经[M]. 北京: 人民卫生出版社, 2017.

[5]秦景明. 症因脉治[M]. 北京: 人民卫生出版社, 2019.

[6]田代华整理. 黄帝内经[M]. 北京: 人民卫生出版社, 2017: 2, 77.

[7]张仲景. 金匮要略[M]. 北京: 人民卫生出版社, 2017.

[8]王婷, 指导, 王苹. 《伤寒论》吴茱萸汤证机浅析[J]. 湖南中医杂志, 2016, 32(07): 149-150.

[9]柯琴.《伤寒来苏集》[M]. 中国中医药出版社, 2020.

编者：贾秋颖（长春中医药大学附属医院）

第四章　中药治疗

第一节　单味中药

一、概述

中药是我国古代优秀文化遗产的重要组成部分，是自然进化和人类智慧的结晶，是经过千百年有效临床实践的结果，经过不断地总结和创新，中医药已成为历代医家诊治疾病临床经验与辨证思维的载体。

通过数据挖掘发现历代治疗眩晕的方剂共468首，涉及中药281味，其中常见药物类别包括化痰药、平肝息风药、补虚药、活血化瘀药、解表药、利水渗湿药、理气药及安神药等；单味中药使用频次以半夏、天麻、白术、葛根、茯苓、钩藤、黄芪、当归、川芎、陈皮、丹参、牛膝、泽泻、牡蛎、龙骨、酸枣仁、茯神、远志居多；性味方面，药性以温性、平性、寒性为主，药味多见于甘味、辛味及苦味；而按照十二归经进行分类，以肝、脾、胃、心、肾经出现频次最多。

现代药理学表明治疗眩晕病的单味中药可具有调节平衡体内微循环，改善脑部新陈代谢，消除水肿，对病灶进行全面、彻底地清除，修复前庭组织神经细胞损伤，增强机体免疫，激活FLD神经介质，提高免疫，抑制病灶感染，促进人体平衡，恢复健康本能等作用，充分体现了中药具有多成分、多靶点、多途径发挥药效的特点。

二、中药推荐

（一）化痰药

半夏【注】

【性味归经】辛、温；有毒。归脾、胃、肺经。

【功效主治】燥湿化痰，降逆止呕，消痞散结。用于痰饮眩悸，风痰眩晕，湿痰寒痰，咳喘痰多，痰厥头痛，呕吐反胃，胸脘痞闷，梅核气；外治痈肿痰核。

【用法用量】内服一般炮制后使用，3～9g。外用适量，磨汁涂或研末以酒调敷患处。

【临床配伍】

（1）治痰湿阻肺之咳嗽气逆，痰多质稠者，常配橘皮同用，如二陈汤；

（2）治湿痰眩晕，则配天麻、白术以化痰息风，如半夏白术天麻汤。

（3）半夏亦为止呕要药，各种原因呕吐皆可随证配伍用之，对痰饮或胃寒呕吐尤宜，常配生姜同，用如小半夏汤；

（4）其辛开散结、化痰消痞，配黄连，如半夏泻心汤。

【注意事项】本品性温燥，阴虚燥咳、血证、热痰、燥痰应慎用。不宜与川乌、制川乌、草乌、制草乌、附子同用。生品内服宜慎。

注：根据炮制方法不同可分为法半夏、姜半夏与清半夏。法半夏长于燥湿化痰，主治痰多咳喘，痰饮眩悸，风痰眩晕，痰厥头痛；姜半夏长于温中化痰，降逆止呕，主治痰饮呕吐，胃脘痞满；清半夏长于燥湿化痰，主治湿痰咳嗽，胃脘痞满，痰涎凝聚，咯吐不出。

（二）平肝息风药

1. 天麻

【性味归经】甘，平。归肝经。

【功效主治】息风止痉，平抑肝阳，祛风通络。用于肝阳上亢致头痛眩晕，小儿惊风，癫痫抽搐，手足不遂，肢体麻木等症。

【用法用量】煎服，3～10g。

【临床配伍】

（1）临床常和钩藤相须配伍，如天麻钩藤饮，用于治疗肝风内动，惊痫抽搐；

（2）与白术、半夏、茯苓等同用，如半夏白术天麻汤，用于风痰上扰之眩晕、头痛；

（3）与全蝎、乌头、防风等同用，如天麻丹，用于中风不遂。

2. 钩藤

【性味归经】甘，凉。归肝、心包经。

【功效主治】息风定惊，清热平肝。用于肝风内动所致头痛眩晕，惊痫抽搐，高热惊厥，感冒夹惊，小儿惊啼等症。

【用法用量】3～12g，后下。

【临床配伍】

（1）临床常与天麻配伍，清热平肝、息风止痉，治疗肝阳偏亢，肝风上扰之证，如天麻钩藤饮；

（2）与白芍配伍，柔肝养阴、平肝息风，治疗肝阴不足、虚阳上亢之头痛眩晕、急躁易怒、失眠多梦等症；

（3）与羚羊角（现为山羊角）配伍，凉肝息风，增液舒筋，治疗肝热生风证，如羚角钩藤汤。

3. 牡蛎

【性味归经】咸湿，凉。入肝、肾经。

【功效主治】重镇安神、潜阳补阴、软坚散结、收敛固涩之效，临床上常用于治疗惊悸失眠、眩晕耳鸣、症瘕痞块、自汗盗汗等诸多病症，疗效显著。

【用法用量】煎服，9～30g。

【临床配伍】

（1）与龙骨、朱砂、酸枣仁、远志等安神药配伍，可以增强镇心安神功效，特别是牡蛎-龙骨，牡蛎-桂枝这两种配伍形式，可以起到协同增效作用。桂枝甘草龙骨牡蛎汤中，用牡蛎与龙骨、牡蛎与桂枝相配，一散一敛，达到更好地收敛心神、安神除烦的功效；

（2）配伍白芍、当归，可用增强滋阴之效，如阴血不足导致头目眩晕、耳鸣等。

（3）与栀子配伍，增强清热除烦功效，热除则眠自安、悸自平。

（4）与石决明、珍珠母、天麻、僵蚕配伍，可治疗因肝阳上亢、肝火上炎、火毒炽盛导致眩晕、耳鸣等。

【注意事项】虚寒者慎用。

（三）补虚药

1. 黄芪

【性味归经】甘，微温。归肺、脾经。

【功效主治】补气升阳，固表止汗，利水消肿，生津养血。用于气虚乏力所致眩晕，食少便溏，中气下陷，久泻脱肛，便血崩漏，表虚自汗，气虚水肿等症。

【用法用量】煎服，9~30g。益气补中宜蜜炙用，其他方面多生用。

【临床配伍】

（1）临床常与人参、升麻、柴胡配伍，补气健脾、升阳举陷，治疗脾虚中气下陷之久泻脱肛，内脏下垂，如补中益气汤；

（2）与人参、白术配伍，补气摄血，治疗脾虚不能统血所致失血证，如归脾汤；

（3）与白术、防风等品配伍，益卫固表，治疗表虚自汗而易感风邪，如玉屏风散。

【注意事项】凡表实邪盛，内有积滞，阴虚阳亢，疮疡初起或溃后热毒尚盛等证，均不宜用。

2. 当归

【性味归经】甘、辛，温。归肝、心、脾经。

【功效主治】补血活血，调经止痛，润肠通便。用于血虚萎黄，眩晕心悸，月经不调，经闭痛经，虚寒腹痛，风湿痹痛，跌扑损伤，痈疽疮疡，肠燥便秘。酒当归活血通经。用于经闭痛经，风湿痹痛，跌扑损伤。

【用法用量】煎服，6~12g。生当归质润，长于补血，调经，润肠通便，常用于血虚证、血虚便秘、痈疽疮疡等。酒当归功善活血调经，常用于血瘀经闭、痛经，风湿痹痛，跌扑损伤等。又传统认为，当归身偏于补血，当归头偏于止血，当归尾偏于活血，全当归偏于和血（补血活血）。

【临床配伍】

（1）临床常与黄芪、人参配伍，补气生血，治疗血虚诸证，如当归补血汤；

（2）与川芎、白芍和熟地黄配伍，补血活血、调经止痛，治疗血虚血瘀、月经不调，如四物汤；

（3）与乳香、没药、红花同用，活血止痛，治疗跌打损伤瘀血作痛，如复元活血汤。

【注意事项】湿盛中满、大便溏泻者忌服。

3. 白术

【性味归经】苦、甘，温。归脾、胃经。

【功效主治】健脾益气，燥湿利水，止汗，安胎。用于痰饮眩悸，脾虚食少，腹胀泄泻，水肿，自汗，胎动不安。

【用法用量】煎服，6～12g。燥湿利水宜生用，补气健脾宜炒用，健脾止泻宜炒焦用。

【临床配伍】

（1）与茯苓配伍，茯苓、白术便是健脾行水以利小便，其他如猪苓散、苓桂术甘汤、五苓散等。若脾肾阳虚，水寒不化，茯苓、白术也在所必用，以固中土。如真武汤、附子汤等。

（2）与附子配伍，白术苦温，健脾燥湿，附子辛热，温脾暖肾，二者合用，补火生土，运其土脏，温阳祛湿之力增强。仲景治风湿痹痛之附子汤、甘草附子汤、白术附子汤、桂枝芍药知母汤等，都以术、附相配。术、附配伍，温中健脾之效也甚佳，如黄土汤；并有脾肾兼治之功，如真武汤。

（3）与干姜配伍，皆有脾阳虚弱之病机，其证多见下利，口中多涎唾，肢体疼痛等，如理中丸、桂枝人参汤、甘姜苓术汤等。

（4）与芍药相配不仅可加强利水作用，还能减少白术的温燥之性。如附子汤、真武汤、桂枝芍药知母汤、桂枝去桂加茯苓白术汤。

【注意事项】本品燥湿伤阴，故阴虚内热、津液亏耗者不宜使用。

（三）活血化瘀药

1. 川芎

【性味归经】辛，温。归肝、胆、心包经。

【功效主治】活血行气，祛风止痛。用于气血瘀滞所引起的头晕头痛，胸痹心痛，胸胁刺痛，跌扑肿痛，月经不调，经闭痛经等症。

【用法用量】煎服，3～10g。

【临床配伍】

（1）常与当归、生地黄、芍药同用，如《太平惠民和剂局方》四物汤；

（2）用于肝郁气滞血瘀，胁肋胀痛，常与香附、白芍、柴胡等同用，如《景岳全书》柴胡疏肝散；

（3）用于跌打损伤，瘀血肿痛，常与当归尾、桃仁、没药等同用；

（4）用于外感风寒头痛，常与白芷、细辛、防风等同用，如《太平惠民和剂局方》川芎茶调散。

【注意事项】本品辛温升散，凡阴虚阳亢之头痛，阴虚火旺、舌红口干，多汗，月经过多及出血性疾病，不宜使用。孕妇慎用。

2. 丹参

【性味归经】苦，微寒。归心、肝经。

【功效主治】活血祛瘀，通经止痛，清心除烦，凉血消痈。用于瘀血阻滞引起的眩晕，胸痹心痛，脘腹胁痛，癥瘕积聚等症。

【用法用量】煎服，10～15g。活血化瘀宜酒炙用。

【临床配伍】

（1）丹参常与木香、川椒伍用，治疗胸痹心痛；

（2）常与杜仲、独活、当归、川芎伍用，治疗跌打损伤；

（4）与清热解毒药伍用，用于凉血活血、消肿散瘀；

（5）与生地黄、柏子仁、酸枣仁伍用，治疗心悸怔忡、惊悸不寐，如天王补心丹等。

【注意事项】不宜与藜芦同用。

3. 牛膝

【性味归经】苦、甘、酸，平。归肝、肾经。

【功效主治】逐瘀通经，补肝肾，强筋骨，利尿通淋，引血下行。用于眩晕，头痛，腰膝酸痛，筋骨无力，淋证，水肿，吐血，衄血等症。

【用法用量】煎服，5～12g。活血通经、利尿通淋、引血（火）下行宜生用，补肝肾、强筋骨宜酒炙用。

【临床配伍】

（1）与滋阴降火的熟地、麦冬、知母等配伍，如《景岳全书》玉女煎，可治疗胃热阴虚之牙痛、头痛、牙龈出血等。

（2）与平肝潜阳的生赭石、生龙骨、生牡蛎配伍，如《衷中参西录》镇肝熄风汤，治疗阴虚阳亢之头晕目眩，脑部热痛等。

【注意事项】孕妇慎用。

（四）解表药

葛根

【性味归经】甘、辛，凉。归脾、胃、肺经。

【功效主治】解肌退热，生津止渴，透疹，升阳止泻，通经活络，解酒毒。用于外感发热头痛，项背强痛，眩晕头痛，口渴，麻疹不透，胸痹心痛等症。

【用法用量】煎服，10～15g。解肌退热、生津止渴、透疹、通经活络、解酒毒宜生用，升阳止泻宜煨用。

【临床配伍】

（1）与桂枝相须配伍，解表退热，舒筋活络，治疗外感风寒，项背强急不利者，如葛根汤；

（2）与柴胡配伍，解表清热，治疗风热外感证，如柴葛解肌汤；

（3）与升麻相须配伍，发表透疹，清热解毒，治疗麻疹初起，疹出不畅及斑疹初起，头痛发热者，如升麻葛根汤；

（4）与黄连配伍，清热燥湿止泻，治疗湿热内蕴大肠所致的泄泻、痢疾，如葛根芩连汤；

（5）与柴胡或白术配伍，升举阳气或健脾升阳，治疗脾气下陷或脾虚泄泻证；与降香、石菖蒲配伍，升清降浊，豁痰开窍，理气活血，治疗痰瘀痹阻胸中所致的胸痹心痛；

（6）与黄芪、山药等配伍，益气滋阴，固肾止渴，治疗消渴气阴两虚证，如玉液汤。

（五）利水渗湿药

1. 茯苓

【性味归经】甘、淡，平。归心、肺、脾、肾经。

【功效主治】利水渗湿，健脾，宁心。用于痰饮眩悸，水肿尿少，脾虚食少，便溏泄泻，心神不安，惊悸失眠。

【用法用量】煎服，10～15g。

【临床配伍】

（1）多与猪苓、泽泻配伍，如五苓散；

（2）健脾和胃多与白术、人参配伍，如参苓术甘汤；

（3）多与远志、黄芪、当归配伍，如归脾丸。

2. 泽泻

【性味归经】甘、淡，寒。归肾、膀胱经。

【功效主治】利水渗湿，泄热，化浊降脂。用于痰饮眩晕，小便不利，水肿胀满，泄泻尿少，热淋涩痛，高脂血症。

【用法用量】煎服，6～10g。

【临床配伍】

（1）与白术同用，用于治疗水停心下的支饮证，如泽泻汤；

（2）与熟地黄、牡丹皮、山茱萸配伍，治疗肾阴亏损，头晕耳鸣，腰膝酸软，骨蒸潮热，盗汗遗精，消渴等，如六味地黄丸；

（3）与木通、车前子配伍，清肝胆，利湿热，治疗湿热下注证，如龙胆泻肝汤。

（六）理气药

陈皮

【性味归经】苦、辛，温。归肺、脾经。

【功效主治】理气健脾，燥湿化痰。用于痰湿中阻所致眩晕、头晕，脘腹胀满，食少吐泻，咳嗽痰多等症。

【用法用量】煎服，3～10g。

【临床配伍】

（1）临床多与苍术、厚朴等配伍，行气止痛燥湿，治疗寒湿中阻的脾胃气滞证，如平胃散；

（2）与党参、白术、茯苓等配伍，健脾和中，治脾虚气滞证，如异功散；

（3）与半夏、茯苓等配伍，燥湿化痰，治湿痰咳嗽，如二陈汤。

【注意事项】本品辛散苦燥，温能助热，故内有实热、舌赤少津者慎用。

（七）安神药

1. 龙骨

【性味归经】味涩、甘，性平。入心、肝、肾经。

【功效主治】镇心安神，平肝潜阳，固涩，收敛。临床用于心悸怔忡，失眠健忘，惊痫癫狂，头晕目眩，自汗盗汗，遗精遗尿，崩漏带下，久泻久痢，溃疡久不收口及湿疮。

【用法用量】煎服，10～15g。

【临床配伍】

（1）与桂枝配伍，一散一收，一动一静，可除肌表之风寒，收敛浮越之正气，而达温通心阳、固摄阴液之功效；

（2）牡蛎配伍，二药配伍，可相须为用，张仲景一是主要用于镇惊安神。后世张锡纯之建瓴汤、镇肝熄风汤即本此意，用龙、牡以平肝潜阳息风，用治肝肾阴亏、肝阳上亢之头目眩晕、急躁易怒、失眠多梦。

（3）与蜀漆配伍，二药配伍一涩一辛，相反相成，相制为用。故张仲景治"惊狂，卧起不安者"以桂枝去芍药加蜀漆牡蛎龙骨救逆汤，成无己方论云："火邪错逆，加蜀漆之辛以散之；阳气亡脱，加龙骨、牡蛎之涩以固之"。

【注意事项】湿热积滞者慎服。

2. 酸枣仁

【性味归经】味甘、酸，性平。归肝、胆、心经。

【功效主治】宁心安神，养心补肝，敛汗，生津。用于虚烦不眠，惊悸多梦，体虚多汗，津伤口渴。

【用法用量】煎服，10～15g。

【临床配伍】

（1）临床多与知母、茯苓、川芎等配伍，治疗肝虚有热之虚烦不眠，如酸枣仁汤；

（2）与麦冬、生地黄、远志等配伍，治疗心肾不足、阴虚阳亢之心悸失眠、健忘梦遗等，如天王补心丹；

（3）与当归、黄芪、党参等配伍，治疗心脾气虚之心悸失眠，如归脾汤；

（4）与五味子、山茱萸、黄芪等同用，治疗体虚自汗、盗汗等。

【注意事项】

（1）酸枣仁可兴奋子宫，故孕妇忌用；

（2）有药物过敏史或者是过敏体质者不宜食用，容易引起过敏反应。

3. 茯神

【性味归经】 甘淡，平。归心、脾经。

【功效主治】 宁心安神。适用于心悸怔忡、失眠健忘等症。

【用法用量】 煎服，10~15g。

【临床配伍】

（1）配茯苓，相须为用，健脾益气，利水消肿，兼能通心气，安心神，用治水火不济之心慌心悸，少气懒言，夜寐不宁，多有良效；如《圣济总录》茯神汤，茯神与白茯苓为伍，佐益气养血之品，治产后心惊、心气不安等。

（2）配合欢花，治阴虚血少，心神失濡、忧郁不乐、虚烦不眠、多梦易醒等证。

（3）配栀子，一甘一苦，一温一寒，补心血，泄心火，标本兼顾，寒温并调，为血虚阴亏，心神不宁治疗妙品。

（4）配白芍，心神得养，相须为用，益气养血，柔肝益心，定魄安神。

【注意事项】 肾虚小便不利或不禁、虚寒滑精者慎。

4. 远志

【性味归经】 苦、辛、温。归心、肾、肺经。

【功效主治】 安神益智，解郁。治惊悸，健忘，梦遗，失眠，咳嗽多痰，痈疽疮肿。

【用法用量】 煎服，3~10g。

【临床配伍】

（1）临床多与人参、龙齿、茯神等配伍宁心安神，治疗惊悸、失眠健忘，如安神定志丸；

（2）与石菖蒲、郁金、白矾等同用豁痰开窍，治疗癫痫发作、痉挛抽搐；

（3）与杏仁、贝母、桔梗等配伍，祛痰止咳，治疗痰多黏稠、咳吐不爽者；

（4）单用苦泄温通，疏通气血之壅滞而消痈散肿，可治一切痈疽。

【注意事项】心肾有火，阴虚阳亢者忌服。

编者：张水生（吉林省中医药科学院第一临床医院）

第二节　中药复方

一、概述

中药复方是指由两味或两味以上药味组成，有相对规定性的加工方法和使用方法，针对相对确定的病证而设的方剂，是中医方剂的主体组成部分。其作用具有多层次、多环节、多靶点的特点，临床应用时应充分考虑传统的中医理论的科学性和合理性，又要与现代医学相结合。

我国古代治疗眩晕病已有诸多经典名方、验方的相关记载，汉代张仲景针对痰饮为眩晕致病之因，提出"温药和之"的治疗法则，并创立大承气汤、小柴胡汤、泽泻汤、五苓散等经典名方流传后世。敦煌出土的魏晋时期医学残卷《辅行诀》中亦记载了大补肾汤、小补肝汤等治疗眩晕的方剂。唐代《古今录验》中载：独活汤治疗风眩厥逆、目眩心乱等眩晕症状。孙思邈在《千金方》中则提到用防风汤等治疗眩晕中出现的头晕、呕吐等症状。明代张景岳全面提出"因虚致眩"理论，并在具体治疗上，根据虚性眩晕的不同临床表现分为"上虚"和"下虚"，其中"上虚"以四君子汤等补气养血方剂治疗，"下虚"用左归饮等治疗。叶云龙在《士林余业》中详列不同类型眩晕方药，如气虚下陷用补中益气汤，火不归元用滋阴降火汤，气虚痰壅用七气汤等。王清任则在《医林改错》中提到用血府逐瘀汤治疗瘀血阻滞型眩晕，收效甚速。这些不仅是我国医学先贤留给后人的宝贵财富，也是后世开展眩晕病中药复方研究的重要源泉。

随着对眩晕疾病的不断认识及现代药物学研究的逐步进展，越来越多的医家对于眩晕病的诊治有着独到见解，在古代经典方剂的基础上自拟成方治疗眩晕疾病，并取得了不错的临床效果。中药复方是中医治疗眩晕疾病的主要方法与手段，结合现代科学技术对中药复方治疗眩晕疾病的药理作用、物质基础等进行研究，科学地阐释复方功效的科学内涵，将是未来中医药理论研究的难点，也是中医药理论研究的关键科学问题。注意多学科的交叉融合，体现中医与西医的结合、临床与基础的结合、局部与整体的结合、宏观与微观的结合、疾病与证候的结合，了解中药复方功效的特点，将随着中药复方治疗眩晕病研究的不断深入，新的思路、理论、方法、技术等将不断出现，必将促进中药复方的发展与繁荣。

二、现代研究进展

（一）从风论治

1. 散偏汤联合盐酸氟桂利嗪胶囊治疗前庭性偏头痛[1]

【研究人群】前庭性偏头痛患者，年龄21~43岁。

【治疗方案】

（1）对照组：盐酸氟桂利嗪胶囊治疗，2粒/次，睡前服用；

（2）治疗组：对照组治疗基础上加用散偏汤治疗，1剂/d，分早晚2次温服。

【疗效点评】前庭性偏头痛多属肝阳偏亢，肝失疏泄，肝郁气滞，日久成瘀，上扰清窍而发为头晕、头痛。方中重用川芎，此药乃血中之气药，走而不守，性善疏通，行气活血以止痛，为治头痛之要药；配以柴胡、香附理气解郁；白芍柔肝养血；白芥子利气祛痰以止痛，兼顾气、血、痰；配白芷，取其善治头风之功，辛散祛风止痛；郁李仁柔润通利；生甘草配白芍既可缓急止痛，又可调和诸药。全方共奏行气活血、和络止痛之功。

2. 天麻钩藤饮联合倍他司汀治疗眩晕症患者[2]

【研究人群】以眩晕为首发症状的患者，中医辨证为肝阳偏亢、肝风上扰证，年龄为18~85岁。

【治疗方案】

（1）两组均给予卧床休息、减少刺激、降压、降糖等常规治疗；

（2）对照组：盐酸倍他司汀注射液20mg，加入250ml生理盐水中，静滴，1次/d；

（3）治疗组：在此基础上结合天麻钩藤饮（组方：天麻9g、钩藤12g、生决明18g、黄芩9g、山栀9g、杜仲9g、川牛膝12g、朱茯神9g、桑寄生9g、益母草9g；若眩晕头痛剧者，可酌加牡蛎、龙骨、羚羊角等；若肝火盛、心烦易怒，加夏枯草、龙胆草），取上述诸药，水煎，每次服用200ml，早晚2次温服。

（4）疗程均为14d。

【疗效点评】眩晕症多由于肝肾不足、生风化热、肝阳偏亢所引起，证属本虚标实，且以标实为主，应以平肝息风为主，佐以补益肝肾、清热安神之法，故选用天麻钩藤饮治疗，在改善患者脑血流动力学和血液流变学的同时，改善患者临床症状。

（二）从火论治

黄连温胆汤加味治疗痰郁化火型眩晕[3]

【研究人群】痰郁化火型眩晕患者，年龄38～79岁。

【治疗方案】

（1）对照组：采用西医常规治疗。针对患者的不同情况予抗血小板聚集、抗凝、降压、调脂、降糖等治疗措施；

（2）治疗组：对照组治疗的基础上加黄连温胆汤加味治疗，水煎，每天1剂，分早晚各服1次；

（3）治疗2周。

【疗效点评】黄连温胆汤是由唐代孙思邈《千金要方》中温胆汤加黄连而成，具有清热化痰、理气和胃之功效，用于治疗眩晕痰郁化火型。方中半夏辛温、燥湿化痰、和胃止呕；黄连苦寒，清热燥湿、泻火解毒，共为君药。竹茹清热化痰、清胆和胃、除烦止呕；陈皮理气行滞、燥湿化痰；枳实降气导滞、消痰除痞，乃治痰须治气，气顺则痰消；茯苓渗湿健脾，以杜生痰之源，共为臣药。生姜、大枣和中培土，使水湿无以留聚，共为佐药。炙甘草益气和中，调和诸药，为使药。全方共奏清热燥湿、理气化痰之效，是治疗痰郁化火型眩晕的良方。

（三）从痰论治

半夏白术天麻汤加减治疗眩晕病[4]

【研究人群】以眩晕为首发症状的患者，年龄为42～45岁。

【治疗方案】

（1）两组均给予卧床休息、减少刺激、降压、降糖等常规治疗；

（2）对照组：接受常规西药治疗，盐酸氟桂利嗪胶囊采用口服治疗，每日1次，每次5mg；

（3）治疗组：半夏白术天麻汤加减（组方：法半夏15g，白术15g，茯苓15g，大枣15g，天麻10g，炙甘草6g，泽泻30g，苍术8g，陈皮8g。若痰液黏浊，加远志6g，石菖蒲10g；若有瘀血，加丹参15g，郁金10g；若头背部疼痛，加葛根15g，姜黄8g；若眼睛干涩、头痛，加钩藤10g，杭白菊10g；若舌苔厚重，加佩兰10g，藿香10g；若呃逆胸闷，加生牡蛎15g，旋覆花10g；若耳鸣，加磁石30g，蝉蜕8g）用水煎服，每日1剂，取汁400ml，分2次服用。

（4）疗程均为14d。

【疗效点评】痰浊上扰证是眩晕病常见证候之一，患者多表现昏沉、头重如裹，伴胸闷、恶心，主要由痰浊上扰、阻遏清阳所致，首选半夏白术天麻汤。法半夏可燥湿化痰、降逆止呕，天麻平肝息风、以止头晕，法半夏、天麻合用善于治疗风痰眩晕，为方中的重要组成。白术有健脾燥湿之功效，与法半夏、天麻合用，可祛湿化痰、止眩；茯苓、泽泻健脾渗湿、苍术燥湿健脾，合用白术以杜绝生痰之源，再加陈皮理气化痰，共同为方中佐药；使药甘草则可调和诸药。全方共奏达化痰息风，健脾和胃之功效。

（四）从虚论治

1. 加味归脾汤治疗良性阵发性位置性眩晕[5]

【研究人群】中医辨证为气血亏虚证的良性阵发性位置性眩晕患者，年龄25～83岁。

【治疗方案】

（1）对照组：手法复位治疗的基础上，给予盐酸倍他司汀氯化钠注射液静点及氟哌噻吨美利曲辛口服。

（2）治疗组：对照组基础上给予中药汤剂归脾汤治疗（药物组成：党参15g，白术30g，黄芪30g，茯神30g，龙眼肉30g，酸枣仁30g，木香15g，甘草6g，当归12g，远志9g，川芎10g，丹参10g，生姜5片，大枣5枚）。每日1剂，水煎服。

（3）疗程均为15d。

【疗效点评】本方首载于宋·严用和《济生方》，是益气养血、调理心脾的代表方。方中人参、黄芪、白术、生姜、甘草、大枣甘温补脾益气；龙眼肉、酸枣仁、茯神甘平养心安神；远志交通心肾而定志宁心；当归甘温养肝而生心血；木香理气醒脾，以防益气补血药滋腻滞气，促进脾胃运化功能；加川芎、丹参活血行气解郁通窍。全方补益气血、调养心脾，脑髓得充，则眩晕自除。

2. 补肾活血法治疗老年肾虚血瘀型眩晕[6]

【研究人群】老年眩晕患者，中医辨证肾虚血瘀证，年龄61～78岁。

【治疗方案】

（1）对照组：氟桂利嗪治疗，晨起口服，每日一次，根据患者具体情况调整剂量。

（2）治疗组：对照组基础上，采用补肾活血法治疗（方药组成：黄芪30g，茯苓20g，杜仲20g，桑寄生20g，菟丝子20g，熟地黄20g，山茱萸20g，牛膝20g，川芎15g，赤芍10g，随证加减）。

（3）治疗8周。

【疗效点评】本方以"补肾"和"活血"两个方面病机立方，方中杜仲性味甘、温，长于强筋骨，桑寄生性味苦、平，长于补肝肾，二者合用补肝肾之力更甚，菟丝子性味甘、温，补涩兼收，三药同用以平补肾元。熟地黄性味甘温，本品味厚气薄，多用于滋阴补血、益精填髓，大补肾中元气，山茱萸性味酸涩，本品温而不燥，长于涩精固脱、安五脏，熟地黄以补为主，山茱萸以敛为要，二药伍用一补一敛，强阴益精。川芎辛香行散，既能活血化瘀，又可行气止痛，为"血中之气药"，赤芍性味苦寒，主入肝经，善走血分，通利血脉，二药一温一凉，配伍后达到相须为用，为活血的经典药对，牛膝性味苦酸，"苦能泄下，酸兼收敛"，此药用之既补且行，引瘀血下行。上述诸药合用起到补肾活血之功。

（五）从瘀论治

通窍活血汤治疗气滞血瘀型眩晕[7]

【研究人群】眩晕病气滞血瘀型患者，年龄33～71岁。

【治疗方案】

（1）对照组：尼莫地平20mg/次，3次/d，口服；

（2）治疗组：对照组基础上口服通窍活血汤（组方：赤芍9g、川芎10g、当归10g、桃仁9g、红花9g、生姜9g、红枣10g、葱3段），水煎150ml，每日2剂口服；

（3）疗程均为21d。

【疗效点评】方中桃仁、红花、赤芍、川芎，活血化瘀止痛；当归补血活血；老葱、鲜姜辛温走散而上行；红枣益气养血、黄酒活血上行。共行通窍活血之功。通窍活血汤配合尼莫地平口服，可抑制钙离子透入平滑肌细胞，缓解血管内皮痉挛，恢复血管弹性，防止血管内皮的脂类物质聚集形成血栓，促进血清胆固醇分解，恢复脑神经功能损害。

（六）从外感论治

清上蠲痛汤治疗偏头痛性眩晕[8]

【研究人群】偏头痛性眩晕患者，年龄28~56岁。

【治疗方案】

（1）对照组：给予盐酸氟桂利嗪胶囊治疗，口服，1粒/次，日1次；

（2）观察组：给予清上蠲痛汤治疗，1剂/d，加水300ml，煎至120ml，重煎1次，早晚分2次温服；

（3）疗程均为1个月。

【疗效点评】风为百病之长，风性上浮，头为至高之处，"高巅之上，惟风可到"，故头痛、头晕之因虽有种种不同，但大多与风有关。对其治疗在辨明病因的基础上，必佐以风药。清上蠲痛汤以羌活、防风、白芷、细辛、菊花、蔓荆子祛头风、止头痛；当归、川芎养血、行血，血行风自散；黄芩泻火，麦冬养阴，并可防止风药升散太过而损血伤津；甘草调和诸药。诸药合用，共奏祛风、养血、活血、通络之功，经络得通、气血得畅，头痛、头晕乃止。而现代药理研究表明，清上蠲痛汤复方中的当归、川芎、麦冬具有清除氧自由基、钙拮抗、保护血管内皮细胞功能、扩血管、抗血小板聚集和血栓形成等多种作用；黄芩、羌活、防风、白芷、苍术、细辛、蔓荆子等具有抗炎止痛功效。

（七）从神论治

半夏秫米汤加味治疗眩晕[9]

【研究人群】以眩晕为首发症状的患者120例，年龄为34～72岁。

【治疗方案】

（1）120例患者给予半夏秫米汤加味。药物组成：法半夏15g、秫米60g、天麻15g、苍术10g。情志所伤，肝气郁结，日久化火生痰加黄芩10g、柴胡10g；饮食所伤，中气亏损，脾失健运，聚水生痰，上蒙清窍加白术15g、神曲10g、黄芪20g；劳倦过度致精气不足，髓海空虚加党参20g、熟地黄10g；兼失眠健忘加酸枣仁30g、猪苓10g、茯苓10g。早晚空腹各口服100ml。

（2）疗程为10d。

【疗效点评】半夏秫米汤是《内经》十三方之一，由半夏、秫米2味组成。专用于治疗邪气留滞，营卫失调的失眠。方中半夏辛温有毒，功专散结、降逆温燥、化痰，常用于肝胃不和、胸脘痞闷、呕恶等症；秫米甘、微寒，和胃安眠，常用于夜寐不安；同时秫米色红入心，能补心气。增加天麻养血祛风，苍术化湿。诸药共奏化痰、补虚、升清降浊之功。随症之偏重加减药物。

三、治疗推荐

（一）从风论治

1. 外风

（1）川芎茶调散

【组成】川芎、薄荷、荆芥、羌活、白芷、细辛、防风、甘草。

【功用】疏风止痛。

【主治】外感风邪头痛，眩晕等症状。有恶寒，发热，鼻塞等。

【出处】出自《太平惠民和剂局方》。

【证治机理】本证系由风邪外袭，循经上犯所致。头为诸阳之会，外感风邪，循经上犯头目，阻遏清阳之气，故头痛、目眩。《素问太阴阳明论》之"伤于风者，上先受之"即为此类。风邪袭表，邪正相争，故见恶寒发热、鼻塞、苔薄白、脉浮等。若风邪稽留不解，头痛久而不愈者，其痛或偏或正，休作无时，即为头风。外风宜疏散为法，治当散风邪，止头痛。

【方解】方中川芎性味辛温，为"诸经头痛之要药"，善于祛风活血而止头痛，长于治少阳、厥阴经头痛（头顶或两侧痛），为君药。薄荷、荆芥轻而上行，善能疏风止痛，并能清利头目，为臣药。羌活、白芷均能疏风止痛，其中羌活长于治太阳经头痛（后脑牵连项痛）；白芷长于治阳明经头痛（前额及眉心痛），李杲谓"头痛须用川芎，如不愈加各引经药，太阳羌活，阳明白芷"。细辛散寒止痛，并长于治少阴经头痛；防风辛散上部风邪。以上各药协助君、臣以增强疏风止痛之效，均为佐药。炙甘草益气和中，调和诸药，为使。用时以茶清调下，取茶叶苦凉之性，既可上清头目，又能制约风药的过于温燥与升散，寓降于升，利于散邪。诸药合用，共奏疏风止痛之效。

（2）散偏汤

【组成】川芎、白芷、白芥子、白芍、制香附、柴胡、郁李仁、生甘草。

【功用】疏风止痛，和利肝胆。

【主治】主治偏头痛。

【出处】出自陈世铎《辨证录》。

【证治机理】本证系由风邪袭于少阳，经气不利所致。足少阳胆经起于目锐眦，上头角，下耳后，入耳中，出耳前，下大迎，经颊车，入缺盆。其经脉布于头之一侧，一遇气恼、紧张，肝胆之气郁而不利，则头痛加重。治疗当以疏风止痛，和利肝胆。

【方解】方中重用川芎，川芎为血中之气药，走而不守，性善疏通，行气活血以止痛，郁李仁具有柔润通利之功；白芷可发挥祛风止痛之效；白芥子辛温化痰止痛；白芍柔肝养血；香附、柴胡理气解郁；白芍、生甘草合用，既可缓急止痛，又能调和诸药。诸药配伍，共奏行气活血、和络止痛之效。全方疏散适度，主次分明，可祛风邪，宣发肝气，消除瘀阻，气机自然畅通，以此达到"通则不痛"的治疗效果。

2.内风

（1）天麻钩藤饮

【组成】天麻、钩藤（后下）、石决明、川牛膝、黄芩、栀子、杜仲、桑寄生、朱茯神、益母草、夜交藤。

【功用】平肝息风，清热活血，补益肝肾。

【主治】眩晕病肝阳偏亢，肝风上扰证。证见头痛，眩晕，失眠多梦，或口苦面红，舌红苔黄，脉弦或数。

【出处】出自《杂病证治新义》。

【证治机理】本证系由肝阳偏亢，肝风上扰所致。肝为风木之脏，主动主升。忧郁恼怒，可致肝气不调，气郁化火，肝阳上亢，肝风内动，上扰清窍，发为眩晕。故治以平肝息风，清热活血，补益肝肾。

【方解】组方中天麻、钩藤共为君药，以平肝息风；石决明既可除热明目，又可平肝潜阳，川牛膝可补益肝肾，亦可引血下行，二者共为臣药；黄芩、栀子清热泻火，杜仲、寄生补益肝肾以治本；益母草合川牛膝活血利水，有利于平降肝阳；夜交藤、朱茯神宁心安神，共为佐药。诸药合用，共奏息风止眩，平肝潜阳之功。

【加减】若口苦目赤，烦躁易怒者，加龙胆草、川楝子、夏枯草；目涩耳鸣，腰酸膝软者，加枸杞子、生地黄、玄参；目赤便秘者，加大黄、芒硝或佐用当归龙荟丸；若眩晕剧烈，兼见手足麻木或震颤者，加磁石、珍珠母、羚羊角粉等。

（2）镇肝熄风汤

【组成】代赭石、怀牛膝、龟板、牡蛎、龙骨、白芍、天冬、玄参、川楝子、茵陈、麦芽、甘草。

【功用】镇肝熄风，滋阴潜阳。

【主治】内中风。头目眩晕，目胀耳鸣，脑部热痛，面色如醉，心中烦热，或时常噫气，或肢体渐觉不利，口眼歪斜；甚或眩晕颠仆，昏不知人，移时始醒，或醒后不能复元，脉弦长有力。

【出处】出自张锡纯《医学衷中参西录》。

【证治机理】本证系由肝风内动所致。肝为风木之脏，主动主升。忧郁恼怒，可致肝气不调，肝风内动，上扰清窍，发为眩晕。治以镇肝熄风，滋阴潜阳。

【方解】方中代赭石有平肝潜阳之功，怀牛膝可补肾阳同时引药下行，两者联合为君。龟板、牡蛎、龙骨可增强平肝滋阴作用，白芍、天冬滋阴生津，川楝子、茵陈、玄参可通泄肝气，降肝火，麦芽补脾胃之气，甘草则调和各药。各药共用可泄实补虚，标本兼治，从而治疗阴虚阳亢型眩晕。

【加减】心中烦热甚者，加石膏、栀子以清热除烦；痰多者，加胆南星、竹沥水以清热化痰；尺脉重按虚者，加熟地黄、山茱萸以补肝肾；中风后遗有半身不遂、口眼歪斜等不能复元者，可加桃仁、红花、丹参、地龙等活血通络。

（二）从火论治

1. 温胆汤

【组成】半夏、竹茹、陈皮、枳实、茯苓、甘草。

【功用】理气化痰，和胃利胆。

【主治】眩晕病胆郁痰扰证。证见头眩心悸，胆怯易惊，心烦不眠，夜多异梦；或呕恶呃逆，眩晕，癫痫，苔白腻，脉弦滑。

【出处】出自陈无择《三因极一病证方论》。

【证治机理】本证系由胆郁痰扰所致。多因情志忧郁，气郁化火，灼津为痰，痰热互结，内扰心胆，致胆气不宁，心神不安所致，发为眩晕。治以理气化痰，和胃利胆。

【方解】方中半夏辛温，燥湿化痰，和胃止呕，为君药。竹茹甘而微寒，清热化痰，除烦止呕为臣药，半夏与竹茹相伍，一温一凉，化痰和胃，止呕除烦。陈皮辛苦温，理气行滞，燥湿化痰；枳实辛苦微寒，降气导滞，消痰除痞，陈皮与枳实亦为一温一凉，而理气化痰之力增。佐以茯苓，健脾渗湿；以甘草为使，调和诸药。煎煮时加生姜、大枣可调和脾胃，生姜又兼制半夏毒性。综合全方，不寒不燥，理气化痰以和胃，胃气和降则胆郁得舒，痰浊得去则胆无邪扰，如是则标本兼顾，痰去眩止。

【加减】温胆汤中加入黄连，组成黄连温胆汤，以清热除烦，可治心热烦甚者；失眠者，加琥珀粉、远志以宁心安神；惊悸者，加珍珠母、生牡蛎、生龙齿以重镇定惊；呕吐呃逆者，酌加苏叶或梗、枇杷叶、旋覆花以降逆止呕；眩晕，可加天麻、钩藤以平肝息风；癫痫抽搐，可加胆星、钩藤、全蝎以息风止痉。

2. 柴胡加龙骨牡蛎汤

【组成】柴胡、黄芩、龙骨、牡蛎、半夏、桂枝、茯苓、大黄、生姜、大枣、人参、铅丹。

【功用】和解清热，镇惊安神。

【主治】常用于治疗精神源性眩晕，常伴有如焦虑症、抑郁症、失眠等疾病。

【出处】出自《伤寒论》，由大柴胡汤、小柴胡汤、桂枝加龙骨牡蛎汤、苓桂甘枣汤等多方化裁而成。

【证治机理】本证系由精神心理因素所致。多因情志忧郁，气郁化火，扰动心神，心神不安，发为眩晕。治以和解清热，镇惊安神。

【方解】方中柴胡、黄芩为君药，可疏肝解郁，清热泻火，和里解表；龙骨、牡蛎、铅丹共为臣药，可平抑肝阳，潜阳补阴，并可助君药重镇安神，以治烦躁惊狂，且柴胡有升无降，故用此臣药重镇之力，以减轻柴胡上涌之势，使风火得熄；茯苓可化痰祛湿，半夏降逆止呕；桂枝温经散寒，暖肝通络，引药上行；生姜和胃降逆，人参、大枣益气养营，扶正祛邪；大黄可泻里热，和胃气，上述诸味共为佐药。全方配伍共奏平肝潜阳、益气升清、清热祛湿、镇静安神之功，则眩晕自止。

（三）从痰论治

1. 半夏白术天麻汤

【组成】半夏、天麻、白术、茯苓、橘红、生姜、大枣、甘草。

【功用】化痰息风，健脾祛湿。

【主治】眩晕病风痰上扰证。证见眩晕，头痛，胸膈痞闷，恶心呕吐，舌苔白腻，脉弦滑。

【出处】出自《医学心悟》。

【证治机理】本证系由风痰上扰所致。风痰上扰证是指肝风挟痰上扰于头，肝为风木之脏，主动主升。忧郁恼怒，可致肝气不调，肝风挟痰上扰清窍，发为眩晕。治以化痰息风，健脾祛湿。

【方解】本方乃二陈汤去乌梅，加天麻、白术、大枣而成。方中半夏辛温而燥，燥湿化痰，降逆止呕；天麻甘平而润，入肝经，善于平肝息风而止眩晕。二者配伍，长于化痰息风，"头旋眼花，非天麻、半夏不除"，共为君药。白术健脾燥湿；茯苓健脾渗湿，以治生痰之本，与半夏、天麻配伍，加强化痰息风之效，共为臣药。橘红理气化痰，使气顺痰消，为佐药。使以甘草调药和中，煎加姜、枣以调和脾胃。诸药合用，共奏化痰息风、健脾祛湿之效。

【加减】若呕吐频作者，加胆南星、天竺黄、竹茹、旋覆花；若脘闷纳呆，加砂仁、白豆蔻、佩兰；若耳鸣重听，加郁金、石菖蒲、磁石。

2. 苓桂术甘汤

【组成】茯苓、桂枝、白术、炙甘草。

【功用】温阳化饮，健脾利湿。

【主治】中阳不足之痰饮。证见胸胁支满，目眩心悸，短气而咳，舌苔白滑，脉弦滑或沉紧。

【出处】出自《金匮要略》。

【证治机理】本证系由中阳素虚，饮停心下所致。脾居中州、司运化，若脾阳不足，健运失常，则水湿内停，成痰成饮。又饮动不居，随气升降，无处不到；饮停心下，气机不畅，则胸胁支满；痰阻中焦，清阳不升，则头晕目眩；痰饮凌心犯肺，心阳被遏，则心中动悸，肺气不利，短气而咳。舌苔白滑，脉弦滑或沉紧，亦为痰饮内停之证。诸症皆由痰饮，痰饮又缘阳虚，故临证当遵仲景"病痰饮者，当以温药和之"之旨，治以温阳化饮，健脾利水。

【方解】方以甘淡之茯苓为君，健脾利水渗湿，消已聚之饮，杜生痰之源。臣以桂枝温阳化气。苓、桂相伍，温阳行水之功著，为阳虚水停之常用配伍。再佐以白术健脾燥湿，苓、术相须，健脾祛湿之力强，是治病求本之意。又辅以炙甘草，补中益气，其合白术，益气健脾，崇土制水；配桂枝，辛甘化阳，温补中焦，并可调和诸药，而兼佐使之用。四药相合，中阳得建，痰饮得化，津液得布，诸症自愈。

【加减】咳嗽痰多者，加半夏、陈皮以燥湿化痰；心下痞或腹中有水声者，可加枳实、生姜以消痰散水。

3. 旋覆代赭汤

【组成】旋覆花、代赭石、人参、半夏、炙甘草、生姜、大枣。

【功用】降逆化痰，益气和胃。

【主治】眩晕病痰阻气逆证。证见眩晕，胃脘胀满，频频嗳气，或见纳差、呃逆、恶心，甚或呕吐，舌苔白腻，脉缓或滑。

【出处】出自《伤寒论》。

【证治机理】本证系由痰阻气逆所致。素来痰盛主体骤遇恼怒惊骇，气上冲逆乱，痰随气升而发为眩晕。治以降逆化痰，益气和胃。

【方解】旋覆代赭汤为主方，取旋覆花温化痰饮，降逆和胃；代赭石下气降逆，平肝息风；半夏、生姜和胃降逆，助旋覆花化痰蠲饮；党参、大枣补中助运，以治生痰之源；炙甘草调和诸药。诸药相伍，虚实并兼，风痰互顾，共奏祛痰降逆，息风定眩之功。

【加减】若胃气不虚者，可去大枣，加重代赭石用量，以增重镇降逆之效；痰多者，可加茯苓、陈皮助化痰和胃之力。

4. 二陈汤

【组成】橘红、法半夏、茯苓、甘草、生姜、乌梅。

【功用】燥湿化痰，理气和中。

【主治】眩晕病之湿痰证。证见眩晕，咳嗽痰多，色白易咯，恶心呕吐，胸膈痞闷，肢体困重，或头眩心悸，舌苔白滑或腻，脉滑。

【出处】出自《太平惠民和剂局方》。

【证治机理】本证乃因脾失健运，湿聚成痰所致。湿痰犯于肺，肺失宣降，则咳嗽痰多、色白易咯；痰阻胸膈，气机不畅，则胸膈痞闷；痰阻中焦，胃失和降，则恶心呕吐；湿性重滞，故肢体困重；湿痰凝聚，阻遏清阳，则头目眩晕；痰浊凌心，则为心悸；舌苔白滑或腻，脉滑，亦为湿痰之象。治宜燥湿化痰，理气和中。

【方解】方中半夏辛温而燥，燥湿化痰，降逆和胃，散结消痞，《本草从新》言其为"治湿痰之主药"，故为君药。湿痰既成，阻滞气机，橘红辛苦温燥，理气行滞，燥湿化痰，乃"治痰先治气，气顺则痰消"之意，为臣药。茯苓甘淡，渗湿健脾以杜生痰之源，与半夏配伍，体现了朱丹溪"燥湿渗湿则不生痰"之理；生姜既助半夏降逆，又制半夏之毒；少许乌梅收敛肺气，与半夏相伍，散中有收，使祛痰而不伤正，且有"欲劫之而先聚之"之意，均为佐药。炙甘草调和诸药，为使药。

【加减】治湿痰，可加苍术、厚朴以增燥湿化痰之力；治热痰，可加胆星、瓜蒌以清热化痰；治寒痰，可加干姜、细辛以温化寒痰；治风痰眩晕，可加天麻、僵蚕以化痰息风；治食痰，可加莱菔子、麦芽以消食化痰；治郁痰，可加香附、青皮、郁金以解郁化痰；治痰流经络之瘰疬、痰核，可加海藻、昆布、牡蛎以软坚化痰。

（四）从虚论治

1. 归脾汤

【组成】黄芪、人参、白术、炙甘草、茯神、龙眼肉、远志、酸枣仁、当归、大枣、木香、生姜。

【功用】益气补血，健脾养心。

【主治】眩晕心脾气血两虚证。眩晕，心悸怔忡，健忘失眠，盗汗，体倦食少，面色萎黄，舌淡，苔薄白，脉细弱。

【出处】出自严用和《济生方》。

【证治机理】本证系由心脾气血两虚所致。因饮食不节、情志失调、劳倦过度、久病耗伤等因素引起脾气虚弱、心血不足所致的眩晕。治以益气补血，健脾养心。

【方解】方中人参、黄芪、白术、生姜、甘草、大枣甘温补脾益气；龙眼肉、酸枣仁、茯神甘平养心安神；远志交通心肾而定志宁心；当归甘温养肝而生心血；木香理气醒脾，以防益气补血药滋腻滞气，促进脾胃运化功能；全方共成补益气血、调养心脾的作用。

【加减】若气短乏力，神疲便溏者，可合用补中益气汤；若自汗时出，易于感冒，当重用黄芪，加防风、浮小麦；若脾虚湿盛，腹胀纳呆者，加薏苡仁、扁豆、泽泻等；若兼见形寒肢冷，腹中隐痛，可加肉桂、干姜；若血虚较甚，面色白，唇舌色淡者，可加熟地黄、阿胶；兼见心悸怔忡，少寐健忘者，可酌加柏子仁、首乌藤及龙骨、牡蛎。

2. 左归丸

【组成】熟地黄、枸杞子、龟甲胶、鹿角胶、菟丝子、山萸肉、山药、川牛膝。

【功用】壮水之主，培左肾之元阴。

【主治】眩晕真阴不足证。证见头晕目眩，腰酸腿软，遗精滑泄，自汗盗汗，口燥舌干，舌红少苔，脉细。

【出处】出自《景岳全书》。

【证治机理】本证系由真阴不足所致。肾属先天之本，是人体阳气阴液的基础，一旦阴气不足，人体就会出现津液不足，精气失和，甚至出现阴虚火旺所致的眩晕。治以培左肾之元阴。

【方解】方中重用熟地黄滋肾益精；枸杞子补肾益精、养肝明目；鹿龟二胶，为血肉有情之品，峻补精髓，其中龟板胶偏于补阴，鹿角胶偏于补阳，在补阴之中配伍补阳药，意在"阳中求阴"；菟丝子性平补肾。以上为补肾药组。佐以山茱萸养肝滋肾、涩精敛汗，山药补脾益阴、滋肾固精，牛膝益肝肾、强腰膝、健筋骨、活血，既补肾又兼补肝脾。

【加减】若见五心烦热，潮热颧红者，可加鳖甲、知母、黄柏、丹皮等；若肾失封藏固摄，遗精滑泄者，可加芡实、莲须、桑螵蛸、紫石英等；若兼失眠，多梦，健忘者，加阿胶、鸡子黄、酸枣仁、柏子仁等；若阴损及阳，见四肢不温，形寒怕冷，精神萎靡者，加巴戟天、仙灵脾、肉桂，或予右归丸；若兼见下肢浮肿，尿少等症，可加桂枝、茯苓、泽泻等；若兼见便溏，腹胀少食，可酌加白术、茯苓、薏苡仁等。

3. 逍遥散

【组成】柴胡、当归、白芍、白术、茯苓、甘草、薄荷、生姜。

【功用】疏肝解郁，养血健脾。

【主治】肝郁血虚脾弱之眩晕症。证见头痛目眩，两胁作痛，口燥咽干，神疲食少，或月经不调，乳房胀痛，脉弦而虚者。

【出处】出自《太平惠民和剂局方》。

【证治机理】肝性喜条达，恶抑郁，为藏血之脏，体阴而用阳。若情志不畅，肝木不能条达，则肝体失于柔和，以致肝郁血虚，则两胁作痛、头痛目眩；郁而化火，故口燥咽干；肝木为病，易于传脾，脾胃虚弱，故神疲食少；脾为营之本，胃为卫之源，脾胃虚弱则营卫受损，不能调和而致往来寒热；肝藏血，主疏泄，肝郁血虚脾弱，则见妇女月经不调、乳房胀痛。治宜疏肝解郁，养血健脾。

【方解】方中以柴胡疏肝解郁，使肝郁得以条达，为君药。当归甘辛苦温，养血和血，且其味辛散，乃血中气药；白芍酸苦微寒，养血敛阴，柔肝缓急；归、芍与柴胡同用，补肝体而助肝用，使血和则肝和，血充则肝柔，共为臣药。木郁则土衰，肝病易传脾，故以白术、茯苓、甘草健脾益气，非但实土以御木乘，且使营血生化有源，共为佐药。用法中加薄荷少许，疏散郁遏之气，透达肝经郁热；生姜降逆和中，且能辛散达郁，亦为佐药。柴胡引药入肝，甘草调和药性，二者兼使药之用。全方深合《素问·脏气法时论》"肝苦急，急食甘以缓之……脾欲缓，急食甘以缓之……肝欲散，急食辛以散之"之旨，可使肝郁得疏，血虚得养，脾弱得复，气血兼顾，肝脾同调，立法周全，组方严谨，故为调肝养血健脾之名方。

【加减】肝郁气滞较甚，加香附、郁金、陈皮以疏肝解郁；血虚者，加熟地以养血；肝郁化火者，加丹皮、栀子以清热凉血。

4.吴茱萸汤

【组成】吴茱萸、生姜、人参、大枣。

【功用】温中补虚，降逆止呕。

【主治】眩晕病肝胃虚寒，浊阴上逆证。证见头晕目眩，呕吐酸水，或干呕，或吐清涎冷沫，胸满脘痛，巅顶头痛，畏寒肢冷，甚则伴手足逆冷，大便泄泻，烦躁不宁，舌淡苔白滑，脉沉弦或迟。

【出处】出自《伤寒论》。

【证治机理】本证一为阳明寒呕，二为厥阴头痛，三为少阴吐利。其证虽属三经，然病机皆为虚寒之邪上逆犯胃所致。胃以通降为顺，胃受寒邪，失于和降，故见呕吐、不食、食则欲呕。厥阴肝经夹胃上行，上入巅顶。若肝寒上犯于胃，则呕吐涎沫；上扰清阳则头痛，且以巅顶痛著。肾为水火之脏，肾经受寒则阳气微，阳气不能达于四末，则手足厥冷；寒邪上逆犯胃，则呕；阳失温煦，寒湿下侵，则利；阴寒内盛，阳气扰争，故烦躁欲死。阳虚寒盛，其舌色当淡，脉自沉弦而细迟。

【方解】方中吴茱萸辛苦性热，入肝、肾、脾、胃经，上可温胃散寒，下可温暖肝肾，又能降逆止呕，一药而三经并治，《金镜内台方议》谓"吴茱萸能下三阴之逆气"，故以为君。重用辛温之生姜为臣，生姜乃呕家之圣药，温胃散寒，降逆止呕。吴茱萸与生姜配伍，相须为用，温降并行，颇宜阴寒气逆之机。《医方论》云："吴茱萸辛烈善降，得姜之温通，用以破除阴气有余矣。"佐以甘温之人参，补益中焦脾胃之虚；佐使以甘平之大枣，益气补脾，调和诸药。人参、大枣并用，补益中气，与吴茱萸、生姜合用，使清阳得升，浊阴得降，遂成补虚降逆之剂。

【加减】若呕吐较甚者，加半夏、陈皮、砂仁以增强和胃止呕之功；头痛较甚者，加川芎以加强止痛之功；肝胃虚寒重证，加干姜、小茴香温里祛寒。

5. 十全大补汤

【组成】生晒参、当归、川芎、炙甘草、黄芪、白术、茯苓、熟地黄、白芍、肉桂。

【功用】温补气血。

【主治】诸虚不足，五劳七伤，不进饮食；久病虚损引起的眩晕病。

【出处】出自《太平惠民和剂局方》。

【证治机理】本证系由气血两虚所致。因饮食不节、情志失调、劳倦过度、久病耗伤等因素引起脾胃气血虚弱所致的眩晕。治以温补气血。

【方解】十全大补汤方中生晒参与熟地相配，益气养血，共为君药；白术、茯苓健脾渗湿，助生晒参益气补脾；当归、白芍养血和营，助熟地滋养心肝，黄芪益气扶正固表，肉桂补火助阳、温经通脉，共为臣药；川芎为佐，活血行气，使地、归、芍补而不滞；炙甘草为使，益气和中，调和诸药；煎煮时加姜枣为引，调和脾胃，以资生化气血，亦为佐使之用。

6. 补中益气汤

【组成】黄芪、人参、当归、升麻、炙甘草、白术、陈皮、柴胡。

【功用】补中益气，升阳举陷。

【主治】脾虚气陷证。证见头晕目眩，体倦肢软，少气懒言，面色萎黄，大便稀溏，舌淡，脉虚。

【出处】出自《内外伤辨惑论》。

【证治机理】本证系由脾虚气陷所致。因饮食不节、情志失调、劳倦过度、久病耗伤等因素引起脾气虚弱所致的眩晕。治以补中益气，升阳举陷。

【方解】方中以补益中气之黄芪、补血行血之当归同为君药，气为血之母，气虚则血亦虚，加当归以补阴血。臣以补脾安神之人参、燥湿健脾之白术，臣药既可助君补气，又可加强健脾功效。佐以健脾理气之陈皮，升阳发表之升麻，理气调肝之柴胡，温经解表之生姜以及补益甘甜之大枣。陈皮性辛主升，畅气机而醒脾气，以防补益太过滞留于内。升麻、柴胡为升陷汤的重要组成，能够助君臣以升脾气，补中气。使以炙甘草补益调和。

7. 八珍汤

【组成】人参、茯苓、川芎、白芍、白术、当归、熟地黄、炙甘草。

【功用】益气补血。

【主治】气血两虚证，证见头晕目眩，面色苍白或萎黄，四肢倦怠，气短懒言，心悸怔忡，饮食减少，舌淡苔薄白，脉细弱或虚大无力。

【出处】出自《瑞竹堂经验方》。

【证治机理】本证多由素体虚弱，或劳役过度，或病后产后失调，或久病失治，或失血过多所致。气能生血，血能载气，气虚日久常致阴血化生不足，血虚或失血过多致气无所依附。气血两亏，不能上荣于头面，故面色萎白或无华、头目眩晕；肺脾气虚则气短懒言、倦怠乏力、食欲减少；血不养心，则心悸怔忡；舌质淡、脉细弱或虚大无力，皆为气血虚弱之象，治宜双补气血。

【方解】本方为四君子汤与四物汤合方而成。方中人参与熟地黄为君药，人参甘温，大补五脏元气，补气生血，熟地黄补血滋阴。臣以白术补气健脾，当归补血和血。佐用茯苓健脾养心，芍药养血敛阴；川芎活血行气，以使补而不滞。炙甘草益气和中，煎加姜枣，调和脾胃，以助气血生化，共为佐使。诸药相合，共成益气补血之效。

8. 补天大造丸

【组成】紫河车、人参、鹿角胶、龟板胶、黄芪、白术、山药、茯苓、熟地、枸杞子、当归、白芍、枣仁、远志。

【功用】滋养元气，延年益寿，壮阳元，滋坎水。

【主治】阴阳气血俱虚。证见头晕目眩、心悸、失眠、精神疲惫、面色无华、气短乏力、腰膝酸软。

【出处】本方在《医学心悟》中为治虚劳之方。

【证治机理】本证系由阴阳气血俱虚所致。可因阴损及阳或阳损及阴，或阴阳俱损而致。治以滋养元气，延年益寿，壮阳元，滋坎水。

【方解】方中以紫河车为君，补气养血益精，"疗诸虚百损"（《本草蒙筌》）。臣以人参大补元气；鹿角胶温阳补血益精；龟板胶滋阴养血。佐以黄芪、白术、山药、茯苓补气健脾，合人参以助后天生化之源；熟地、枸杞子补肾养血，益精填髓；当归、白芍，合熟地以滋阴补血；枣仁、远志宁心安神。诸药相合，虚劳得补，而五脏之虚自瘥。

【加减】血虚，加地黄；肾虚，加覆盆子（炒）、小茴香、巴戟（去心）、山茱萸（去核）；腰痛，加苍术（盐水炒）、萆薢、琐阳（酥炙）、续断（酒洗）；骨蒸，加地骨皮、知母（酒炒）；妇人加川芎、香附。

9. 真武汤

【组成】附子、茯苓、炒白术、白芍、生姜。

【功用】温阳利水。

【主治】眩晕病阳虚水泛证。证见头目眩晕，身体筋肉瞤动，站立不稳，小便不利，心下悸动不宁，四肢沉重疼痛，浮肿，腰以下为甚。舌质淡胖，边有齿痕，舌苔白滑，脉沉细。

【出处】出自《伤寒论》。

【证治机理】本方治疗脾肾阳虚，水湿泛滥证；亦可治疗太阳病发汗太过，阳虚水泛证。脾阳虚则水湿难运，肾阳虚则气化不行，脾肾阳虚则水湿泛溢。肾阳虚衰，气化失常，水气内停则小便不利；水湿内停，溢于肌肤，则四肢沉重疼痛，甚则浮肿；湿浊内生，流走肠间，则腹痛下利；上逆肺胃，则或咳或呕。若太阳病发汗太过，既过伤其阳，阴不敛阳而浮越，则见仍发热；又伤津耗液，津枯液少，阳气大虚，筋脉失养，则身体筋肉动、振振欲擗的；阳虚水泛，上凌于心，则心悸不宁；阻遏清阳，清阳不升，则头目眩晕；舌淡胖，苔白滑，脉沉细为阳虚水泛之象。法当温肾助阳，健脾利水。

【方解】方中君以大辛大热之附子，温肾助阳以化气行水，暖脾抑阴以温运水湿。茯苓、白术补气健脾，利水渗湿，合附子可温脾阳而助运化，同为臣药。佐以辛温之生姜，配附子温阳散寒，伍苓、术辛散水气，并可和胃而止呕。配伍酸收之白芍，其意有四：一者利小便以行水气，《本经》言其能"利小便"，《名医别录》亦谓之"去水气，利膀胱"；二者柔肝缓急以止腹痛；三者敛阴舒筋以解筋肉动；四者防止附子燥热伤阴，亦为佐药。全方泻中有补，标本兼顾，共奏温阳利水之功。

【加减】若水寒射肺而咳者，加干姜、细辛温肺化饮，五味子敛肺止咳；阴盛阳衰而下利甚者，去芍药之阴柔，加干姜以助温里散寒；水寒犯胃而呕者，加重生姜用量以和胃降逆，可更加吴茱萸以助温胃止呕。

（五）从瘀论治

1. 通窍活血汤

【组成】麝香、红花、桃仁、赤芍、川芎、大枣、生姜、葱白。

【功用】活血化瘀，通窍活络。

【主治】跌扑外伤，瘀血阻窍所致的头晕、头痛诸症。

【出处】出自《医林改错》。

【证治机理】本证系由跌扑外伤，瘀血内停，闭阻清窍所致，治以活血化瘀，通窍活络。

【方解】方中桃仁、红花可活血化瘀；麝香芳香走上，具有开窍醒神之功效；赤芍、川芎可活血行气、凉血止痛；配以葱白、大枣、生姜则可开窍通络。诸药共奏活血开窍，祛瘀通络之功效。

【加减】若兼见神疲乏力，少气自汗等症，加入黄芪、党参；若兼心烦面赤，舌红苔黄者，加栀子、连翘、薄荷、菊花；若兼畏寒肢冷，感寒加重，加附子、桂枝；若头颈部不能转动者，加威灵仙、葛根、豨莶草等。

2. 补阳还五汤

【组成】黄芪、当归、赤芍、红花、桃仁、川芎、地龙。

【功用】补气，活血，通络。

【主治】眩晕之气虚血瘀证。头晕目眩，小便频数或遗尿失禁，舌暗淡，苔白，脉缓无力。

【出处】清代王清任治疗中风的一剂名方，朱丹溪有言"眩晕乃中风之渐"，补阳还五汤亦成为益气活血化瘀的代表方。

【证治机理】本证系由气虚血瘀所致。因气对血的推动无力而致血行不畅，甚至瘀阻不行所致的眩晕。治以补气，活血，通络。

【方解】方中黄芪气薄而味厚，乃补气之圣药，使气旺血行；当归养血活血为臣药；佐以桃仁、红花、川芎、赤芍四药以活血化瘀，地龙以搜风通络，诸药合用，气旺则血行络通。

【加减】若半身不遂以上肢为主者，可加桑枝、桂枝以引药上行，温经通络；下肢为主者，加牛膝、杜仲以引药下行，补益肝肾；日久效果不显著者，加水蛭、虻虫以破瘀通络；语言不利者，加石菖蒲、郁金、远志等以化痰开窍；口眼歪斜者，可合用牵正散以化痰通络；痰多者，加制半夏、天竺黄以化痰；偏寒者，加熟附子以温阳散寒；脾胃虚弱者，加党参、白术以补气健脾。

（六）从外感论治

1. 防风通圣散

【组成】防风、荆芥、麻黄、薄荷、生石膏、黄芩、连翘、桔梗、栀子、滑石、芒硝、生大黄、当归、芍药、川芎、白术、甘草。

【功用】发汗达表，疏风退热。

【主治】眩晕风热郁结，气血蕴滞证。头昏头晕，憎寒壮热无汗，口苦咽干，二便秘涩，舌苔黄腻，脉数。

【出处】出自《宣明论方》。

【证治机理】本方为外感风邪，内有蕴热，表里俱实之证而设。热之邪在表，正邪相争，以致憎寒壮热；风热上攻，则头目昏眩、目赤睛痛、咽喉不利；内有蕴热，肺胃受邪，故见胸膈痞闷、咳呕喘满、涕唾稠黏、口苦口干、便秘溲赤。治当疏风散热以解表邪，泻热攻下以除里实。

【方解】方中麻黄、防风、荆芥、薄荷发汗散邪，疏风解表，使表邪从汗而解。黄芩、石膏清泄肺胃；连翘、桔梗清宣上焦，解毒利咽。栀子、滑石清热利湿，引热自小便出；芒硝、大黄泻热通腑，使结热从大便出，四药相伍，使里热从二便分消。火热之邪，易灼血耗气，汗下并用，亦易伤正，故用当归、芍药、川芎养血和血，白术、甘草健脾和中，并监制苦寒之品以免伤胃。煎加生姜和胃助运。诸药配伍，使发汗不伤表，清下不伤里，共奏疏风解表、泻热通便之功。

【加减】涎嗽，加半夏半两（姜制）。

2. 清上蠲痛汤

【组成】当归、川芎、白芷、羌活、防风、苍术、麦门冬、独活、细辛、甘草、蔓荆子、菊花、黄芩。

【功用】散风热、止头痛。

【主治】主要治疗一切偏正头痛，亦可用于治疗偏头痛相关性眩晕，证见头痛、眩晕、恶风、鼻流浊涕。

【出处】出自《寿世保元》。

【证治机理】清除上部郁热，除祛头部眩晕疼痛。

【方解】方中羌活、白芷、细辛、防风，辛温以疏散风寒；羌活、独活、苍术，苦温驱风而胜湿；菊花、蔓荆子辛凉以疏解风热。因病在头部，惟风药可到，数味风药合用，上能散头部之邪结，外可解泄肌肤经络之阻滞。根据"治风先治血"、"久痛必瘀"的认识，故方中配以当归、川芎，辛温行血活血以养血，使"血行风自灭"。更佐以黄芩、麦冬，苦寒泄热而养阴，可缓祛风除湿诸药之燥，再以甘草和中益气，调和诸药，使散而不耗伤正气。

（七）从神论治

1. 酸枣仁汤

【组成】炒酸枣仁、茯苓、知母、川芎、炙甘草。

【功用】养血安神，清热除烦。

【主治】肝血不足，虚热内扰证。证见头目眩晕，虚烦失眠，心悸不安，咽干口燥，舌红，脉弦细。

【出处】出自《金匮要略》。

【证治机理】本证乃肝血不足，虚热内扰所致。肝藏血，血舍魂。若肝血不足，心失所养，魂不守舍，加之虚热内扰，则虚烦不寐、惊悸不安；头目眩晕，咽干口燥，舌红，脉弦细等，皆血虚肝旺之证。治宜养血安神，清热除烦之法。

【方解】方中重用酸枣仁养血补肝，宁心安神，为君药。茯苓宁心安神，知母滋阴润燥、清热除烦，俱为臣药。川芎之辛散，调肝血，疏肝气，为佐药。川芎与酸枣仁相伍，寓散于收，补中有行，共奏养血调肝之功。甘草和中缓急，调和诸药，为佐使药。合而成方，共奏养血安神、清热除烦之功。

【加减】血虚甚而头目眩晕重者，加当归；白芍、枸杞子增强养血补肝之功；虚火重而咽干口燥甚者，加麦冬、生地黄以养阴清热；若寐而易惊，加龙齿、珍珠母镇惊安神；兼见盗汗，加五味子、牡蛎安神敛汗。

2.半夏秫米汤

【组成】半夏、秫米

【功用】化痰和胃。

【主治】主治痰饮内阻，胃气不和，夜不得卧，舌苔白腻，脉弦滑。

【出处】出自《黄帝内经》。

【证治机理】本证乃湿痰内盛、胃气不和所致。胃不和则卧不安，治宜祛痰和胃，化浊宁神。

【方解】方中半夏交阴阳，燥脾湿，顺脾性以益脾和中；秫米甘温入脾，益中和胃，顾护中气，遏制半夏毒性。两药相合，同奏调中焦，和阴阳之功。中焦和，则"气血盛，其肌肉滑，气道通，营卫之行，不失其常，故昼精而夜瞑"。（《灵枢·营卫生会》）据《内经》述，本方服用，"新发病者，覆杯则卧，汗出血愈"，"久病者，三次饮服而愈"，可见疗效迅捷。

3.茯神汤

【组成】茯神、人参、酸枣仁。

【功用】养血安神。

【主治】治虚劳烦躁，不得睡。证见失眠多梦、心悸气短，舌淡红，脉弦细。

【出处】出自《圣济总录》。

【证治机理】本证乃肝血不足所致。肝藏血，血舍魂。若肝血不足，心失所养，魂不守舍，则虚烦不寐、心悸气短，舌淡红，脉弦细等。治宜养血安神之法。

【方解】方中茯神宁心安神，补脾益气，为君药。人参补益心气，安神增智，酸枣仁养心安神。诸药合用，有补心气，安心神之效。

【加减】头目眩晕者，去酸枣仁，加独活、黄芪、远志、防风、生姜、人参、白术、甘草、附子、苁蓉、当归、牡蛎。

参考文献

[1]刘畅, 车雄宇, 黄剑涛. 散偏汤联合盐酸氟桂利嗪胶囊治疗前庭性偏头痛40例临床观察[J]. 湖南中医杂志, 2019, 35(07): 45-47.

[2]金丽华, 楼航芳, 连建伟, 等. 天麻钩藤饮联合倍他司汀治疗眩晕症患者疗效的临床研究[J]. 中华全科医学, 2020, 18(03): 480-483.

[3]李璐, 牟方波, 孙燕, 等. 黄连温胆汤加味治疗痰郁化火型眩晕36例临床观察[J]. 湖南中医杂志, 2017, 33(12): 43-44.

[4]陈琳, 杨博鸣, 朱倩. 半夏白术天麻汤加减治疗眩晕临床观察[J]. 中国中医药现代远程教育, 2022, 20(05): 81-83.

[5]刘宗涛, 李义深, 马峰, 等. 加味归脾汤治疗良性阵发性位置性眩晕的疗效观察[J]. 中西医结合心脑血管病杂志, 2020, 18(06): 997-999.

[6]李洪伟, 李鹤, 赵鹏飞. 补肾活血法治疗老年肾虚血瘀型眩晕疗效及对患者生活质量的改善作用研究[J/OL]. 实用中医内科杂志: 1-4.

[7]于振华. 通窍活血汤治疗气滞血瘀型眩晕的临床研究[J]. 中国医药指南, 2019, 17(23): 3-4.

[8]杨文刚, 刘爱宁. 清上蠲痛汤治疗偏头痛性眩晕[J]. 吉林中医药, 2014, 34(06): 588-590.

[9]李金环, 吕炳禄, 赵建东. 半夏秫米汤加味治疗眩晕120例疗效观察[J]. 河北中医, 2009, 31(07): 1054.

编者：艾春玲（吉林省中医药科学院第一临床医院）

第三节　中药注射液

一、概述

中药注射剂是以中医基础理论作为指导，通过现代生产工艺技术，从天然药物单方或复方中实施提取及纯化干预，能够直接注入机体的溶液，或能够供临床前配置的浓缩液或粉末。常用给药途径主要包括静脉注射、静脉滴注、肌肉注射等，常见的剂型主要包括混悬液、乳状液、冻干粉针剂、灭菌溶液等[1]。

中药注射剂既具有西药注射剂起效快的优点，又发挥了中医药特色，丰富了传统中药的给药途径，具备药物疗效显著、药效发挥快、利用度高等特点。中药注射剂为中医学与现代科学技术结合而成的产物，是中药汤剂之延伸。因此中药注射剂的使用也应将传统中医药理论与现代医学相结合，既要能正确地辨证论治，也应按照现代研究理解掌握其功能主治（适应证）的内涵。

中药注射液在改善眩晕方面有着独特的优势，其药效迅速、作用可靠，解决了患者眩晕发作时因恶心、呕吐等症状难以口服药物的情况。依据各类中药注射剂成分及功效，将其归结为活血化瘀、平肝息风、益气养阴、醒脑开窍四类。本节将对临床治疗眩晕常用中药注射剂的种类进行全面介绍，以期为医学同道们在治疗眩晕患者的临床应用过程中提供参考。

二、作用机理

目前市场上治疗眩晕病的中药注射液种类繁多，每种药物治疗的作用机理也各不相同。如天麻注射液中天麻性味甘平，归肝经，具有息风止痉、平抑肝阳和祛风通络的功效。天麻中含有天麻素、天麻多糖、蛋白质、维生素A以及多种氨基酸、微量元素，具有镇静催眠、抗血栓、抗抑郁、抗衰老、抗氧化以及改善记忆和微循环的作用。药理实验结果显示天麻素可恢复大脑皮质兴奋与抑制过程间的平衡失调，具有镇静、安眠和镇痛等中枢抑制作用。

丹红注射液中丹参性寒味苦，入心、心包经，入心包、通心窍，活血化瘀，行血止痛；红花性温味辛，亦入心经，辛散温通，能活血通经，祛瘀止痛。二药相须为用，有良好的活血化瘀、通经止痛的功效。丹红注射液有效成分包含红花黄色素、丹参酚酸等，具有抗凝抑栓、降血脂、抗凋亡和内皮炎症等作用，对心血管系统、神经系统有良好的保护作用有关。

醒脑静注射液中麝香醒脑通窍、豁痰清热；栀子凉血降火、清热解烦；郁金行气解郁、化痰开窍；冰片回苏醒神开窍，可引诸药到达脑部。诸药合用可起到醒脑通窍、活血行气、解毒止痛的效果。现代研究表明醒脑静注射液可对损伤的脑细胞进行修复，可以有效保护脑组织，同时改善血流动力学指标，稳定血脑屏障，促进了脑组织功能的修复。

参麦注射液是由红参及麦冬两味药材组成的中药复方制剂，源于明朝秦景明《证因脉治》中的生脉饮，红参中包含的人参皂苷可减轻患者脑水肿，改善神经功能缺陷，保护脑组织，麦冬可保护内皮细胞，促进血液循环，抑制血栓形成。

银杏叶提取物注射液的主要成分为萜内酯、黄酮、多酚类、氨基酸及微量元素等化合物，其中主要活性成分为萜类和黄酮类化合物。银杏叶提取物注射液作用机制主要表现在抗氧化、清除自由基、改善凝血功能、改善血流动力学、抗炎、改善心肌及脑缺血再灌注损伤等方面的作用。

三、现代研究进展

（一）活血化瘀类

1. 丹参川芎嗪注射液治疗后循环缺血性眩晕[2]

【研究人群】

符合2006年《中国后循环缺血的专家共识》诊断标准的患者，年龄43～77岁，性别不限。

【治疗方案】

（1）治疗组：基础治疗（管理血压、血糖、血脂，稳定斑块）联合丹参川芎嗪注射液，10ml/次，加入0.9%生理盐水250ml中静脉滴注，每日1次。

（2）对照组：基础治疗联合甲磺酸倍他司汀口服，6mg/次，每日3次。

（3）疗程：均治疗2周。

【疗效点评】

丹参川芎嗪注射液治疗后循环缺血性眩晕患者临床效果较好，能有效改善患者血黏度、纤维蛋白原等指标，迅速缓解临床症状。

2. 灯盏细辛注射液治疗后循环缺血性眩晕[3]

【研究人群】

以眩晕为主症，发病时间小于24h，头部CT排除出血性脑血管疾病，并符合《中国后循环缺血的专家共识》诊断标准的眩晕患者。

【治疗方案】

（1）对照组：给予阿司匹林肠溶片、尼莫地平片、奥扎格雷钠注射液、盐酸培他啶注射液、胞二磷胆碱等药物，同时对症处理（控制血压、血糖、调脂）。

（2）治疗组：在对照组基础上，给予灯盏细辛注射液40ml加入0.9%生理盐水250ml中静滴，每日1次。

（3）疗程：治疗2周。

【疗效点评】

灯盏细辛注射液治疗后循环缺血性眩晕可增加椎动脉、基底动脉平均血流速度，可改善临床症状。

3. 醒脑静联合血栓通治疗后循环缺血性眩晕患者[4]

【研究人群】

经影像学检查符合后循环缺血性眩晕患者，年龄区间均分布在53～75岁，性别不限。

【治疗方案】

（1）对照组：所有患者均采取常规治疗，包括营养神经，采取对症止吐处理，实施Glisson带牵引等。给予盐酸氟桂利嗪胶囊口服，20mg/次，每日3次。

（2）观察组：常规治疗基础上用给予醒脑静20ml加入0.9%生理盐水250ml中静滴，联合血栓通注射液300mg加入0.9%生理盐水250ml中静滴，每日1次。

（3）疗程：以14天为一疗程，持续治疗1个疗程。

【疗效点评】

醒脑静注射液可增强大脑皮质兴奋性，有效提高脑细胞代谢水平，继而修复受损的脑功能，可明显改善脑组织的血液供应，利于使血脑屏障保持较高的稳定性及良好的通透性。醒脑静注射液与血栓通联合治疗可使后循环缺血性眩晕患者的眩晕症状得到明显改善，且安全性较高。

4. 银杏叶提取物对后循环缺血性眩晕患者脑血流量及内皮功能的影响[5]

【研究人群】

符合《中国急性缺血性脑卒中诊治指南》的后循环缺血性眩晕患者，年龄50～78岁，性别不限。

【治疗方案】

（1）对照组：常规治疗基础上（包括抗血小板聚集、改善微循环、神经营养等），采用前列地尔注射液10μg与0.9%生理盐水100ml混合均匀，静脉滴注，每日1次。

（2）治疗组：常规治疗基础上，给予银杏叶提取物注射液35mg与0.9%生理盐水250ml混合均匀，静脉滴注，每日1次。

（3）疗程：治疗4周。

【疗效点评】

银杏叶提取物能提高后循环缺血性眩晕的治疗效果，提高脑血流速，改善内皮功能。经银杏提取物治疗后，后循环缺血性眩晕内皮功能明显改善。

5. 丹红注射液治疗缺血性眩晕疗效及凝血功能的影响[6]

【研究人群】

符合缺血性眩晕诊断的患者，年龄39～79岁，性别不限。

【治疗方案】

（1）两组患者入组严格控制血糖、血压、血脂。

（2）对照组：给予甲磺酸倍他司汀片治疗，6mg/次，3次/天。

（3）治疗组：对照组基础上加用丹红注射液治疗，30～40ml与0.9%生理盐水250ml混合均匀，静脉滴注，日1次。

（4）疗程：治疗2周。

【疗效点评】

联合使用丹红注射液治疗缺血性眩晕的总有效率高于甲磺酸倍他司汀单药治疗，丹红注射液可有效改善机体的凝血状态及血流变学状态，可有效改善患者的眩晕症状。

6. 注射用丹参多酚酸治疗眩晕的临床效果和安全性[7]

【研究人群】

血管源性眩晕患者，年龄42～78岁，性别不限。

【治疗方案】

（1）常规组：抗血小板聚集、稳定斑块、改善循环及对症治疗。

（2）丹参多酚酸组：常规治疗方案的基础上注射用丹参多酚酸0.13g与0.9%生理盐水250ml混合均匀，静脉滴注，日1次。

（3）丁苯酞组：常规治疗方案的基础上加用丁苯酞氯化钠注射液100ml，每天2次，静脉滴注。

（4）疗程：治疗1周。

【疗效点评】

丹多酚酸在治疗眩晕时通过改善缺血区域的脑供血从而达到良好的治疗效果，临床应用安全性较高，在治疗血管源性眩晕方面具有一定的优势。

（二）平肝息风类

1. 天麻素注射液治疗急性眩晕症[8]

【研究人群】

符合《中医病证诊断疗效标准》中急性眩晕症诊断标准的眩晕患者，年龄25～66岁，性别不限。

【治疗方案】

（1）两组患者入组严格控制血压、血糖等基础疾病。

（2）对照组：予以盐酸异丙嗪注射液25mg肌肉注射，日1次。

（3）治疗组：对照组基础上给予天麻素注射液600mg与0.9%生理盐水250ml混合均匀，静脉滴注，日1次。

（4）疗程：治疗3天。

【疗效点评】

天麻素可增加脑部血流量，改善椎-基底动脉、内耳前庭的供血不足，具有保护脑细胞、镇静、镇痛、抗惊厥之效，治疗急性眩晕症可改善患者的眩晕症状，临床效果确切，可改善患者的眩晕症状。

2.穴位注射天麻素注射液治疗后循环缺血性眩晕[9]

【研究人群】

以眩晕、躯体平衡障碍为主要症状的后循环缺血患者，年龄55～72岁，性别不限。

【治疗方案】

（1）对照组：联合应用阿司匹林及胞磷胆碱，在此基础上给予天麻素注射液0.6g，加入生理盐水250ml中静脉滴注，每日1次。

（2）治疗组：基础治疗同对照组，同时给予天麻素注射液0.2g，地塞米松2mg，利多卡因20mg针管内混匀，取天牖穴注射。眩晕重者同时注射太冲穴，伴恶心呕吐者注射阳陵泉穴。隔日1次。

（3）疗程：10天。

【疗效点评】

天麻素注射液能明显缓解后循环缺血患者眩晕、头痛、平衡障碍、恶心、呕吐等症状。无论是静脉注射还是穴位注射，治疗有效率均达90%以上。天麻素注射液具有良好的扩张血管作用，能够防止脑血管痉挛进而改善椎-基底动脉供血，使脑血流量增加。而镇静作用可使患者焦虑症状在一定程度上得到缓解，从而可以解除因精神因素所致的血管痉挛。

（三）益气养阴类

参麦注射液联合倍他司汀注射液治疗后循环缺血眩晕[10]

【研究人群】

后循环缺血眩晕患者，年龄区间42～75岁。

【治疗方案】

（1）对照组：常规给予基础治疗，同时给予盐酸倍他司汀注射液20mg加入生理盐水250ml中静脉滴注，每日1次。

（2）观察组：对照组基础上，加用参麦注射液40ml加入生理盐水250ml

中静脉滴注，每日1次。

（3）疗程：治疗2周。

【疗效点评】

研究表明参麦注射液可降低血浆黏度，提升平均动脉压。与盐酸倍他司汀注射液联合治疗后循环缺血，可以明显缓解患者眩晕表现及伴随症状。此外，在不良反应方面，参麦注射液应用后发生率较低，不良反应多以荨麻疹为主，临床使用相对安全。

四、治疗推荐

（一）活血化瘀类

1.丹参川芎嗪注射液

【主要成分】

本品为复方制剂，主要成分丹参及盐酸川芎嗪。

【适应症】

本品适用于后循环缺血性眩晕，闭塞性脑血管疾病，如脑血栓形成、脑栓塞及其他缺血性心血管疾病，如冠心病的胸闷、心绞痛、心肌梗塞、缺血性中风、血栓闭塞性脉管炎等症。

【用法用量】

静脉滴注，用5%～10%葡萄糖注射液或生理盐水250～500ml稀释，每次5～10ml。

【不良反应】

包括过敏反应、全身性反应、精神及神经系统损害、心血管系统损害、呼吸系统损害、消化系统损害。

【禁忌】

对本药过敏者，及孕妇、新生儿、婴幼儿禁用；脑出血及有出血倾向的患者忌用。

2.灯盏细辛注射液

【主要成分】

主要成分为灯盏细辛经提取酚类成分而制成的灭菌水溶液。主要含野黄苓苷和总咖啡酸酯。

【适应症】

后循环缺血性眩晕及瘀血阻滞，中风偏瘫，肢体麻木，口眼歪斜，言语謇涩及胸痹心痛；缺血性中风、冠心病心绞痛见上述证候者。

【用法用量】

（1）静脉注射，一次20～40ml，一日1～2次，以0.9%生理盐水250～500ml稀释缓慢滴注。

（2）肌肉注射，一次4ml，一日2～3次。

【不良反应】

包括过敏反应如潮红、皮疹、皮肤瘙痒、憋气、心悸、呼吸困难、血压下降、过敏性休克等，其他不良反应如发热、高热、寒战、乏力、多汗、恶心、呕吐、头晕、头痛、胸闷等症状。

【禁忌】

对本品过敏或者有严重不良反应病史者禁用，月经期、孕妇、新生儿、婴幼儿、活动性出血患者、脑出血急性期患者禁用。

3.银杏叶提取物注射液

【主要成分】

本品的主要成分为银杏叶提取物。

【适应症】

（1）耳部血流及神经障碍：眩晕、耳鸣、听力减退、耳迷路综合征。

（2）急慢性脑功能不全及其后遗症：注意力不集中、记忆力衰退、痴呆、脑卒中。

（3）眼部血流及神经障碍：糖尿病导致的神经障碍及视网膜病变、老年黄斑变性、慢性青光眼、视力模糊。

（4）周围循环障碍：各种周围动脉闭塞症、间歇性跛行症、四肢酸痛、手足麻痹冰冷。

【用法用量】

（1）注射治疗：每天或每隔1日，深部肌肉注射或缓慢静脉推注5ml。

（2）输液治疗：根据病情，通常一次10～20ml，一日1～2次。若必要时可以调整剂量至一日2次，一次25ml。给药时可将该药溶于葡萄糖、生理盐水输液，混合比例为1∶10。若输液量为500ml，则静滴速度应控制在2～3h之间。

【不良反应】

主要为过敏反应、全身性损害、呼吸系统损害、心脑血管系统损害、消化系统损害及静脉炎、头晕、头痛等。

【禁忌】

对本品或含有银杏叶制剂及成分中辅料过敏或有严重不良反应病史者禁用，婴幼儿及新生儿禁用。

4.丹红注射液

【主要成分】

本品的主要成分为丹参、红花。

【适应症】

本品用于瘀血闭阻所致的胸痹及中风，症见胸痛，胸闷，心悸，口眼歪斜，言语塞涩，肢体麻木，活动不利，头晕等症；冠心病、心绞痛、心肌梗塞，瘀血型肺心病，缺血性脑病、脑血栓。

【用法用量】

（1）肌肉注射，一次2～4ml，一日1～2次。

（2）静脉注射，一次4ml，加入50%葡萄糖注射液20ml稀释后缓慢注射，一日1～2次。

（3）静脉滴注，一次20～40ml，加入5%葡萄糖注射液100～500ml稀释后缓慢滴注，一日1～2次；伴有糖尿病等特殊情况时，改用0.9%生理盐水稀释后使用；或遵医嘱。

【不良反应】

主要为过敏反应、全身性损害、心血管系统损害、消化系统损害、神经系统损害、各种出血风险等。

【禁忌】

对本品过敏者或严重不良反应病史者禁用，有出血倾向者禁用，孕妇及哺乳期妇女禁用。

5. 注射用丹参多酚酸

【主要成分】

本品的主要成分为丹参多酚酸。

【适应症】

本品用于中风病中经络（轻中度脑梗死）恢复期瘀血阻络证，症见半身不遂，口舌歪斜，舌强言謇，偏身麻木，头晕头痛等。

【用法用量】

（1）静脉滴注。一次1支（100mg），临用前，先以适量0.9%氯化钠注射液溶解，再用0.9%氯化钠注射液250ml稀释，一日1次。

（2）用药期间需严格控制滴速，不高于每分钟40滴。

（3）疗程14天。

【不良反应】

主要为过敏反应，少数患者用药后出现眼胀、头胀、自觉全身发热，但体温未见升高。少数患者用药后出现肝功能（ALT）、心肌酶（CK、CK-MB）等指标升高。

【禁忌】

对本品或丹参类药物有过敏史或严重不良反应史者禁用，孕妇及哺乳期妇女禁用。

（二）平肝息风类

天麻素注射液

【主要成分】

主要成分为天麻素，天麻素是天麻的提取物，化学名称为对羟基苯甲醇-β-D-吡喃葡萄糖苷。

【适应症】

用于神经衰弱、神经衰弱综合征、血管神经性头痛等症（如偏头痛、枕骨大神经痛、三叉神经痛等），也能够用于脑外伤性综合征、梅尼埃病、外伤性眩晕、药性眩晕、前庭神经炎、突发性耳聋等疾病。

【用法用量】

（1）肌肉注射，一日1～2次，一次0.2g。器质性疾病可适当增加剂量，或遵医嘱。

（2）静脉滴注，一日1次，一次0.6g，以0.9%氯化钠注射液250～500ml或5%葡萄糖注射液稀释后使用。

【不良反应】

本品不良反应轻微，少数病人会出现头昏、口鼻干燥、胃不适等症状。

【禁忌】

对该药中任何成分过敏者禁用。

（三）益气养阴类

参麦注射液

【主要成分】

主要成分为红参、麦冬。

【适应症】

用于治疗气虚及肝肾阴虚导致的眩晕，气阴两虚型之休克、冠心病、病毒性心肌炎、慢性肺心病、粒细胞减少症。

【用法用量】

（1）肌肉注射：一日1次，一次2～4ml。

（2）静脉滴注：用5%葡萄糖注射液250～500ml稀释后应用，一次20～100ml或遵医嘱，也可直接滴注。

【不良反应】

个别患者出现荨麻疹样皮疹、潮红、胸闷、心悸、乏力、麻痹、头晕、头痛、癫痫大发作、过敏性休克、急性肝肾功能损害、恶心、呕吐、黄疸、消化道出血、静脉炎心动、过速、心绞痛。

【禁忌】

对该药有过敏或者严重不良反应病史者禁用，新生儿、婴幼儿禁用。

（四）醒脑开窍类

醒脑静注射液

【主要成分】

主要成分为人工麝香、栀子、郁金、冰片。

【适应症】

用于后循环缺血导致的眩晕；气血逆乱，脑脉瘀阻所致中风昏迷；外伤头痛，神志昏迷；酒毒攻心，头痛呕恶，昏迷抽搐。脑出血急性期、脑栓塞、颅脑外伤，急性酒精中毒见上述症候者。

【用法用量】

（1）肌肉注射，一日1～2次，一次2～4ml。

（2）静脉滴注，一次10～20ml，以氯化钠注射液250～500ml或5%～10%葡萄糖注射液稀释后滴注，或遵医嘱。

【不良反应】

包括过敏反应、全身性损害、呼吸系统损害、心血管系统损害、神经精神系统损害、皮肤病、胃肠道系统损害及用药部位红肿、疼痛、麻木、静脉炎等。

【禁忌】

对该药或含有人工麝香（或麝香）、郁金、栀子、冰片制剂及成分中辅料过敏或有不良反应病史者禁用，孕妇禁用。

五、注意事项

在应用中药注射剂治疗时，应注意在用药前、配制后以及使用过程中应认真检查，发现药液出现浑浊、沉淀、变色、结晶等改变以及瓶身有漏气、裂纹等现象时，均不得使用；依据患者年龄、肝肾功能等情况选择合适剂量；谨慎联合用药，如确需要联合使用其他药品时，须谨慎考虑药物的间隔时间以及相互作用等问题，输注两种药物之间需对输液管道进行冲洗；药物滴速不可过快；如需搭配葡萄糖注射液用药时应注意糖尿病患者血糖波动；如出现过敏反应或其他严重不良反应须即刻停药并及时救治。同时应注意各种药物特殊的注意事项：

（一）丹参川芎嗪注射液

本品不宜与中药藜芦及其制剂同时使用。

（二）灯盏细辛注射液

本品静脉滴注时不宜和其他酸性较强的药物配伍；为降低出血风险，建议本品与可能增加出血风险的药物同时使用时应加强监测；建议在使用过程中进行肝功能监测；禁止与西汀类、喹诺酮类、替汀类、维生素C药物、脑蛋白水解物、含镁或铜等金属离子的药物混合使用，可能会产生浑浊、沉淀或使药液产生异常颜色而发生意外。

（三）丹红注射液

使用本品时不宜再合并用其他活血化瘀注射剂；与抗凝药或抗血小板药等同时使用可能增加出血风险，如确需使用，应加强监测。目前尚无儿童应用本品的系统研究资料，不建议儿童使用。月经期妇女忌用。老年患者用药应加强临床监护。

（四）银杏叶提取物注射液

甲醇中毒、高乳酸血症、果糖山梨醇耐受性不佳者及1, 6-二磷酸果糖酶缺乏者，给药剂量每次不能超过25ml；目前，有报道银杏叶提取物注射液制剂不能与阿昔洛韦、氨茶碱、注射用奥美拉唑钠配伍使用；孕妇、儿童不建议使用。老人、哺乳期妇女应慎用，若确需使用，应减量或遵医嘱。特殊人群用药要加强监测；药品与稀释液配药后，应坚持即配即用，不应长时间放置，静脉滴注时，必须稀释后使用，严格控和用药剂量及滴注速度，建议滴速<40滴/分，首次用药，应小剂量，慢速滴注；有出血倾向者、凝血机制或血小板功能障碍者慎用；本品与抗血小板或抗凝药等同时使用时应加强监测；在临床使用过程中应加强肝功能监测。

（五）注射用丹参多酚酸

哮喘病史、肺功能不全者慎用，合并心、肝、肾等严重疾病者慎用，有出血倾向者慎用，用药期间应定期复查肝功能（ALT等）、肾功能（BUN、SCr）、心电图、心肌酶（CK、CK-MB）等，本品不宜与含藜芦的药品同用，本品在孕妇、哺乳妇女、儿童以及70岁以上的老年人中用药的有效性和安全性无法确定。不建议在上述人群中使用本品。

（六）参麦注射液

孕妇、有药物过敏史或过敏体质者慎用；年老体弱、心肺严重疾患者用药时要加强临床监护；不宜与中药藜芦或五灵脂同时使用；治疗期间，如心绞痛持续发作，应加服硝酸酯类药物或遵医嘱。

（七）醒脑静注射液

本品为芳香性药物，开启后应及时使用，防止挥发；目前尚无儿童应用该药的系统研究资料，不建议儿童使用；在使用过程中注意监测肝生化指标。

参考文献

[1]周歧骥, 吴美怡, 刘承统. 中药注射剂药品说明书标注不规范所致不合理用药调查分析[J]. 中国药业, 2020, 29(20): 26-29.

[2]许珍晶. 丹参川芎嗪注射液治疗后循环缺血性眩晕的临床评价[J]. 药物评价研究, 2017, 40(09): 1334-1337.

[3]康根超, 张文科, 王运强, 等. 灯盏细辛注射液治疗后循环缺血性眩晕50例[J]. 中国中医药信息杂志, 2011, 18(07): 66-67.

[4]陈春雷. 醒脑静联合血栓通治疗后循环缺血性眩晕患者的疗效及安全性[J]. 医疗装备, 2021, 34(12): 95-96.

[5]朱颖. 银杏叶提取物对后循环缺血性眩晕患者脑血流量及内皮功能的影响[J]. 医学理论与实践, 2022, 35(14): 2393-2395.

[6]周陕侠, 张元元. 丹红注射液治疗缺血性眩晕疗效及凝血功能的影响[J]. 血栓与止血学, 2021, 27(02): 214-215.

[7]吴斌. 注射用丹参多酚酸治疗眩晕的临床效果和安全性的观察和分析[J]. 药物评价研究, 2019, 42(02): 346-349.

[8]沈晓莉. 天麻素注射液治疗急性眩晕症的临床效果分析[J]. 中外医学研究, 2021, 19(18): 104-106.

[9]齐学军, 刘金敏. 穴位注射天麻素注射液治疗后循环缺血性眩晕的疗效观察[J]. 中西医结合心脑血管病杂志, 2010, 8(08): 937-938.

[10]肖展翅, 吕衍文, 宛丰, 等. 参麦注射液联合倍他司汀注射液治疗后循环缺血眩晕的临床研究[J]. 中西医结合心脑血管病杂志, 2014, 12(12): 1453-1455.

编者：李帅（吉林省中医药科学院第一临床医院）

第四节　中成药

一、概述

中成药是以中草药为原料，经制剂加工制成各种不同剂型的中药制品，包括丸、散、膏、丹各种剂型，是我国历代医药学家经过千百年医疗实践创造、总结得有效方剂的精华。中成药吸收了传统中医的精华，并且结合了现代先进科学技术，其价格便宜、方便服用等优点，更贴合了现代人快节奏的生活方式。随着现代社会物质文化的不断发展，传统的汤剂已不能满足人们生活节奏日益加快的需求，因而携带方便、质量可控的中成药受到广大病人的青睐。

目前，用于治疗眩晕的中成药种类众多，从《中国药典》及《中药成方制剂》中筛选主治为眩晕或症状以头晕、目眩为主的中成药达300多种。剂型有片剂、针剂、胶囊、口服液等，主要分为平肝息风类、健脾化痰类、活血化瘀类、益气养阴类等。随着中成药在中医药事业地位日益凸显，中成药治疗眩晕病不仅得到中医人士的认可，同时也得到了西医的广泛青睐，多次被纳入西医指南或共识中，如2017版《良性阵发性位置性眩晕诊断和治疗指南》在药物治疗中提及银杏叶提取物，2010年制定的《眩晕诊治专家共识》中提及中成药和银杏制剂等。

随着人们对药性了解的深入，快节奏生活对用药方便的需求，中成药不仅受到医生欢迎，也给百姓带来极大的方便。中医师要根据病情需要，在对症的基础上，把优效中成药介绍给更广大的患者群体，在临床上发挥好中成药的重要作用。

二、作用机理

现代药理研究表明，治疗眩晕的大部分中成药具有镇静、扩张脑血管、改善内耳循环、改善血液流变学、改善膜迷路积水等作用。如天麻钩藤颗粒可通过阻断肾素-血管紧张素-醛固酮系统，改善血管内皮细胞功能及一氧化氮

（NO）、内皮素（ET）水平，以起到降低血压的作用，并且具有镇静、镇痛，提高机体抗氧化的作用。常用于治疗痰湿中阻型眩晕的眩晕宁可通过调节大脑中去甲肾上腺素、多巴胺、5-羟色胺等神经递质的含量，使中枢神经调节功能更加完善，改善神经功能紊乱引起的眩晕症状。

三、现代研究进展

（一）养血清脑颗粒辅助治疗老年眩晕[1]

【研究人群】年龄≥60岁的老年眩晕患者，中医辨证为风阳上扰、气血亏虚、肝肾阴虚证。

【治疗方案】

（1）对照组：给予甲磺酸倍他司汀片6mg口服，每天3次；盐酸地芬尼多片25mg口服，每天3次；盐酸氟桂利嗪胶囊5mg睡前口服；吡拉西坦注射液4g加入生理盐水250ml静脉滴注，每天1次；常规治疗高血压、糖尿病等基础疾病。

（2）观察组：对照组治疗的基础上加用养血清脑颗粒，1袋/次，每日3次，口服。

（3）疗程：均为10d。

【疗效点评】养血清脑颗粒具有平肝息风、补血养血、活血通络的功效，恰与老年眩晕患者"风、虚、瘀"的病因病机特点及"多瘀多虚"的病理特点相契合，可有效改善老年眩晕患者临床症状，提高患者生活质量、生活自理能力，改善患者心理状态。

（二）天麻钩藤颗粒治疗前庭性偏头痛[2]

【研究人群】前庭性偏头痛患者，病程3个月～3年，且近3个月平均每月发作≥2次。

【治疗方案】

（1）治疗组：给予盐酸氟桂利嗪胶囊治疗，20mg/次，2次/d，口服；

（2）对照组：给予天麻钩藤颗粒治疗，1袋/次，3次/d，冲服；

（3）疗程：均为4周。

【疗效点评】天麻钩藤颗粒源自我国近现代巴蜀中医药名家胡光慈先生

编著的《中医内科杂病证治新义》中的天麻钩藤饮，可用于肝阳上亢所引起的头痛、眩晕、耳鸣、眼花、震颤、失眠等症。本研究结果显示治疗4周、治疗3个月后患者的DHI评分、眩晕复发率、眩晕复发次数及眩晕复发持续时间，天麻钩藤颗粒均优于盐酸氟桂利嗪胶囊治疗。

四、治疗推荐

根据眩晕的病因病机可分为实证和虚证，其中实证证型以肝阳上亢、痰浊中阻和瘀血阻络为主，药物以清热药、活血药、祛痰药和平肝潜阳药为主，并根据作用功效可分为祛风类、平肝类、泻火类、化痰类和活血类；虚证证型可分为气血两虚和肝肾亏虚，药物以补肾药、补血药和补气药为主，根据作用功效分为补肾类、滋肝肾类和益气血类。

（一）实证

1. 祛风类

（1）清眩片

【处方组成】川芎、白芷、薄荷、荆芥穗、石膏。

【药方分析】方中重用川芎、白芷共为君药，起到行气开郁，祛风燥湿，活血止痛之功效。薄荷、荆芥穗为臣药，具有发表、祛风、理血的作用。佐以石膏解肌清热，除烦止渴。诸药合用，共奏散风解热之功效。

【功效主治】散风解热。用于风热头晕目眩，偏正头痛，鼻塞牙痛。

【用法用量】口服。一次4片，一日2次。

【注意事项】阴虚阳亢者不宜服用。

（2）芎菊上清丸

【处方组成】羌活、川芎、白芷、菊花、连翘、蔓荆子（微炒）、薄荷、防风、荆芥穗、藁本、黄芩、黄连、栀子、桔梗、甘草。

【药方分析】头痛眩晕，多由于肝肺胃热盛，风邪外袭，循经上犯头目，阻遏清阳之所致。巅顶之上，唯风药可以到达，故用辛散上行之羌活善治太阳经头痛，川芎善治少阳、厥阴经头痛，白芷善治阳明经头痛，共为主药。菊花、连翘、蔓荆子、薄荷、防风、荆芥穗、藁本疏散上部之风邪，协助主药，以增强解表散风止痛之效，共为辅药。黄芩、黄连、栀子清泻内热积火，又可监制以上辛散风药过于温燥升散，为佐。桔梗载药上行头面，清宣肺热，甘草调和诸药，共以为使。全方辛温、辛凉、苦寒并用，有疏风清热止痛之功，适用于内热炽盛、感受风邪，上扰清窍所致的头痛、眩晕等疾病。

【功效主治】清热解表，散风止痛。用于外感风邪引起的恶风身热，头痛、头晕、目眩，鼻塞，鼻流清涕，牙疼喉痛，口苦咽干，舌苔薄白或黄，脉弦数。

【用法用量】口服。每服6g，一日2次；体虚者及小孩酌减。

【注意事项】忌食辛辣油腻等食物。体虚者慎用。

2. 平肝类

（1）天麻钩藤颗粒

【处方组成】天麻、钩藤、石决明、栀子、黄芩、牛膝、杜仲（盐制）、益母草、桑寄生、首乌藤、茯苓。

【药方分析】方中天麻、钩藤为主药，均入肝经，具有平肝息风之功效。石决明平肝潜阳，除热明目；牛膝引血下行，直折亢阳，二药共为臣药，共助君药起到平肝息风之功效。方中配黄芩、栀子清热泻火，使肝火不致上炎内扰；益母草活血利水，起到平降肝阳的功效；杜仲、桑寄生补益肝肾；首乌藤、茯苓可起到宁心安神之功，以上七味共为佐药。诸药合用，共奏平肝息风、清热宁神、补肝益肾、引血下行之功效。

【功效主治】平肝息风，清热安神。用于肝阳上亢、高血压等所引起的头痛、眩晕、耳鸣、眼花、震颤、失眠。

【用法用量】开水冲服。一次10g，一日3次；或遵医嘱。

【注意事项】肝经实火或湿热所致的头痛，不宜使用本方。

（2）全天麻胶囊

【处方组成】天麻

【药方分析】天麻甘平，入肝经，可息风止痉，平肝潜阳。用于肝风内动，惊痫抽搐，小儿惊风；肝阳上亢所致的眩晕、头痛等证以及破伤风等。

【功效主治】平肝，息风，止痉。用于肝风上扰所致的眩晕、头痛、肢体麻木、癫痫抽搐。

【用法用量】口服。一次2~6粒，每日3次。

【注意事项】服药期间要保持情绪乐观，切忌生气恼怒；有高血压、心脏病、肝病、糖尿病、肾病等慢性病严重者应在医师指导下服用。

（3）脑立清丸

【处方组成】磁石、赭石、珍珠母、清半夏、酒曲、牛膝、薄荷脑、冰片、猪胆汁（或猪胆粉）。

【药方分析】方中牛膝为君药，引血下行，以降血逆，且滋养肝肾。赭石、珍珠母、冰片为臣药。赭石镇肝逆，平肝潜阳；珍珠母益阴潜阳，镇肝息风，安神除烦；冰片开窍醒神。佐以半夏燥湿化痰，降气逆而和胃；猪胆汁苦寒清热润燥；配以酒曲和胃，防止磁石、赭石伤脾。诸药合用，共起平肝潜阳、醒脑安神、滋养肝肾之功。

【功效主治】平肝潜阳，醒脑安神。用于肝阳上亢，头晕目眩，耳鸣口苦，心烦难寐；高血压见上述证候者。

【用法用量】口服。一次10丸，一日2次。

【注意事项】孕妇及体弱虚寒者忌服。忌生冷、油腻及难消化的食物。

（4）清脑降压片

【处方组成】黄芩，夏枯草，槐米，磁石（煅），牛膝，当归，地黄，丹参，水蛭，钩藤，决明子，地龙，珍珠母。

【药方分析】方中磁石、珍珠母、牛膝滋阴潜阳，镇惊安神为主药。辅以黄芩、夏枯草、决明子、槐米清肝火，平肝阳；地龙、钩藤息风通络。佐以牛膝补肝肾，引血下行；当归、地黄养血滋阴柔肝；丹参、水蛭清心除烦，活血化瘀通络。诸药合用，以奏平肝潜阳，清脑降压之功。

【功效主治】平肝潜阳，清脑降压。用于肝阳上亢，症见血压偏高，头昏头晕，失眠健忘。

【用法用量】口服。一次4~6片，一日3次。

【注意事项】孕妇忌服。

3.泻火类

（1）龙胆泻肝丸

【处方组成】龙胆、柴胡、黄芩、栀子、泽泻、木通、车前子、当归、地黄、炙甘草。

【药方分析】方中龙胆大苦大寒，既能泻肝胆实火，又能利肝经湿热，泻火除湿，此为君药。黄芩、栀子苦寒泻火，燥湿清热，加强君药泻火除湿之力，用以为臣。利导下行，给湿热以出路，从膀胱渗湿，故又用渗湿泄热之泽泻、木通、车前子，导湿热从水道而去；肝乃藏血之脏，若为实火所伤，阴血亦随之消耗，且方中诸药以苦燥渗利伤阴之品居多，故用当归、生地养血滋阴，使邪去而阴血不伤，以上皆为佐药。用柴胡舒畅肝胆之气，并能引诸药归于肝胆之经；甘草调和诸药，护胃安中，二药并兼佐使之用。诸药相合，共奏清肝胆，利湿热之功。

【功效主治】清肝胆，利湿热。用于肝胆湿热，头晕目赤，耳鸣耳聋，耳肿疼痛，胁痛口苦，尿赤涩痛，湿热带下。

【用法用量】口服。一次3~6g，一日2次。

【注意事项】本品性味苦寒，久服易伤脾胃，故凡脾胃虚弱者不宜久服，孕妇及有胃寒者慎用。

（2）久芝清心丸

【处方组成】大黄、黄芩、桔梗、山药、丁香、牛黄、麝香、冰片、朱砂、雄黄、薄荷脑。

【药方分析】方中大黄苦寒，功善泻火通便，凉血解毒，逐瘀，为主药。牛黄、黄芩、雄黄寒温并用，均有解毒之功；薄荷清轻凉散，善于疏散风热、清利头目；桔梗苦辛可宣肺化痰利咽，共为辅药。麝香、冰片开窍醒神；丁香温中降逆，且防苦寒之品败胃；山药益气养阴，且防火热耗气伤阴，同为佐药。诸药合用，共奏清热解毒、泻火开窍、泄下通便之功。

【功效主治】清热，泻火，通便。用于内热壅盛引起的头晕脑涨，口鼻生疮，咽喉肿痛，风火牙痛，耳聋耳肿，大便秘结。

【用法用量】口服。一次2丸，一日2次。

【注意事项】孕妇及外感风寒者禁用。含普拉雄酮，运动员禁用。

（3）牛黄至宝丸

【处方组成】连翘、栀子、大黄、芒硝、石膏、青蒿、陈皮、木香、广藿香、人工牛黄、冰片、雄黄。

【药方分析】方中人工牛黄味苦性凉，清热解毒，化痰开窍，故为君药。大黄、芒硝苦寒泄降，清热泻火，通腑泄热；冰片辛凉清热，开窍醒神；石膏、栀子、连翘、青蒿清热解毒，泻火除烦，共为臣药。木香、广藿香理气和中；陈皮理气调中，燥湿化痰；雄黄辟秽解毒，共为佐药。全方配伍，共奏清热解毒，泻火通便之功。

【功效主治】清热解毒，泻火通便。用于胃肠积热所致的头痛眩晕，目赤耳鸣，口燥咽干，大便秘结。

【用法用量】口服。一次1~2丸，一日2次。

【注意事项】不宜久服；脾胃虚寒便秘者慎用；孕妇忌服。

（4）牛黄清心丸

【处方组成】牛黄、当归、川芎、甘草、山药、黄芩、苦杏仁、大豆黄卷、大枣、白术、茯苓、桔梗、防风、柴胡、阿胶、干姜、白芍、人参、六神曲、肉桂、麦冬、白蔹、蒲黄、麝香、冰片、水牛角浓缩粉、羚羊角、朱砂、雄黄。

【药方分析】方中牛黄清心解毒，息风定惊，豁痰开窍；麝香通行十二经，长于开窍醒神。两药合用，清心开窍。水牛角善清心热，凉血解毒；羚羊角长于凉肝息风。两角合用，为清热心肝两经之良剂。四药合用，清心开窍，凉肝息风，共为君药。黄芩、白蔹清热解毒泻火，解火郁，助牛黄清心包热；冰片芳香辟秽，通窍开闭，以增强麝香开窍醒神之效；白术、山药、神曲、大豆黄卷健脾渗湿消痰，杏仁、桔梗宣肺止咳化痰，解痰湿之郁，以助牛黄豁痰之功；当归、阿胶、白芍、麦冬滋养阴液，柔肝息风，以助水牛角、羚羊角平肝息风之效；柴胡、川芎行气，疏肝解郁，以助平肝息风之力，且川芎尚能活血化瘀而解血郁，均为臣药。朱砂镇心安神，以除烦躁不安；雄黄助牛黄等豁痰解毒；防风疏散外风；肉桂、蒲黄配合川芎活血化瘀，以助解血郁之效；人参固脱生津，安神益智；干姜、大枣益气健脾，调和营卫，通行津液，为佐药。甘草泻火解毒，调和诸药，为佐使。诸药合用，共奏清心化痰、镇惊祛风之功。

【功效主治】清心化痰，镇惊祛风。用于风痰阻窍所致的头晕目眩，痰涎壅盛，神志混乱，言语不清，及惊风抽搐，癫痫。

【用法用量】口服。大蜜丸一次1丸，水丸一次1.5g，一日1次。

【注意事项】孕妇慎用。

（5）黄连上清丸

【处方组成】黄连、栀子、连翘、蔓荆子、防风、荆芥穗、白芷、黄芩、菊花、薄荷、大黄、黄柏、桔梗、川芎、石膏、旋覆花、甘草。

【药方分析】方中以黄连为君，清心泻火，清中焦之热。黄芩、黄柏清解上下焦热毒，为臣。君臣相配，清泻三焦火热毒邪。佐以栀子通泄三焦之火，引火下行，大黄荡涤邪热，导滞下行，两者相配使热邪从二便分消；生石膏清肺胃郁热，配伍连翘清热解毒；荆芥穗、防风、川芎、白芷散风而止头痛；薄荷、菊花、蔓荆子清宣上焦风热，又可明目消肿；桔梗、甘草清肺利咽喉；旋覆花可降上焦壅塞之气，使上焦实火下行。使以甘草调和诸药。诸药相合，共奏散风清热，泻火止痛之功。

【功效主治】散风清热，泻火止痛。用于风热上攻、肺胃热盛所致的头晕目眩，暴发火眼，牙齿疼痛，口舌生疮，咽喉肿痛，耳痛耳鸣，大便秘结，小便短赤。

【用法用量】口服。水丸或水蜜丸一次3~6g，大蜜丸一次1~2丸，一日2次。

【注意事项】忌食辛辣食物；孕妇慎用；脾胃虚寒者禁用。

4.化痰类

半夏天麻丸

【处方组成】法半夏、天麻、黄芪、白术、茯苓、陈皮、黄柏、人参、苍术（米泔炙）、泽泻、六神曲、麦芽。

【药方分析】方中半夏燥湿化痰，天麻息风止晕止痉，二药合用，化痰息风，为君药。人参、黄芪甘温，补气健脾，以助气血生化之源；白术、陈皮、苍术健脾燥湿理气；茯苓、泽泻化痰利湿，给邪以出路，共为臣药。佐以黄柏苦寒燥湿，反佐以防温燥太过；神曲、麦芽健脾和中，消食豁痰。诸药合用，共奏健脾祛湿，化痰息风之功。

【功效主治】健脾祛湿，化痰息风。用于脾虚聚湿生痰，眩晕，头痛，如蒙如裹，胸脘满闷。

【用法用量】口服。一次6g，一日2~3次，空腹温开水或姜汤服下。

【注意事项】眩晕、头痛由肝阳上亢导致者慎用。忌生冷油腻。

5. 活血类

（1）脑得生片

【处方组成】三七、川芎、红花、葛根、山楂。

【药方分析】方中三七活血祛瘀，通络止痛，为君药。臣以红花活血祛瘀，川芎行气活血，以助三七活血祛瘀，通络止痛之功。佐以山楂化瘀消积；葛根升清生津，通络宣脾，解痉舒筋。诸药合用，共奏活血化瘀，通经活络之功。

【功效主治】活血化瘀，通经活络。用于瘀血阻络所致的眩晕、中风，症见肢体不用、言语不利及头晕目眩；脑动脉硬化、缺血性中风及脑出血后遗症见上述证候者。

【用法用量】口服。一次6片，一日3次。

【注意事项】凡气虚血瘀型或阴虚阳亢型之中风后遗症不宜使用。

（2）颈复康颗粒

【处方组成】黄芪、党参，丹参、白芍、生地黄、石决明、花蕊石、威灵仙、葛根、黄柏、秦艽、王不留行（炒）、川芎、苍术、羌活、桃仁（去皮）、乳香（制）、没药（制）、红花、地龙（酒炙）、土鳖虫（酒炙）。

【药方分析】方中羌活、秦艽、威灵仙、苍术、葛根祛风胜湿通痹；丹参、白芍、地黄养血活血；红花、桃仁、没药、花蕊石、土鳖虫、王不留行活血祛瘀，通络止痛；石决明平肝潜阳，以治头晕；黄芪、党参益气，气为血帅，能助活血；黄柏清热利湿。诸药合用，共奏活血通络，散风止痛之功。

【功效主治】活血通络，散风止痛。用于颈椎病引起的头晕颈项僵硬、肩背酸痛、手背麻木等症。

【用法用量】开水冲服，每次1~2袋，每日2次，饭后服用。

【注意事项】按照用法用量服用，有高血压、心脏病、肝病、糖尿病、肾病等慢性病严重者慎用；小儿、年老体虚者、孕妇或正在接受其他治疗的患者，均应在医师指导下服用；感冒病人暂停使用。

（二）虚证

1. 补肾类

（1）六味地黄丸

【处方组成】熟地黄、山茱萸、牡丹皮、山药、茯苓、泽泻。

【药方分析】方中重用熟地黄滋阴补肾，填精益髓，为君药。山茱萸补养肝肾，并能涩精，取"肝肾同源"之意；山药补益脾阴，亦能固肾，共为臣药。三药配合，肾肝脾三阴并补，是为"三补"，但熟地黄用量最多，故仍以补肾为主。泽泻利湿而泻肾浊，并能减熟地黄之滋腻；茯苓淡渗脾湿，并助山药之健运，与泽泻共泻肾浊，助真阴得复其位；丹皮清泄虚热，并制山萸肉之温涩。三药称为"三泻"，均为佐药。六药合用，三补三泻，其中补药量大于泻药量，以补为主，共奏滋阴补肾之功。

【功效主治】滋阴补肾。用于肾阴亏损，头晕耳鸣，腰膝酸软，骨蒸潮热，盗汗遗精，消渴。

【用法用量】口服。水蜜丸一次6g，小蜜丸一次9g，大蜜丸一次1丸，一日2次。

【注意事项】脾虚泄泻者慎用。

（2）龟鹿二仙膏

【处方组成】龟甲、鹿角、党参、枸杞子。

【药方分析】方以鹿角壮阳而补督脉，龟甲益肾而补任脉，两药合用，补阳而不伤阴，且能从益阴中补阳，同为本方主药。配党参补气，枸杞子滋补肝肾，益精明目为辅药。全方配伍，有益气血，补精髓之功。适用于肾气虚衰，精血不足所致的各种证候。

【功效主治】益气血，补精髓。主治肾气虚衰之精血不足所致的眩晕耳鸣、视物昏花、肢体麻木、腰膝酸软、畏寒肢冷、手足麻木、阳痿、遗精、舌淡、苔白或少、脉沉无力等病证。

【用法用量】口服。每次15～20g，每日3次。

【注意事项】外感病勿服。脾胃虚弱者慎用。

2. 滋肝肾类

（1）眩晕宁颗粒（片）

【处方组成】泽泻、白术、茯苓、陈皮、半夏（制）、女贞子、墨旱莲、菊花、牛膝、甘草。

【药方分析】方中泽泻汤补土泻水，其中"泽泻有治五劳七伤，主头旋、耳虚鸣之功"（《日华子本草》），"白术可以治忽头眩运，经久不差"（《外台秘要》）。再配合《太平惠民和剂局方》的二陈汤，半夏燥湿化痰、和胃降逆，陈皮芳香醒脾、燥湿理气，茯苓健脾渗湿，使湿去脾旺，则痰无所生；甘草调和药性，兼和中健脾，共奏化痰泻浊，升清宁晕之功。菊花平肝明目，牛膝引血下行，使随痰浊上逆之气血趋于平复。本方配伍精当，标本兼顾，与痰浊中阻，清阳不升，浊阴不降，清窍蒙蔽之病机丝丝相扣，诸药合用，共奏健脾利湿、升清降浊、补肝益肾之功，使湿痰得化，清阳得升，浊阴得降，眩晕得宁。

【功效主治】健脾利湿，益肝补肾。用于痰湿中阻、肝肾不足引起的头昏、头晕。

【用法用量】颗粒，开水冲服，每次1包（8g），每日3～4次；

片，口服，每次4～6片，每日3～4次。

【注意事项】暂无。

（2）耳聋左慈丸

【处方组成】磁石、熟地黄、山茱萸、牡丹皮、山药、茯苓、泽泻、北五味子、石菖蒲。

【药方分析】耳聋左慈丸为六味地黄丸加磁石、石菖蒲、五味子化裁而来，六味地黄滋阴补肾治其本，磁石、菖蒲潜阳开窍治其标。

【功效主治】滋阴补肾，潜阳聪耳。主治肝肾阴虚所致耳聋耳鸣，头晕目暗，腰膝酸软，遗精，舌红苔少、脉细数。

【用法用量】蜜丸。每次6～9g，每日2次口服。

（3）归芍地黄丸

【处方组成】当归、白芍、熟地黄、山茱萸、牡丹皮、山药、茯苓、泽泻。

【药方分析】方中重用熟地大补肾阴，为君药。辅以山茱萸、白芍、当归养血补肝，山药补肾健脾，以资气血生化之源。佐以泽泻泻肾降浊；丹皮清散肝火，兼制约君臣温热之性；茯苓与山药健脾渗湿，导邪下行。诸药相合，共奏滋肝肾，补阴血，清虚热之功。

【功效主治】滋肝肾，补阴血，清虚热。用于肝肾两亏，阴虚血少，头晕目眩，耳鸣咽干，午后潮热，腰腿酸痛，足跟疼痛。

【用法用量】口服。水蜜丸一次6g，小蜜丸一次9g，大蜜丸一次1丸，一日2～3次。

【注意事项】肾阳虚、脾虚湿困者慎用。

3. 益气血类

（1）养血清脑颗粒

【处方组成】当归、川芎、白芍、熟地黄、钩藤、鸡血藤、夏枯草、决明子、珍珠母、延胡索、细辛。

【药方分析】方中当归、川芎、白芍、熟地黄组成为四物汤，其功效为补血和血，其中川芎为血中之气药，走而不守，上行巅顶，活血化瘀；当归补气活血，祛风止痛，二者皆为君药；熟地、白芍和珍珠母补血养肾，养血滋阴和平肝潜阳为臣；佐药决明子、夏枯草药性寒凉，能清肝之热而抑阳之亢，使药细辛则起通窍作用。鸡血藤补血行血，疏经活络；钩藤平肝息风，潜阳；延胡索活血行气。

【功效主治】养血平肝，活血通络。用于血虚肝亢所致的头痛，眩晕眼花，心烦易怒，失眠多梦。

【用法用量】口服，一次1袋，一日3次。

【注意事项】低血压者慎用；合并肝病、肾病、糖尿病等慢性病严重者应在医师指导下使用。

（2）酸枣仁合剂

【处方组成】酸枣仁、知母、茯苓、川芎、甘草。

【药方分析】本方证皆由肝血不足，阴虚内热而致。肝藏血，血舍魂；心藏神，血养心。肝血不足，则魂不守舍；心失所养，加之阴虚生内热，虚热内扰，故虚烦失眠、心悸不安。血虚无以荣润于上，每多伴见头目眩晕、咽干口燥。舌红，脉弦细乃血虚肝旺之征。治宜养血以安神，清热以除烦。方中重用酸枣仁为君，以其甘酸质润，入心、肝之经，养血补肝，宁心安神。茯苓宁心安神；知母苦寒质润，滋阴润燥，清热除烦，共为臣药。与君药相伍，以助安神除烦之功。佐以川芎之辛散，调肝血而疏肝气，与大量之酸枣仁相伍，辛散与酸收并用，补血与行血结合，具有养血调肝之妙。甘草和中缓急，调和诸药为使。

【功效主治】清热，泻火，养血安神。用于虚烦不眠、心悸不宁、头目眩晕。

【用法用量】合剂，宜餐后服，每次10～15ml，每日3次，用时摇匀；糖浆，每次15～20ml，每日3次。

【注意事项】外感发热实证者忌服；无虚烦失眠者慎服。

（3）枣仁安神颗粒

【处方组成】酸枣仁（炒）、丹参、五味子（醋炙）。

【药方分析】方中酸枣仁养血安神，为主；辅以醋炙五味子入肝经而养肝血，安心神；佐以丹参清心除烦，兼佐制酸枣仁、五味子酸敛之性，使之敛不碍邪。诸药相合，共奏补心养肝，安神益智之功。

【功效主治】补心养肝，安神益智。用于心肝血虚，神经衰弱引起的失眠健忘，头晕，头痛。

【用法用量】开水冲服。一次5g，临睡前服。

【注意事项】孕妇慎用。消化不良所导致的睡眠差者忌用。

【其他制剂】枣仁安神液，一次10～20ml，临睡前服。

（4）安神补心丸

【处方组成】丹参、五味子、石菖蒲、安神膏、合欢皮、菟丝子、墨旱莲、首乌藤、地黄、珍珠母、女贞子。

【药方分析】方中丹参为君药，可活血、和血、补血，安神定志，以活代补，祛瘀生新。辅以五味子养血生津，交通心肾，助丹参补心安神之功。佐以合欢皮、石菖蒲开窍豁痰，解郁活血，安神定志；菟丝子、墨旱莲、首乌藤、地黄、珍珠母、女贞子补肝肾阴，养心安神。诸药合用，共奏养血安神之功。

【功效主治】养心安神。用于心血不足、虚火内扰所致的心悸失眠，头晕耳鸣。

【用法用量】口服。一次15丸，一日3次。

【注意事项】忌辛辣食物。

（5）逍遥丸

【处方组成】柴胡、当归、白芍、白术、茯苓、炙甘草、薄荷、生姜。

【药方分析】方中以柴胡疏肝解郁为君药。白芍酸苦微寒，养血敛阴，柔肝缓急；当归味甘辛温，养血和血，且气香行气，为血中之气药；归、芍与柴胡相合，养血柔肝调气，共为臣药。木郁则土衰，肝病易传脾，故以白术、茯苓、炙甘草健脾益气，非单实土以抑木，且使营血生化有源；薄荷疏散郁遏之气，透达肝经郁热；生姜温胃降逆和中，共为佐药。柴胡为肝经引经药，又兼使药用；炙甘草益气补中，调和诸药，为使药。诸药相合，可使肝郁得疏，血虚得养，脾弱得复，共奏疏肝健脾，养血调经之功。

【功效主治】疏肝健脾，养血调经。用于肝郁脾虚所致的郁闷不舒，胸胁胀痛，头晕目眩，食欲减退，月经不调。

【用法用量】口服。水丸：一次6～9g，一日1～2次。大蜜丸：一次1丸，一日2次。

【注意事项】肝肾阴虚、气滞不通所致的胁肋疼痛、胸腹胀满、咽喉干燥、舌干无津、舌红无苔、脉象沉细者慎用。孕妇忌服。

（6）归脾丸

【处方组成】党参、白术、炙黄芪、炙甘草、茯苓、远志、酸枣仁、龙眼肉、当归、木香、大枣。

【药方分析】方中黄芪补脾益气，龙眼肉补脾气、养心血，两者为君。辅以党参、白术补气，以助黄芪补脾益气之力；当归滋养营血，以增强龙眼肉补心养血之功。佐以茯苓、酸枣仁、远志宁心安神；大枣调和脾胃，以资生化；木香理气醒脾，使补气养血药补而不滞，补不碍胃。使以甘草补气健脾，调和诸药。诸药配用，共奏益气健脾，养血安神之功。

【功效主治】益气健脾，养血安神。用于心脾两虚，气短心悸，失眠多梦，头昏头晕，肢倦乏力，食欲不振，崩漏便血。

【用法用量】用温开水或生姜汤送服。水蜜丸一次6g，小蜜丸一次9g，大蜜丸一次1丸，一日3次。

【注意事项】有痰湿、瘀血、外邪者，热邪内伏者，忌用。忌生冷食物。忌思虑过度及过劳。

参考文献

[1]黄发根, 高坚, 吕立群, 等. 养血清脑颗粒辅助治疗老年眩晕的疗效观察[J]. 临床合理用药杂志, 2020, 13(32): 1-3.

[2]杜艳华, 徐广顺. 天麻钩藤颗粒治疗前庭性偏头痛的临床疗效及其对眩晕复发的预防作用[J]. 实用心脑肺血管病杂志, 2017, 25(11): 89-92.

编者：李秀玲（吉林省中医药科学院第一临床医院）

第五章 中医特色疗法

第一节 针灸

一、概述

针灸学是研究针刺和艾灸等治法的一门学科，是祖国医学的一大瑰宝。其内容主要包括经络、腧穴、刺灸法及临床治疗等部分内容，具有操作简便、适应症广、疗效明显和经济安全等优点。针灸由"针"和"灸"构成，是中医学的重要组成部分之一，在形成、应用和发展的过程中，具有鲜明的中国民族文化与地域特征，是基于中国民族文化和科学传统产生的宝贵遗产。

针灸治疗眩晕疾病在我国古籍中早已有相关记载，如《素问·刺热篇》云："热病先眩冒而热，胸胁满，刺足少阴、少阳。"指出先眩后发热、胸胁满闷，邪气停滞于少阴、少阳，此时应当针刺足少阴、少阳经穴。张仲景认为外感邪气侵犯太阳、少阳经出现眩晕，不可贸然使用发汗，应当针刺大椎、肺俞、肝俞。如《伤寒论·辨太阳病脉证并治下》云："太阳与少阳并病……或眩冒……当刺大椎第一间，肺俞、肝俞，慎不可发汗，发汗则谵语。"皇甫谧撰《针灸甲乙经》，较为完整地收集和整理了晋之前的针灸治疗眩晕的资料，具有丰富的理论知识和实践经验，共收录针刺治疗眩晕文献46条，涉及43个腧穴。《黄帝明堂灸经》则记载了灸法治眩晕的内容，涉及百会、涌泉、上星、大都、通里、攒竹、囟会、前顶、率谷、大杼、风门、发际、陶道、天牖、后顶、脑空、束骨17个腧穴，详细记载了腧穴的取穴法、主治，还注明了灸量。

随着眩晕的病因病机认识更加全面系统，眩晕不再局限于内科治疗，而是多学科合作诊治，相应的治疗方案也更加完善。基于针灸治疗眩晕机制探索正逐渐成为诸多医家关注的重点，为针灸治疗眩晕病的科学化提供了可靠的循证证据。

二、作用机理

腧穴多位于神经末梢和血管较多的地方，是人体脏腑经络气血输注出入的特殊部位。《素问·气府论》解释腧穴是"脉气所发"；《灵枢·九针十二原》说是"神气之所游行出入也，非皮肉筋骨也"。说明穴位并不是孤立于体表的点，而是与深部组织器官有着密切联系、互相输通的特殊部位。现代医学研究也表明，人体穴位既与神经系统密切相关，又与血管、淋巴管、肌肉等组织有关的复杂综合结构。针灸治疗眩晕就是根据经络与脏腑在生理、病因上相互联系、相互影响的道理，通过针灸刺激这些穴位，借助经络的传导和调整效应，可以起到疏通经络、调和脏腑气血阴阳的作用，从而达到治疗疾病的目的。

现代研究表明，针刺疗法能降低全血黏度及血浆黏度，加快红细胞电泳时间，降低红细胞压积及血小板聚集率，从而有助于改善脑血流，增加血氧和葡萄糖供给，减轻脑组织受损程度，还可以提高大脑皮质细胞的基本电活动，改善大脑半球的抑制状态，对大脑功能恢复有促进作用。另外，针刺能增加肌肉收缩功能，提高肌电幅度，改变体内神经介质分泌及酶系统活动，促进新陈代谢，提高机体对物质的合成和利用能力，从而达到治疗疾病的目的。

艾灸疗法是用艾条或者艾柱点燃后熏灼于体表穴位，具有温经散寒，回阳救逆，活血通络的作用，常用于治疗阳虚、血瘀、寒湿导致的病症。现代研究表明，艾灸可通过局部温热刺激引起大脑皮质抑制性物质的扩散，降低神经系统的兴奋性，从而达到镇静、止痛的作用，在灸疗过程中，研究证实，艾灸燃烧时产生的热量，是一种十分有效并适应于机体灸疗的物理因子红外线。根据物理学的原理，任何物体都可以发射红外线和吸收红外线，人体也不例外。近红外线对人体的穿透深度较远红外线深，并被机体吸收。研究认为，艾灸在燃烧时产生的辐射能谱是红外线，且近红外线占主要成分。近红外线可激励人体穴位内生物分子的氢键，产生受激相干谐振吸收效应，通过神经-体液系统传递人体细胞所需的能量。而艾灸施于穴位，其近红外辐射具有较高的穿透能力，可通过经络系统，更好地将能量送至病灶而起作用。

三、现代研究进展

（一）针刺

1. 桃红四物汤联合针刺对眩晕患者复位后残余症状的疗效分析[1]

【研究人群】良性阵发性位置性眩晕（BPPV）复位后残余症状老年患者，年龄65～73岁，病程7～19d。

【治疗方案】

（1）两组均进行健康教育，建立正确的治疗观念，避免各类情志及辛辣、油腻之品的刺激，作息规律，根据患者的病情需要，采用倍他司汀、盐酸氟桂利嗪等对症治疗；

（2）对照组采用前庭康复训练；

（3）观察组采用桃红四物汤联合针刺治疗。针刺组穴，主穴（百会穴、四神聪穴），次穴（风池穴、完骨穴、风府穴），随证加减：血瘀重者，加三阴交、血海、膈腧穴；肝肾阴虚重者，加太溪穴、涌泉穴、复溜穴；脾胃亏虚、气血不足重者，加三阴交、足三里；肝阳上亢重者，加太冲、中封穴。以毫针刺入，行平补平泻法，留针20min，每日1次。

【疗效点评】"头为诸阳之会"，"脑为髓之海"，良性阵发性位置性眩晕病位在头和脑，与一身气血循环有关，刺激头及周围腧穴可以整体性调节脏腑、气血平衡。桃红四物汤联合针刺可提高老年BPPV患者复位后残余症状的临床疗效，改善平衡功能及不良情绪。

2. 针刺结合岭南火针点刺百会穴治疗慢性主观性头晕[2]

【研究人群】慢性主观性头晕患者，年龄41～79岁。

【治疗方案】

（1）对照组：口服盐酸舍曲林片，每日1次，每次50mg；

（2）观察组：对照组基础上采用传统辨证选穴结合岭南火针点刺百会穴治疗。辨证选穴：①实证：主穴，百会、风池、太冲、内关、丰隆；加减，肝阳上亢配行间、率谷；痰湿中阻配中脘、阴陵泉；瘀血阻窍配膈俞、阿是穴。

②虚证：主穴，百会、风池、肝俞、肾俞、足三里；加减，气血亏虚配脾俞、气海；肾精不足配悬钟、太溪。

按照穴位取直刺或斜刺；针刺得气后留针30min，嘱病人闭目养神。30min后出针，再次常规消毒百会穴后涂一薄层薄万花油，开始火针点刺治疗，左手持点燃的酒精灯，右手持细火针（贺氏火针，规格：0.5×40mm），靠近百会穴附近，针尖和针身在外焰烧至发白，快速频繁浅刺3~5次，点刺深度0.05~0.10寸，共针刺3下；针刺及火针均每日治疗1次，5次为1个疗程，共治疗4个疗程，每个疗程间隔2 d。

【疗效点评】慢性主观性头晕病程较长，久病必虚，故病性以虚者居多，总以肝肾亏虚为本。针灸疗法具有温经通络、行气活血、扶正祛邪等功效，火针则可直接快速地将"热"送达治疗部位，达到"温"、"通"、"补"、"消"、"清"等目的。针刺结合毫火针点刺百会穴具有较好的疗效，能够显著降低眩晕残障量表（DHI）总分及功能、情感和躯体评分，具有较好的疗效。

3.针刺疗法联合人参养荣丸治疗气血两虚型眩晕[3]

【研究人群】中医辨证于为气血两虚型眩晕患者，年龄40~70岁。

【治疗方案】

（1）均给予血糖、血压控制等基础支持治疗，并给予静脉滴注前列地尔注射液治疗，每次10μg，每日1次；

（2）对照组：人参养荣丸，每次1丸，每天1~2次，口服；

（3）观察组：予人参养荣丸联合针刺治疗。针刺疗法：指导患者取俯卧位，进针法为指切进针法，选取风池、百会、肾俞为主，足三里、三阴交、血海为副穴，留针20min。隔日治疗1次，治疗7次为1个疗程。

【疗效点评】人参养荣丸与针刺疗法结合治疗，可显著改善患者临床症状，降低眩晕残障量表（DHI）评分，使脑动脉血流参数明显上升，促进脑动脉血流恢复正常，减轻眩晕症状。

（二）艾灸

吴茱萸汤联合艾灸治疗厥阴寒证眩晕[4]

【研究人群】诊断为厥阴寒证的眩晕患者，年龄41~72岁；

【治疗方案】

（1）对照组：予甲磺酸倍他司汀片，口服，6mg/次，3次/d；

（2）观察组：采用吴茱萸汤加减联合艾灸治疗。艾灸穴位：百会、三阴交、中元、气海、中脘、太溪、命门，将点燃的小段艾条放入木制灸盒中，置于穴位上，每穴艾灸15min左右；

（3）两组均给予为期14d的治疗。

【疗效点评】厥阴寒证型眩晕乃肝胃虚寒，阴寒内盛，浊阴上逆所致，主要表现为头晕乏力、面色晄白、形寒肢冷，与肝郁气滞、胃阳损伤关系密切。本研究通过吴茱萸汤联合艾灸治疗厥阴寒证眩晕，可明显减轻眩晕严重程度，改善脑部血流情况，提升患者生活质量。

四、治疗推荐

（一）传统针法

1.肝阳上亢证

【选穴】取足厥阴、足少阳及足少阴经穴为主。太溪、肾俞、京门、三阴交、太冲、风池、侠溪。

【操作方法】直刺太溪0.5寸左右，三阴交1～1.5寸，施以提插捻转相结合的补法，令二穴之针感向上下扩散，最佳者令二穴之针感交融。直刺肾俞1寸，向后方横刺京门1寸左右，施以捻转平补平泻法，令针感向四周传导。平刺太冲、侠溪1寸左右，风池刺向对侧眼球，约1寸深，均施以捻转提插泻法。

【方义】太溪为足少阴经之原穴，肾俞、京门分别为肾之俞与募穴，三穴相伍为用，补肾滋水，滋水即可涵木。三阴交为足三阴经之交会，滋阴方中配之，调补三阴之力大增。太冲为足厥阴肝经之原，可平肝潜阳，降逆止眩。风池为足少阳胆经与阳维之会，侠溪为足少阳胆经之荥穴，功专泻胆降火，潜阳止晕。

2.痰浊中阻证

【选穴】取足阳明经，足太阴经腧穴为主。足三里、丰隆、阴陵泉、太白、太渊、中脘、内关、耳和髎。

【操作方法】足三里、丰隆、阴陵泉均直刺1.5寸～2寸，使针感向上过膝传至股内，向下放窜足背。足三里施捻转提插平补平泻手法。丰隆，阴陵泉均施捻转提插泻法。刺中脘穴，针尖略偏下，使针感向内及四周扩散，施捻转提插补法。太渊穴向尺侧斜刺，太白穴直刺1寸，上二穴针感向远端放射至指、趾，均施捻转手法，平补平泻。内关直刺1～1.5寸，针感向下放射至中指，施捻转提插泻法。耳和髎穴沿骨缝向后下斜刺0.5～1寸，施捻转泻法。诸穴留针20min。

【方义】足三里为足阳明胃之合，取其健运中州，除湿化痰。丰隆为足阳明胃经之络穴，兼通脾胃，又主涤痰降浊，阴陵泉为足太阴脾经之合，主利水除湿，取二穴有降涤痰浊，运化水湿之功。取胃募中脘以健胃运土。配内关宽中豁痰。取耳和髎疏利三焦，清头爽目。

3. 气血亏虚证

【选穴】以足太阳、足太阴、足阳明经腧穴为主。膈俞、血海、心俞、脾俞、肝俞、足三里、膻中、百会、中冲。

【操作方法】膈俞、心俞、脾俞、肝俞向棘突斜刺1～1.5寸，施以捻转补法，令胀感向四周扩散，并向前放散。直刺血海，足三里1.5寸～2寸，施以复式补法，令针感向下传至踝关节，向上至膝关节及髋关节。百会向后沿皮刺，令针感向四周扩散，直至整个巅顶发胀。膻中向下斜刺，施捻转补法。以三棱针点刺中冲0.2～0.3cm深，放血3～5滴。

【方义】膈俞为八会穴之血会，血海为脾经要穴，为血之归会处，是治疗各种血症的专穴；取心俞，脾俞，肝俞，因心主血，脾统血，肝藏血故也，五穴合用，极尽调血补血之能。胃为水谷之海，后天之本，足三里为足阳明经之合，合治内腑，故取三里可培补后天，扶助正气，萌气血生化之源，益气而生血。气为血帅，补血者补气为先，故取气会膻中可收气血双补之功。取督脉之巅百会，升提阳气，督统针效，取精于头，气血盈盈，眩晕自止。刺手厥阴之井中冲，放血逐瘀，补而不滞，又能通气苏厥，泻不伤正。

4. 肾精不足证

【选穴】取足少阴、足太阳经穴为主。肾俞、太溪、绝骨、三阴交、脾俞、胃俞、足三里、命门、头维、后顶、天柱。

【操作方法】肾俞穴直刺1～1.5寸，令针感下达腰骶。太溪穴针尖对向外踝，进针0.5~1寸，令麻针感窜至足底涌泉穴处。脾俞、胃俞、足三里、天柱均直刺1~2寸，使针感向上下放散。以上诸穴均施捻转补法。绝骨、三阴交均直刺1~1.5寸使针感向下放散，施提插补法。命门穴略向上斜刺，进针1~1.5寸，使针感向前抵腹，并向下肢放散，施捻转补法。头维、后顶均向后沿皮刺，进针1~1.5寸，施捻转提插手法，平补平泻。

【方义】太溪为足少阴肾经之原穴，"五脏有疾，取之十二原"，取之补肾填精。取肾俞行阳化气，以助肾气。绝骨为髓之会，取之合诸穴之效，以收补充空窍之功。取三阴交调补三阴，益精补髓。足三里、脾俞、胃俞取之健运中州，培补后天之本。取头维、后顶、天柱为局部邻近配穴，调督增髓，疏通膀胱经气，以止晕定眩。

（二）特色针法

1. "醒脑开窍"针法

"醒脑开窍"针法是我国著名针灸学家石学敏院士治疗神经系统疾病的重要方法。"醒脑开窍"针法的核心强调"醒脑"即"醒神、调神、安神"的重要性，形成了以脑统神、以神统针、以针调神的学术思想。通过醒神、调神、安神，从而达到调和阴阳，气复神使，气血调和，机体恢复正常功能。醒脑开窍针法可治疗因元神之府失养引起的神经系统疾患，特别对后循环缺血性眩晕疗效甚佳。

【主穴】百会、风池、完骨、翳风

【操作】取坐位，选用0.25~0.30×25~75mm不锈钢毫针，针刺风池、完骨、翳风穴时针尖分别指向结喉，斜刺1.2寸，针刺诸穴均施以小幅度、高频率捻转补法1min，继则留针，其间每隔5min行针一次，每日一次，连续治疗14d。

2. 程氏"三才针法"

程氏"三才针法"是由中国针灸界的泰斗程莘农教授创立，包括动手探穴、指实虚持针法、三才进针法、震颤补泻法、飞旋行气法[注]。

注：具体操作手法参见《国医大师程莘农》。

104

（1）肝阳上亢证

【主穴】风池、行间、肝俞、太溪

【操作】肝俞：斜刺，飞旋泻法；行间、风池：震颤催气，飞旋泻法；肾俞、太溪：震颤催气，飞旋补法。

（2）气血两虚证

【主穴】百会、脾俞、关元、足三里、三阴交

【操作】百会、脾俞、关元：艾灸，皮肤有温热感或发红为止；足三里、三阴交：程氏三才法直刺地才，震颤催气，飞旋补法。

（3）痰湿内阻证

【主穴】头维、脾俞、中脘、内关、丰隆

【操作】头维：横刺，平补平泻；脾俞：斜刺，平补平泻；中脘、丰隆：程氏三才法直刺人才，震颤催气，平补平泻；内关：程氏三才法直刺人才，震颤催气，飞旋泻法。

3. "疏肝调神"针法

"疏肝调神"针法以"疏肝为主，调气为先，重在治神"为指导思想，整合针刺、皮内针、艾灸等多种特色针灸技术，必要时针药并用，形成"疏肝调神"整合针灸治疗模式，临床广泛应用于神志疾病的治疗，同时本法对于郁病引起的轻中度眩晕疗效显著。

【针刺】四关、百会、印堂、引气归元

【精灸】四花、引气归元、涌泉

【巩固】背俞穴或耳穴（根据证型选择）

【操作】患者取仰卧位，选取肝经穴位（或其他与肝有关的穴位）及督脉穴位，选用0.25～0.30×25mm不锈钢一次性针灸针，穴区定位后，以安尔碘常规消毒局部穴区皮肤，医者手指消毒。以百会、印堂、四关穴为例。先针四关，四穴均采取均匀提插捻转至得气为止；再针百会，针与头皮呈30°夹角，快速刺入头皮下，进针约0.5寸；再针印堂穴，提捏局部皮肤平刺；百会、印堂穴均采取均匀捻转，得气即止；针刺完后配合导气法，嘱患者行鼻深呼吸，直至出针，留针约30min后出针，每周2次，连续治疗3周。

4.眼针技术

眼针是由辽宁中医药大学著名老中医彭静山先生首创的微针疗法。根据明代医学家王肯堂主编的《辨证论治规范》中白睛可见丝络的出现，彭老"观目辨病"的假设和眼八区十三穴理论，总结近50年临床经验，疗效显著。近年来，田先生根据自己的临床经验和潜心研究，将"八区十三穴"有效地、科学地简化为"八区八穴"，不仅提高了临床疗效，而且完善和发展了眼针理论实践。本法依据不同证型进行穴位加减治疗，特别对于急性眩晕效果明显。

【主穴】肝区、上焦区

【配穴】肾虚者加肾区；痰浊中阻者加脾区；气血不足者加胃区

【操作】选用0.25×13mm或25mm不锈钢一次性针灸针，患者取仰卧位或坐位，选好穴区，常规消毒。医者先以左手拇指或示指压住眼球，并使眼睑皮肤绷紧，右手持针在眼眶缘外0.5cm处轻轻刺入，直刺或斜刺时深度均以达到眼眶骨膜为度。针刺上眶时，针尖可斜向上，针体与水平线成45°；针刺下眶时，针体与眼眶垂直；眼针针刺时间一般为15min，留针期间，间隔5min运针1次。

【注意事项】出针时，左手把清毒干棉球压在针的旁边，右手缓慢地把针拔出，待针尖将要脱出时，急以干棉球压住针孔约3min，以防出血。

5.焦氏头针

焦氏头针是头针疗法的一种，主要适于治疗脑源性疾患，如瘫痪、麻木、失语、眩晕、耳鸣、舞蹈病等。

【主穴】晕听区相当于颞叶在头皮上的投影，耳尖直上1.5cm处，向前后各引2cm长水平线。

【操作】患者取坐位或卧位，分开头发，常规消毒，选1.5~2.5mm不锈钢毫针。采用三快针刺法（快速进针，快速捻转，快速起针）。

（1）快速进针

针尖与头皮呈30°左右夹角，快速刺入皮下和肌层，然后沿刺激区快速推进到相应的深度；

（2）快速捻转

患者肩、肘、腕关节、拇指固定，食指半屈曲状，用拇指第一节的掌侧面与食指第一节的挠侧面捏住针柄，然后以食指指掌关节不断伸屈，使针体快速旋转200次/min左右。持续约0.5~1min，然后静留针5~10min再次捻转，共重复捻转4次后可起针；

（3）快速出针

针下无沉紧感时，可快速抽拔出针，起针后必须用消毒干棉球按压针孔片刻，以防止出血。

【疗程】一般每日或隔日针刺1次，10~15次为1个疗程，各疗程应间隔5~7d。

6. 火针疗法

火针疗法是将特制的针具用火烧红针体后，灼刺人体一定的腧穴或部位，从而达到防病治病目的的一种治疗方法，具有温壮阳气、生肌敛疮、散寒除湿、祛风止痒、去腐排脓、散结消肿、止痛缓急、清热解毒等作用。早在《灵枢·官针》中记有"淬刺者，刺燔针则取痹也"。20世纪50年代后期，北京中医学院贺普仁首先发起和倡导了火针的临床使用，使这一古老针法焕及新活力。本法对脑窍失养引起的眩晕有较好疗效。

【主穴】百会

【配穴】第5颈椎夹脊穴、肩髃、肩髎、阿是穴。

【操作】患者取座位，碘酒消毒后，用酒精棉球脱碘，以防感染。术者左手持酒精灯，右手持针，尽量靠近针刺部位，选取多头火针点刺，将针尖与针体伸入酒精灯火焰的外1/3，以针尖通红发白为度，稍稍直立针柄，快速移开，在穴位处浅刺，随即快速出针。各穴点刺一针或数针，点刺完毕，可用消毒棉球按压针孔，以减轻疼痛并防止出血。每日1次，3d为一疗程，疗程可根据病情变化调整。

7. 靳三针

"靳三针"以全国名老中医药专家靳瑞教授之名而设，被誉为"岭南针灸新学派"。作为一种针灸技术，并非"每次只取三个穴，只扎三针，治疗三次就有效"，其中理论包括了具有中医针灸辨证特色的组穴原则、配穴方法、独特的针刺手法，强调"治神调神"的重要作用。应用本法辨证加减穴位，对神失窍闭引起的眩晕效果明显。

【主穴】晕痛针：四神针、印堂、太阳穴（双）。

【配穴】颈痛者加颈三针（天柱、百会、大杼）；头痛者加四神针（百会穴前后左右各开1.5寸）；耳鸣者加耳三针（听宫、听会、完骨）

【操作】以0.30×15～50mm的毫针，以右手拇、示、中指夹持针柄，将针垂直刺入穴位，然后将拇、示二指互相推前退后，捻动针柄，在捻转时适当用力下压，并在压、捻的同时体会针感，得气即止。

【注意事项】捻转时医生应集中精神运用腕力和指力，注意保持针体垂直，不可弯曲，转动应小于90°，以免滞针。

8.董氏奇穴

董氏奇穴技术是董景昌先生将医理、哲理和文理三者融会贯通，在其家传奇穴基础上，发展完善起来的一门独特的针灸技术，与目前临床上常用的传统针刺治疗方法有较大的不同。董氏奇穴非一方一法，一穴一术，灵活运用五行学说、脏象学说、脾胃学说，重视循经取穴、同名经取穴和脏腑别通理论，重视掌诊、面诊、暗影、青筋等诊法，乃是自成体系的针灸流派。治疗上重视全息、交经缪刺、体应和"宛陈则除之"的理论和方法，强调"一经治多经"、"一穴多穴用"、"互引相治"和"夹穴多治"，至今已有数百年的历史。

【选穴】七星穴、风池穴、灵骨穴、大白穴、后溪穴、正会穴、镇静穴、三重穴。

【操作】患者取仰卧位，采取碘伏对穴位皮肤进行无菌消毒。取0.25×40mm一次性毫针，呈阶梯样进行针刺，灵骨穴、大白穴、三重穴采取倒马针法，每次留针30min。每周6次，2周为1个疗程。

9.腕踝针

腕踝针是从腕部和踝部取相应的点进行皮下针刺。腕踝针分区图与六经皮部的分布密切关联，通过刺激皮下浅表层，激发十二皮部经气，对疾病部位功能、活动起到调整修复作用，使气血经络得以畅通。

【主穴】腕横纹上2寸，双上1区（前臂内侧尺骨缘）及双上5区（前臂外侧中央）区域。

【配穴】神门、百会、风池。头痛加率谷、太阳；耳鸣加太溪、听宫；体弱加足三里、三阴交；痰盛加丰隆、中脘。

【操作】常规消毒后，选用0.25×25mm毫针，用食指绷紧患者皮肤，右手拇指在下，食指、中指在上夹持针柄与皮肤成30°，快速进入皮下，然后轻捻针柄，使针体贴着皮肤浅层，当针下有松软感为宜。针刺后用胶布固定针柄，留针2h，连续治疗10d。

10. 平衡针

平衡针是通过针灸调节大脑中枢系统的平衡，达到对各脏器生理功能修复。通过研究发现针刺外周神经靶点，在大脑中枢靶位调控下，可以实现病人自我修复。

【主穴】头痛穴

【配穴】升提穴[注1]，腰痛穴[注2]恶心呕吐者加用胃痛穴或腹痛穴；伴有颈项强痛者加用颈痛穴；伴体虚者加用升提穴。

注1：位于头顶正中，前发际直上 10 cm，发际直上 16 cm，双耳尖连线中点前 2 cm 处。

注2：位于前额正中，人为地画一个"十"字，十字交点即为此穴。

【操作】病人取卧位，碘伏消毒。头痛穴：快速进针，呈度角向足背部斜刺1寸左右，强刺激不留针，针感局部酸麻胀，可向趾端或向上放射；胃痛穴：口角下1寸及下颌正中线旁开3mm，按男左女右交叉取穴，向对侧平刺1寸，以针刺神经后出现酸麻胀痛为主，效果不理想可捻转出针；腹痛穴：腓骨小头前下凹陷处。颈痛穴：无名指与小指掌指结合关节部正中点位。升提穴：头顶两耳尖连线中点前1寸处，沿皮下骨膜外向前平刺1寸，另一手摸针尖，不使外露。10d为1疗程，需连续治疗2个疗程。

11. 腹针疗法

腹针疗法由中国著名中医针灸学家薄智云教授所创，针法从中医的理、法、方、穴出发，通过在腹部进行针刺调节脏腑、经络以治疗全身疾病。

【主穴】中脘、下脘、气海、关元、商曲（双）、气穴（双）、滑肉门、气旁、上脘上、建里。

【配穴】伴肩部酸痛加滑肉门（同侧）；伴有心悸、汗出等植物神经症状加双侧气旁（气海旁开5分）；根据椎体增生部位及程度可加下脘上（下脘上5分）、建里等穴。

【操作】患者取仰卧位，常规皮肤消毒，选用0.25×40mm毫针，避开毛孔及血管，轻缓刺入，行轻捻转手法。其中中脘、气海、关元、气旁、气穴深刺（达地部），调理脏腑之气；下脘、滑肉门中刺（达人部），调运经脉之气；商曲、下脘上、建里浅刺（达天部），以达刺至病所，然后再用TDP灯对腹部进行照射。留针30min，每日1次，10次为1疗程，连续治疗2个疗程。

【注意事项】针刺前首先明确患者无肝、脾肿大等阳性体征。

12. 脐针疗法

脐针疗法是在中医基础理论、易学理论的指导下，利用八卦、五行生克制化与人体脏腑之间的对应关系，在脐部的神阙穴进行施针以达到平衡阴阳、祛除疾病的目的。临床研究中对于肾虚所致眩晕效果俱佳。

【主穴】神阙穴、阴交穴、关元穴和气海穴针灸

【操作】嘱患者取仰卧位，在肚脐及脐周常规消毒，然后以脐蕊为中心，按照乾、艮（丑、寅）、坎的顺序，以上述区域的疾病反应点（皱褶或白色斑点）作为进针点，使用0.25×25mm一次性针灸针沿脐壁做放射性向外斜横刺，深度为1寸。针刺后无需等待得气，根据患者情况静留针55min即可。连续治疗3d。

（三）灸法

1. 热敏灸

热敏灸又称热敏悬灸，全称"腧穴热敏化艾灸新疗法"，属于针灸的一种，对素体气血亏虚引起的眩晕病疗效甚佳。

【主穴】风池、大椎、颈夹脊。

【操作】患者取俯卧位，点燃2支灸条，在距皮肤3～5cm处行回旋灸2min，再雀啄灸1～2min，然后循经往返灸2min，探查到热敏灸，选取1～2个最敏感部位，距离皮肤3cm进行温和灸，待感传现象消失即为1次。

2. 百会压灸

百会压灸由著名针灸学家、岭南针灸专家司徒铃教授创立而成。认为百会属督脉，位于巅之正中，可振复阳气、温通经脉、升清降浊、枯风通搏，是治疗眩晕之要穴，加上独特的压灸手法，更能升清降浊、醒脑开窍，在治疗风痰上扰型眩晕病中效果尤佳。

【主穴】百会

【灸具】艾炷制作模型制成直径为1cm，高1.5cm的艾炷（避免艾炷大小对灸量的影响）

【操作】患者取坐位或半卧位，压平并固定穴位周围头发，在百会穴上涂少量正红花油，将制作好的艾炷置于百会穴，待燃烧至1/2时，取压灸板用力压熄艾炷，以患者能耐受为度，使热力缓缓透进穴内并向四周放射，连灸5壮。每日1次，连灸10次。

3. 雷火灸

雷火灸是一种明火悬灸疗法，主要将各种中草药在燃烧所产生的热量作用于特定穴位，从而达到治疗目的。其借助药物燃烧所产生的红外线辐射力，通过循经感传达到温通刺激的作用，可有效促进及调节人体局部的新陈代谢和分泌，从而增加血液循环。

【主穴】神阙、气海、关元、阴交、天枢

【操作】采用顶部有2个圆孔的长斗式灸盒，每次使用2支雷火灸，每支灸燃后，火头向下装入上底各个孔中，为灸条的3cm，固定灸条于盒顶，装好后灸盒后纵向放置在脐耻之间腹中线皮肤上及以上穴位，用深色浴巾把整个灸盒盖上，尽量让燃烧的烟雾不向外泄露，持续20min。每日1次，7d为1疗程，连续治疗2个疗程。

4. 隔姜灸

隔姜灸是传统间接灸中的一种，用于因寒而致的呕吐、腹痛及风寒湿痹等，有温胃止呕、散寒止痛的作用。

【主穴】颅息穴（位于耳后沟，当角孙穴至翳风穴之间，沿耳轮连线的上、中1/3的交点处）

【灸具】将鲜生姜切成直径2~3cm，厚0.2~0.3cm的薄片，中间相隔0.3cm以针刺数孔，然后将姜片置于应灸的腧穴部位或患处，再将艾炷放在姜片上点燃施灸。

【操作】患者取平卧健侧头位，患者一手向前牵拉耳廓，另一手配合推移耳后头发，充分暴露耳后乳突处皮肤。用酒精棉球消毒耳后颅息穴附近皮肤。取1小椎状艾壮置于姜片上点燃，当艾炷燃尽后，易炷再灸，直至灸完所规定的壮数。每次灸至局部皮肤潮红湿润，以患者舒适、耐受为度。每次灸3壮，每日1次，每次20min，连续治疗2周。

【注意事项】施灸过程中，以皮肤红晕而不起泡为度，若患者感觉灼热不可忍受时，可将姜片向上提起或缓慢移动姜片。

5. 精灸

精灸技术是广东省针灸学会会长、广东省名中医符文彬教授改良的一种直接灸类技术。通过采用米粒大小的艾灸炷于穴位上燃烧以治疗全身疾病。因其热力集中、透热迅速、刺激强，一壮可达到普通麦粒灸多壮之效，取其精而效验称为精灸。具有艾绒精细、艾炷精小、取穴精妙、壮数精少、时间精短、热力精准且渗透力强、疗效精准的特点。

【主穴】百会、风池、百劳、听会、完骨、四花穴、中脘、滑肉门

【配穴】痰湿中阻证配丰隆；瘀阻脑络证加章门；气血不足证加气海、三阴交；肝肾阴虚证加肝俞、肾俞。

【灸具】选用细软金黄的陈年精细艾绒，做成直径2mm，高3mm大小圆锥形艾柱，上小下大，上尖下平，易于按放且易燃。

【操作】选定体位后以棉签沾少量万花油标记穴位，将艾柱置于穴位上燃烧，放置艾柱以线香点燃，待患者诉灼痛难以忍受时夹走，每穴施灸2壮。

参考文献

[1]刘丹华, 杨泽华. 桃红四物汤联合针刺对眩晕患者复位后残余症状的疗效分析[J]. 中医药报, 2022, 50(01): 65-69.

[2]李少娟, 李丽霞. 针刺结合岭南火针点刺百会穴治疗慢性主观性头晕的临床疗效[J]. 中西医结合心脑血管病杂志, 2021, 19(20): 3587-3590.

[3]王华军. 针刺疗法联合人参养荣丸治疗气血两虚型眩晕临床研究[J]. 新中医, 2022, 54(02): 149-152.

[4]曾纪超, 李爱民, 李莲英, 等. 吴茱萸汤联合艾灸治疗厥阴寒证眩晕的临床研究[J]. 中国医药科学, 2022, 12(01): 72-75.

编者：梁雪松（广州中医药大学第二附属医院）

第二节　推拿

一、概述

中医推拿是以手或肢体的其他部位，以中医脏腑、经络学说为理论基础，根据整体观念和辨证施治的原则，结合西医的解剖和病理诊断，按照规范化的技术要求，作用于受术者体表的经络、穴位或特定部位，以达调和阴阳、补虚泄实之功，使经脉充盈、气血调和，从而改善机体生理、病理功能的一种中医特色疗法。

我国早期文献中并无"推拿"一词，其中《黄帝内经》最早提出"按摩"一词，并对其起源、手法、应用、适应症等方面进行描述；隋唐时期是中医推拿发展的盛世，设专科，使推拿内容更充实应用更广泛，孙思邈在《千金要方》中记载将膏摩法作为小儿推拿保健方法应用于临床。明清时期推拿学日趋成熟，也正是这个时期"按摩"被"推拿"一词所替代，这一名称的改革，标注着推拿史上一个质的飞跃。清代吴谦等在《医宗金鉴·正骨心法要旨》中对大量民间经验进行了整理和总结，并提出"摸、接、端、提、按、摩、推、拿"正骨八法。新中国成立后，推拿学取得了更加迅速的发展。

将推拿疗法用于眩晕疾病的治疗，早在《素问·调经论》中即有相关论述，如"神不足者，视其虚络，按而致之""按摩勿释，着针勿斥，移气于不足，神气乃得复。"此理论认为对于神气怯弱、气虚等证，推拿可补气调神。刘完素在《素问玄机原病式》中指出："凡破伤中风，宜早令导引按摩，自己不能省，令人以屈伸按摩挽之，使筋稍得舒缓，即气得通行"，元代窦默在《通玄指要赋》曰："头晕目眩，要觅于风池"，《遵生八笺》提到："邪风入脑……久则中风不语、半身不遂……以两手掩耳，折头五七次……自然风邪散去"，由此证实了从我国古代开始，推拿疗法就已经广泛用来治疗脑科疾病。

二、作用机理

中医传统理论认为治神以调气血阴阳，"阴平阳秘，精神乃治"，《灵枢·经脉》中提到"经脉者，所以决生死，处百病，调虚实，不可不通"，中医推拿能够治疗眩晕正是通过推拿手法直接作用于体表腧穴、经络和特定部位，刺激上述部位可以激发人体经络系统，泄其有余、补其不足，起到疏通经络，行气活血，滑利关节的作用，最终使机体气血通畅，五脏调和，阴阳平衡，诸症自可向愈。

现代研究表明，推拿手法一方面能调整神经系统兴奋和抑制的相对平衡，如缓和较轻有节律的手法，可使交感神经抑制，副交感神经兴奋，对神经有镇静抑制的作用；急速较重、时间较短的手法，可使交感神经兴奋，副交感神经抑制，对神经有兴奋的作用。另一方面通过对局部组织的物理刺激，可以清除衰亡的上皮细胞，改善皮肤呼吸，有利于汗腺和皮脂腺的分泌，手法的机械能转化为热能过程，使毛细血管扩张，增强局部皮肤肌肉的营养供应，可加速血液循环和淋巴循环，改善局部组织供血供氧。因此，通过推拿手法刺激可以疏通和促进脑部气血的运行，调整神经功能平衡，从而有效缓解眩晕症状。

三、现代研究进展

（一）Epley 手法复位辅以中医干预（局部按摩、艾灸）治疗后半规管良性阵发性位置性眩晕[1]

【研究人群】年龄20～65岁，符合后半规管良性阵发性位置性眩晕诊断标准的患者。

【治疗方案】

1. 对照组：手法复位后辅以药物治疗，给予甲磺酸倍他司汀片12mg，每日3次，口服；盐酸氟桂利嗪胶囊10mg，每日1次，口服。

2. 观察组：手法复位前先行局部按摩，选穴：风池、大椎、肩井、肩贞、肩髎、肩髃、天宗、风门，按照穴位逐一按摩，每次持续15min；手法复位后取头维、大椎、百会、奇穴，艾灸，每次20min，日1次。

3. 疗程：1周。

【疗效点评】该研究对后半规管耳石症手法复位前后辅以中医干预治疗，研究表明比复位后辅以药物治疗早期效果更好。手法复位前行局部按摩能够放松肩颈部肌肉，缓解患者紧张情绪，使患者在手法复位时依从性更佳，从而提高复位成功率。复位后再予以穴位艾灸，所选穴位能够起到温通经络、祛风散寒、行气活血、扶正祛邪的作用，可以促进头、颈部及内耳血液循环，改善局部供血，调整前庭功能，从而改善眩晕症状。

（二）耳穴埋豆联合按摩足三里穴治疗痰湿中阻型眩晕 [2]

【研究人群】痰湿中阻型眩晕患者。

【治疗方案】

1. 对照组：盐酸氟桂利嗪5mg，每日2次口服。连续治疗1周为1个疗程，连续治疗2个疗程。

2. 观察组：对照组基础上加上耳穴埋豆联合按摩足三里穴治疗，耳穴埋豆取穴：交感、耳背肝、眩晕点、枕、内耳，嘱患者每天早上、中午以及临睡前按压耳豆处，直到感觉耳廓酸麻、胀痛即可停止；按摩足三里穴，每天2次，每次3~5min，或者在穴位上左右画圈各30次。上述方法联合治疗3次为1个疗程，连续治疗4个疗程。

【疗效点评】所选耳穴中枕、眩晕点、内耳、交感等穴位对人体神经中枢活动具有调节作用[3]，可对患者目眩、呕吐症状起到改善。足三里是胃之合穴，对其按摩能够起到益气升阳、健脾和胃的效果，尤其是在痰湿水饮内停症状治疗中效果显著[4,5]。联合治疗能够起到健脾化痰、开窍醒神的作用，从而改善患者眩晕情况。

（三）中药熨烫加穴位按摩在后循环缺血性眩晕 [6]

【研究人群】符合后循环缺血诊断的眩晕患者。

【治疗方案】

1. 对照组：给予内科常规治疗，具体措施包括控制血压、调整血糖、血脂，改善患者生活方式。

2. 观察组：对照组基础上加用中药烫疗及穴位按摩联合治疗。中药烫疗方法：将法半夏、茯苓、天麻、石菖蒲、白术、丹参等中药配伍放入中药包内，浸泡后蒸煮1h，待药包表面温度降至50~55℃左右时，用干净布包包裹放置于患者颈项部直至冷却，每日1次，每次约20min；穴位按摩治疗：取患者双侧合谷、风池、上星、神庭、太阳穴，顺时针按摩，每日1次，每次约20min。

3. 疗程：2周

【疗效点评】中药烫疗在物理温热作用下，使患者皮肤血管扩张，药物汽化直接通过皮肤腠理吸收转运进入血液循环，避免胃肠道首过效应，加快药物的生物利用度；穴位按摩所选腧穴中风池穴是足少阳胆经穴，因为肝胆互为表里，所以通过泄胆经可以起到平肝息风的作用；上星、神庭均为督脉腧穴，能调整督脉气血阴阳，督脉通髓达脑，具有统率诸阳经的作用，故能将脏腑之精气向上转输于脑，以奉元神；太阳穴为经外奇穴，具有醒神开窍之效，可以疏通局部经络气血则视物清明；合谷穴是手阳明大肠经之原穴，阳明经多气多血，是调理人体气血之大穴，能通调头面之经络，长于息风镇痉，醒脑开窍，是治疗热病发热及头面五官各种疾患之要穴。诸穴相配，通过手法刺激，能调整神明之气血阴阳平衡，改善头部血液循环情况，从而改善后循环缺血所致的头晕症状。

（四）循经刮痧联合子午流注择时穴位按摩在椎动脉优势型后循环缺血性眩晕患者中的应用观察 [7]

【研究人群】椎动脉优势型PCIV后循环缺血性眩晕患者。

【治疗方案】

1. 对照组：改善生活方式，具体为指导患者清淡饮食、少食多餐，并增加休息时间，避免过劳。

2. 观察组：改善生活方式基础上采用循经刮痧结合子午流注择时穴位按摩。循经刮痧取天柱、百会、肩井、曲池、风池、人迎、风市、足三里穴；实施刮痧操作时肾经腧穴注意刮取力度轻、速度慢、顺经脉循行方向刮拭；肝经腧穴以力度重、速度快、逆经脉循行刮拭，1次循经刮拭15~20次，每治疗区刮拭5~8min，间隔3~5d，痧退后再次刮拭。穴位按摩取穴：三阴交、涌泉、太溪穴，每个穴位顺时针旋转按摩1min，每日2次，以局部酸胀、舒适且无痛为宜，按摩时间依据子午流注择时选择足少阴肾经气血流动强弱时间，卯时最弱（05：00~07：00）、酉时最强（17：00~19：00）。

3. 疗程：1个月

【疗效点评】循经刮痧疗法为中医常用纠正阴阳失衡的外治法，借助刮痧器于患者体表实施刮拭产生淤血，发挥行气血、通经络、散毒邪、开腠理、调脏腑的功效；穴位按摩结合子午流注理论于酉时、卯时取三阴交、涌泉、太溪穴实施按摩，其中酉时足少阴肾经气血流动最强，阴渐长、阳渐消；卯时足少阴肾经气血流动最弱，阳渐长、阴渐消，故能达到健脾益血、调肝补肾的目的。

四、治疗推荐

（一）腧穴选择

1. 主穴：百会、风池、神庭、四神聪、太阳

【穴位释义】《黄帝内经》病机十九条云"诸风掉眩皆属于肝"，传统理论认为"风为阳邪，其性轻扬，头顶之上，惟风可到"，又依据"腧穴所在，主治所及"的原理，故选择百会、风池、太阳、神庭为主穴。风池穴是足少阳胆经与阳维脉的交会穴，解剖学浅层有枕神经与枕动脉分支，深层有枕大神经、椎动脉分布，紧邻延髓、小脑组织，故刺激该穴位可以调畅脑部脉络之血运与气机，使清阳之气上升入清窍，注于脑，髓海得养则眩晕渐消；百会、神庭均为督脉腧穴，有醒脑开窍、安神益智、通络理气、升阳益气的作用，能调整督脉气血阴阳，督脉通髓达脑，具有统率诸阳经的作用，故能将脏腑之精气向上转输于脑，以奉元神，现代研究也表明对头部穴位进行刺激可促进脑细胞的电活动、更多分泌神经递质，调节细胞代谢，增加大脑皮层的血流量，使脑组织的血液供应得到改善，有利于脑组织修复[8]；四神聪、太阳穴乃经外奇穴，二穴均能醒脑开窍，安神定志，《太平圣惠方》记载四神聪"神聪四穴，理头风目眩"，太阳穴可以疏通局部经络气血则视物清明。

【操作手法】患者取坐位，身体放松，操作者手消毒后站于患者身后，中指指尖着力，反复点揉上述穴位，患者自觉面部微热感为止。

2. 辨证配穴

（1）肝阳上亢证

【配穴】肝俞、肾俞、命门、曲池、三阴交、桥弓

【穴位释义】肝俞、肾俞是肝脏、肾脏之背俞穴，具有调节肝肾脏腑功能的作用，配伍命门能够滋阴潜阳、疏肝利胆、清头明目；三阴交具有滋补肝肾、健脾安神、调节阴阳的作用；曲池穴能疏风清热、疏压力除疲劳；桥弓穴位于人体脖子两侧的大筋上，经过颈动脉窦，深部有丰富的感觉神经末梢，称为压力感受器，能够维持人体内环境的稳定。

【操作手法】患者取俯卧位，重推肝俞、肾俞、命门；仰卧位时拿曲池，按揉三阴交；坐位推桥弓，先左侧后右侧，各10～20遍。

（2）痰浊中阻证

【配穴】膻中、中府、云门、中脘、足三里、丰隆、脾俞、胃俞

【穴位释义】陈修园言："痰之成，气也，贮于肺。痰之动，湿也，主于脾"。配穴中膻中、中府、云门三穴能够调畅机体气机，符合"治痰先治气，气顺则痰消"理论。足三里穴是足阳明胃经的合穴和胃的下合穴，配合脾属、胃俞，能健脾和胃、补中益气，扶正祛邪；中脘是腑之会穴，能疏利中焦气机、和胃降逆止痛；丰隆穴本身具有祛湿化痰、调和胃气、通经活络、醒脑安神、补益气血等功效，被古今医家认为是治痰之要穴。

【操作手法】患者取仰卧位，推摩膻中、中府、云门；推揉中脘，按揉足三里、丰隆；俯卧位时推脾俞、胃俞。

（3）瘀血内阻证

【配穴】膈俞、血海、中脘、章门、期门、云门、承山

【穴位释义】膈俞穴是八会穴之血会，既能补气养血，又能调血活血，祛瘀生新，宽胸理气，通络止痛；血海穴又称十二经之海，有双向调节作用，能调血气，理血室，使血气归流，导血归海，有活血化瘀，补血养血，引血归经的功，能够治疗血分诸病，是治疗血症的要穴。中脘是腑之会穴，能健脾和胃、疏利中焦气机，气行则血行；章门汇集五脏气血，故为脏会；期门为肝经募穴，能健脾疏肝，理气活血；云门将肺经气血由此传输四极；承山穴能激发经气运行，以达到宣通气血的作用。诸穴位配伍能够协同调节五脏气血，使之输布全身。

【手法】俯卧位推膈俞；仰卧位揉中脘、章门、期门、云门、血海；膝关节屈曲时拿承山。

（4）气血亏虚证

【配穴】血海、膈俞、心俞、中脘、足三里、脾俞、胃俞

【穴位释义】膈俞穴是八会穴之血会，既能补气养血，又能调血活血，祛瘀生新，宽胸理气，通络止痛；血海穴又称十二经之海，有双向调节作用，能调血气，理血室，使血气归流，导血归海，有活血化瘀，补血养血，引血归经的功用，能够治疗血分诸病，是治疗血症的要穴；心俞穴有通心脉、宁心神、调气血的作用；中脘是腑之会穴，能健脾和胃、疏利中焦气机；足三里是足阳明胃经之合穴，能调和气血，具有补虚强壮的功能，是全身强壮保健要穴，配伍脾俞、胃俞能共同调理中焦脾胃功能，使气血生化有源。

【操作手法】仰卧位摩腹，推中脘，按揉血海、足三里；俯卧位推膈俞、心俞、脾俞、胃俞。

（5）肾精不足证

【配穴】大椎、肾俞、命门、三阴交、承山、涌泉

【穴位释义】大椎穴为三阳、督脉之会，是人体阳气上升的重要途径；三阴交穴属足太阴脾经，具有滋补肝肾、健脾安神、调节阴阳的作用，是阴经气血物质交会穴；命门可接续督脉气血；肾俞益肾助阳，强腰利水；承山穴可激发经气运行，以达到宣通气血的作用；涌泉为足少阴肾经之井穴，有清肾、宁神、醒厥之效，可引上越之浮阳下归其宅。诸穴相配，能够共同调节肾脏功能，恢复肾脏气血阴阳平衡。

【操作手法】坐位推大椎；俯卧位重推肾俞、命门；仰卧位使点揉三阴交，膝关节屈曲时拿承山，按揉涌泉。

（二）经络选择

1. 循督脉取穴

【释义】督脉为阳脉之海，统领全身阳经，手法刺激能激发督脉阳气，使阳气振奋，《黄帝内经·素问》言："督脉者，起于少腹……贯脊属肾，……上额交巅，上入络脑"，可见督脉是联络五脏六腑与脑府之间的重要"桥梁"，文献中素有"脑中有疾，首选督脉"之载，经脉通畅则气血上行，滋养脑络，不论眩晕虚实皆可酌情选择加以治疗。

【常用腧穴】命门、至阳、神道、身柱、大椎、风府、强间、百会、上

星、神庭。

【操作手法】俯卧位重推命门、至阳、神道、身柱；坐位推大椎，点揉风府、上星、神庭，推摩百会至强间。

2. 循足少阳胆经取穴

【释义】足少阳胆经循行过头面部，能疏通三阳经之经气，根据"经脉所在，主治所及"，所以该经腧穴可治疗眩晕病。

【常用腧穴】头维、角孙、悬厘、曲鬓、率谷、完骨、风池。

【操作手法】坐位，点揉上述诸穴。

3. 循足太阳膀胱经取穴

【释义】足太阳膀胱经主一身之表，经脉上的背俞穴是五脏六腑之气输注之处，与脑关系密切，其循行至头顶并入络脑，经脉通畅则气血上荣于脑。

【常用腧穴】睛明、攒竹、心俞、膈俞、肝俞、脾俞、胃俞、肾俞、承山。

【操作手法】坐位按揉睛明、攒竹；俯卧位重推心俞、膈俞、肝俞、脾俞、胃俞、肾俞；仰卧位拿承山。

4. 循足阳明胃经取穴

【释义】足阳明胃经多气多血，若气机升降失常，气血分布异常，常生"痰、虚"切中"眩晕"病机，所以针对痰气淤堵经脉引起的眩晕，刺激该经穴位效果尤佳。

【常用腧穴】四白穴、头维穴、足三里、上巨虚、下巨虚、条口、丰隆。

【操作手法】卧位点揉四百穴；按揉头维、足三里、上巨虚、下巨虚、条口、丰隆。

（三）部位选择

1. 头面及颈部

【腧穴】太阳、攒竹、鱼腰、印堂、睛明、四百、风池、风府、前额部、眼眶部、晕听区、平衡区。

【手法】抹、推、按、揉、拿

【操作】按揉睛明、攒竹、太阳、鱼腰、四百，每穴1min；推印堂至发际，分推前额部、眼眶部、晕听区、平衡区，抹太阳至颞侧5~8遍；拿风池、风府，时间3~5min。

2. 腰背部

【腧穴】心俞、肝俞、脾俞、胃俞、肾俞、膈俞、背部、腰部。

【手法】擦、推

【操作】横擦五腧穴及膈俞，以透热为宜；直推背、腰部5~8遍。

3. 四肢部

【腧穴】内关、神门、曲池、涌泉、阳陵泉、足三里、三阴交、丰隆。

【手法】按、揉、擦、拿

【操作】按揉内关、神门、曲池、阳陵泉；擦涌泉，时间8~10min；拿阳陵泉、足三里、三阴交、丰隆3~5min。

（四）操作疗程

以上穴位及经络应每日推拿1次，每次45min，7d为1疗程，共治疗2个疗程。

五、注意事项

（一）要按手法施用部位的不同合理安排患者体位，且无论选取何种体位进行推拿均要嘱其放松；

（二）术者要选择合适的位置、姿势、步态，以保证操作力度和时间，并避免自身劳损；

（三）皮肤破损、感染、皮肤病的病损局部不适宜推拿；

（四）有开放性的软组织损伤的患者不宜推拿；

（五）年老体弱、久病体虚、过度疲劳、过饥过饱、醉酒之后、严重心脏病及其他内科病情危重者禁用或慎用推拿。

参考文献

[1]邓冈, 孙小红, 张波. Epley手法复位法辅以中医干预治疗后半规管良性阵发性位置性眩晕疗效观察[J]. 实用中医药杂志, 2018, 34(7): 835-836.

[2]林蕙凝, 罗菁, 张瀛. 耳穴埋豆联合按摩足三里穴治疗痰湿中阻型眩晕的疗效[J]. 中国卫生标准管理, 2020, 11(1): 113-115.

[3]胥世艳. 耳穴埋豆辨证治疗眩晕病的中医护理效果观察[J]. 饮食保健, 2018, 5(31): 209.

[4]兰天宇, 王曼, 张丹英. 小柴胡汤加减联合耳穴埋豆对中风后眩晕治疗的价值研究[J]. 家庭医药, 2018, (5): 32.

[5]陈丽艳. 耳穴埋豆辨证治疗眩晕病的中医护理[J]. 东方食疗与保健, 2017, (12): 222.

[6]崔华恩, 黎建青, 李慧敏. 中药熨烫加穴位按摩在后循环缺血性眩晕的效果研究[J]. 临床医药文献电子杂志, 2019, 6(61): 56-58.

[7]陈可可. 循经刮痧联合子午流注择时穴位按摩在椎动脉优势型后循环缺血性眩晕患者中的应用观察[J]. 临床护理, 2021, 28(2): 150-151.

[8]汪军, 裴建, 崔晓, 等. 个性化头针治疗脑卒中运动功能障碍: 随机对照研究. 中国针灸, 2017, 37(9): 918-924.

编者：王彦红/李艳秋（长春市中医院）

第三节　耳穴压豆

一、概述

利用耳穴诊病，二千多年前的《黄帝内经》中已有记载，如《灵枢·口问》曰："耳者，宗脉之所聚也"；《灵枢·邪气脏腑病形》提出："十二经脉，三百六十五络，其气血皆上注于目而走空窍，……其别走于耳而为听……"；《卫生宝鉴》指出："五脏六腑，十二经脉有络于耳"。由此可见耳穴是沟通机体表与里、局部与整体联系的重要部位，与五脏六腑、经络腧穴、四肢百骸关系密切。到明朝年代，已经有耳穴图谱出版，但是清朝末期，耳针疗法随着正统针灸学的没落而几近湮没。二十世纪五十年代，法国P.Nogier博士提出一个新理论——"胚胎倒置"学说，他认为耳廓穴位分布像一个倒置的胎儿。1958年中国学者将其翻译成中文，并在这基础上将之丰富、完善，创立了耳廓经络图和耳背穴位贴压法，使得耳穴疗法在中国得到很大的发展和创新。1987年中国受世界卫生组织（WHO）委托，制定并通过了《耳穴标准化方案》，从此耳穴疗法开始走入正规化阶段。

耳穴压豆疗法是在耳针疗法的基础上发展起来的一种治病、保健方法，是将王不留行籽等药籽或谷类置于胶布上，贴于相关耳穴或反应点上，再以中医揉、按、捏、压等手法刺激穴位或反应点的一种中医特色疗法。其操作方便，无毒副作用，疗效确切，被后世医家广泛应用于临床。

二、作用机理

耳与经络、脏腑联系密切，受到脏腑经气的荣养。《厘正按摩要术》中记载："耳珠属肾，耳轮属脾，耳上轮属心，耳皮肉属肺，耳背玉楼属肝"。说明当人体某一脏腑和部位发生病变时，可通过经络传感反映到耳，在耳廓上往往会出现结节、压痛、变色等局部反应。通过刺激这些耳穴或反应点，借助经络的传导和调整效应，可以起到疏通经络、调和气血、调整脏腑阴阳的作用，从而达到防治疾病。

现代医学研究表明，耳廓表面分布有丰富的神经、血管和淋巴管，当各种刺激如按、压、电脉冲、激光等施行于耳部穴位上，可兴奋各层次的神经感受器，使神经冲动传至中枢，一方面通过丘脑系统调节交感神经和副交感神经的平衡；另一方面可通过丘脑-垂体系统调节体液中各激素水平的动态平衡，利用神经和体液的协同作用，发出"易化"和"抑制"两种指令活动，从而发挥镇静、镇痛、调节内脏功能等作用。因此，刺激耳部穴位可以通过调节神经体液免疫机制，改善脑部血液循环，对生命中枢进行调控，达到保健治病的目的。

三、现代研究进展

（一）耳穴压豆治疗良性阵发性位置性眩晕的观察[1]

【研究人群】经耳石手法复位成功后仍有头昏不适、行走不稳等残余症状的患者，年龄18～75岁。

【治疗方案】

1. 对照组：耳石复位成功后，常规服用甲磺酸倍他司汀片，6mg，每日3次口服。

2. 观察组：耳石复位成功后，选取患者受累耳侧穴位：内耳、皮质下、晕点、神门作为治疗穴。

3. 疗程：4周。

【疗效点评】耳石症复位后部分患者会出现非旋转性的头昏不适、行走不稳等残余症状。现代研究认为主要与耳石残留、前庭功能紊乱及情绪焦虑有关，通过刺激内耳、皮质下、晕点、神门四个治疗穴位可改善耳廓供血，加速血液循环及新陈代谢，降低血液黏稠度，能在一定程度上调整内耳及大脑功能。中医认为耳源性眩晕是邪犯耳窍，或脏腑虚弱等原因导致耳窍失养有关，通过对穴位的持续刺激，可达到振奋阳气、养髓海、通耳窍、醒脑止眩的作用。

（二）耳穴压豆联合针刺干预治疗前庭性眩晕的疗效分析[2]

【研究人群】符合前庭性眩晕诊断的轻中度眩晕患者，年龄45～70岁。

【治疗方案】

1. 对照组：倍他司汀500ml，每日1次，静脉滴注；地芬尼多片25mg，每日1次，口服。

2. 观察组：耳穴压豆联合针刺干预，耳穴取穴包括内耳、神门、交感，若肝郁者加三焦俞；气失和者加脾、胃、肾俞；阴虚者加肾、皮质下。针刺取穴包括风池、百会、印堂。每周治疗5天。

3. 疗程：1个月。

【疗效点评】经过内耳、神门、交感穴位的有效按压，配合针刺可持续、稳定地向中枢神经输入感觉冲动，从而协同调节内耳局部微循环，改善脑部缺血缺氧状态，恢复受损的前庭功能。

（三）天麻素联合耳穴压豆法治疗 3 级原发性高血压头晕 [3]

【研究人群】3级原发性高血压合并头晕患者

【治疗方案】

1. 对照组：天麻素0.6g加入0.9%氯化钠注射液或5%葡萄糖注射液250ml中，每日1次，静脉滴注。

2. 观察组：对照组治疗基础上联合实施耳穴压豆疗法，耳穴选择：降压沟、减压点、神门、内分泌、肾、交感、皮质下、耳背心、肝、肾。

3. 疗程：1周。

【疗效点评】高血压是诱发头晕的常见危险因素。静点天麻素的同时配合耳穴压豆疗法，通过对耳部穴位的刺激调节经络，可达到行气止痛，宁心安神的作用。

四、治疗推荐

（一）主穴

神门、内耳、脑点、晕点、额、交感、皮质下。

【穴位释义】神门是镇静安神要穴，能调节大脑皮层的兴奋和抑制；脑点性平，有偏阴之性，可宁心利窍，养血益精，镇静安神，行气解郁；皮质下可醒脑开窍，镇静安神，健脾益肾。神门、脑点、皮质下三穴配伍可共同调节阴阳，协调大脑皮质的兴奋和抑制。内耳可通利耳窍，清利头目，滋阴潜阳；

晕点是诊断和治疗晕证的特效穴，有升清利窍、镇静安神、缓急止痛之功效，常与内耳穴配伍使用，能改善耳部血液循环，调整前庭功能；额点可镇静、通络；交感可宁心安神，升清利窍，滋阴潜阳，调经止痛，具有调节植物神经的作用。

（二）辨证配穴

1. 肝阳上亢证

【配穴】主穴基础上加肝、肾、心、三焦

【穴位释义】肝穴有疏利肝胆，清头明目，养血平肝，疏郁缓急，通络止痛的功效；肾穴具有滋阴潜阳，益肾降火的功效；心穴能清心泻火，益心安神；三焦可疏肝理气，养血通经。诸穴合用，共奏平肝潜阳息风，安神养血定眩之功。

2. 痰浊中阻证

【配穴】主穴基础上加脾、肺、肾

【穴位释义】脾穴属阳性，为强壮穴，能改善机体免疫功能，可调养、补益、燥湿、理气，具有健脾和胃，宣肺理气，益气扶正、除湿固脬的作用；肺穴能宣肺利气，运行气血，升清利湿，疏水道，利皮毛；肾穴性阳，具有壮阳、渗湿的功效。诸穴相配，分工合作，共同完成机体水液输布循环。

3. 瘀血内阻证

【配穴】主穴基础上加肝、脾、胃、肾上腺、心

【穴位释义】肝穴性质属阴，有活血通络，养血平肝的功效；脾穴能调养阴血，宣肺健脾，益气助正，和胃通络；胃穴性平，以通降为顺，能行气消食，养血安神，清热解毒为主；肾上腺性平，有活血通络，培精养血，益气宣肺，升清通腑之功；心穴能疏通经脉，活血止痛。诸穴共用，可活血不动血，养血不留瘀。

4. 气血亏虚证

【配穴】主穴基础上加心、肝、肾、脾、胃

【穴位释义】心穴性平，有偏阴之性，可调和营血，养血生脉，宁心安神；肝穴性质属阴，有养血柔肝，清头明目的功效；肾穴具有强骨填髓，清热安神的功效；取心、肝、肾三穴协同，具有养血安神、疏肝补肾之功效。脾

为后天之本，气血生化之源，耳穴脾属阳性，亦能调节机体气血阴阳，具有补益、燥湿、理气等功效，能健脾和胃，调补气血，益气扶正；胃穴性平，以通降为顺，能行气消食，养血安神，清热解毒。诸穴相配，共奏补气养血、安神醒脑之功。

5. 肾精亏虚证

【配穴】主穴基础上加内分泌、肾、子宫（女）或者睾丸（男）。

【穴位释义】肾穴性阳，具有益肾降火，补肾聪耳，强骨填髓的功效；内分泌性平，具有补肾益精，活血通络，疏肝理气，升清利窍的功效，可调节内分泌功能，单独使用可增强机体免疫功能，也可以与他穴配伍使用以增强疗效；子宫（女）能补肾益精，调和气血，调理冲任，活血化瘀；睾丸能滋补肝肾，温补脾肾，养血生精，通络壮阳。诸穴相配，共同起到补肾填精、调和阴阳之功效。

（三）随症配穴

1. 伴随自主神经功能紊乱症状：心慌、汗出、恶心、呕吐、面色苍白等。

【配穴】主穴基础上加心、脾、胃、内分泌

【穴位释义】心穴性平，有偏阴之性，可养心安神，养血生脉；脾穴配位胃穴，能调整中焦枢机运转，共同起到健脾和胃，行气消食，宣畅中焦气机的作用，脾穴还能益气扶正，胃穴性平，还可养血安神；内分泌性平，具有补肾益精，疏肝理气，升清利窍的功效，可调节内分泌功能，单独使用可增强机体免疫功能，也可以与他穴配伍使用以增强疗效。诸穴配合，可以调整机体自主神经功能紊乱，以改善症状。

2. 伴随中枢神经功能紊乱症状：失眠、头痛、心烦、焦虑等。

【配穴】主穴基础上加心、肝、肾、内分泌

【穴位释义】心主神明，心穴性平，有偏阴之性，可宁心安神，养血生脉，刺激该穴位可使心定则神宁，神宁则心安；肝穴有养血柔肝，清头明目，疏泄肝胆气机的功效；肾穴具有益肾降火，补肾聪耳，强骨填髓的功效；取心、肝、肾三穴协同，具有养血安神、疏肝补肾、调和情志之功效。内分泌性平，具有疏肝解郁，畅达气机，升清利窍的功效，可调节内分泌功能，单独使用可增强机体免疫功能，也可以与他穴配伍使用以增强疗效。

3. 伴随耳部症状：耳聋、耳鸣、耳闷、听力减退等。

【配穴】主穴基础上加心、肾

【穴位释义】心穴性平，有偏阴之性，可疏通心络，调理气血；肾穴具有益肾降火，补肾聪耳，强骨填髓的功效。二穴配伍，心肾相交、水火平衡、互济互调则清净之气方能上达耳窍，而使听觉聪慧。

4. 伴随眼部症状：视物模糊、视物黑朦等。

【配穴】主穴基础上加肝、目1、目2

【穴位释义】肝穴性质属阴，有养血柔肝，清头明目的功效；目1、目2均具有益肝，利脾，明目的功效，诸穴配伍，有利于气血津液上输于目，目得所养则能辨色视物。

（四）并发症配穴

1. 脑梗死

【配穴】主穴基础上加脑干。

【穴位释义】脑干性偏阴，有养血益阴，宁心安神，镇静醒脑，行气通络之功效。

2. 高血压

【配穴】主穴基础上加耳背沟、降压点1、降压点2、心、肝、肾。

【穴位释义】耳背沟是治疗高血压要穴，能平肝息风，舒经活络，祛风止痛；降压点性质属阴，长于平降，具有滋阴潜阳，缓急止痛的功效，配合心、肝、肾三穴协同发挥平肝潜阳的作用。

3. 糖尿病、血脂异常、肥胖

【配穴】主穴基础上加胰胆、内分泌。

【穴位释义】胰胆性平，具有健脾和胃，消食利气，清热疏郁，消炎利胆之功，可使胃酸分泌增加，抑制体内脂肪分解，减少血液中的游离脂肪酸；与内分泌相配，可调节机体紊乱的内分泌功能。

4. 颈椎病

【配穴】主穴基础加颈椎

【穴位释义】此穴是诊断治疗颈椎病的要穴，性质属阳，长于疏通利气，具有行气活血，疏经止痛，强脊益精，强筋壮骨，祛风通络之功效。

（五）取穴位置（见图1）

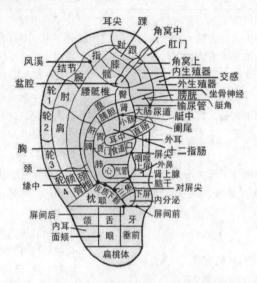

图1 耳穴位置

耳穴	位置	耳穴	位置
神门	于三角窝后三分之一的上部，即三角窝4区。	内耳	位于耳垂正面后中部，即耳垂6区的中央。
脑点	位于对耳屏边缘上1/3的中点，对耳屏尖与轮间切迹之间中点处，当平喘与脑干穴之间，脑干穴与腮腺穴连线的中间处。	晕点	位于对耳屏外侧面的后部，即对耳屏3区。
额	在对耳屏区，位于对耳屏外侧面的前下方，即对耳屏1区，左右计2穴。	交感	位于对耳轮下角末端与耳轮内缘相交处，即对耳轮6区前端。
皮质下	位于对耳屏内侧面，同额点相对，内分泌穴旁，卵巢穴与平喘穴中间处的相对应点上，对耳屏边缘下1/3的内侧面中间点，即对耳屏4区。	心	位于耳甲腔正中凹陷处，即耳甲15区。
肺	位于耳甲腔中心凹陷处周围，即心穴上下周围，即耳甲14区，耳甲腔最凹陷处反光区的周围大部均为肺穴区，心区的上、下方，上方为对侧肺，下方为同侧肺，临床上多用下侧肺。	肝	位于耳甲艇的后下部，胃反射区与十二指肠反射区的后方，胰腺点穴至外腹穴连线的中间处，即耳甲12区。

耳穴	位置	耳穴	位置
脾	位于耳甲腔的后上方，肝穴的下方，在肝硬化肿大区与血液点穴之间，耳轮脚消失的部分上后方的下缘处，即耳甲13区。	肾	位于耳甲艇，对耳轮上、下脚分叉处下方，对耳轮下脚下方后部，平视时在止血2穴至小肠穴连线的中间处，即耳甲10区。
胃	位于耳轮脚消失处，贲门穴之外方，即耳甲4区。	三焦	位于耳甲腔底部，外耳门后下，肺与内分泌区之间，内分泌穴上方，在心穴之止血4穴连线的中间处，即耳甲17区。
肾上腺	位于耳屏游离缘下部尖端，耳屏外侧面下1/2隆起平面的中点，即耳屏2区后缘处。	内分泌	位于屏间切迹内，耳甲腔的前下部，约距屏间切迹边缘0.2cm处，即耳甲18区。
子宫	位于三角窝前1/3的下部，三角窝底之内侧凹陷处，即三角窝2区。	睾丸	位于对耳屏内侧面的中部，对耳屏尖端的内方约0.2cm处，即对耳屏内壁，对耳屏尖到内侧底部为中线的外侧，靠近肺区，位于兴奋点穴与遗尿穴连线的中间处。
目1	位于耳垂前面，屏间切迹的内前下方。	目2	位于耳垂前面，屏间切迹的外后下方。
脑干	位于对耳屏游离缘上，轮屏切迹正中凹陷处，对耳屏尖与轮屏切迹之中点处，即对耳屏3、4区（内侧面）之间。	耳背沟	位于对耳轮沟和对耳轮上、下脚沟处，即对耳轮上、下脚及对耳轮主干在耳背面呈"丫"字形凹沟处。
降压点1	位于三角窝内上角，对耳轮末端的下缘，耳轮与对耳轮上脚末端交界处，即在踝穴至外生殖器2穴连线的中间处。	降压点2	位于耳壳外侧面，三角窝近对耳轮上脚下1/4点是穴，即在荨麻疹区穴至便秘点穴连线的中间处，神门与盆腔穴之间。
胰胆	位于耳甲艇的后上部，肝、肾两穴之间，即耳甲11区，一般定义为左侧为胰穴，右侧为胆穴。	颈椎	位于对耳轮体部后下1/5，对耳轮下端起始部的隆起处，在颈区后方，即对耳轮13区。

三、操作方法

选择患者舒适体位，施术者洗手后以酒精棉球消毒双耳，左手轻轻托持耳廓，右手用镊子夹取大小约0.4×0.4cm粘有王不留行籽的胶布，对准所选穴位紧贴压上，并用手指轻轻按压，使患者耳部产生酸、麻、胀、痛感且能耐受为宜。

嘱患者揉压埋豆处每天5~8次，每穴按压约1min（60次左右），隔日更换1次王不留行籽，共治疗4周。

五、注意事项

（一）耳廓血液循环较差，皮肤若受损感染易波及软骨，故治疗前要严格消毒，手法操作力度和时间要适宜；

（二）湿热天气贴压耳穴时间不宜过长，以防胶布潮湿引起皮肤感染；

（三）耳廓皮肤有炎症或冻伤者不宜采用；

（四）过度饥饿、疲劳、精神高度紧张、年老体弱者按压宜轻；

（五）对普通胶布过敏者改用脱敏胶布

参考文献

[1]杨艳, 高秀云, 李璐璐, 等. 耳穴压豆治疗良性阵发性位置性眩晕的观察[J]. 云南医药, 2022, 43(2): 46−48.

[2]冯锡洪, 邓素荣. 耳穴压豆联合针刺干预治疗前庭性眩晕的疗效分析[J]. 齐齐哈尔医学院学报, 2020, 41(2): 177−179.

[3]钱凤华. 观察天麻素联合耳穴压豆法治疗3级原发性高血压头晕的效果[J]. 世界最新医学信息文摘, 2019, 19(98): 194−195.

编者：王彦红/李艳秋（长春市中医院）

第四节　穴位贴敷

一、概述

中药穴位贴敷疗法是在中医整体观念指导下，将药物研末后用适当的液体调成稠汁或糊状，敷于相应穴位以治疗疾病的一种中医特色外治方法。

穴位贴敷疗法最早记载于医学专著《五十二病方》中，文中记载将芥子捣烂外敷头部百会穴，可以治疗毒蛇咬伤。春秋战国时期，《黄帝内经》中有"内者内治，外者外治"之说，被后世称之为膏药之始，开创膏药之先河。东汉时期张仲景在《伤寒杂病论》中记载了烙、熨、外敷、药浴等外治法，并列举了各种贴敷方法，说明汉代以前通过外敷各种方药治疗内外诸疾已相当广泛。晋朝葛洪的《肘后备急方》中收录了大量外治药膏，如断续膏、丹参膏、雄黄膏、五毒神膏等。明代李时珍《本草纲目》中记载的吴茱萸贴敷足心治疗口舌生疮，至今依然被人们所熟知并广泛使用。清代可以说是穴位贴敷疗法较为成熟的时期，尤其是吴师机《理瀹骈文》问世，这部专著集外科之大成，把贴敷疗法治疗范围普及到内、外、妇、儿、皮肤、五官等科，并指出"膏药能治病，无殊汤药，用之得法，其响立应"。他在书中提出的"外治之理，即内治之理"为后世外治法的发展奠定了扎实的理论基础，也为穴位贴敷疗法的继承和发扬作出了巨大贡献，使其被后世医家誉为"外治之宗"。直至今日，穴位贴敷疗法从炼制方法到剂型均已发生了巨大变化，医家们不仅对传统膏药的作用机理、使用经验进行了深入系统的挖掘和整理，还结合了现代生物工程学、物理学、药代动力学等多方面的知识和技术，使其能够更好地应用于临床。

关于穴位贴敷治疗眩晕疾病在古代医案中也有诸多论述，唐代医家孙思邈在《备急千金要方》中记载"治中恶风头痛方，芥子末醋和，敷头一周时"，王焘的《外台秘要·头风旋方七首》记载"贴顶膏，疗头风闷乱鼻塞及头旋眼暗皆主之方"。北宋时期《太平圣惠方》和《圣济总录》两书，亦有颇多治疗眩晕的贴敷方剂。明《证治汇补·吐血》则提到用大蒜捣贴足心治疗衄后眩晕，可见此时期药物外敷法已用于血虚眩晕的止血急救。清代吴师机说："诸风掉眩皆属于肝，清肝膏主之，清阳滋阴膏亦主之"。该治法通过经络与药物的双重作用，疏通经络气血的同时调理脏腑阴阳，从而改善症状、治疗疾病。

后代医家在整理历代理论研究和临床应用疗效后，已不再单纯认为眩晕疾病属于内科疾病，要遵循"内者内治，外者外治"原则，逐渐接受"内者亦可外治"的理论思想，并且大量的临床实践已证实穴位贴敷治疗眩晕，其作用直接、疗效持久、操作方便、不良反应少等优势，具有较好的临床推广前景。

二、作用机理

穴位贴敷疗法是以中医辨证论治理论为指导，经络腧穴学说为核心，通过贴敷药物对穴位的刺激，使药物直接深入经络，一方面激发经气，循经络传导，以疏通经络，调节全身气血阴阳的作用；另一方面，贴敷药物经皮毛腠理吸收，使药力直达病所，发挥药效，以改善脏腑生理功能，调整病理状态，两种作用协同起效，共同调节脏腑的阴阳失衡，改善经络气血的运行，从而达到以肤固表，以经通脏，以穴驱邪和扶正强身的目的，使机体达到"阴平阳秘，精神乃治"的状态。清代名医徐灵胎在《医学源流论》中就提到："……汤药不足尽病，用膏药贴之，闭塞其气，使药性从毛孔而入其腠理，通经贯络，或提而出之，或攻而散之，较之服药尤有力，此至妙之法"。

现代研究表明穴位贴敷可以通过皮肤直接给药，通过表皮角质层进入活性表皮，扩散至真皮被毛细血管吸收，避过血脑屏障，直接进入体循环，通过改善微循环而起到治疗作用；另外，通过对穴位的刺激，使腧穴局部血管舒张，改善局部血液循环，促进脑部供血、供氧，从而有效缓解眩晕症状。

三、现代研究进展

（一）穴位贴敷治疗肝阳上亢型高血压伴头晕[1]

【研究人群】年龄≥18岁，符合肝阳上亢型并适合使用厄贝沙坦降压药物的1级或2级高血压患者。

【治疗方案】

1. 对照组：厄贝沙坦150mg，每日1次，口服。

2. 观察组：对照组基础上增加风池、四关（双侧）中药穴位贴敷治疗。组方：天麻、钩藤、川芎、红花、丹参、薄荷、香附等，每日1次，每次持续8h。

3. 疗程：均为1周。

【疗效点评】本研究所选穴位为风池、四关（合谷、太冲），风池穴是足少阳胆经穴，因为肝胆互为表里，所以通过泄胆经可以起到平肝息风的作用；四关穴中的太冲穴是足厥阴肝经上的穴位，具有燥湿生风的功效，是治疗眩晕、头痛的重要穴位；而合谷、太冲皆为本经之原穴，两者一阴一阳，互相配合及依赖；所选中药配伍后亦具有平肝潜阳的作用，方药与穴位协同起效，能有效改善肝阳上亢型高血压的头晕症状。

（二）中药穴位贴敷治疗风痰上扰型眩晕 [2]

【研究人群】风痰上扰型眩晕患者。

【治疗方案】

（1）对照组：盐酸氟桂利嗪胶囊5~10mg，每日1次，口服。

（2）观察组：在对照组治疗基础上给予中药穴位贴敷，药方组成：天麻、白附子、磁石、石菖蒲、泽泻、生姜，选穴：风池、翳风。

（3）疗程：15天。

【疗效点评】组方着重于"风、痰、虚"的病因病机特点，方中天麻、白附子、磁石主治风，天麻长于平肝息风，磁石平肝潜阳，安神镇惊，白附子善于祛风化痰；石菖蒲、泽泻合用能通达三焦，主治机体伏隐之痰湿；生姜可振奋元阳、化痰开浊，助诸药发挥效力。选穴风池和翳风，二穴相合，能达到治风定眩的效果，结合药物辛散之力刺激穴位的作用，激发经气循行，达到"开穴"之效，发挥"祛风、化痰、补虚"之效。

（三）穴位贴敷联合手法复位治疗耳石症 [3]

【研究人群】18~70岁，符合《良性阵发性位置性眩晕诊断和治疗指南》诊断标准的患者。

【治疗方案】

（1）对照组：根据患者耳石症诊断给予不同手法复位治疗1~2次[4]。

（2）观察组：对照组治疗措施的基础上加穴位贴敷治疗。药方组成：天麻、半夏、茯苓、白蒺藜、石菖蒲、泽泻、石决明、钩藤，穴位选取：太冲、阴陵泉、内关穴，每次贴敷5h，隔日1次，共贴敷3次。

（3）疗程：1周。

【疗效点评】眩晕病以气血亏虚、髓海不足为本，风、痰、湿等上扰清窍为标。所选方药中天麻、石菖蒲、钩藤、白蒺藜、石决明平肝息风、祛痰醒神通窍，以治其标；茯苓、半夏、泽泻健脾化痰利湿，通达三焦，杜绝痰湿生化之源。穴位太冲、阴陵泉、内关均为治疗眩晕的常用穴位，借助白醋、生姜汁制成的贴膏通过腧穴部位皮肤直接吸收，进入体内、输布全身、对相应穴位的刺激，从而激发经络功能，发挥药效。两者协同起效，共同发挥平肝潜阳、醒神开窍、化痰止眩的效果。

四、治疗推荐

（一）药物选择

1. 单味中药

根据中药的四气五味、升降沉浮和归经等属性，穴位贴敷的药物选择中，药性应以温、微寒、平为主，味以辛、甘、苦为多，归经以肝、肾、脾经为常见。处方主要分为三类：（1）辛散发泡药，如吴茱萸、细辛、白芥子；（2）平肝息风、补益肝肾药，如川芎、天麻、牛膝、钩藤；（3）芳香开窍药，如冰片[5]，其中临床上以吴茱萸为最为常用。选择单方制剂时，可无差别使用，无需进行药物辨证，仅进行穴位辨证即可。

2. 中药复方

（1）肝阳上亢证

【处方】天麻20g、吴茱萸30g、槐花20g、珍珠母30g。

【方解】方中天麻主入肝经，药性平和，即可息肝风，又能平肝阳，为治疗眩晕、头痛之要药，无论寒热虚实，皆可配伍应用；吴茱萸其性温，大热，可升可降，阳中阴也，入肝、脾、肾之经，具有温中止痛，疏肝下气的功效；珍珠母甘、咸，入心、肝两经，能滋肝阴，清肝火，有平肝潜阳、定惊止眩之功；槐花味苦性平，具有清肝泻火、凉血止血的功效；诸药合用，直达肝经，协同起效。

（2）痰浊中阻证

【处方】白附子30g、半夏30g、白术30g、石菖蒲30g、泽泻30g。

【方解】方中白附子性辛味甘气温，为入阳明经之要药，善于祛风化痰。《神农本草经疏》描述："风药中阳草也……风性升腾，辛湿善散，故能主面上百病而行药势也"。半夏主于痰湿，有燥湿化痰降逆之功，白术味甘、微苦，入足阳明胃、足太阴脾经，《长沙药解》描述其"补中燥湿，止渴生津，最益脾精，大养胃气……，升清阳而消水谷"，二药合用，健脾同时化痰，杜绝痰湿生化之源；石菖蒲辛开苦燥温通，芳香走窜，具有开窍豁痰、醒神益智、化湿辟秽的功效，能开辟中焦秽浊之气；泽泻渗利下焦之湿气，二药合用能通达三焦，主治机体伏隐之痰湿，调节机体水液代谢平衡。诸药合用，健脾化痰开窍，并以白附子辛散之力助诸药发挥效力，调节机体内部水液循环代谢，对改善耳源性眩晕症状效果明确。

（3）瘀血内阻证

【处方】丹参30g、当归20g、川芎20g、鸡血藤50g、红花20g、冰片30g。

【方解】方中丹参功同四物，有养血活血、祛瘀生新的功效，《日华子本草》中对其有"养神定志"的记载，《滇南本草》中描述可以"补心定志，安神宁心"，单用即可安神定志，配伍其他活血药物可增强活血祛瘀之效。当归味甘而重，专能补血，气轻而辛，又能行血，补中有动，行中有补，为血中之要药；川芎辛温香窜，走而不守，能上行巅顶，下达血海，外彻皮毛，旁通四肢，既能活血祛瘀，又能行气开郁，被称为"血中之气药"，佐以当归行气活血；红花活血散瘀止痛；鸡血藤味苦微甘、性温，色赤入血，质润行散，有活血舒筋，养血调经的功效。冰片辛香穿透，引药透达皮肤腠理，能促进药物吸收以上诸药合用共奏行气活血、化瘀开窍之功。

（4）气血亏虚证

【处方】黄芪30g、党参30g、当归30g、川芎30g、白芍30g。

【方解】方中黄芪味甘、微温，能补一身之气，兼有升阳固表的作用，李时珍在《本草纲目》中释其名曰"黄耆色黄，为补药之长"，党参性平，能健脾益肺，补气养血，黄芪配伍党参，使气血生化有源，适用于各种气血亏虚不足者，现代研究证明有增强机体免疫功能；当归味甘而重，专能补血和营，气轻而辛，又能行血通经，补中有动，行中有补，为血中之要药；川芎辛温香窜，走而不守，能上行巅顶，下达血海，外彻皮毛，旁通四肢，既能活血祛瘀，又能行气开郁，被称为"血中之气药"；白芍味酸，主入肝经，偏于补益肝之阴血，能养血敛阴，柔肝安脾；当归、川芎、白芍相配伍收中寓散，散中有收，使补血不滞血，活血不伤血。

（5）肾精亏虚证

【处方】熟地30g、杜仲30g、菟丝子30g、牛膝30g、吴茱萸30g。

【方解】方中熟地质润入肾，善滋补肾阴，填精益髓，为补肾阴之要药，《本草从新》描述其"滋肾水，封填骨髓，利血脉，补益真阴……一切肝肾阴亏，虚损百病，为壮水之主药"。杜仲味甘，性温，有补益肝肾、强筋壮骨、调理冲任的功效；菟丝子甘辛微温，能滋补肝肾，禀气中和，既可补阳，又可益阴，温而不燥，补而不滞。牛膝归肝、肾经，能补肝肾，强筋骨，引血下行；茱萸其性温，大热，可升可降，取其发散的作用助诸药入经，引药入里，协同起效。

3.调配介质的选择

配置穴贴时需将中药磨成粉状，然后借助介质进行促透，将药物制成膏剂、糊剂、饼剂等剂型，目前运用较广泛的介质有醋、酒、蜂蜜、姜汁，不同的介质对于药物作用的发挥存在差异。如醋，酸苦温，入肝经，有活血化瘀、散结止痛之功，同时能促进药物溶解，提效减毒，缓和药性；酒能"行药势"，促进药物成分析出及药效发挥；姜汁味辛，性微温，归肺、脾、胃经，具有温中止呕、温肺止咳、扶阳散寒的作用，用之可以促进药效快速直达病所；蜂蜜有润燥补中之效，同时蜂蜜可增加苷元的溶解度，促进吸收，增强药效[6]。

（二）穴位选择

1.主穴：风池、风府、大椎、神阙

【穴位释义】风池穴是足少阳胆经穴，肝胆互为表里，通过泄胆经可以起到平肝息风的作用；风府穴能散风息风、通关开窍，可以改善脑部血液循环；大椎穴为三阳、督脉之会，是人体阳气上升的重要途径；神阙穴属任脉，与诸经百脉相通，《医宗金鉴》描述其能治百病，故药敷神阙可调和阴阳而直达病所，主穴相配能够引阳气上行，改善患者脑部供血。

2.辨证配穴

（1）肝阳上亢证

【配穴】主穴基础上加太冲、涌泉

【穴位释义】太冲穴是足厥阴肝经的原穴，具有燥湿生风、平肝潜阳的功效，是治疗眩晕、头痛的重要穴位；涌泉为足少阴肾经之井穴，有清肾、宁神、醒厥之效，可引上越之浮阳下归其宅。

（2）痰浊中阻证

【配穴】主穴基础上加丰隆、足三里

【穴位释义】丰隆穴具有祛湿化痰、调和胃气、通经活络、醒脑安神、补益气血等功效，被古今医家认为是治痰之要穴。足三里是足阳明胃经之合穴，有调和脾胃、补中益气、燥化脾湿，疏风化痰、通经活络、扶正祛邪之功能，是全身强壮保健要穴；二穴配伍共同强健脾胃运化功能，杜绝化痰之源。

（3）瘀血内阻证

【配穴】主穴基础上加膈俞、血海

【穴位释义】膈俞穴是足太阳膀胱经的背部腧穴，是八会穴之血会，陈修园说："诸经之血，皆从膈膜上下，……故血会于膈膜也。"

既能补气养血，又能调血活血，祛瘀生新，宽胸理气，通络止痛；血海穴有双向调节的作用，能调血气，理血室，使血气归流，导血归海，《会元针灸学》中提到"血海者，是心生血、肝藏血、肾助血，……通血之要路。"《金针梅花诗钞》曰："缘何血海动波澜，统血无权血妄行"，《针灸甲乙经》中记载"若血闭不通，逆气胀，血海主之"。可见血海穴有活血化瘀，补血养血，引血归经之功，能够治疗血分诸病，是治疗血症的要穴。

（4）气血亏虚证

【配穴】主穴基础上加血海、膈俞、足三里

【穴位释义】血海穴有"血归于海，气旺血盈"之意，是足太阴脾之要穴，为脾经之血聚集、疏散之地，太阴脾经是多血少气之脏，可见血海穴在气血调节方面的重要性，因善治血证而得此名，《医学入门》言其"善治一切血疾及诸疮"，具有益气统血，养血行血之功效。膈俞穴位于胸腹之交界，《难经》曰"血会膈俞"，《针方六集》有"此穴居于心肝二俞之间，故为血会"之说，故血病皆可酌情取用，既可分理胸腹上下之阴阳又可调血养血、祛瘀生新。足三里是足阳明胃经之合穴，能调和气血，具有补虚强壮的功能，是全身强壮保健要穴，诸穴配伍，能够治疗气血亏虚之疾，调节机体免疫力、增强抗病能力。

（5）肾精亏虚证

【配穴】主穴基础上加关元、肾俞、三阴交

【穴位释义】三阴交穴属足太阴脾经，具有滋补肝肾、健脾安神、调节阴阳的作用，是阴经气血物质交会穴·关元穴又称为先天气海，元阴元阳交会之处，脐下肾间之气藏于此穴，可培元固本、补益下焦，是治疗元气亏损的常用穴位；肾俞穴属足太阳膀胱经，滋阴补肾的常用穴位，可调理冲任；三穴合用，能够调节肾脏功能，恢复气血阴阳平衡。

3. 随症配穴

（1）伴随神经和精神系统症状：心慌、汗出、失眠、头痛、心烦、焦虑等

【配穴】主穴基础上加内关、神门、三阴交

【穴位释义】内关穴属手厥阴心包经络穴，能宁心安神、宣痹解郁、宽胸理气、降逆止呕；神门穴为心经原穴、输穴，具有宁心安神、调和阴阳、通络止痛等功效，为古今针灸临床应用最为广泛的腧穴之一[7]；三阴交是足三阴经之交会穴，汇集了三条阴经的气血物质，有益气养血、补肾健脾、生精益髓之功效。诸穴配伍使用可共同调节心之神明，发挥安神宁心的功能。

（2）伴随消化功能紊乱症状：恶心、呕吐、面色苍白等

【配穴】主穴基础上加足三里、关元、中脘、天枢

【穴位释义】足三里穴是足阳明胃经的合穴与胃的下合穴，有调理脾胃，补中益气，扶正祛邪的功效，《针灸真髓》曰"三里养先后天之气"，是治疗胃肠疾病的首选穴。关元穴又称为先天气海，是元阴元阳交会之处，可培元固本、补益下焦，是治疗元气亏损的常用穴位；中脘穴作为胃经募穴，也是

腑之会穴，能疏利中焦气机、和胃降逆止痛，是治疗腹部胃肠道病证的主穴，可用于治疗一切腑病；天枢作为大肠的募穴，居阴阳升降之中，具有疏通肠腑、消食理气、涩肠止泻之效，对肠胃功能具有双向调节作用，主要用于治疗肠胃病证。诸穴合用，共同调节中焦脾胃功能。

（3）伴随耳部症状：耳聋、耳鸣、耳闷、听力减退等

【配穴】主穴基础上加翳风、听宫

【穴位释义】听宫为手太阳小肠经止穴，其经脉入耳中，翳风为手少阳三焦经之穴，其经脉沿耳后入耳中，出耳前，两穴均有聪耳通窍之功效，故刺激听宫、翳风穴，可疏通耳部经络，增强耳脉气血的运行，平衡阴阳，调整内耳功能。

（4）伴随眼部症状：视物模糊、视物黑朦等

【配穴】主穴基础上加太阳、涌泉

【穴位释义】太阳穴为经外奇穴，具有醒神开窍之效，可以疏通局部经络气血则视物清明；涌泉穴属足少阴肾经，善培补元气，温肾壮阳，肾精充足则目视精明；二穴相配，一上一下，共同调节机体气血阴阳，使精气能够充足上输于目，目受濡养，能视物辨色。

4.并发症配穴

（1）高血压

主穴基础上配伍内关、三阴交、涌泉，可以调整植物神经及内分泌功能，起到调整血压的作用。

（2）糖尿病、血脂异常、肥胖

主穴基础上配伍足三里、三阴交、天枢，调节中焦脾胃功能，可以促消化、改善代谢。

（3）贫血

主穴基础上配伍血海、膈俞、足三里，补气养血，调血活血，祛瘀生新。

（4）颈椎病

主穴基础上配伍后溪、天柱，通行气血、疏筋通络。

5. 取穴位置

穴位	位置	穴位	位置
风池	位于后颈部，后头骨下，两条大筋外缘陷窝中，相当于耳垂平齐	风府	位于后发际正中直上1寸处
大椎	位于第7颈椎棘突下凹陷中	神阙	位于命门穴平行对应的肚脐中
太冲	位于足背侧，第一、二跖骨结合部之前凹陷处	涌泉	位于足前部凹陷处第2、3趾趾缝纹头端与足跟连线的前三分之一处
丰隆	位于人体的小腿前外侧，外踝尖上八寸，条口穴外一寸，距胫骨前缘二横指（中指）	足三里	在小腿前外侧，当犊鼻下3寸，距胫骨前缘一横指（中指）
膈俞	位于背部，当第7胸椎棘突下，旁开1.5寸	血海	位于大腿内侧，需屈膝取穴，髌底内侧端上2寸，当股四头肌内侧头的隆起处
关元	位于脐下三寸	肾俞	位于第二腰椎棘突旁开1.5寸处
三阴交	位于内踝尖直上三寸，胫骨后缘	内关	位于腕横纹上2寸，掌长肌腱与桡侧腕屈肌腱之间
神门	位于腕部，腕掌侧横纹尺侧端，尺侧腕屈肌腱的桡侧凹陷处	中脘	位于脐中上4寸
天枢	位于腹部，横平脐中，前正中线旁开2寸	翳风	位于耳垂后，当乳突与下颌骨之间凹陷处
听宫	位于耳屏前、下颌骨髁状突的后方，张口时呈凹陷状	太阳	位于耳廓前面，前额两侧
后溪	位于第5指掌关节后尺侧的近端掌横纹头赤白肉际处	天柱	位于后发际正中旁开1.3寸处

四、操作方法

（一）取已经制作完成的贴膏，选择患者舒适体位，暴露皮肤，选定穴位，施术者洗手后以酒精棉球消毒所选穴位后贴敷；

（二）贴敷后，嘱患者避免大幅度活动，以防止贴敷药物脱落；

（三）次日贴敷时注意局部皮肤清洁干净后，再行贴敷；

（四）每天贴敷1次，每次贴敷4~6h，每2周为1疗程，连续治疗2疗程。

五、注意事项

（一）所选穴位宜精不宜多；

（二）治疗不宜空腹进行，贴敷后注意休息，饮食不宜生冷、刺激；

（三）每次穴位贴敷时间不宜过久，防止皮肤过敏、破溃，避免诱发感染；

（四）眩晕程度较重者，单纯的穴位贴敷治疗可能效果不佳，可以给予药物或其他方法联合治疗；

（五）皮肤过敏者慎用此法。

参考文献

[1]李燕. 穴位贴敷联合厄贝沙坦治疗高血压的临床效果分析[J]. 养生保健指南, 2020, (31): 31-32.

[2]邓正明, 张丽瑛, 苏丽芳. 中药穴位贴敷治疗风痰上扰型眩晕临床疗效观察[J]. 亚太传统医药, 2020, 16(1): 118-120.

[3]李杰, 曹岐新. 穴位贴敷联合手法复位治疗耳石症40例临床观察[J]. 中国中医药科技, 2020, 27(5): 799-800.

[4]蒋子栋. 规范良性阵发性位置性眩晕临床诊疗[J]. 中华医学杂志, 2018, 98(16): 1201-1203.

[5]贺雅琪, 梁冰雪, 冯文岳, 等. 穴位贴敷治疗高血压临床选穴及用药规律研究[J]. 中国针灸, 2020, 40(5): 565-569.

[6]刘柏岩, 张晓旭, 王富春. 基于现代文献的穴位贴敷治疗功能性便秘的选穴用药分析[J]. 吉林中医药, 2018, 38(2): 125-129.

[7]朱超, 吴生兵, 周美启, 等. 神门穴主治作用浅析[J]. 安徽中医药大学学报, 2020, 39(6): 47-50.

编者：王彦红/李艳秋（长春市中医院）

第五节　其他疗法

除上述已经介绍的中医特色疗法之外，其他如刮痧、拔罐、放血疗法、穴位注射等中医外治方法也常用于眩晕病的治疗，并取得了令人满意的临床疗效。

一、刮痧疗法

（一）概述

刮痧疗法是在中医基础理论指导下，以经络学说皮部理论为基础，术者用特定工具，按照规定的动作要求和技术要领，在人体体表皮肤进行刮拭，使皮下出现点状或斑片状出血点（痧像），从而达到防病治病、保健强身的一种中医传统外治法。

（二）作用机理

刮痧疗法可通过对皮肤的刮拭，起到对经络、腧穴的刺激，最终达到平衡阴阳、调和气血，开启腠理、透痧排毒，宣通气血、祛瘀生新，疏通经络、扶正祛邪，调理脏腑、防病保健的作用。现代研究表明，通过对皮肤表面特定腧穴的刮拭，可以刺激神经末梢感受器而产生神经反射，作用于效应器，改善微循及淋巴循环，促进新陈代谢，并可以通过中枢神经反射或神经体液的传递，以及脑干网状结构上行系统的激活，在中枢水平上调节组织、内脏的机能活动。

（三）现代研究进展

1.刮痧法对良性复发性眩晕的干预作用[1]

【研究人群】年龄18～60岁，符合良性复发性眩晕诊断的患者。

【治疗方案】

（1）对照组：盐酸氟桂利嗪胶囊5mg，每日1次，口服。

（2）观察组：对照组基础上给予刮痧法治疗，选取足少阳胆经、手厥阴心包经、足厥阴肝经以及督脉为主，配合肝俞、肾俞。

（3）疗程：2周。

【疗效点评】刮痧疗法能够疏通经络，使阴阳和，升降复，经络选取足少阳胆经、手厥阴心包经、足厥阴肝经以及督脉，具有滋阴潜阳，平肝息风的作用，从而改善眩晕症状，并且减少眩晕的复发。

2. 全息经络温通刮痧法治疗后循环缺血型眩晕[2]

【研究人群】年龄25～65岁，诊断为后循环缺血型眩晕患者。

【治疗方案】

（1）对照组：盐酸氟桂利嗪胶囊5mg，每日1次，口服；丹参注射液10ml溶于5%葡萄糖注射液100ml中，每日1次，静脉滴注；盐酸倍他司汀氯化钠注射液500ml，每日1次，静脉滴注。

（2）观察组：对照组基础上给予全息经络温通刮痧法，取穴：颈部和肩部选三大治疗区：风池至身柱、风池至肩井、天柱至大行；背部选用天宗穴。全息穴区：头部的顶后斜带（双侧）、顶枕带上1/3、手部第三掌骨及第二掌骨的颈部区域、足部的颈部区域。足部颈椎区：颈部肌肉反射区位于足拇指后2cm处。颈椎反射区：位于足外侧第五趾骨中部（即脚侧面最突出点的中间）、足部拇指趾腹横纹处。操作方法：对着治疗部位利用杯沿进行刮拭，杯口与皮肤呈15°，始终保持一定的按压力，从轻到重，使身体慢慢适应，当杯身发烫时，利用杯身钝圆的突起对皮肤进行快速滚动。首先以颈部和肩部的治疗带为主线，根据肩颈的阿是穴选取相应的配线，先主线后配线进行刮拭。再选取手足全息区，使用按揉的方法，用艾灸杯杯缘压靠在操作区域上，进行缓慢柔和的旋转运动，杯口平面不能离开皮肤，压力应渗透到皮下组织或肌肉。全息穴区每次刮拭选择1～2穴，并交替治疗。注意在一个方向上单向刮拭，不得来回刮，力量均匀，以患者耐受为度。每3d治疗1次。

【疗效点评】全息经络温通刮痧法是在全息生物论的理论支持下将刮痧、艾灸、热疗的作用相结合，不仅具有刮痧疗法疏通经络、解表祛风、疏通腠理、清热解毒、行气止痛等功效，也具有艾灸温通经脉，升阳活血、调和阴阳、扶正祛邪的功效。

（四）治疗推荐

1. 按腧穴位置刮痧

【主穴】百会、风池、大椎、太阳

【辨证配穴】

（1）肝阳上亢证：加肝俞、肾俞、行间、侠溪；

（2）痰浊中阻证：加阴陵泉、丰隆、中脘、内关、头维；

（3）瘀血内阻证：加膈俞、血海、膻中、气海；

（4）气血亏虚证：加血海、膈俞、足三里、三阴交、气海；

（5）肾精亏虚：加肝俞、肾俞、太溪、太冲、照海、神门。

【随症配穴】

（1）伴随心慌、汗出、心烦、焦虑、失眠等症状时，加内关、神门、曲池；

（2）伴随恶心、呕吐、胃部不适等症状时，加足三里、丰隆、中脘；

（3）伴耳鸣、耳聋、听力障碍等症状时，加翳风、听宫。

【操作方法】

先刮拭头顶部腧穴，以按揉为主，力度适中，其次刮胸、拭背部膈俞，用力要轻柔，可用刮痧板棱角刮拭，以出痧为度，然后是四肢腧穴，力度可稍重，直至出痧。

2. 按部位刮痧

（1）刮头部

【治疗功用】开窍醒脑、升清降浊

【操作方法】患者取坐位，操作者位于患者头部后方，点揉印堂、头维，以此为中线分别向两侧刮拭前额，止于两侧太阳穴并点揉太阳穴，以皮肤红润为度。然后从患者前额发际以梳头法自头维—百会—风府穴方向进行刮拭，然后以此为中线，先左后右，从前向后刮至太阳—角孙—风池穴，刮20～30次。头部刮痧时力度要均匀，注意询问患者感受，以患者感觉舒适能够承受为度，注意力度避免头发脱落，操作时间5min。

（2）刮颈部

【治疗功用】祛风解表，调和营卫

【操作方法】先垂直刮拭风府至大椎方向，以此为中线，先左后右向两侧刮拭，方向分别是风池至肩井，翳风至肩髃，不留缝隙，全部刮到，背部操作强度及时间以出痧为度。

（3）刮背部

【治疗功用】振复阳气、补脑益髓

【操作方法】患者取俯卧位，先开四穴，刮大椎（宣肺）、大杼（养血）、膏肓（滋阴）、神堂（安神），其次刮拭背部督脉（大椎至长强）和膀胱经（大椎至肾俞）。背部操作强度及时间以出痧为度。

（4）刮上肢

【治疗功用】引气下行，以泻心火

【操作方法】刮手厥阴心包经（天泉至中冲方向）、手少阳三焦经（肩髎至关冲方向），必须刮到指尖，避免痧毒郁滞于手掌，排痧时胀痛难受。

（5）刮肢端

【治疗功用】驱邪出体

【操作方法】按照手掌-手背-指缝方向刮拭，刮痧板平面与皮肤完全接触，稍用力按压，以摩法的方式操作，磨痧时无需多油。

（五）注意事项

1. 刮痧出痧后的1～2天，皮肤可能出现轻度疼痛、发痒或有轻微灼热感，属于正常现象，无须特殊处理，可嘱患者注意保护刮痧面皮肤清洁，衣着以棉质柔软宽松为主；

2. 少数患者因身体虚弱，可于刮痧后24h出现疲劳反应或类似感冒样症状，此属正常反应，一般无需处理；

3. 注意防止传染性疾病的交叉感染，皮肤感染、破溃及急性骨折、扭挫伤的局部应避开刮拭，头面部刮痧不要求出痧，其他部位痧斑消退后再刮第2次；

4. 刮痧时应注意保持室内温暖，夏日保持室内空气流通，刮痧时间约20min，或以患者能耐受为度，刮痧后最好饮一杯温开水、姜汁或淡糖盐水，刮痧后4h内忌洗冷水澡。

二、拔罐疗法

（一）概述

拔罐疗法最早记载于《五十二病方》中，中医传统罐疗使用的工具是火罐，借助于燃烧所得到的热力，排去罐中的空气产生负压，使其吸着于皮肤造成淤血现象，是祖国传统医学中的一种特色疗法。

（二）作用机理

拔罐疗法是通过对附着穴位或部位产生的负压、温热效应，使穴位或部位充血、瘀血，使其所在经络通畅、气血通达，有行气活血、驱散风寒、化瘀止痛的功效。现代研究证明拔罐所产生的负压作用可以牵拉局部神经、肌肉、血管以及皮下腺体，通过神经-内分泌调节血管舒、缩功能和血管壁的通透性，增加局部血液供应；汗腺和皮脂腺的功能受到刺激而加强，促进体内毒素、废物加速排出。温热作用不仅使毛细血管扩张、血流量增加，还可增强血管壁的通透性和细胞的吞噬能力，使淋巴循环加速，改善代谢功能。

（三）现代研究进展

1. 针刺加腹部拔罐治疗痰湿中阻型眩晕[3]

【研究人群】痰浊中阻型眩晕患者。

【治疗方案】

（1）对照组：针刺风池（双）、百会、印堂，留针30min。

（2）观察组：针刺百会、头维（双）、中脘、天枢（双）、内关（双），留针40min；取针后用闪火法拔罐部位：中脘、神阙、天枢（双），留罐10~15min。

（3）疗程：10d。

【疗效点评】针刺选穴有息风益髓的作用，拔罐的穴位有理气化痰，升清降浊，调理中焦脾胃的功能，重点在调理肝、脾、肾等脏腑功能，使痰湿得化，清气得升，浊气得降不能上扰清窍，恢复机体稳态，眩晕得止，充分体现了中医治病求本的观念。

2. 刺络拔罐联合西药氟桂利嗪治疗气血亏虚证眩晕[4]

【研究人群】>18岁，符合气血亏虚证诊断的眩晕患者。

【治疗方案】

（1）对照组：盐酸氟桂利嗪胶囊5～10mg，每日2次口服，共治疗2周。

（2）观察组：对照组基础上联合刺络拔罐，针刺取百会、大椎、陶道、身柱、腰阳关、命门、颈夹脊穴（左右交替取穴），风池、颈夹脊留针30min，其余穴位不留针联合拔罐，留罐20min，以吸出少量血液为宜，针刺每日1次，拔罐隔日1次，共治疗15d。

【疗效点评】气血亏虚证患者治疗应以补养气血、活血化瘀、疏通经络为主。通过针刺穴位可疏通经络，调补气血，增加脑部血流量，配合刺络后拔罐可以协同达到息风、补虚、活血、祛痰的作用，显著提高临床疗效。

（四）治疗推荐

临床上拔罐疗法常用于治疗气血亏虚证和痰浊中阻证眩晕，并且多配合头部腧穴刮痧或刺络放血疗法。

1. 痰浊中阻证

（1）方法一

【配穴】头维、太阳、风池、中脘、丰隆或头维、内关、阴泉、丰隆

【操作】头维、太阳、风池三穴局部涂抹万花油后刮痧，以局部皮肤潮红无痧点为止，不拔罐；中脘、丰隆、内关、阴陵泉穴拔罐后留罐10min，每日1次，10次为1疗程。

（2）方法二

【配穴】百会、四神聪、太阳、中脘、天枢、内关

【操作】头部穴位仅针刺，中脘、天枢、内关行平补平泻捻转手法留针30min取针后拔火罐，留罐10～15min，每日1次，10次为1疗程。

2. 气血亏虚证

（1）方法一

【配穴】百会、印堂、脾俞、足三里或百会、膈俞、气海、三阴交

【操作】百会、印堂穴局部涂抹万花油后刮痧，以局部皮肤潮红无痧点为止，不拔罐；膈俞、三阴交、足三里、气海穴拔罐后留罐10min，每日1次，10次为1疗程。

（2）方法二

【配穴】大椎、颈部夹脊穴或背部膀胱经走行

【操作】所选部位用梅花针叩打出血后速拔火罐，留罐5min，每5d操作1次，6次为一个疗程。

（五）注意事项

1. 饥饿或过饱时不宜拔罐，过敏体质、局部溃疡、多毛等位置不宜拔罐；

2. 拔罐之前要检查罐口是否平整、破裂、有碎渣，防止刮伤或刺伤皮肤，操作时谨慎小心，避免烫伤；

3. 拔罐时间不宜过久，不宜频繁拔罐，以防皮肤破溃或引起其它不适。

三、放血疗法

（一）概述

中医的放血疗法古称"刺血络"，以中医经络学说和气血学说为依据，以针刺某些穴位或体表小静脉而放出少量血液的一种独特治疗方法。

长沙马王堆出土的《帛书》已有刺络放血治疗疾病的记载，有文献记载的放血治疗眩晕始于《灵枢·五邪》云："邪在肾，则骨痛阴痹……时眩。取之涌泉、昆仑，视有血者，尽取之"，宋金元时期张从正认为刺络放血具有发汗、补虚、调节平衡的作用，他的《儒门事亲》对放血疗法的发展起到了重要的作用，且记载了张从正用放血疗法治疗一妇人眩晕的案例，至清代，已有诸多眩晕放血疗法的记载，如《万氏家抄济世良方·腹痛》中以砭针刺两曲池青筋治疗痧证眩晕，《审视瑶函》通过局部刺血疗法，宣泄诸阳热气，可治疗气血上冲头目导致的眩晕。新中国成立后，国医大师贺普仁著《三棱针疗法图解》、郑佩等著《刺血医镜》、王秀珍等著《刺血疗法》都对放血疗法进行了系统的整理与论述，使得中医放血疗法继续迅速发展。

（二）作用机理

放血疗法治疗眩晕的作用机理着重于一个"通"字，通过对所选部位放恶血以疏通经脉、调畅气血，改善经络循形时气血运行不畅的病理变化，具有活血理气、祛瘀除滞、泻热祛邪的作用，从而调整脏腑的功能紊乱，使气滞血瘀的一系列病变恢复正常，达到治疗疾病的目的。现代研究证实，刺络放血疗

法通过刺破浅表血管排出少量血液的过程排能缓解血管痉挛，促进血液循环，进而改善局部组织缺血缺氧状态。而且随着血液流出，局部组织中炎性介质的浓度下降，减轻了对神经的刺激，从而能够改善头晕症状。

（三）现代研究进展

耳尖放血联合耳穴贴压治疗后循环缺血性眩晕[5]

【研究人群】38～80岁，符合后循环缺血诊断，且有反复发作病史（反复发作≥3次）的眩晕患者。

【治疗方案】

（1）对照组：常规内科治疗及护理。

（2）观察组：对照组的基础上辅以耳尖放血联合耳穴贴压治疗。耳尖放血：患者取舒适的体位，先按摩耳廓使其充血，医者用碘伏棉签消毒耳尖穴，右手持一次性采血针头对准穴位快速刺入约1～2mm出针，以针孔为中心挤压耳廓，使其自然出血，然后用干签拭干，每次取双侧耳尖放血，一次放血约6～8滴，放血治疗隔日1次。耳穴贴压：主穴为神门、内耳、皮质下、交感，配穴取枕耳穴、心、肝、脾、肾、内分泌，根据证候分型选取相应穴位。患者取坐位或卧位，手持探棒找准穴位后消毒局部皮肤，将耳贴固定在穴位点上，埋豆后用食指、拇指捻压酸麻胀感，每次按压1～2min，每天自行按压3～4次，单侧贴压，每周贴2次，两耳轮交替贴压。

（3）疗程：2周

【疗效点评】耳尖穴是经外奇穴，具有活血通络、息风平肝、清热解毒等功效，周围散在着六大阳经的经脉的支脉、支别，刺络放血后能够激发经络阳气，起到疏通经络、通调气血、祛瘀生血的作用，对于调节人体阴阳平衡、脏腑功能具有重要意义。

（四）治疗推荐

临床上刺络放血疗法主要用于治疗眩晕实证。

【主穴】百会、大椎、双侧风池、太阳、耳尖左右交替（选择2～4穴即可）

【操作】患者取坐位，身体放松，将需要操作的腧穴部位皮肤严格碘伏消毒，用三棱针或头皮针快速点刺3～4下，深度约1～2mm，然后轻轻挤压针眼周围加快血液流出，用75%酒精棉球反复擦拭，每侧穴位放血5～10滴，每7天放血一次，连续治疗4次。

1. 肝阳上亢证

【配穴】神庭、头维、曲池（选择1～2穴）

【操作】患者取坐位，身体放松，将需要操作的腧穴部位皮肤严格碘伏消毒，用三棱针或头皮针快速点刺3～4下，深度约1～2mm，然后轻轻挤压针眼周围加快血液流出，用75%酒精棉球反复擦拭，每侧穴位放血5～10滴，曲池穴刺络放血时可配合拔罐，每7天放血一次，连续治疗4次。

2. 痰浊中阻证

【配穴】足三里、丰隆、三重穴（董氏奇穴）（选择1～2穴）

【操作】患者取仰卧位，身体放松，将需要操作的腧穴部位皮肤严格碘伏消毒，用三棱针或头皮针快速点刺3～4下，深度约3～6mm，然后轻轻挤压针眼周围加快血液流出，用75%酒精棉球反复擦拭，每侧穴位放血10～20滴，可配合拔罐疗法，每7天放血一次，连续治疗4次。

3. 瘀血内阻证

【配穴】行间、足三里、曲泽（选择1～2穴）

【操作】患者取仰卧位，身体放松，将需要操作的腧穴部位皮肤严格碘伏消毒，用三棱针或头皮针快速点刺3～4下，深度约3～6mm，然后轻轻挤压针眼周围加快血液流出，用75%酒精棉球反复擦拭，每侧穴位放血10～20滴，足三里、曲泽穴可配合拔罐疗法，每7天放血一次，连续治疗4次。

（五）注意事项

治疗向患者作好解释工作，避免患者精神紧张，操作时针具必须严格消毒，防止感染；刺络放血时应注意进针不宜过深、创口不宜过大，以免损伤其他组织；操作后嘱患者休息5～10min，并适当饮水后再活动；放血当天不要洗澡，防止局部皮肤感染。

四、穴位注射

（一）概述

穴位注射是以中医基础理论为指导原则，向特定穴位中注射治疗药物，利用药物效应、腧穴特异性和针刺效应三者的协同作用，将药物、腧穴以及人体经络三者紧密结合在一起，来实现治疗目的和效果的一种中医学新兴的治疗手段。

（二）作用机理

治疗头晕过程中，注射针具直接刺激特定穴位，同时注射部位对药物的吸收也会对穴位产生持续性刺激，再通过经络的循经感传效应，使药物快速到达相应的病变部位，进而充分激发人体经络之气，发挥针刺腧穴和药物双重治疗作用，加强药效，使治疗效果更快速、持久。现代研究证实穴位注射能改善局部组织的血液循环，激发神经冲动的传导，起到疏通经络、醒脑开窍的作用，能有效缓解眩晕、疼痛等症状。

（三）现代研究进展

1. 穴位注射天麻素治疗后循环缺血性眩晕[6]

【研究人群】符合后循环缺血性眩晕诊断的患者

【治疗方案】

（1）对照组：天麻素注射液60mg加入0.9%氯化钠注射液500ml中，每日1次，静脉滴注。

（2）观察组：采用天麻素注射液穴位注射。取穴：风池（双），每次每侧穴位注射1ml，隔日1次。

（3）疗程：2周。

【疗效点评】天麻素注射液具有祛风止痛、疏通经络的效果，现代研究表明能调节人体中枢神经系统神经功能，增加脑血流量、收缩脑血管、降低脑血管阻力，还能通过降低血液黏度、抑制5-羟色胺释放、清除过多自由基保护神经细胞以镇定安神，配合风池穴可以进一步帮助机体血液循环恢复正常，最终达到消除眩晕症状的目的。

2. 丰隆穴位注射异丙嗪治疗痰浊中阻型后循环缺血性眩晕[7]

【研究人群】40～80岁，符合后循环缺血诊断标准，中医辨证为痰浊中阻型的眩晕患者。

【治疗方案】

（1）两组均给予长春西汀注射液30mg加入生理盐水500ml，每日1次，静脉滴注。

（2）对照组：在此基础上，给予异丙嗪注射液12.5mg，臀部肌肉注射。

（3）观察组：在此基础上，给予异丙嗪注射液12.5mg，丰隆穴穴位注射，每日1次，双侧穴位交替进行。

（4）疗程：2周

【疗效点评】异丙嗪是抗组胺药，能透过血脑屏障，用于眩晕、呕吐的治疗，同时对中枢神经系统具有镇静作用，可减轻患者发病时的紧张、焦虑和恐惧感。丰隆穴是足阳明胃经络穴，具有祛湿化痰、调和胃气、通经活络、醒脑安神、补益气血等功效，被古今医家认为是治痰之要穴，是治疗痰浊中阻型眩晕的主要穴位之一。该治疗方法通过药物、穴位的双重作用，体现了中西医结合，取中西医之精华，扬二者之长，补二者之短，疗效确切。

（四）治疗推荐

1. 药物选择

注射药物常选择具有改善循环、活血通络的中成药注射剂，如丹参类注射液、天麻素注射液、银杏叶提取物注射液，或西药类盐酸异丙嗪注射液。

2. 辨证配穴

（1）肝阳上亢证：风池、太冲+太溪

（2）痰浊中阻证：丰隆、翳风、足三里

（3）气血亏虚证：血海、足三里

（4）瘀血内阻证：足三里、三阴交

（5）肾精亏虚证：三阴交、太溪

【操作】选取治疗药物及穴位后，用5ml注射器，5号针头抽取配制好的治疗药物2ml，穴位常规消毒后，垂直进针，刺进入0.5～1.5寸，待局部出现酸、麻、胀感后回抽无血，将药液缓缓注入，每次每侧穴注射1ml，隔日1次，以7次为1个疗程。

（五）注意事项

治疗前与病人互相沟通，减轻患者恐惧心理，嘱患者不要空腹、避免熬夜、疲劳等；操作时针具必须严格消毒，防止感染；治疗后告知患者局部可能出现一过性酸胀、麻木、无力等感觉，待不适症状完全缓解后再进行下一次治疗；治疗后应避免从事高度紧张和体力劳动，如开车、提重物等。

参考文献

[1]张燕, 韩琦, 孙莉, 等. 中医特色护理刮痧法对良性复发性眩晕干预作用的临床研究[J]. 医学食疗与健康, 2019, (21): 37-38.

[2]林小婵, 胡媛, 戚正涛, 等. 全息经络温通刮痧法治疗后循环缺血型眩晕的疗效观察[J]. 中国社区医生, 2021, 37(20): 77-78.

[3]王军. 针刺加腹部拔罐治疗痰湿中阻型颈源性眩晕的临床观察[J]. 养生保健指南, 2017, (11): 210-214.

[4]林涌泉, 胡晓玲. 刺络拔罐联合西药氟桂利嗪治疗颈性眩晕的疗效观察[J]. 云南医药, 2020, (24): 11-12.

[5]崔圣玮, 张帅帅, 席虎, 等. 耳尖放血联合耳穴贴压对后循环缺血性眩晕的疗效观察[J]. 江西中医药大学学报, 2022, 34(2): 62-64, 69.

[6]邓霞. 穴位注射天麻素治疗后循环缺血性眩晕的临床分析[J]. 中医临床研究, 2021, 13(17): 43-46.

[7]王保国, 肖伟, 王震, 等. 丰隆穴位注射异丙嗪治疗痰浊中阻型后循环缺血性眩晕疗效观察[J]. 上海针灸杂志, 2018, 37(1): 1-5.

编者：王彦红/李艳秋（长春市中医院）

第六章　预防调护

中医认为，眩晕主要与情志不遂、年老体弱、饮食不节、久病劳倦、跌仆坠损以及感受外邪等因素有关，内生风、痰、瘀、虚，导致风眩内动、清窍不宁或清阳不升，脑窍失养而导致。因此，从饮食、情志及运动等方面加强对眩晕患者的预防调护，对于眩晕病的预防和治疗具有重要意义。本章将分别从饮食、情志及运动疗法三个方面进行介绍。

第一节　饮食疗法

一、概述

饮食是疾病治疗、康复过程中必不可少的一环。合理、科学的饮食不仅补充营养及能量，而且有利于促进疾病的恢复，从而起到增强体质、调整阴阳的作用。

关于饮食的重要性在我国古代文献中早有相关记载，《黄帝内经·素问》中提到"五谷为养、五果为助、五畜为益、五菜为充、气味合而服之，以补精益气"的原则，这是最早提出的膳食平衡理念。《内经》也强调过"饮食有节，起居有时，不妄劳作"才能"形与神俱，而尽终其天年"。药王孙思邈也曾告诫："饮莫教人足，恐其过饱而伤脾胃也"，他还强调应顺应自然，要避免"太过"和"不足"的危害，他认为对食物的功能而言，"用之充饥则谓之食，以其疗病则谓之药"。苏轼则把"已饥方食，未饱先止"为养生之道。《太平圣惠方》中则记载了28种关于疾病的食疗方法。李时珍撰写了《本草纲目》，其中有关抗衰老的保健药物和药膳就多达253种。人们在探索饮食与健康关系的历史进程中，不仅积累了丰富的实践经验，还形成了传统医学中关于营养保健的独特理论体系，即"药膳学说""药食同源学说""食物的归经学说"等，这些学说依据传统医学理论，用辨证、发展和联系的观点研究了饮食与健康的关系。

药膳疗法在我国有着悠久的历史，《太平圣惠方·食治论》云："夫上古之人。饮血茹毛。纯一受气。所食无滋味之爽。脏腑无烟火之毒。各遂其性。患害不是危以食治之。食疗不愈。然后命药。"同时详细记载多个食疗方以治疗眩晕。如治中风目眩兼羸瘦，"宜吃蒸羊头肉方，白羊头（一枚洗如法）上蒸令极熟切。以五味汁食之。或作脍，入五辛酱醋食之。若治心虚风眩头痛，则宜服薯蓣拨粥方。生薯蓣不限多少，去皮，磨如稀糊，上和白面作拨粥，于豉汁中煮，入五味调和食之"。若为目眩狂言并五心烦热，"宜吃藕羹方。藕（半斤去皮薄切）、薄荷（一握）、菜（半斤）、豉（二合）上以水浓煎。豉汁中作羹，入五味，饱食之，饥即再作食之"。

食疗文化是中华民族文化宝库中熠熠闪光的珍宝。食与治的完美结合，防病治病与养生保健结合，充分展现了中医独特的优势。食疗结合辨证论治，即运用科学方法将食物按照各自的性味和功效进行配伍。对易发生眩晕的人群或已发生眩晕的患者，有针对性地选择一些食物或药食两用的药物并坚持长期服食，可收到防治眩晕病的效果。

二、食疗推荐

（一）实证

1.风热上扰证

症状多表现为头晕、头胀、视物旋转、重则恶心呕吐，可伴有身热汗出、咳嗽、烦、渴等风热表症，或目赤、肿痛、多泪两鬓胀痛。饮食宜清淡，注意减少肉类食品，如羊肉、动物内脏、蛋黄等，尤其是肥肉，宜多吃新鲜的蔬菜和水果，如萝卜、芹菜、黄瓜、菠菜、苹果、梨、桃等。

（1）甘菊饮

【功用】清肝明目、养肺润肺、祛痰

【食材制作】可用菊花6g、甘草3g，洗干净后切成薄片，放入砂锅中并加水300ml，中火煮沸，小火约煮15min后过滤，除去药渣，汁留，加白糖30g搅拌均匀后食用即可。

【服用方法】代茶饮用。

（2）山楂银花饮

【功用】辛凉解表、清热解毒

【食材制作】可取山楂10g、银花30g放入砂锅中，加适量水，大火煮沸，小火煮约3min后将药液过滤到碗内，并将药渣加水再煮一次，并过滤出药液，两次药液合并一起后，可放入蜂蜜30g，搅拌均匀后食用即可。

【服用方法】代茶饮用。

2. 痰浊上蒙证

症状表现为头晕如蒙、目视色黑、呕吐痰涎、恶心胸闷、倦怠多寐。饮食宜食清淡利湿之品，如玉米汤、荷叶粥、冬瓜、均以素食为主，忌食膏粱厚味、烟酒甜食、荤腥、生冷瓜果之品、以免伤脾胃、助湿生痰，肥胖者要注重节饮食，可多食如蔬菜、豆类等。

（1）陈皮石菖蒲水

【功用】化痰解郁、宁心催眠

【食材制作】可取陈皮20g、石菖蒲25g，将陈皮清洗干净，石菖蒲清洗干净后切成小段，放入温开水中浸泡，捞出后与洗净的陈皮捣烂榨汁，加适量的温开水后食用即可。

【服用方法】代茶饮用。

（2）天麻陈皮猪脑汤

【功用】息风化痰止晕

【食材制作】天麻10g、陈皮5g、猪脑1个，洗净猪脑，与天麻、陈皮放入炖锅内，加清水适量，隔水炖熟，饮汤。

【服用方法】隔日1次，餐食服用。

3. 肝阳上亢证

症状表现为眩晕、耳鸣、头痛、头胀、面色红润、烦躁易怒、口苦、少寐多梦，常因情绪波动而诱发，遇恼怒或烦恼时加剧。饮食应以低盐、清淡饮食为主，宜吃具有清泻肝热、养阴平肝作用的食物，如丝瓜、冬瓜、瓠子、黄瓜、莴苣、绿豆芽、金针菜、空心菜、茭白、槐花、旱芹、海蜇、白菊花、松子仁、天麻、马兰头、决明子、荷叶、菊花脑等，忌吃辛辣香燥、性热助火的物品。

（1）桑叶菊花饮

【功用】清心除烦、止渴助眠

【食材制作】桑叶15g、菊花10g、钩藤10g、莲子心5g、泡水。

【服用方法】代茶饮用。

（2）牡蛎鲫鱼汤

【功用】滋阴潜阳、镇静安神

【食材制作】牡蛎粉12g、鲫鱼200g、豆腐200g、绍酒10g、姜、葱各5g、鸡汤500ml、酱油10g、青菜叶100g。鲫鱼去鳞、腮、内脏，洗净，豆腐切4厘米长、3厘米宽的块，姜切片、葱切花、青菜叶洗净，一并放入砂锅中，加水1000ml，大火煮沸，小火煮45min后食用即可。

【服用方法】每日1次，随餐食用。

（3）百合玉竹粥

【功用】镇静、清心宁神

【食材制作】可取百合约20g清洗干净，撕成瓣状；取玉竹约20g，切成4厘米小段；取粳米约100g清洗干净，把百合、玉竹、粳米一并放入砂锅内，加入1000ml清水，大火煮沸，小火煮约45min后食用即可。

【服用方法】每日1次，当早餐食用。

（4）天麻蒸鸡蛋

【功用】宁心安神、滋补肝肾

【食材制作】可取鸡蛋1枚打入盆中，取葱花5g、天麻10g烘干磨成细粉备用，将葱花、天麻粉、盐1g、麻油5g放入鸡蛋盆内均匀搅拌，并加适量清水，用大火大气蒸15min后食用即可。

【服用方法】每日1次，当晚餐食用。

4.肝气郁结证

症状表现为头晕、头胀、偶轻偶重，可随情绪波动、多伴有胸闷太息、嗳气脘痞、胁肋胀痛等症。饮食应多吃一些具有疏肝理气，清肝泻热以及健脾益气功效的食物。

（1）麦冬郁金粥

【功用】理气解郁、清肺润燥

【食材制作】可取麦冬15g，浸泡约12h，除去内梗；取郁金15g，润透切成小薄片。将麦冬、郁金一并放入砂锅内，加清水500ml，开中火煮25min，过滤除渣留药汁。将100g粳米清洗干净加入药汁、适量白糖、加冷水二碗，中火煮沸后，小火熬煮约30min、煮成稀粥后食用即可。

【服用方法】每日2次，早、晚餐食用。

（2）郁金清肝茶

【功用】理气解郁、活血

【食材制作】可取醋制郁金10g、炙甘草5g、绿茶2g、蜂蜜约25g，将食材一并放入砂锅中，加入清水1000ml，开中火煮约30min后食用即可。

【服用方法】取汁代茶饮

（二）虚证

1.气血亏虚证

症状表现为头晕目眩、眼花、心悸、动则加剧，失眠、面色苍白、唇甲不华、神疲懒言、食少纳呆。饮食宜食营养易消化、益气养血之品，如瘦肉、鱼类、蛋类、甲鱼、猪肝等有情之品。可煲如龙眼、红枣，如核桃肉、西洋参、党参等，切记避免饮食过量，忌食生冷之品。

（1）大枣桂圆糕

【功用】补益心脾、养血安神

【食材制作】可取大枣、桂圆适量，清水洗净浸泡，大枣、桂圆去核后切碎，一并放入砂锅内加水煮至变软后捞出，加鸡蛋和糖打发至体积膨大，倒入煮枣水和油翻拌均匀，筛入低粉和小苏粉，搅拌均匀后倒入模具里，放入烤箱，温度调至170℃，30min后取出食用即可。

【服用方法】每日2次，早、晚餐服用。

（2）龙眼红枣粥

【功用】养心安神、健脾补血

【食材制作】可取桂圆15枚，清洗干净后去壳取肉，白沙参15g单煎取汁备用，红枣5枚、粳米约100g，将食材一并放入砂锅内煮粥，并加入少许白糖调味后食用即可。

【服用方法】每日2次，早、晚餐食用。

（3）紫河车蒸鸽蛋

【功用】养气血、温肾、补精髓

【食材制作】可取紫河车10g，烘干后打磨成细粉备用，取红枣7枚去核，党参10g切片，鸽蛋10个煮熟后去壳，葱约10g切成葱花，生姜约5g切丝，把去壳鸽蛋、紫河车粉、红枣、党参、葱花、姜丝、适量绍酒一并放入蒸杯内，加入鸡汤200ml，把蒸杯置大火、大气蒸25min后食用即可。

【服用方法】每日1次，每次吃鸽蛋4个并喝汤，吃红枣、党参。

（4）鹌鹑煲粥

【功用】益气补脾

【食材制作】可取鹌鹑1只清洗干净后去毛去内脏，切成块状，加大米约100g，清水1000ml一并放入砂锅内煲粥，加盐调味后服食即可。

【服用方法】每日2次，早、晚餐食用。

（5）灵芝粥

【功用】养心安神，补益气血，止咳平喘

【食材制作】可取灵芝约20g清洗干净后切成小块、粳米约100g清洗干净备用，将核桃仁约20g用开水泡10min后剥去外壳，将砂锅内加入清水1000ml，粳米、灵芝、核桃仁、烧开后小火煮至米烂粥稠、表面浮有粥油时放入精盐约2g调味后食用即可。

【服用方法】每日2次，早、晚餐食用。

2. 肝肾阴虚证

症状表现为眩晕、神疲健忘、失眠多梦、遗精耳鸣、腰膝酸软、五心烦热。饮食应多食滋阴益气之物，如黑木耳、甲鱼、紫菜等滋补肾阴之品，或可用藕汁或梨汁代茶饮，但应忌食辛辣、动火之品。

（1）枸杞核桃粥

【功用】补肝益肾、健脑益髓

【食材制作】可取枸杞20g、核桃仁20g、粳米约100g，将枸杞、核桃、粳米清洗干净一并放入砂锅内，加清水约1000ml，大火煮沸，小火煮45min后食用即可。

【服用方法】每日2次，早、晚餐食用。

（2）人参枸杞蒸乌鸡

【功用】滋阴补气、提高免疫力、保护血管

【食材制作】可取人参10g润透切成薄片、枸杞15g清洗干净后去除杂质、乌鸡1只清洗干净后去除毛和内脏及爪，把乌鸡放蒸盆内，均匀涂抹上绍酒约10g、酱油10g、盐3g、姜丝10g、小葱段10g放鸡腹内，一并将人参、枸杞放到鸡身上，加入清水2000ml，用大火大气蒸约1h后食用即可。

【服用方法】每日1次，每次食乌鸡50g，吃人参、枸杞，喝汤。

（3）鳝鱼粥

【功用】补益肝肾、温阳健脾、养血固脱

【食材制作】可取鳝鱼约250g清洗干净，去除内脏，洗净切段，将薏苡仁30g、山药30g、生姜3g一并入砂锅内煮成粥，加入少许盐或糖调味后食用即可。

【服用方法】每日2次，早、晚餐食用。

3.肾精不足证

症状表现为头目眩晕、神疲耳鸣、齿松发脱、腰膝酸软等症状，伴舌质淡红或淡嫩。可多食补肾效果好的食物，如黑米、黑木耳、黑芝麻等黑色食物，也可吃韭菜、核桃等，还要多补充微量元素及维生素。

（1）苁蓉杜仲鸽

【功用】补肾阳、益精血、补肝肾、强筋骨

【食材制作】可取鸽子2只清洗干净，清洗后去毛去除内脏，取肉苁蓉20g、盐炒杜仲15g、小葱段约20g，将肉苁蓉与杜仲一并放入鸽腹内，将盐5g，少许绍酒均匀涂抹在鸽身上，一并放入蒸锅内，加入葱段，上蒸笼用大火大气蒸1h后食用即可。

【服用方法】每日1次，可晚餐食用。

（2）枸杞核桃粥

【功用】解除脑疲劳、补肾抗衰

【食材制作】可取枸杞20g、核桃仁20g、粳米100g，将枸杞、核桃、粳米清洗干净后一并放入砂锅内，加清水1000ml，用大火煮沸，再用小火煮45min后食用即可。

【服用方法】每日2次，早、晚餐食用。

三、注意事项

（一）对于眩晕患者而言，饮食方面应以助消化、低胆固醇、低脂肪、低热量饮食为主，可多食豆制品类、多食粗纤维食品，蔬菜如白菜、芹菜等，水果如香蕉、苹果、梨等，含碘食品如紫菜、海带等。

（二）对于长期反复发作的眩晕患者，应避免食用辛辣刺激性及肥甘厚味之品，避免浓茶与咖啡等的摄入。

（三）对于患有高血压病患者和梅尼埃病患者均需要限制食盐的摄入量。高血压病患者每日需要控制食盐在5g以下，梅尼埃病患者每日钠盐的摄入量不能超过2g，国内标准为1.5g。

（四）眩晕发作期伴有呕吐的患者，要及时减少饮食的摄入量，应少量多餐，适当可给予流质饮食，如米汤等，呕吐后的患者胃气必有损伤，应不宜立即进食，待呕吐次数减少后，再逐渐增加饮食量[1]。

（五）脾胃虚弱者，应忌食坚硬、生、冷等油腻之食物，以免加重脾胃的损伤，胃阴虚者应忌食辛燥刺激之品，以免更耗胃阴。

参考文献

[1]赵东平. 浅谈眩晕发作期的饮食调护[J]. 山西中医, 2009, 25(04): 61-62.

编者：陈晓琳（吉林省中医药科学院第一临床医院）

第二节　情志疗法

一、概述

中医认为情志与人体脏腑功能有密切关系。《阴阳应象大论》曰："人有五脏化气，以生喜怒悲忧恐"。人体的五脏的生理功能正常，才能产生喜怒悲忧恐五种正常的情志变化。《素问·上古天真论》曰："恬淡虚无，真气存之，精神内守，病安从来？"可见保持精神愉快、情志舒畅，尽量排除杂念，使心灵空虚而不杂，不为外物所扰，人体正气才能够不断地保留下来，不至于无故损耗，才可以保持健康，远离疾病。中医情志因素在疾病的发生、发展、预后及转归中起着至关重要的作用。

情志不遂是眩晕疾病发生的重要因素之一。宋·严用和首次提出六淫、七情致眩之说，其在《济生方·眩晕门》中指出："所谓眩晕者……六淫外感，七情内伤，皆能导致。"可以看出眩晕的发生可以由外感的六淫之之邪导致，也可以由七情内伤导致，在眩晕的发病中产生重要的影响。《黄帝内经》提出"正气存内，邪不可干"，人体的正气不仅包括身体机能上正常，也包括精神情志的内在平衡，这也符合现代医学提出的生物-心理-社会的医学模式。《丹溪心法·头眩·卷四》："七情郁而生痰动火，随气上厥，此七情致虚而眩晕也。"《东医宝鉴·外形篇·卷一》："七情过伤，气郁生涎，痰涎迷塞心窍而眩晕。"由此可见，喜、怒、忧、思、悲、恐、惊七种情志变化与眩晕的发生有密切的关系，因此，避免情绪的过度变化，保持情绪的稳定，对眩晕疾病的预防、治疗及预后具有重要的意义。

二、现代研究进展

（一）前庭康复联合冥想治疗前庭神经炎 [1]

【研究人群】前庭神经炎患者，年龄18～70岁。

【治疗方案】

（1）药物治疗：倍他司汀片12mg/次，3次/d口服；每日强地松1mg/kg口服，1周后逐步减量，总疗程3周。

（2）前庭康复训练：①前庭眼动反射康复：卧位练习，手指自面前8cm的位置逐渐向面部靠近，眼睛注视手指按照先慢后快、先上后下、从左到右的顺序完成摇头固视、交替固视、分离固视训练；坐位练习，除眼及头部运动外，完成耸肩、转肩及弯腰拾物三个动作；站位练习，需完成睁眼及闭眼状态下坐位到站位的转换、屋内行走、上坡下坡以及上下台阶动作；②前庭脊髓反射康复：重心康复练习，在行走过程中转身；平衡康复练习，弓步传球；步态练习，足跟足尖一线行走。康复训练每次30min，上午下午各一次，连续30d。

（3）冥想训练：患者保持坐位，选择舒缓、轻柔的纯音乐作为背景音乐，首先进行渐进性肌肉放松训练，从头部至足趾的每个肌群做收缩舒张运动，随后进行10次深呼吸。然后引导患者将注意力转移至自己身体，进行全身感觉扫描，感受气流进入胸廓以及腹部的起伏情况，同时让患者想象一幅令人愉快的画面，引导其畅想自己向往的景象。着重引导患者审视自己的身体状况，感受自身躯体以及意识的变化，指引患者以不分析、不批判的态度体验自身的情绪、思维和记忆等，接纳所有感受的产生、消失。冥想训练每次20min，上午下午各一次，连续30d。

【疗效点评】在药物治疗的基础上联合前庭康复与冥想能明显减轻前庭神经炎患者眩晕残障程度及日常行走能力损伤，改善半规管功能，促进前庭功能恢复，效果较单独采用药物治疗更加显著。

（二）"五音调神"法治疗肾精不足证眩晕[2]

【研究人群】眩晕肾精不足证患者，年龄30～60岁。

【治疗方案】

（1）前庭康复训练：主要包括凝视稳定性训练（双眼平视、双眼追视、转头注视、双眼追视环形运动、垂直运动）、平衡训练（踝关节摆动、趾踵站立、行走）等项目。

（2）五行音乐疗法：①感受式音乐疗法。选择合适的音乐，以使患者能够更好地感受音乐的旋律、节奏，宣泄内心情感。参与式音乐疗法：重点需要病人的参与，根据喜好选择适合自己的音乐形式，如声乐演奏、随音乐跳舞、唱歌等。②综合式音乐疗法。音乐治疗师带领患者在合适的声乐中一边聆听一边进行肢体、肌肉运动，如体操、按摩等。

（3）头针治疗：主穴取百会、太阳、神庭、印堂。配穴取悬钟、太溪。患者平卧于周围环境安静的心理治疗室内，对穴位常规消毒后，取0.30×20mm的一次性无菌针灸针，百会、神庭沿督脉向后平刺8~10mm，印堂采用提捏进针法，沿督脉向前平刺5~8mm，太阳（双侧）、太溪（双侧）直刺5~8mm；取0.30×40mm的一次性无菌针灸针，悬钟（双侧）直刺15~20mm，行平补平泻手法，留针30min。

【疗效点评】"五音调神"法更侧重于减轻焦虑、抑郁的情志症状，加速眩晕功能障碍的恢复，打破再适应失败的恶性循环，同时还能提高患者参加前庭康复训练的积极性，增强其恢复健康的自信心。

三、情志治疗推荐

（一）传统情志疗法

1. 情志制约法

指有意识地采用一种情志抑制另一种情志，达到淡化、甚至消除不良情志的干预方法[3]。朱丹溪宗《内经》之旨指出："怒伤，以忧胜之，以恐解之；喜伤，以恐胜之，以怒解之；忧伤，以喜胜之，以怒解之，恐伤，以思胜之，以忧解之；惊伤，以忧胜之，以恐解之，此法惟贤者能之"。例如，或逗之以笑，或激之以怒，或惹之以哭，或引之以恐等，因势利导，宣泄积郁之情，畅遂情志。

2. 情志疏导法

指对待病人要态度和蔼可亲，和言善语，对一些思想顾虑较重，或病情较重的病人，要耐心劝导，减轻患者的思想负担，增强患者治疗疾病的信心，并告知他们保持心情舒畅的方法，积极配合治疗。根据体质和临床表现采用不同的宣泄方法和疏导方式。对于偏阴体质，脾气虚弱的患者，可指导其低声唱自己喜欢的歌曲；对于偏阳体质，肝气郁结的患者，可指导其反复进行腹式呼吸，以缓解气机郁结[4]。

3. 平和七情法

指导患者做到以理智战胜情志，使情志活动保持在适度状态，遇事学会忍耐，不急躁，淡泊名利，倡导清心少欲，避免情绪的大起大落。以平和愉悦的态度对待自己的人生际遇和人际关系，以求使自己的七情始终处于平和的状态。

4. 释疑解惑法

指根据疾病发生的原因及实际情况，剖析疾病发生的本质所在，解除患者的疑虑、疑惑。运用此法可及时帮助患者消除误解，使其不因疑惑不解而感到抑郁不安等，避免加重病情[5]。

5. 顺情从欲法

指顺从患者的意愿、心理需求，满足其身心需要的一种方法。施行者应鼓励患者倾诉并宣泄内心不良情绪，客观分析其心理欲望，对于合理的尽量满足其所求或所恶，不合理的则采用善意的、诚恳地说服教育等方法处理[6]。要尊重患者的人格尊严和隐私，积极引导患者说出自己内心所苦，帮助患者分析痛苦的根源，顺从其所想，满足其要求，使之保持健康乐观的心态，积极配合治疗。

（二）现代情志疗法

1. 呼吸调节法

呼吸调节法是指运用特殊的呼吸方式以控制呼吸的频率和深度，从而提高吸氧水平和增强身体活动能力，改善心理状态，治愈心理疾病或躯体疾病的一种自我心理治疗方法。

【适应症】适用于焦虑、紧张、抑郁、急躁等心理疾病，也有助于消除各种功能性甚至器质性躯体疾病。

【训练方法】

平躺在床上，头下垫枕头，两膝弯曲并分开，相距约20～30公分，两手分别置于胸部和腹部。用意念控制呼吸，先吸气并隆胸，使意念停留在胸部上，此时置于胸部上的手会慢慢随之升起，然后呼气；再吸气并鼓腹，使意念停留在腹部上，此时置于腹部上的手会慢慢随之升起，然后呼气。反复交替进行呼气、吸气训练，不断体验胸、腹部的上下起伏，以及呼吸时的舒适轻松的感觉。每周训练2~3次，每次10~30min。

2. 冥想疗法

冥想疗法是指运用意识的想象力，调动生物信息场，调节身体阴阳，增强体质，祛除疾病。

【适应症】适用于身体疼痛、注意力低下、免疫力低下、高血压、焦虑、失眠、抑郁等病症。

【训练方法】以特定音乐及图片为背景开展训练，静坐在一个靠垫或者椅子上，后背坐直，双手放于腿上，闭合双眼来实现身体放松；调整呼吸，左右手分别放在腹部和胸前，全身肌肉放松，静息呼吸。吸气时用鼻吸入，尽力挺腹，胸部不动，再徐徐呼出，同时收缩腹部，胸廓保持最小的活动幅度[7]。每日1次，每次30min。

3. 音乐疗法

音乐疗法是指以心理治疗的理论和方法为基础，运用音乐特有的生理、心理效应，使求治者在音乐治疗师的共同参与下，通过各种专门设计的音乐行为，经历音乐体验，达到消除心理障碍，恢复或增进心身健康的目的。可以分为即兴式音乐疗法、再创造式音乐疗法和接受式音乐疗法三类[8]。

【适应症】适用于脑卒中、高血压、眩晕、冠心病、慢阻肺等多种疾病所伴发的焦虑、抑郁情绪。

【训练方法】

（1）即兴式音乐疗法：参与者在使用自己挑选的乐器的基础上进行即兴演奏，借助过程中建立起来的人际关系或医患关系宣泄情感、审视自身，以达到治疗的目的；

（2）再创造式音乐疗法：参与者对现有的音乐产品进行二次创作，主要包括演奏演唱和学习技能两部分。当治疗不以音乐为目的时，重点为活动的参与过程，通过分析或调整参与者人际关系中的心态或行为，以达到治疗目的；当以音乐为目的时，重点为音乐技能学习的结果，参与者通过克服自身心理或生理障碍，在音乐上取得成就，以达到治疗目的；

（3）接受式音乐疗法：以聆听音乐为主要手段，通过产生各种心理、生理体会，从而释放心理压力，促进心理健康，以达到治疗的目的，主要包括歌曲讨论、音乐回忆、肌肉渐进放松训练想象和指导性音乐想象四个部分。

①歌曲讨论：接受式音乐疗法最常用的方法之一。事先，由治疗师或参与者选择有代表性的、自身喜欢的或可引起共鸣的音乐；过程中，参与者在聆听后就音乐本身进行谈论，谈论内容可以包括歌词内容、音乐特点、自身感受等，不断增强语言表达和情感交流。

②音乐回忆：在歌曲讨论的基础上，进一步唤醒或激发参与者对音乐所伴随的富有感情色彩的回忆。参与者通过对音乐相关的生活经历进行回顾和重新体验，倾诉往事、宣泄情感，以寻得相互理解和共同体会。

③肌肉渐进放松训练想象：包括主动式肌肉渐进放松训练想象和被动式肌肉渐进放松训练想象，其中被动式最为常用。治疗师播放平稳舒缓的放松音乐，同时播放引导语，参与者跟随引导语进行放松。放松形式有很多种，如从头到脚放松、重点部位放松等。

④指导性音乐想象：播放想象专用音乐，同时将想象引导语念给参与者，按照引导语进行想象，一般为对大自然美好景象的想象，如小溪、草原、高山、大海等。

（三）情志护理干预

1. 对眩晕患者应详细介绍情绪的必要性，对态度消极、情绪低落的患者进行安慰和鼓励，让患者认识到及时治疗有利于早日恢复健康；

2. 注重缓解患者的紧张和焦虑情绪，向患者说明不良的情绪变化是眩晕疾病发生的重要原因，积极地引导患者自我消除烦恼和不良情绪；

3. 应对患者做进一步的了解，取得患者及家属与医护人员的信任，进一步提高患者应对治疗的信心；

4. 沟通交流中尽量多与患者探讨轻松乐观的话题；

5. 可以为患者安排有趣的、积极向上的娱乐活动，以转移患者的部分注意力使其心情放松，以更加积极的态度面对自己治疗。

四、注意事项

对于存在以下情况者不适宜进行情志疗法，包括器官、组织有实质性病变，出现细胞、组织的炎症或坏死损伤等病变的患者；正接受医院药物、手术、化疗治疗的患者；缺乏正常思维、行为和语言表达能力者；合并严重心脑血管、高血压等疾病、精神病、认知障碍疾病、癫痫的患者；在情绪释放中，容易出现身体过激反应者；24h内饮用药物、酒精、咖啡或吸毒者，会造成大脑兴奋，在面对治疗时不能真实表达，也不适宜情志治疗。

参考文献

[1]廖峻, 张志民, 吴婉玉, 等. 前庭康复训练联合药物治疗前庭神经炎疗效观察[J]. 四川医学, 2017, 38(03): 332-334.

[2]刘研. "五音调神"法治疗眩晕肾精不足证的临床研究[D]. 山东中医药大学, 2021.

[3]王琳, 逯娟娟, 宋媛媛. 冠心病患者的中医情志护理[J]. 中国实用医药, 2014, 9(29): 226-227.

[4]程友花, 徐立军, 王欢. 中医情志护理在社区原发性高血压患者中的应用效果[J]. 当代护士(中旬刊), 2019, 26(4): 80-81.

[5]杨薇, 沈婷, 李艳芳, 等. 音乐疗法结合中医辨证改善系统性红斑狼疮患者郁证的效果[J]. 解放军护理杂志, 2014, 31(4): 11-14.

[6]刘滢, 夏丽莉, 吴金凤, 等. 性格色彩学分析结合合理情绪疗法在老年心血管病患者心理护理中的效果评价[J]. 实用老年医学, 2015, 5(6): 521-524.

[7]王丹妮. 腹式呼吸与健康[J]. 中华现代护理学杂志, 2006(13): 1236-7.

[8]王聪. 接受式音乐疗法对失眠老年人干预效果的研究[D]. 吉林大学, 2022.

编者：陈晓琳（吉林省中医药科学院第一临床医院）

第三节　运动疗法

一、概述

运动疗法是通过主动或被动的运动方式，同时配合呼吸和意念，以增强体质，防治疾病，改善功能障碍，促进康复为目标的医疗康复方法。中西方国家在古代就有运动的概念，但起初是融于生活形式里，之后才单独成为"运动"，并且成为医学的治疗方式。祖国传统运动疗法是在中医学及传统武术的联合指导下形成的健身方法，是中国文化的瑰宝，也是中医学中不可分割的部分。中国是首先提出运动疗法的国家之一，早在《黄帝内经》中记载关于散步、引导、化纳等运动养生方法，华佗基于对自然的观察编成了"五禽戏"，《诸病源候论》中提出的引导和吐纳方法，以及流传数千年的太极拳、八段锦、易筋经和气功等传统功法，都是古代运动医学的重要内容，具有相当的科学性及实用性。

根据运动疗法在眩晕疾病中的应用可分为传统运动疗法与现代运动疗法。其中传统运动疗法主要包括太极拳、八段锦、五禽戏等；现代运动疗法主要包括广场舞、瑜伽训练及前庭康复训练。目前的研究表明，无论是传统运动疗法，还是现代运动疗法对于眩晕疾病的治疗及预防均具有良好作用，不仅能够改善人体平衡功能，降低跌倒的风险，还有助于养生健身，已成为重要的治疗手段。

随着社会生活节奏的加快，人们生活压力的加大与方式的改变，尤其在慢性病高发的今天，人们对健康的意识不断提高，也越来越需要运动来调节身心的健康与平衡。中医治疗除了理、法、方、药系统外，运动疗法也是一个科学的手段。尤其是中医传统运动，在众多的体育健身方法中，其历史悠久，内容丰富，是古人长期实践、筛选的智慧结晶，不受场地、器材、年龄及生活条件的限制，可有效应用于眩晕病的预防、治疗及康复。

二、作用机理

现代研究表明，运动疗法可通过神经反射、神经体液和生物力学作用等途径，对人体的局部和全身功能产生相应的影响和改变，改善原来失调的机体状态。其基本作用机制是提高神经系统的调节能力，提高身体的代谢能力，增强心肺和呼吸功能，并维持和恢复患者的运动功能，促进新的代偿机制形成。而不同的运动疗法对疾病的治疗及恢复又分别发挥着不同的作用。

（一）传统运动疗法

1. 太极拳

研究表明，太极拳对大脑功能有着积极的调节和训练作用，通过动静结合的锻炼方式，对大脑皮层过度兴奋所致头痛、眩晕症状有明显缓解作用。而太极拳本身绵绵不断、松静自然、缓慢的特点，使练习者锻炼时，起到愉悦心情的作用，更体现了其作为一种前庭康复手段的可行性与融洽性，有利于调节身体平衡，减少身体摔倒，提高膝关节的肌肉力量。

2. 八段锦

八段锦中"两手托天理三焦、调理脾胃需单举"的运动可以使人体的肺、肝、脾、胃受到牵拉，促进其蠕动，改善人体脾胃运化的功能；"左右开弓似射雕，五劳七伤往后瞧，摇头摆尾去心火，两手攀足固肾腰"，这些运动在一定程度上有助于改善眩晕病患者神经系统的功能，使其大脑皮质与植物神经兴奋，有利于其气血的运行。

眩晕患者长期接受八段锦养生操训练，对其自主神经系统功能具有调节作用，可以促使交感神经兴奋性降低，控制血液儿茶酚浓度，有效预防眩晕疾病的复发。

3. 五禽戏

五禽戏是通过模仿动物的动作达到健身养生的功效，属导引运动，对增强肌力、降低肌肉张力、提高核心稳定性、改善步行及平衡功能有显著疗效[1]。

其功法要点为"鹿运两胁疏肝木，猿运心胸益心火，熊运脘腹健脾土，鸟运胸肺补肺金，虎运肾腰固肾水。"功法以五行木、火、土、金、水相生为序；与五季"春、夏、长夏、秋、冬"；与五化"生、长、化、收、藏"相关联，所对应的人体五脏分别为肝、心、脾、肺、肾。功法讲究"开吸合呼，形随气动"，静心怡神联想五禽的生活意境，物化入静，强健五脏，调气活血。

五禽戏刚柔兼容，注重内外结合、形神结合，强健筋骨，疏通脏腑经络，调节精神，能够很好地起到按摩脏腑，疏通经脉，使身心全面发展。

（二）现代运动疗法

1.广场舞

广场舞集自娱性与表演性为一体，简便易学，参与性强，较适合老年人的身心特点，具有良好的群众基础。其舞步相对简单，跳舞过程中要求上下肢有一定的协调性，可提高老年人的平衡能力。有研究显示广场舞能有效减缓绝经后妇女骨密度下降速度，提高血清雌激素水平，改善平衡能力，对防治绝经后妇女骨质疏松症、降低跌倒风险有积极作用[2]。

2.瑜伽训练

研究显示瑜伽功法的练习可改善局部的血液循环，修复受损的软组织，解除局部韧带、肌肉组织痉挛，锻炼心肺功能[3]。而不同的瑜伽体式改善眩晕症状的作用机理亦不相同，如背部伸展式可缓解压力，平衡情绪，焦虑和易怒，增加头部和平衡中心的血液流动，从而减轻眩晕感；束角式可以帮助身体恢复平衡，改善全身血液循环，快速减轻眩晕感；犁式可以强化颈部，恢复平衡系统和神经系统，帮助释放压力，缓解眩晕症状。

3.前庭康复训练

前庭康复训练主要针对患者的双眼、头部和身体各部分的协调运动，其治疗机制[4]主要包括：习惯化、前庭适应和感觉替代等。习惯化是指运用重复的、能够引起患者症状的动作直到他们不再对刺激产生不良反应；前庭适应的原理是通过反复进行头部和眼部的运动来帮助中枢神经系统适应由前庭系统输入的新的信息，从而促进头部运动反应下前庭神经元的长期变化，以减少前庭障碍的症状，使凝视和姿势稳定正常化；而感觉替代是指使用残存的感觉输入，尤其是视觉输入来辅助患者的姿势控制，如增强平滑追踪或眼球运动的中央预处理，或者通过其他反射来弥补前庭眼反射（VOR）的不足。总的来说，前庭康复训练是通过反复的可诱发眩晕的动作作为刺激信号，促进中枢及对侧前庭代偿的产生，从而使患者功能得到改善。

三、现代研究进展

（一）太极拳锻炼对眩晕患者前庭康复治疗的效果[5]

【研究人群】外周性眩晕急性期后仍主诉有眩晕、头晕或失衡症状者，症状持续1个月以上，年龄≥18岁。

【研究方案】针对外周性眩晕特点设计太极拳锻炼处方【注】：①搓掌（热身运动）；②站桩（无极桩、太极桩）；③金鸡独立（双立、单立、行立）；④四方移动（掤、捋、挤、按）；⑤倒身（前后倒身）；⑥抗阻力练习。每次锻炼1h，每周锻炼5d，持续4周。

注：站桩旨在锻炼患者的前庭觉和本体觉；金鸡独立转头和反向云手转头则意在加强前庭刺激，锻炼前庭眼反射功能，加强视觉的稳定性；四方移动中掤、捋、挤、按四个动作，在单脚独立时可加强本体觉感知能力；四方移动中各种方位转动及倒身主要是增加对前庭器官的刺激；抗阻力练习则是锻炼患者的视觉、前庭觉、本体觉以及增加患者的肌肉力量。

【疗效点评】本研究证实太极拳锻炼为一种安全、有效的前庭康复手段，外周性眩晕患者通过太极拳锻炼可使其平衡功能得到明显改善，可提高患者的日常生活能力，改善其生活质量。

（二）耳穴埋豆联合八段锦养生操对眩晕病（高血压）护理疗效的观察[6]

【研究人群】眩晕病（原发性高血压）患者，符合《中国高血压防治指南》（2010年版）1、2级原发性高血压的诊断，年龄≤70岁。

【研究方案】常规西医治疗与护理的基础上，采用耳穴埋豆联合八段锦养生操。耳穴埋豆选取额、颞、枕、肾、神门穴进行治疗，双耳交替应用，每天需按压耳穴，频次为3～5次，每次按压时间为1～2min；站式八段锦养生操，每次25min，每天锻炼2次，每周运动时间为5d，持续接受3个月的运动训练。

【疗效点评】八段锦养生操有助于改善眩晕病（高血压）患者神经系统的功能，使其大脑皮质与植物神经兴奋，有利于其气血的运行。眩晕病患者长期接受八段锦养生操训练，对其自主神经系统功能具有调节作用，可以促使交感神经兴奋性降低，控制血中儿茶酚浓度，从而对病患血压进行控制。

（三）前庭康复治疗急性前庭神经炎[7]

【研究人群】存在平衡功能障碍的急性前庭神经炎患者。

【研究方案】在常规药物治疗基础上实施前庭康复治疗，包括摇头固视、交替固视、分离固视、反向固视等训练方式。各训练动作每天进行3次，每次持续2min，在患者耐受范围内进行训练，训练时体位根据患者具体情况选择，从坐位逐渐过渡至站位、行走，持续治疗3个月。

【疗效点评】通过指导患者进行不同体位、不同方式的固视治疗，对激惹信号反复刺激，使患者的前庭不平衡在感觉替代、行为替代及适应过程中逐渐减轻，还可刺激前庭功能，重建前庭中枢的可塑性，缓解眩晕症状。

（四）前庭康复训练对梅尼埃病患者术后平衡功能康复效果的影响[8]

【研究人群】单侧发病，并接受三个半规管填塞和（或）内淋巴囊减压手术后的梅尼埃病患者。

【研究方案】手术治疗后，在接受包括眩晕护理、心理护理及手术后指导等基础上进行前庭康复训练，训练内容包括：一看，即"水平反向凝视训练"和"垂直反向凝视训练"；二站，即"直立训练"和"加强-直立训练"；三走，即"展臂直线行走训练"和"直线行走训练"。训练方式、强度及时长随术后时间变化而逐渐改变或延长。

【疗效点评】通过凝视训练、站立训练、行走训练的方式可加快前庭代偿的速度，以帮助患者减轻失衡、眩晕等症状，提高姿势稳定性。当前庭代偿形成后，能够保持一段时间，且在刺激的状态下又能对前庭代偿进行一段时间的保留。

四、运动疗法推荐

（一）传统运动疗法

1. 太极拳

太极拳以儒、道哲学中的太极、阴阳辨证理念为核心，具有强身健体、颐养性情的功能，是一种综合阴阳五行、导引术、经络学和吐纳术的刚柔相济、内、外兼修，轻柔、缓慢的传统拳术。

【训练方法】选择24式简化太极拳[注]进行训练。

注：24式简化太极拳动作口诀1.起势，2.野马分鬃，3.白鹤亮翅，4.搂膝拗步，5.手挥琵琶，6.倒卷肱，7.左揽雀尾，8.右揽雀尾，9.单鞭，10.云手，11.单鞭，12.高探马，13.右蹬脚，14.双峰贯耳，15.转身左蹬脚，16.左下势独立，17.右下势独立，18.左右穿梭，19.海底针，20.闪通臂，21.转身搬拦捶，22.如封似闭，23.十字手，24.收势。

【训练时间】早晨4～6时进行训练为宜，每次训练2～3遍，时间15～20min左右。

【适宜人群】太极拳适宜于各类人群，尤其对于长期或反复发作性眩晕、头晕，存在前庭功能损伤，以及合并有心脑血管系统、呼吸系统等基础疾病的患者更加有益。

【注意事项】

（1）训练时要量力而行，运动量与动作难度要循序渐进；

（2）掌握正确练习方法，练习太极拳动作时一定要遵循由易到难的原则，避免受伤；

（3）训练时要心里安静，思想集中，排除杂念，全神贯注，体态舒松，动静结合；

（4）选择适宜的环境，建议选择公园、广场、树林、花园等环境安静而幽美、空气清新而旷达的场所。

2. 八段锦

八段锦是以中医学养生理论为基础，结合中国古代哲学思想，强调人与自然、人与社会的和平统一的整体观念，强调身心共调，具有平秘阴阳、调节脏腑、调和气血、疏通经络的功效。

【训练方法】选择周稔丰著的《气功导引养生》中所收录的立八段锦[注]进行训练。

注：立八段锦动作1.两手托天理三焦；2.左右开弓似射雕；3.调理脾胃臂单举；4.五劳七伤往后瞧；5.摇头摆尾去心火；6.两手攀足固肾腰；7.攒拳怒目增气力；8.背后七颠

百病消。

【训练时间】早晨饭后2h或晚睡前1h为宜，每次训练1～2遍，时间20～30min左右。

【适宜人群】八段锦的适宜人群非常广泛，少年儿童、中青年、老年人均可以练习，尤其肠胃不好或肥胖人群更加适宜。同样对于长期或反复发作性眩晕、头晕、站立或走路不稳的患者亦推荐进行坚持训练。

【注意事项】

（1）训练时应注意动作细节，动作应松柔、舒缓、顺畅；

（2）训练应循序渐进，年龄较大和身体状况不佳者注意避免拉伤、扭伤；

（3）动作做到自身极限即可，不需勉强全部动作到位；

（4）眩晕、头晕发作期间不建议训练，同时做好相关保护设施；

（5）患有心脏、肺部、脊柱，以及脑部等严重疾病人群，或极度虚弱者不适合练习八段锦。

3. 五禽戏

五禽戏是通过模仿虎、鹿、熊、猿、鸟五种动物的姿势和神态以养生防病的一种导引功法，力求达到虎之威猛、鹿之安舒、熊之沉稳、猿之灵巧、鸟之轻捷，以调息作为其核心，导引为之辅助，通过"调心、调气、调身"三调合一，旨在疏经通络、调整脏腑、调和气血。

【训练方法】包括虎戏、鹿戏、熊戏、猿戏、鸟戏五种仿生导引术，其中练虎戏：缓解腰背痛，练鹿戏：缩减腰围，练熊戏：调理脾胃，练猿戏：增强心肺功能，练鸟戏：预防关节炎。

【训练时间】每日4～5遍，每次10min即可达到锻炼的效果。

【适宜人群】适用于不同年龄段的人群。

【注意事项】

（1）练习时须全身放松，动作应柔变连贯，排除杂念，呼吸保持自然平稳；

（2）中老年人，尤其是患有各种慢性疾病者练习时，应该根据自己的情况量力而行，并非需要全部完成，以免出现意外受伤；

（3）练功必须由简到繁，由浅入深，循序渐进，逐步掌握。

（二）现代运动疗法

1. 广场舞

起源于中国的广场舞以其独特的集体舞蹈方式与健身魅力，融合了躯体运动、肢体平衡与协调、音乐体验、社会交往等因素，已成为我国中老年群众广泛青睐的一项体育运动。

【训练方法】推荐由国家体育总局发布的《广场舞12套推广套路》，选取节奏舒缓的音乐进行广场舞训练。

【训练时间】建议时间安排在19：00-20：00，包含5～10min热身和拉伸、40～45min广场舞和5～10min放松。

【适宜人群】广场舞适宜于老中青各类人群，头晕患者建议根据自身情况选择适宜的动作进行锻炼，但对于合并糖尿病、心血管疾病、骨关节疾病，及有韧带损伤或刚做完手术的人群不推荐训练。

【注意事项】

（1）广场舞最好是选择视野开阔、空气清新的草地或松软的沙地；

（2）广场舞中舞蹈形式多样，要挑选适合自身状况的舞蹈，不要盲目跟从他人；

（3）时间要合适，早晨空腹可能导致低血糖发生，夜间太晚则可能扰乱自身休息；

（4）跳舞之前先进行热身，避免因突然运动而造成肌肉拉伤或是关节损伤；

（5）对于眩晕、头晕发作时不建议跳舞，眩晕患者跳舞中应避免突然的大幅度动作。

2. 瑜伽训练

瑜伽是一项有着五千年历史的关于身体、心理以及精神的练习，起源于印度，其目的是改善身体和心性。瑜伽姿势运用古老而易于掌握的技巧，改善人们生理、心理、情感和精神方面的能力，是一种达到身体、心灵与精神和谐统一的运动方式，包括调身的体位法、调息的呼吸法、调心的冥想法等，以达至身心的合一。

【训练方法】建议由瑜伽老师进行指导练习，动作应循序渐进，由简入难。

【训练时间】根据自身情况，可每日早晨或晚餐后2h进行练习，每次练习时间以30～60min为宜，每周可练习4～6次。

【适宜人群】一般来说瑜伽适用于各类人群，尤其对于性格急躁或有平衡障碍的人群，更推荐进行瑜伽练习。但对于有严重颈椎疾病、骨质疏松者、过于肥胖或未接触瑜伽的老年人则不建议练习瑜伽。

【注意事项】

（1）宜保持空腹状态练习，饭后2～3h练习为佳；

（2）练习瑜伽体式后30min方可进食，练习前后30min淋浴为佳；

（3）做瑜伽体式练习时一定保持在极限的边缘温和地运用身体，不可推拉牵扯，超出自己的极限边缘；

（4）瑜伽练习中如果出现体力不支或身体颤抖，请即刻停止，不可过分加持；

（5）如果做某一体式时，身体发生剧烈疼痛，要立刻停止，如果持续疼痛，短时间内不要尝试此体式；

（6）虽然瑜伽练习对人身心都非常有益，但并不是说瑜伽练习就可以忽视有效的治疗，应该把瑜伽当做一种身体的调整和保健预防。

3.前庭康复训练

前庭康复训练，又称前庭康复治疗，是指对眩晕及平衡失调的患者，特别是因前庭功能障碍所致症状者，采取以训练为主的措施，使机体已受损或紊乱的前庭功能获得提高和改善，从而消除患者的症状。

【训练方法】前庭康复[9]应遵循训练难度和强度由低到高、循序渐进的训练方式。常用训练方法包括注视稳定性练习、平衡和步态训练、习服训练、运动耐力训练及中枢前庭功能训练。

【训练时间】推荐采用专人督导的短时程个性化康复训练，每天3次，训练时间共计3～12min。

【适宜人群】包括外周和中枢前庭功能受损的患者；因功能失调等诱发的运动不耐受、视性眩晕、功能性头晕患者；心理障碍导致的眩晕患者。

【注意事项】

（1）前庭康复训练可以通过专人督导或者自行练习，如果条件允许建议在专人督导下训练效果更佳；

（2）训练持续时间过长、速度过快、角度过大、运动形式复杂等会激发患者不适症状，影响依从性，应根据患者基本情况综合评估，循序渐进，阶段化调整个性化的康复训练方案；

（3）如果患者依从性较差，可将训练方法同时传授于其家人，在家人的指导、监督和陪同下进行训练；

（4）中枢性抑制剂如地西泮，抗胆碱药如山莨菪碱，抗组胺类药物如苯海拉明等具有抑制前庭代偿的作用，应控制药物使用时间，一般不超过3d；

（5）包括外周神经病变、慢性疼痛、认知障碍、焦虑、颈腰脊柱合并疾病、行动受限、眼部疾病、强迫症、恐惧症以及前庭抑制药物的使用，以上干扰因素的存在可能会对前庭康复训练的效果产生负面影响。

参考文献

[1]韦佳华, 杨益, 金智, 等. 三种常见中国传统养生功法对老年人平衡能力干预效用研究的系统综述[J]. 浙江体育科学, 2022, 44(05): 98–105+112.

[2]祁颖欣. 解眩散及瑜伽联合治疗颈性眩晕的临床观察[J]. 光明中医, 2006(07): 71–73.

[3]汪聚伟. 广场舞对中老年身心健康影响分析[J]. 新西部(理论版), 2013(13): 195+179.

[4]赵若欣, 鲁俊, 刘欣荣, 等. 前庭康复治疗的研究现状与应用[J]. 中国康复, 2022, 37(04): 240–243.

[5]孔正, 单希征, 王恩彤, 等. 太极拳锻炼对眩晕患者前庭康复治疗的效果[J]. 北京医学, 2019, 41(09): 801–803.

[6]赖有莲, 苏幼明, 颜根姬. 耳穴埋豆联合八段锦养生操对眩晕病(高血压)护理疗效的观察[J]. 心血管病防治知识(学术版), 2016(18): 26–28.

[7]赵晶, 张永义, 黄名璐, 等. 前庭康复治疗急性前庭神经炎的疗效[J]. 中华耳科学杂志, 2022, 20(04): 684–688.

[8]任亚晴, 李菁, 王林娥, 等. 前庭康复训练对梅尼埃病患者术后平衡功能康复效果的影响[J]. 中国中西医结合耳鼻咽喉科杂志, 2020, 28(02): 109-112.

[9]国家卫生健康委员会能力建设和继续教育中心耳鼻喉科专家委员会, 中国中西医结合学会耳鼻咽喉科专业委员会, 中国医疗保健国际交流促进会眩晕医学分会, 等. 前庭康复专家共识[J]. 中华医学杂志, 2021, 101(26): 2037-2043.

编者：陈晓琳（吉林省中医药科学院第一临床医院）

西医篇

第一章　急性前庭综合征

第一节　前庭神经炎

一、概述

（一）定义

前庭神经炎（vestibular neuritis, VN）是一种急性或亚急性起病，以持续性眩晕、恶心、平衡障碍为主要症状的外周性急性前庭综合征。属于良性、自限性疾病。

（二）流行病学

多项临床数据显示，在外周性前庭疾病中，VN发病率在良性阵发性位置性眩晕和梅尼埃病之后排第三位。目前关于VN的流行病学数据较少，来自日本和欧洲的数据显示VN的患病率为3.5～15.5/10万，两性发病率无明显差异，任何年龄均可发病，30～60岁多发[1]。一项长达20年的随访研究结果显示，仅1.9%的VN患者在第一次发病的29～39个月后对侧再次发生VN，也就是说VN具有较低的复发率[2]。

（三）发病机制

研究提示VN的发生与潜伏于前庭神经节的HSV-1病毒的再激活相关。无论是病毒的直接感染及感染后的免疫炎性损害，还是局部微循环障碍均可引起前庭神经肿胀、受损，尸检解剖组织病理学研究发现受累侧前庭神经萎缩，伴有前庭末梢感受器受损，感觉上皮细胞的变性、萎缩，与内耳病毒感染相似[3]。

临床上将VN分成三个亚型：前庭下神经炎、前庭上神经炎、全前庭神经炎（见图1），而从临床数据上看，前庭损伤更倾向于前庭迷路的上部（前庭上神经支配，包括水平半规管、上半规管和椭圆囊），而不是前庭迷路的下部（由前庭下神经支配，包括后半规管和球囊），这种现象可以通过两个前庭分区之间的解剖差异来解释[4]：第一，与前庭下神经相比，前庭上神经走形的骨管更长、管腔更狭窄，神经炎症肿胀后更易出现压迫受损及缺血坏死改变；第二，前庭上神经与面神经的中间神经支之间有吻合支，使得前庭上神经更易受到来自面神经膝状神经节中潜伏病毒的影响。因此临床上前庭上神经炎最常见（55%~100%），同时累及前庭上、下神经次之（15%~30%），仅累及前庭下神经最少见（3.7%~15.0%）[5]。

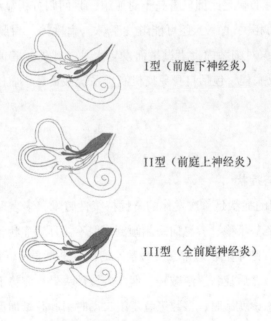

I型（前庭下神经炎）

II型（前庭上神经炎）

III型（全前庭神经炎）

图1　前庭神经炎的亚型分类

（四）病因与诱因

目前VN的病因尚不完全明确，一般认为VN是选择性侵犯第八对颅神经前庭神经分支的炎症性疾病，越来越多的研究支持其发病与病毒感染相关，亦有学者提出血管性病因和自身免疫等病因。

1. 病毒感染

虽然部分VN患者在发病前1～2周有感冒病史或上呼吸道感染史，但血清学检测结果并不支持系统性病毒感染的假说。更多的病理学研究结果显示VN的发病与潜伏在前庭神经节的I型单纯疱疹病毒（HSV-1）的重新激活密切相关[6]。

2. 微循环障碍

研究显示VN患者伴发心脑血管疾病危险因素的比例明显高于对照组，推测前庭微循环障碍亦可能为本病病因。

3. 其他病因

一项来自我国的研究数据显示VN患者血清25（OH）维生素D水平显著低于对照组，维生素D缺乏比例显著高于对照组，且回归分析显示维生素D缺乏与VN的发生密切相关[7]。VN还可能继发于鼻、扁桃体、胃肠道等急、慢性炎症，致神经组织对细菌内毒素过敏而发生水肿。此外，其他因素也可能会影响VN的发病及病程，包括自身免疫机制、系统性炎症、血栓、代谢综合征等[8]。

二、诊断

（一）问诊与症状

VN患者典型的症状是首次发作的急性持续性眩晕，多表现为视物旋转，伴恶心、呕吐，姿势不稳、容易向一侧倾倒，但不伴耳蜗症状和其他局灶性神经系统受累症状。眩晕症状通常在发病数小时内逐渐加重，一般在24h内达高峰，可持续数天，之后症状逐渐减轻，但非旋转性头晕、姿势不稳及头动不耐受可持续数月。急诊就诊时，多数患者常因头动时引起眩晕加重而表现为强迫体位、头部不敢转动。

VN患者多以"突发的、持续性眩晕"就诊于急诊科或神经内科，首要任务是及时识别后循环梗死等"恶性眩晕"，以免延误病情导致严重后果。建议遵循分级式问诊模式：

第一级，确定患者发病时是否有意识丧失，是否伴随剧烈头痛、肢体偏瘫、言语不清等症状，初步排除急性中枢性病变。

第二级，进入国际前庭疾病分层诊断的症状分类及综合征分类，确认患者是头晕还是眩晕，有无振动幻视？首次发作还是反复发作？典型的VN患者会描述为"从来没有过这种天旋地转的晕"，持续数小时不缓解。

第三级，详细询问患者的眩晕情况及伴随症状，包括眩晕起病方式、持续的时间，加重或缓解的因素；重点关注的伴随症状包括是否伴有耳聋、耳鸣等耳蜗症状、是否伴头痛、面瘫、复视、构音障碍、吞咽困难、感觉缺失、共济失调等中枢神经系统受损症状。

第四级，了解患者的一般情况及既往史，寻找可能的诱因，包括睡眠情况、情绪状态、感冒病史、拔牙史、"三高"病史等。另外，部分患者可能在发病前或发病同时出现呼吸道或胃肠道感染症状，但需要注意的是，没有这类病毒感染病史并不能排除前庭神经炎的诊断。

参考2020年中国《前庭神经炎诊治多学科专家共识》，将VN的临床自然病程分为急性期和恢复期[9]。急性期：发病14d内，患者表现为持续的较为严重的眩晕，头动时眩晕加重，伴恶心呕吐及姿势不稳感，站立时易向患侧倾倒。恢复期：患者常描述为"非旋转性头晕、昏沉感"，头部运动后出现短暂眩晕，仍有站立不稳及走路偏斜等症状。

值得注意的是，部分患者是在恢复期就诊，常描述为持续性头晕，非旋转性，但对于伴有头动不耐受，走路偏斜及不稳感的这类患者，一定要重视对起病初期的病史追溯，是否是急性疾病、在发病初期是否存在严重的持续性眩晕，伴恶心呕吐、站立不稳等情况。

（二）体格检查

VN患者应接受常规的体格检查和神经系统检查，积极寻找可能指向中枢性眩晕的线索，以保证评估的全面性。

1.急性期

（1）自发性眼震：表现为单向水平略带扭转性眼震，快相朝向健侧，固视可使眼震减弱，向快相侧凝视时眼震增强，向慢相侧凝视时眼震减弱，但眼震方向和眼震类型不会改变，符合亚历山大定律。水平方向摇头及过度通气可使眼震幅度增强[10]。

另外，VN患者由于患侧外周前庭功能严重受损，患者向患侧卧时会导致自发性眼震增强，健侧卧时眼震减弱，但眼震方向和类型不会改变，因此大部分患者在急性期喜健侧卧位。

（2）床旁水平甩头试验阳性：即突然、快速地向患侧水平甩头时可观察到明显的纠正性扫视眼动，向健侧水平甩头时，则看不到这种扫视波或仅出现轻微的纠正性扫视[11]。

需要注意的是，当病变部位比较局限或者仅诱发隐性扫视（在头动过程中出现的纠正性扫视），床旁甩头试验可表现正常。另一方面，床旁甩头试验的准确性与操作者技术及患者配合情况密切相关。因此必要时要进行床旁甩头试验的重新评估或定量的视频头脉冲试验（video-head impulse test, v-HIT）评估。

（3）步态不稳：大部分患者急性期站立时有明显倾倒，Romberg试验阳性，倾倒方向通常朝向患侧，患者虽被搀扶行走，但仍表现有明显的走路偏斜，Fukuda原地踏步试验阳性或不能配合，偏斜方向多朝向患侧[12]。

（4）OTR阳性：少部分VN患者在急性期可表现为头部向患侧倾斜，眼球反向偏斜（患侧眼位低、健侧眼位高），可出现轻微的垂直复视[13]，交替遮盖试验在去遮盖时患侧眼位上移或健侧眼位向下移的纠正性眼动，但这种异常可以很快被代偿。

（5）不伴有听力下降，部分患者可伴有耳鸣。

（6）不存在其他中枢神经受损的体征，如偏瘫、中枢性舌面瘫、肌力减退、感觉障碍、共济失调、语言障碍、吞咽障碍等。

另外，HINTS检查法（包括水平甩头试验、变向性凝视眼震和眼球偏斜试验）对于鉴别VN和假性前庭神经炎（pVN）也有良好的灵敏度和特异性。

2. 恢复期

VN恢复期患者进行床旁检查无自发性眼震，部分患者水平摇头试验和床旁甩头试验仍可异常，即摇头后出现快相朝向健侧的水平略带扭转眼震。也有些患者向患侧水平甩头可观察到纠正性扫视眼动，Romberg试验及Fukuda试验仍可表现为阳性，但偏斜方向不固定。

（三）辅助检查

1. 影像学检查

对于疑似有中枢性病变的患者，要进行必要的影像学检查。首选头部磁共振平扫+弥散加权成像（MRI-DWI），必要时行磁共振血管造影（MRA），以排除后循环缺血等"恶性"眩晕疾病。但要警惕部分后循环梗死患者发病早期（6~48h内）MRI-DWI可能表现为假阴性，特别是累及小脑下脚及延髓外侧的微小卒中病灶[14]，因此，如果仍怀疑患者为中枢性疾病时，可在发病72h后复查MRI-DWI成像。

2. 前庭功能检查

因前庭功能检查对于VN的诊断、治疗及康复均具有重要价值，所以要尽早应根据患者的耐受程度选择合适的检查种类和检查时间，VN患者通过检查会发现单侧外周性前庭功能损害的证据。

（1）视眼动检查：包括平滑跟踪试验、扫视、视动性检查等，VN患者原则上不会出现中枢性眼动异常。

（2）双温试验：绝大部分VN患者表现出明显的患侧水平半规管功能减退（半规管轻瘫值CP>25%），但对于少见的单纯前庭下神经炎，其双温试验结果表现正常。除此之外，个别VN患者在发病超早期（急性发作2d内）可表现为双温试验正常，3~6d后复查会表现出单侧半规管轻瘫，这可能与个体的热反应差异有关[15]。

（3）视频头脉冲试验：通过增益值和纠正性扫视波来判断半规管功能的受损程度，判断VN不同的亚型。前庭上神经炎患者会出现水平半规管和前半规管增益降低伴纠正性扫视，而后半规管正常；全前庭神经炎患者会出现患侧水平、后半规管和前半规管增益下降伴纠正性扫视；前庭下神经炎临床上很少见，即患侧后半规管增益降低伴纠正性扫视，而前半规管和水平半规管正常。随着前庭代偿的建立，各半规管功能均得到逐步的、不同程度的恢复，其中上半规管恢复率最高，水平半规管次之，后半规管恢复率最低。有研究指出，可以根据发病时半规管受损的严重程度对VN的恢复情况进行预判，发病时半规管受损较轻者（增益值>0.5），其半规管功能恢复较快、基本可恢复正常，发病时半规管受损较严重者，其恢复相对较差[16]。

中西医结合论眩晕

（4）前庭诱发肌源性电位（vestibular evoked myogenic potential, VEMP）：VN患者常表现为患侧VEMP异常，包括振幅降低、阈值升高，甚至波形无法引出。理论上前庭上神经炎患者患侧oVEMP异常，但cVEMP正常；全前庭神经炎患侧oVEMP和cVEMP均异常；前庭下神经炎则表现为患侧cVEMP异常，而oVEMP正常。临床上可以基于cVEMP和oVEMP的结果对VN进行更加精准的分型诊断[17]。

（5）前庭自旋转试验（vestibular autorotation test, VAT）：多数VN急性期VAT表现为水平通路增益下降、相移延迟，而垂直通路的增益下降和相移延迟明显少于水平通路。如VAT测试结果出现水平或垂直增益增高常提示患者存在中枢损伤，有助于VN的鉴别诊断[18]。

（6）转椅检查：正弦谐波旋转时，VN患者可表现为双侧VOR增益不对称，急性期偏向患侧；速度梯度旋转时，表现为向患侧旋转VOR增益降低，而向健侧旋转时VOR增益不变。

（7）主观视觉垂直线检查（subjective visual vertical, SVV）：VN急性期SVV异常率高。当VN患者静态前庭代偿建立后，SVV的结果也会逐渐转为正常。

需要指出的是，以上各项前庭功能检查均具有各自的优缺点，临床上应对其结果相互印证、综合分析。随着前庭检查技术的不断完善，通过上述前庭功能检查，可确定VN具体累及前庭神经的哪个部分，实现了VN的精准分型诊断（见表1），但前庭功能的动态评价指标尚需深入研究。

表1 前庭神经炎各亚型的前庭功能检查结果[注]

	前庭上神经受累	前庭下神经受累	上、下均受累
双温试验	异常	正常	异常
HC-vHIT	异常	正常	异常
AC-vHIT	异常	正常	异常
PC-vHIT	正常	异常	异常
oVEMP	异常	正常	异常
cVEMP	正常	异常	异常

注：HC-vHIT 为 vHIT 试验水平半规管检查结果；AC-vHIT 为前半规管检查结果；PC-vHIT 为后半规管检查结果。

3. 听力学检查

VN患者不会有新出现的听力下降及听觉系统病损证据，但仍有必要进行耳镜及听力学检查，其结果对前庭功能检查结果的判读至关重要。尤其是患者存在鼓膜穿孔、单侧重度感音神经性聋等情况。因此，选择纯音测听、声导抗、听性脑干反应、耳声发射、耳蜗电图等听力学检查有助于VN的鉴别诊断。

4. 平衡功能检查

VN急性期可存在不同程度的向患侧倾倒现象，通过动静态姿势图、感觉统合试验及步态评价等检查综合评估患者的平衡功能，有助于调整康复治疗方案，动态评估康复效果。

5. 其他检查

如VN患者MRI-DWI检查未发现新发病灶，但患者仍不能除外中枢性病变时或疑似存在某些外周前庭病变时，可选择其他检查方法，如颞骨高分辨CT、颈动脉超声、TCD、头颅CTA等，以及血常规、肝功肾功、血糖、电解质、心电图等理化检查。

（四）诊断标准

目前尚无关于前庭神经炎诊疗的国内外指南发布，参照2020年《中华老年医学杂志》发布的前庭神经炎诊治的多学科专家共识，建议VN的诊断标准如下：

A. 首次发作的急性眩晕，症状持续时间超过24h，伴恶心、呕吐和姿势不稳；

B. 不伴听力下降的症状和体征，纯音听阈测试无与本次疾病有关的听力损害；

C. 无其他局灶性神经系统受损症状和体征；

D. 急性期有自发性眼震阳性，为单向水平略带扭转性眼震，伴或不伴轻微上跳成分，眼震符合亚历山大定律，床旁检查向患侧水平甩头可观察到纠正性扫视；

E. 相关辅助检查符合单侧外周性前庭功能减弱，如患侧双温试验反应降低，患侧vHIT增益降低伴纠正性扫视，患侧VEMPs异常，患侧OTR阳性等；

F. 排除其他疾病，必要时进行头颅影像学检查。

VN的诊断主要是依据急性前庭功能障碍的症状和体征，尚无特异性辅助检查。考虑一些前庭功能检查的可靠性和局限性，目前临床上还没有广泛推广VN的亚型诊断，建议只做VN诊断。

（五）鉴别诊断

临床诊断VN时要注意鉴别一些累及中枢前庭系统的疾病，特别是对于存在心脑血管病史或多重危险因素、新近出现伴眩晕的头痛患者，要重视病史询问及床旁检查，必要时急诊完善颅脑影像学检查以排除其他诊断。

1. 后循环梗死

典型的后循环梗死除急性持续性头晕外（Dizziness），常伴有其他神经功能异常的症状和/或体征，如言语含糊（Dysarthria）、吞咽困难（Dysphagia）、共济失调（Dystaxia）、跌倒发作（Drop attack）、复视（Diplopia），即6D症状，查体可观察到垂直眼震或纯旋转性眼震、固视抑制失败、凝视性眼震方向变化、眼球运动异常、听力下降或严重的姿势不稳，患者通常有心脑血管病危险因素。

一些特殊类型的后循环梗死如仅累及前庭小脑区的小脑后下动脉内侧支梗死，可仅出现孤立性眩晕或头晕，而不出现其他脑干体征，其临床表现类似VN[19]，故又称为假性前庭神经炎（pVN）。此时HINTS三步法筛查对鉴别中枢性眩晕具有重要的价值。而小脑后下动脉外侧支梗死时则表现为典型的延髓背外侧综合征，即眩晕、交叉感觉障碍、构音障碍、小脑共济失调、Horner征等症状，此时鉴别并不难。另外，某些小脑前下动脉微小梗死可在发病早期仅出现单侧听力下降和眩晕等类似突发性聋的症状，之后可能会逐渐出现感觉障碍、共济失调等中枢体征，因此鉴别时应密切观察病情变化。

头颅MRI-DWI序列有助于发现脑干、小脑的新发梗死。但需要注意的是MRI-DWI成像对早期脑干或小脑的微小梗死灶可能存在假阴性结果，因此要密切动态观察，必要时进行复查。

2. 伴眩晕的突发性聋

根据我国2015年突发性聋多中心临床研究的结果显示[20]，约30%的突发性聋患者会伴随眩晕或头晕，部分患者眩晕可先于听力下降发生，或患者由于严重眩晕而忽略了听力问题，此时应注意病史的询问及必要的听力学检查以助于鉴别诊断。

3. 首次发作的发作性前庭综合征

约三分之一的梅尼埃病患者以单纯眩晕作为首发症状，亦表现为急性起病、眩晕持续时间可超过24h，可无明显听力下降或仅有轻度听力改变，发作时可见典型的前庭外周性眼震，冷热检查可发现患侧反应减低，但vHIT检查可正常。另外，约30%的前庭性偏头痛患者眩晕发作时间可超过24h，部分病人亦可出现单向水平略带扭转的自发性眼震，前庭功能检查亦可能出现异常。以上这两种情况均可能与VN混淆。但梅尼埃病和前庭性偏头痛会表现出反复发作的特点，且病程早期其前庭功能检查正常或轻度异常，多快速缓解，而VN基本是单相病程[注]，前庭功能损害持续时间较长，且后期仅部分恢复甚至无法恢复。

注：单相病程是指疾病的病程呈基本固定的发展模式，常在1—2年内缓解不再复发。

4. 其他外周性眩晕疾病

如Hunt综合征、急性化脓性迷路炎、迷路瘘管等，眩晕发作时均可见自发性眼震，且多伴有耳痛、耳聋、耳鸣等病史。另外，Hunt综合征可伴有外周性面瘫和/或耳周疱疹，而急性化脓性迷路炎、迷路瘘管听力检查可显示典型的听力损失，多为传导性聋。耳聋、耳痛病史及听力学检查、颞骨CT有助于与VN进行鉴别。

三、治疗

基于目前国内外研究结果及专家的临床经验，参考2020年《前庭神经炎诊治多学科专家共识》，推荐VN的治疗原则如下：急性期可限制性使用前庭抑制剂进行止吐、镇静等对症治疗，但原则上不超过3d；急性期推荐短期小剂量使用糖皮质类固醇激素治疗，不推荐常规使用抗病毒治疗；推荐使用促进前庭代偿的药物，要足量足疗程，贯穿急性期和恢复期；推荐尽早开始个性化前庭康复训练，可加速前庭代偿的形成。

（一）药物治疗

1. 前庭抑制剂

因急性期VN患者有明显的恶心、呕吐、出汗、恐慌等症状，可限制性使用前庭抑制剂，包括止吐药（甲氧氯普胺）、抗组胺药（异丙嗪、苯海拉明）和苯二氮䓬类药物（地西泮、劳拉西泮）等对症治疗，肌注或静脉给药较为理想。但这类药物可能会导致中枢代偿的延迟、不利于长期康复，因此原则上不超3d[21]。需注意，这些药物均有一定镇静作用，对于需从事驾驶、操作机器等高度警觉活动的患者应慎用，另外，选择药物时还要考虑药物间交互作用。

2. 糖皮质激素

多项临床研究发现，VN急性期应用糖皮质激素治疗可快速缓解眩晕症状，加快患者外周前庭功能恢复[22]。因此，推荐在VN急性期短期小剂量应用糖皮质激素治疗，常用的方案：泼尼松，1mg/kg/d，口服5d，之后逐渐减量，疗程7~14d，亦可换算成等剂量甲强龙静脉滴注。但对于恢复期患者不推荐激素治疗。

3. 增强前庭代偿的药物

常用的有倍他司汀和银杏叶提取物EGb761，强度要足量足疗程使用，一般使用3~6个月，与前庭代偿时间相匹配。

4. 抗病毒治疗

在临床实践中，除非有明确病毒感染的证据时可使用伐昔洛韦等抗病毒药物，一般不推荐对VN患者常规抗病毒治疗。

表2　前庭神经炎急性期常用药物治疗方案

药物分类	药物名称	给药途径	常用剂量/次	给药时间
止吐药	甲氧氯普胺	肌内注射或静脉注射	10~20mg	必要时4h后可重复一次，使用时间不超过3d
抗组胺药	异丙嗪	肌内注射	12.5~25mg	必要时4h后可重复一次，使用时间不超过3d
	苯海拉明	肌内注射或口服	20mg肌注；或25~50mg饭后口服	一日1~3次，不超过3d

药物分类	药物名称	给药途径	常用剂量/次	给药时间
苯二氮䓬类药物	地西泮	口服或注射	2.5～5mg 口服；或5～10mg 肌内注射	一日1～3次，不超过3d
	劳拉西泮	口服或注射	1～2mg	每日1～3次，不超过3d
糖皮质激素类药物	泼尼松	口服	1mg/kg	每日一次，口服3～7d，之后逐渐减量，维持7～14d
	注射用甲泼尼龙琥珀酸钠	静脉滴注	40～80mg	每日一次，用药3～5d，之后逐渐减量，维持7～14d
	地塞米松	静脉注射	5～20mg	每日一次，大剂量连续用药不超过72h，之后逐渐减量，维持5～7d
增强前庭代偿药物	甲磺酸倍他司汀	口服	6～18mg	一日三次，饭后口服，连续3～6个月
	银杏叶提取物EGb761	口服	40～80mg；急性期70～87.5mg 静脉滴注	一日2-3次，连续3～6个月；急性期静脉滴注，一日一次，3～7d

（二）其他治疗

1. 前庭康复治疗（Vestibular Rehabilitation Treatment, VRT）

前庭康复训练属于眩晕的特殊治疗。建议只要VN患者呕吐停止，就应尽早开始个性化的前庭康复训练，越早进行康复干预，前庭功能恢复得越快越完全。

具体的康复计划一般包括改善前庭-眼反射（VOR）的眼动训练和改善前庭-脊髓反射（VSR）的平衡训练，训练应遵循"循序渐进"原则，量力而行，动作由简到繁、由慢到快、幅度由小到大，可以先选择从简单慢速的头眼协调练习开始，逐渐开始尝试平衡练习和步态练习，症状好转后增加运动过程中的头动练习。VRT建议每天至少2次，每次10～30min。

此外，在康复前后应进行系统的评估、制定适合个体的训练项目并给予个性化指导。患者的主动意愿和依从性对VRT效果有显著影响，在训练之前要向患者详细解释VRT的原理和注意事项。为保持前庭系统处于一定的紧张度，要嘱患者在能耐受的情况下进行最大程度的训练。而近年来联合虚拟现实技术及生物反馈治疗的前庭康复方法也有较好的应用前景。

2.并发症治疗

在VN诊治过程中，需注意与前庭神经炎相关的两个重要并发症，即良性阵发性位置性眩晕（BPPV）和持续性姿势-知觉性头晕（PPPD）。研究发现，10%至15%的前庭神经炎患者会在几周至数年内在病变侧发生BPPV，且这种继发性BPPV治疗难度更大。多项研究结果显示，对VN患者3至12个月的随访中，有25%～50%的患者发生了PPPD，且有研究提出VN的远期预后与患者的焦虑/抑郁状态、人格特质、视觉依赖等因素相关，因此推荐早期常规评估患者是否存在与预后不良相关的精神心理疾患和视觉依赖等，并及时给予心理干预和针对性治疗，将有助于预防VN患者继发PPPD[23]。

四、预防

（一）生活管理

VN的发病机制与病毒感染、微循环障碍及自身免疫机制相关。因此，对于有前驱病毒感染及有心脑血管疾病高危因素的患者，要给予及时的治疗干预，如果患者突发急性持续数小时至数天的持续性眩晕，要考虑前庭神经炎的可能，尽快前往急诊或眩晕门诊就诊。VN急性期患者要注意自身情绪管理，避免过度焦虑，尽早主动配合前庭康复训练；恢复期患者要注意规律作息，坚持进行针对性康复训练。

（二）复诊与随访

VN是一种单相、自限性疾病，患者急性期的前庭症状持续数天后就会逐渐减轻，但恢复期的不平衡和非特异性眩晕将持续数月，且患者的前庭功能损害恢复较慢，甚至无法恢复，部分患者还可能出现BPPV、PPPD等并发症。因此，推荐分别在发病后的1周、1个月、3个月、6个月及12个月进行密切随访，如有条件可动态监测患者前庭功能检查结果，并及时进行康复治疗前后的评估，调整个性化前庭康复计划，以快速有效地改善患者症状及前庭功能。

（三）患者教育

VN急性发作的中重度眩晕及明显的自主神经症状常常可引起患者及家属

紧张、恐慌等情绪问题。因此当确诊VN时，临床医生应向患者及时解释VN的良性预后，以及前庭康复训练的重要性，从而缓解患者及家属的紧张焦虑情绪，鼓励尽早开始主动性训练。治疗过程中还需要关注并识别影响VN患者远期预后的不良因素，对高危患者尽早进行心理干预，对防止VN症状慢性化及预防PPPD的发生。

参考文献

[1]AdamecI, KrbotSkoric'M, Handžic', J, et al. Incidence, seasonality and comorbidity in vestibular neuritis[J]. NeurolSci, 2015, 36(1): 91−95.

[2]Huppert D, Strupp M, Theil D, et al. Low recurrence rate of vestibular neuritis: a long−term follow−up[J]. Neurology, 2006, 67(10): 1870−1871.

[3]Baloh RW, Ishyama A, Wackym PA, et al. Vestibular neuritis: clinical−pathologic correlation. Otolaryngol Head Neck Surg. 1996 Apr;114(4): 586−92.

[4]Baloh RW. Clinical practice. Vestibular neuritis. N Engl J Med. 2003 Mar 13;348(11): 1027−32.

[5]Bartolomeo M, Biboulet R, Pierre G, et al. Value of the video head impulse test in assessing vestibular deficits following vestibular neuritis[J]. Eur Arch Otorhinolaryngol, 2014, 271(4): 681−688.

[6]Theil D, Arbusow V, Derfuss T, et al. Prevalence of HSV−1 LAT in human trigeminal, geniculate, and vestibular ganglia and its implication for cranial nerve syndromes. Brain Pathol. 2001 Oct;11(4): 408−13.

[7]Wu Y, Hu Z, Cai M, et al. Decreased 25−Hydroxyvitamin D Levels in Patients With Vestibular Neuritis[J]. Front Neurol. 2019;10: 863.

[8]Greco A, Macri GF, Gallo A, et al. Is vestibular neuritis an immune related vestibular neuropathy inducing vertigo? [J]. J Immunol Res 2014;2014: 459048.

[9]李斐, 鞠奕, 张甦琳, 等. 前庭神经炎诊治多学科专家共识[J]. 中华老年医学杂志, 2020, 39(09): 985−994.

[10]Choi KD, Kim JS, Kim HJ, et al. Hyperventilation−induced nystagmus in peripheral vestibulopathy and cerebellopontine angle tumor. Neurology. 2007 Sep

4;69(10): 1050−9.

[11]Weber KP, Aw ST, Todd MJ, et al. Head impulse test in unilateral vestibular loss: vestibulo−ocular reflex and catch−up saccades[J]. Neurology, 2008, 70(6): 454−463.

[12]Zhang YB, Wang WQ. Reliability of the Fukuda stepping test to determine the side of vestibular dysfunction[J]. J Int Med Res, 2011, 39(4): 1432−1437.

[13]Vibert D, Hausler R, Safran AB, et al. Diplopia from skew deviation in unilateral peripheral vestibular lesions[J]. Acta Otolaryngol, 1996, 116(2): 170−176.

[14]Saber Tehrani AS, Kattah JC, Mantokoudis G, et al. Small strokes causing severe vertigo: frequency of false−negative MRIs and nonlacunar mechanisms. Neurology. 2014 Jul 8;83(2): 169−73.

[15]Lee SU, Park SH, Kim HJ, et al. Normalcaloric responses during acute phase of vestibular neuritis [J]. J Clin Neurol, 2016, 12(3): 301−307.

[16]Weber KP, MacDougall HG, Halmagyi GM, et al. Impulsive testing of semicircular−canal function using video−oculography. Ann N Y Acad Sci. 2009 May;1164: 486−91.

[17]Papathanasiou ES, Murofushi T, Akin FW, et al. International guidelines for the clinical application of cervical vestibular evoked myogenic potentials: an expert consensus report. Clin Neurophysiol. 2014 Apr;125(4): 658−666.

[18]王涛, 唐凤珠, 袁弘. 前庭辅助系统现状及新进展[J]. 临床耳鼻咽喉头颈外科杂志, 2020, 34(03): 285−288.

[19]Lee H, Sohn SI, Cho YW, et al. Cerebellar infarction presenting isolated vertigo: frequency and vascular topographical patterns. Neurology. 2006 Oct 10;67(7): 1178−83.

[20]中华耳鼻咽喉头颈外科杂志编辑委员会. 突发性聋诊断和治疗指南（2015）[J]. 中华耳鼻咽喉头颈外科杂志, 2015, 6: 443−447.

[21]Muncie HL, Sirmans SM, James E. Dizziness: Approach to Evaluation and Management. Am Fam Physician. 2017 Feb 1;95(3): 154−162.

[22]Yoo MH, Yang CJ, Kim SA, et al. Efficacy of steroid therapy based on symptomatic and functional improvement in patients with vestibular neuritis: a prospective randomized controlled trial[J]. Eur Arch Otorhinolaryngol, 2017, 274(6): 2443−2451.

[23]Popkirov S, Staab JP, Stone J. Persistent postural perceptual dizziness (PPPD): a common, characteristic and treatable cause of chronic dizziness[J]. Pract Neurol, 2018, 18(1): 5−13.

编者：于红（吉林大学第一医院）

第二节 后循环缺血

一、概述

（一）定义

后循环缺血（Posterior Circulation Ischemia, PCI）是指后循环的椎基底动脉系统短暂性缺血发作（TIA）和脑梗死。其同义词包括椎基底动脉系统缺血、后循环的TIA与脑梗死、椎基底动脉疾病、椎基底动脉血栓栓塞性疾病。约半数的后循环TIA有明确的梗死改变，且TIA与脑梗死的界限越来越模糊，为临床操作方便，因此用后循环缺血涵盖了后循环的TIA与脑梗死[1]。

（二）流行病学

人种和地域的不同导致PCI发病率各不相同，针对后循环缺血性卒中及后循环TIA，目前国内外还没有总体的PCI大型流行病学研究，因此尚无PCI总体发病率的权威数据。Savitz等[2]研究指出后循环缺血性卒中占缺血性卒中的20%。Labropoulos等[3]对七项研究进行了荟萃分析，结果显示缺血性卒中有23%患者为单一后循环卒中，4%患者为前循环卒中合并后循环卒中。韩国学者Lee等[4]进行一项关于韩国地区后循环缺血性卒中特征的研究，发现后循环缺血性卒中患者占所有缺血性卒中患者的39.8%。印度学者Kora等[5]在当地研究后发现后循环卒中发病率为12.31%，其男女比例为3.1:1，且后循环缺血性卒中远比后循环出血性卒中常见（76%VS24%）。国内学者翁秋燕等[6]在国内进行研究发现后循环缺血性卒中占急性缺血性卒中的27.7%。

（三）病名演变

20世纪50年代，因发现有颈动脉颅外段的严重狭窄或闭塞患者有靠侧支循环供血的可能，故推测颈动脉供血区处于相对缺血状态，于是提出"颈动脉供血不足"（Carotid Insufficiency）的概念，并由此引申产生了"椎基底动脉供血不足"（Vertebrobasilar Insufficiency, VBI）的概念。而此时的VBI一方面指临床上后循环的TIA，另一方面是指椎-基底动脉严重狭窄或闭塞导致的血流动力学性低灌注[7]。

70年代后，在明确了颈动脉系统缺血只有表现为TIA及脑梗死后，随即停止使用"颈动脉供血不足"概念，但是VBI概念仍被广泛使用，而且产生一些泛化的看法：比如认为VBI可导致头晕/眩晕；颈椎骨质增生压迫椎动脉是VBI的重要病因等。这些错误观念导致VBI概念不清、进而诊断标准宽泛、治疗处置不规范、不正确。

80年代后，随着临床对VBI诊断的疑惑和科学研究技术的发展，对PCI有了重新的认识[2, 8-10]：①PCI的主要病因是后循环动脉硬化，而颈椎疾病导致PCI极为罕见；②PCI的主要机制之一可能是栓塞；③是否存在后循环非正常又非缺血的状态不能确定；④PCI常见头晕/眩晕症状，但引起头晕/眩晕的常见疾病却并不是PCI。由此，国际上已无VBI概念，国际疾病分类中使用PCI。

（四）病因与诱因

1. 动脉粥样硬化

动脉粥样硬化被认为是PCI的首要病因。研究[2]指出PCI病因中大血管动脉粥样硬化占35%，心源性栓塞占18%，小血管病变占13%，病因不明占15%。黑色人种、亚洲人颅内大动脉粥样硬化较常见。与男性相比，女性颅内大动脉粥样硬化较常见。

2. 栓塞

也是引起PCI的主要原因之一，栓子通常来源于心脏、主动脉弓及椎-基底动脉近心端。Caplan等[8]主持的PCI登记研究（New England Medical Center Posterior Circulation Registry, NEMC-PCR），结果表明407例PCI患者中，栓塞占40%，其中24%为心源性栓塞，14%为动脉-动脉栓塞，2%为两者兼有。翁秋燕[6]总结124例后循环缺血性卒中患者的病因，结果显示，发生栓塞性卒中的患者为66例，其中来源于心脏栓子为35例。

3. 锁骨下动脉盗血综合征

引起椎动脉血液向锁骨下动脉逆向分流[11]，当手臂活动增加而引起手臂供血增多时，后循环血液大量逆向分流就可以诱发PCI，导致头晕/眩晕、复视、构音/吞咽障碍、行走不稳或跌倒等后循环缺血症状。

4. 椎动脉夹层

可分自发性和创伤性。椎动脉夹层通常发生于椎动脉颅外段活动度最大的部位，即椎动脉V1和V3段[12]，常见于外力作用（如颈部按摩等），可导致椎动脉狭窄或闭塞，从而引发PCI。

5. 椎-基底动脉延长扩张症

表现为椎动脉和（或）基底动脉延长和（或）扭曲的一种动脉性疾病，临床可以表现为缺血性或出血性卒中，其中后循环受累较常见[13]。

6. 后循环血管变异

包括3种类型：双侧或单侧大脑后动脉未发育；双侧椎动脉管径不对称；一侧椎动脉起源于主动脉弓（多见于左侧椎动脉）。Olindo等[14]研究发现基底动脉发育不全与后循环腔隙性梗死或不明原因的缺血性卒中密切相关，但是患者临床症状通常比较轻或无症状，梗死灶通常位于桥脑穿支动脉供血区域。

7. 罕见病因

包括旋转性椎动脉闭塞、颅椎骨交界处异常如寰枢椎脱位等，临床上也可表现为后循环缺血性卒中的症状。

二、诊断

（一）问诊与症状

1. 问诊要点

典型PCI患者如存在明显共济失调、复视、构音障碍，并伴有头晕等临床症状或体征时，不难诊断后循环卒中。值得注意的是，如中枢血管源性孤立性眩晕（central vasogenic isolated vertigo, CVIV）患者仅仅表现为头晕，不存在肢体无力、复视等其他症状，临床症状并不典型，则可能难以识别。因此询问病史时，应该做到尽可能详细，了解头晕/眩晕特点，发现与PCI有关联的线索。

（1）明确临床症状及起病形式

询问患者发病是否突然起病，是否存在病情进展，重点询问是否存在后循环供血区损伤导致的症状和体征，如行走站立时是否出现身体不稳等症状，言语吐字是否笨拙，看东西是否有重影，是否有头晕、单侧肢体乏力、头痛、恶心、呕吐等症状。

（2）了解症状持续时间

临床症状出现是短暂发作性，还是持续不缓解；持续的时间是数分钟，数小时或者数天。

（3）询问头晕/眩晕特点

通过询问头晕/眩晕病史，可初步鉴别是中枢性眩晕还是周围性眩晕，从而对判断是否为后循环孤立性眩晕具有重要意义。后循环缺血导致的头晕为中枢性头晕，可表现为旋转性或非旋转性，持续时间较长（数天、数周或数月），程度不定，一般较轻，有时可进行性加重，与头和身体的位置变动无关。采集病史包括询问头晕的性质是头昏还是走路不稳、漂浮感？是否有视物旋转或者自身旋转感；是否有头痛、失眠、耳鸣、听力下降、朝向单侧倾倒等。

（4）询问既往史及相关诱因

询问患者既往血压、血糖是否平稳，是否有房颤等心律失常；询问相关诱因，如与情绪波动、睡眠不足、压力过大、劳累等因素是否相关。结合患者年龄、性别、生活方式等情况，判断患者是否存在脑血管疾病的危险因素。

2.临床症状

（1）非孤立性眩晕患者的PCI症状

后循环缺血性卒中患者的最常见的症状依次为头晕/眩晕、肢体无力、构音障碍、恶心或呕吐、意识丧失；而常见的体征依次为单侧肢体肌力下降、步态共济失调、单侧肢体共济失调、构音障碍、眼球震颤。PCI很少以单一症状出现，常由于缺血部位不同而产生一组不同的症状和体征，大多数表现为不同综合征[15-19]。对后循环缺血性卒中具有较高诊断价值的症状和体征有交叉性感觉障碍、交叉性运动障碍等，动眼神经麻痹和象限盲亦可提示存在后循环缺血的可能（见表1）。

表1　非孤立性眩晕患者的PCI症状

运动缺失症状	乏力，笨拙，或不同组合的肢体瘫痪
交叉症状	同侧颅神经功能受损伴对侧肢体瘫痪和感觉障碍，是后循环缺血性卒中的特征性表现
感觉缺失症状	感觉麻木，包括不同肢体组合的感觉缺失或异常，有时四肢甚至头面部均出现感觉障碍
视觉缺失症状	同向偏盲，两眼同侧半（左侧或右侧）视野同向性视野缺失
其他症状	共济失调，姿势、步态不稳；眩晕，伴或不伴恶心呕吐；眼肌麻痹引起的复视；吞咽困难或构音障碍；单纯的意识障碍并非典型的卒中症状，但双侧丘脑或脑干受损时可出现

（2）孤立性眩晕患者的症状

由血管源性导致的孤立性眩晕称为中枢血管源性孤立性眩晕（CVIV）。后循环中枢血管源性孤立性眩晕多以脑干和小脑缺血事件多见，其中以小脑后下动脉（PICA）供血区域的脑梗死常见，其次是小脑前下动脉（AICA）供血区域的脑梗死，小脑上动脉（SCA）供血区域由于不涉及前庭结构，很少出现眩晕。可在前庭神经核、舌下前置核、小脑下脚、小脑绒球、小脑扁桃体、小脑小结等部位见到孤立性病灶。

临床表现可有眼震、步态不稳及恶心、呕吐等症状，多不伴有听力受损及神经系统受损体征。部分患者可表现为中枢性位置性眩晕，即体位改变诱发眩晕及眼震，但是眼震方向与受刺激的半规管平面无关，并表现为持续存在。眩晕可持续数小时甚至数天，恶心症状轻微但可伴有剧烈呕吐。

（3）不同颅内区域PCI临床表现

近段区域

包括颅内段椎动脉（ICVA）支配的延髓和小脑后下动脉（PICA）支配的小脑（见表2）。

表2　近段区域PCII临床表现

血管	患侧	临床表现	部位
		延髓内侧综合征（Dejerine 综合征）	
	同侧	舌肌无力（有或无），萎缩	舌下核
ICVA	对侧	偏身触觉、振动和位置觉丧失	内侧丘系
		臂腿轻偏瘫	锥体束
		延髓外侧综合征（Wallenberg 综合征）	
ICVA	对侧	面部以下偏侧痛温觉丧失	脊髓丘脑束
		面部痛温觉丧失	脊髓三叉神经核
		手脚辨距不良，共济失调步态	绳状体、小脑
PICA	同侧	眼球震颤，恶心 / 呕吐，眩晕	前庭核
		吞咽困难，构音障碍	疑核
		Horner 综合征	交感神经下行纤维
		延髓半侧梗死	
ICVA	同侧	舌肌无力 +/–，萎缩	舌下核
	对侧	臂腿轻偏瘫、本体感觉和精细触觉障碍	锥体束、内侧丘系
PICA	同侧	延髓外侧梗死的症状	同延髓外侧综合征
		小脑梗死	
PICA	同侧	眩晕、躯干共济失调	小脑小结蚓部
		身体不稳、肢体共济失调和辨距不良，不伴构音障碍	小脑半球外侧

2）中段区域

包括基底动脉（BA）支配的大脑区域直至其小脑上动脉（SCA）分支支配的脑桥，以及小脑前下动脉（AICA）支配的小脑（见表3）。

表3　中段区域PCII临床表现

血管	患侧	临床表现	部位
		闭锁综合征	
	双侧	四肢瘫痪	双侧皮质脊髓束
近段		双侧面瘫	双侧皮质脑干束
BA	双侧	水平凝视麻痹	双侧 VI 颅神经束
		构音障碍，舌肌和下颌无力	双侧皮质脑干束
		脑桥下腹综合征	
	对侧	手臂和腿无力	锥体束
近段		水平凝视麻痹	VI 颅神经
BA	同侧	核性面神经麻痹	VII 颅神经
		脑桥下内侧综合征	
		手臂和腿无力	锥体束
	对侧	偏侧深感觉丧失	内侧丘系
近段		核间性眼肌麻痹	内侧纵束
BA	同侧	水平凝视麻痹	PPRF 或 VI 颅神经
		面神经麻痹	VII 颅神经核 / 束
		脑桥外侧综合征（Marie-Foix 综合征）	
近段	对侧	手臂和腿无力	皮质脊髓束
BA		偏侧痛温觉丧失	脊髓丘脑束
	同侧	手脚辨距不良	小脑束
		脑桥中部腹侧综合征	
中段	对侧	手臂和腿无力	皮质脊髓束
BA			
		脑桥中部被盖综合征（DiGrenet 综合征）	
	对侧	偏侧痛温觉丧失	脊髓丘脑束
中段		偏身触觉、振动和位置觉丧失	脊髓后柱
BA	同侧	面部所有感觉丧失或痛温觉丧失 有时有咀嚼肌麻痹	V 神经核

3）远段区域

包括由基底动脉（BA）远端、小脑上动脉（SCA）、大脑后动脉（PCA）

及各自穿支支配的中脑、丘脑，SCA支配的小脑和PCA区域（见表4）。

表4 远段区域PCI临床表现

血管	患侧	临床表现	部位
远段 BA	双侧	基底动脉尖综合征	
		嗜睡状态，幻觉，朦胧状态	上行网状激活系统
		垂直凝视麻痹	
		皮质盲，Balint 综合征（视觉性共济失调，眼球随意运动丧失但反射运动存在，同时性失认），遗忘症，激惹	双侧颞枕叶
		中脑背侧被盖综合征（Mills 综合征）	
SCA	对侧	偏身痛温觉减退	脊髓丘脑束
	同侧	肢体共济失调	小脑上、中脚，小脑半球半球上部
		Horner 综合征	交感神经下行纤维
远段 BA	对侧	中脑腹侧综合征（Weber 综合征）偏瘫	皮质脊髓束
	同侧	动眼神经麻痹	动眼神经纤维
PCA	对侧	丘脑疼痛综合征（Dejerine-Roussy 综合征）	
		偏侧浅、深感觉丧失	丘脑腹后部
		偏身疼痛	丘脑腹后部
PCA	对侧	单侧 PCA 综合征	
		同向偏盲（黄斑功能正常）	枕叶
		色盲	腹侧枕叶
		失读，无失写	优势侧枕叶、胼胝体压部压部
PCA	双侧	双侧 PCA 综合征（Anton 综合征）	
		皮质盲	双侧枕叶
		意识丧失，否认失明，虚构症，视幻觉	双侧枕叶
PCA	双侧	PCA-MCA 分水岭综合征	
		人面失认症	双侧枕 – 颞腹内侧交界区
		Balint 综合征	双侧枕顶交界区
		经皮质感觉性失语	左颞顶交界区

（二）体格检查

PCI患者尤其应重视对颅神经（视力、视野，眼球运动、面部感觉、听觉、前庭觉等）和共济运动等方面的检查，包括共济失调测试、步态检查、视野测试、平衡测试等。

主诉为首次头晕/眩晕患者需要进行变位试验（Dix-Hallpike试验与Roll试验），而非首次头晕/眩晕并表现为持续性眩晕伴眼震的患者建议补充进行HINTS检查[注]（见表5）。

表5　HINTS检查结果

检查项目	外周性病变	中枢性病变
头脉冲试验	向患侧甩头时出现纠正性扫视	不出现纠正性扫视
眼震试验	眼震方向固定，不随凝视方向改变	眼震放行随凝视方向改变而改变
眼偏斜试验	交替遮盖患者双眼无垂直方向的眼偏斜或仅有小角度的垂直眼偏斜	交替遮盖患者双眼出现明显得垂直眼偏斜

注：国外有研究表明，急性前庭综合征患者中，HINTS识别脑卒中的敏感性和特异性分别达到96.8%和98.5%，可以快速且准确地识别和鉴别PCI，并且敏感性优于早期MRI（假阴性率14.3%）[20]。

（三）辅助检查

1.影像学检查

对所有疑为PCI的患者应进行神经影像学检查，首选MRI检查[21-22]，头颅MRI弥散加权（DWI）是诊断PCI的重要手段。当患者具有以下特征时，需要考虑进行急诊脑部MRI扫描：年龄较大，尤其伴有多重血管病危险因素，表现为自发、持续性的眩晕患者；任何自发、孤立性、持续性眩晕伴有变向凝视眼震或严重的姿势不稳；急性眩晕伴有突发头痛，尤其是枕部头痛；既往不存在梅尼埃病史，伴有脑血管病危险因素且急性眩晕伴听力丧失者。

头颅CT在后颅凹极易受骨伪影影响而导致病灶分辨不清，诊断价值不大，只适用于排除出血和不能进行MRI检查的患者。另外，有条件可积极开展数字减影血管造影（DSA）、CT血管造影（CTA）、磁共振血管造影

（MRA）和血管多普勒超声检查等，极早发现和明确颅内外血管病变[18]。

此外，颈椎病变导致的后循环缺血极为罕见，故颈椎的影像学检查不是首选或重要检查，如后循环缺血症状是怀疑颈椎疾病所致，可进行血管超声多普勒转颈试验检查，如为阳性可进一步进行DSA检查。

2. 心血管系统检查

如已确定为后循环梗死，需进行心血管系统相关检查，有助于明确梗死是否由来自心脏或主动脉弓的栓子脱落所致。心电图、超声心动图和心电Holter检查是发现心脏或主动脉栓塞来源的重要检查，尤其对于阵发性房颤患者，有时需要多次或者超过24h以上心电Holter检查才能发现明确病因。

3. 卒中相关量表

（1）急性后循环TIA早期识别量表

ABCD评分系列可以预测TIA进展为早期卒中的风险，尤其近年提出的ABCD3-I评分可改进TIA患者早期脑梗死危险分层，有助于早期识别后循环TIA以减少复发和进展事件的发生风险[23]。

（2）后循环梗死评估量表

NIHSS是临床上神经内科最常用于评估脑卒中患者神经功能障碍程度的量表之一，但NIHSS评分项目中并未涵盖后循环系统缺血的神经功能障碍，如头痛、恶心、Horner征、复视、吞咽困难、步态异常、听力障碍及眼球震颤等，对于评估PCI提供的信息十分有限。目前可采用扩展版-NIHSS（e-NIHSS）评分量表来评价PCI的严重程度[24]。但需要注意的是，即使NIHSS评分为0分，但并不能代表患者未发生后循环梗死。

卒中量表在临床中的应用提高了对急性缺血性卒中识别率，对于可能的PCI-TIA患者，可考虑使用ABCD评分系列，条件允许的情况下，可以采用把影像学检查结果纳入评估的ABCD3-I评分；对于怀疑后循环梗死的患者，推荐选用e-NIHSS量表更益于其早期识别。

4. 前庭功能检查

对于中枢血管源性孤立性眩晕（CVIV）诊断颇为困难，可考虑结合前庭功能检查加以鉴别，包括眼震视图、视频头脉冲试验、温度试验、前庭自旋转试验、转椅试验等（见表6）。

表6　孤立性中枢性眩晕的眼动、眼震表现

	前庭神经核	舌下前置核	绒球小叶	扁桃体	小结	小脑下脚
自发眼震	对侧，强	同侧，弱	同侧，强	同侧，弱	PAN，或同侧	同侧，弱
凝视眼震	强，对侧	强，同侧	弱，同侧	强，同侧	–	–
下跳眼震	–	–	–	–	–	–
反跳眼震	–	–	–	+	–	–
眼偏斜	同侧	对侧	对侧	–	对侧	对侧
身体侧步	同侧	对侧	对侧	–	对侧	同侧
SVV 偏斜	同侧	对侧	对侧	对侧	对侧	对侧
平滑跟踪	同侧受损	同侧受损	叠加在自发眼震	同侧明显受损	正常	同侧受损
温度试验	同侧	正常	正常	正常	正常	正常
轮椅试验	正常	–	增加	轻微减少	倾斜抑制消失	–
床旁 HIT	同侧受损	正常	同侧受损	正常	正常	正常
磁线圈 HIT	双侧受损	–	双侧受损	正常	正常	正常
扫视	正常	正常	正常	正常	正常	正常

5. 理化检查

对于合并其他基础疾病患者也需要进行病因相关检查，如血脂、血糖、凝血时间、心肌酶等。

（四）诊断标准

后循环缺血（PCI）是一个广义的概念，它涵盖了所有的引起后循环缺血的疾病，包括后循环短暂性脑缺血发作和后循环脑梗死。严格意义上来说，诊断后循环缺血，除了要有头晕、恶心呕吐、走路不稳等临床表现，还需要有脑实质缺血的表现、后循环血管狭窄或闭塞的病变依据。当具备典型的后循环缺血的临床症状及体征，结合辅助检查不难诊断。

后循环缺血导致的中枢血管源性孤立性眩晕（CVIV）的诊断目前仍是个挑战。CVIV有时并不"孤立"（常常与医师问诊、查体水平有关）。临床实践中，临床医生很容易忽视一些"隐匿体征"，如听力、眼动、感觉、视野等方面的检查。而且，早期的头颅MRI-DWI扫描有假阴性的可能。因此，详细的病史问诊，基于神经眼科、神经耳科的体征，及时地眼动、眼震评价，颅脑影像学检查，以及动态观察是非常重要的。

（五）鉴别诊断

1. 良性阵发性位置性眩晕（Benign Paroxysmal Positional Vertigo, BPPV）

中枢性阵发性位置性眩晕（Central Paroxysmal Positional Vertigo, CPPV）是孤立性眩晕中的一种，是一类定位于中枢的发作性位置性眩晕，病变部位于小脑背侧蚓部、小结，脑干及第四脑室周围区域。其眩晕与眼震亦可由体位变化所诱发，与良性阵发性位置性眩晕临床表现极为类似且容易混淆，因此临床上需要注意鉴别。

（1）眼震方面，CPPV经变位试验所诱发的眼震，通常无潜伏期，无明显衰减趋势，无疲劳性，持续时间大于1min或持续存在，在多个位置都可能出现，且眼震方向不能用位置试验所刺激的半规管解释。与BPPV的位置性眼震存在潜伏期、衰减趋势、疲劳性，及回原位后出现反向眼震等特点存在区别。

（2）眩晕程度方面，CPPV患者在位置变化产生眼震的同时，晕眩感无BPPV患者那般剧烈，部分CPPV可能出现眼震但无明显眩晕感觉。

（3）前庭功能检查方面，典型的BPPV无自发性眼震，且前庭功能检查结果多数正常，但CPPV因病变位于中枢，如扫视、视跟踪及视动性眼震试验等结果可能存在异常。

（4）治疗方面，典型的BPPV经复位治疗后眩晕症状及眼震均可明显好转或消失，但CPPV复位治疗无效。

2. 前庭神经炎及急性单侧外周前庭病

前庭神经炎是最为常见的外周性急性前庭综合征，多表现为突发眩晕，伴有恶心、呕吐，可持续数天或数周后缓解，但无明显的听力及中枢神经系统受损的症状或体征。可存在水平略带扭转的自发眼震，且符合周围性眼震特点，头脉冲试验可见纠正性扫视，双温试验可显示受损侧前庭功能减弱。床旁HINTS检查及完善颅脑MRI-DWI有助于进行鉴别。

3. 前庭性偏头痛（Vestibular Migraine, VM）

前庭性偏头痛发作时可出现自发性或位置性眼震，眩晕持续时间一般为

5min至72h，可伴或不伴有头痛，并有畏光、畏声等伴随症状。首次或非典型发作的VM，尤其伴有心脑血管疾病危险因素的患者，需注意与血管源性中枢性眩晕鉴别。详细的病史询问，完善相关体格检查，必要时行颅脑MRI等检查有助于鉴别。

4.表现为脑干受累的症状和体征，与PCI临床症状相似的疾病

包括快速进展伴多发颅神经功能障碍的临床疾病（多发颅神经根炎、Miller-Fisher综合征、肉毒中毒或肌无力危象）、脑桥中央髓鞘溶解和韦尼克脑病、神经炎性疾病（如结节病等）、病毒（如EB病毒或西尼罗河病毒）、细菌（例如单核细胞增生性李斯特菌）或真菌对CNS的感染、急性颅内出血累及脑干、蛛网膜下腔出血、可逆性后部白质脑病（PRES）等。此类疾病都有脑干受累的症状和体征，表现具有相应的特征性，临床认真仔细鉴别，可明确诊断。

三、治疗

（一）再灌注治疗

1.静脉溶栓治疗

溶栓治疗是所有缺血性脑血管病循证医学证据第一推荐的治疗方法。后循环卒中静脉溶栓治疗后发生出血并发症的风险是前循环卒中溶栓的一半，具有相似的功能结局和更高的死亡风险[25]。

静脉溶栓应严格掌握适应症和禁忌症，目前临床应用较广的药物包括阿替普酶、尿激酶、去氨普酶、替耐普酶等。以临床最为常用的阿替普酶为例，建议使用剂量为0.6～0.9mg/kg，10%在最初1min之内静脉推注，其余90%药物溶于100ml的生理盐水，持续静点1h。用药期间及24h内应严密监护患者的生命体征，神经系统症状体征变化。

2.介入治疗

对于椎动脉、基底动脉闭塞而致急性缺血性卒中患者，在仔细分析获益风险后，可考虑在影像检查评估后进行介入取栓。

（二）抗血小板聚集

目前抗血小板聚集治疗主要有阿司匹林、氯吡格雷、替格瑞洛、西洛他

唑、吲哚布芬、阿昔单抗、替罗非班、依替非巴肽等药物。治疗方法包括单抗、双抗、三抗。急性脑卒中患者建议24～48h内服用抗血小板聚集用药，对于静脉阿替普酶治疗患者，通常推迟到24h后抗血小板聚集用药。

1. 单抗：阿司匹林或氯吡格雷作为单抗治疗的首选药物。替罗非班对桥接治疗或血管内治疗围手术期安全性较好，建议剂量0.1～0.2μg/kg/min，持续泵入不超过24h[26]。

2. 双抗：对于轻型卒中及高危TIA患者，在发病24h内启动双重抗血小板聚集治疗（阿司匹林100mg/d，联合氯吡格雷75mg/d），并持续21d后可改为单药治疗。

3. 三抗：不推荐三抗用于急性非心源性卒中、TIA患者治疗。

（三）对症及一般支持治疗

1. 对症治疗

对于有严重眩晕或剧烈呕吐症状的患者，可短期使用前庭抑制剂与止吐药物。为减少和避免损害前庭中枢的代偿恢复能力，在症状改善后应尽快停止前庭抑制剂的使用。

2. 神经-血管保护治疗

目前应用较广泛的神经保护剂包括丁苯酞及依达拉奉右莰醇，而改善循环用药选择范围较广，包括尤瑞克林、银杏内酯、长春西汀等药物皆可选择。

3. 一般支持治疗

包括气道、通气支持和补充供氧，体温、血压等的控制，注意营养及补液治疗，尤其要预防感染及下肢静脉血栓、肺栓塞的预防。

（四）手术治疗

1. 去骨瓣减压

去骨瓣减压治疗对于预防有占位效应的小脑梗死，治疗脑疝和脑干压迫有明确效果。

2. 椎动脉内膜剥脱术

通过手术剥离增厚的椎动脉内膜及斑块，从而改善后循环供血，但是手术要求及难度高，过程复杂，目前国内未广泛开展。

四、预防

重视任何可能的早期症状，如突然出现的头痛、头晕、言语不清、手指活动不灵、偏侧肢体麻木等症状；积极做好一、二级预防[注]，包括按时服用药物、控制好血压、血糖、血脂，避免加重动脉硬化等危险因素；警惕或避免脑血管病常见诱发因素，如情绪激动、过度劳累、气候变化、烟酒刺激等；建立合理的饮食习惯，注意饮食的营养结构，科学合理地安排饮食；结合自身情况，开展适当体育锻炼。

注：一级预防（Primary Prevention Stroke）是指避免和控制导致中风的各种危险因素，防止中风发生；二级预防（Secondary Prevention Stroke）是对已发生过中风的患者采用各种相关措施预防其再发。

参考文献

[1]中国后循环缺血专家共识组. 中国后循环缺血的专家共识[J]. 中华内科杂志, 2006, 45: 773-775.

[2]Savitz SI, Caplan LR. Vertebrobasilar Disease[J]. N EngI J Vied. 2005, 352: 2618-2626.

[3]Labropouios N, Nandivada P, Bekelis K. Stroke of the posterior cerebral circulation[J]. Int Angiol, 2011, 30: 105-114.

[4]Lee JH, SJ Han, YH Yun, et a1. Posterior circulation ischemic stroke in Korean population[J]. Eur J Neurosci, 2006, 13: 742-748.

[5]Kora SA, Doddamani GB, Pramila D, et a1.Clinical profile of posterior Circulation stroke in a tertiary care centre in southern India[J]. Journal of Clinical and Diagnostic Research, 2011, 5: 217-221.

[6]翁秋燕. 后循环缺血的临床特点及影像学分析[D]. 浙江: 浙江大学硕士学位论文, 2009, 1-5.

[7]Caplan LR. Posterior circulation ischemia: then, now, and tomorrow. Stroke, 2000.31: 2011-2023.

[8]Caplan LR, Wityk RJ, Glass TA, et a1.New England medical center posterior circulation registry. Ann Neurol, 2004, 56: 389—398.

[9]Vuilleumier P, Bogousslavsky J, Regli F: Infarction of the lower brainstem: clinical aetiological and MRI—topographical correlations. Brain, 1995, 118: 1013—1025.

[10]Martin PJ. Vertebrobasilar ischaemia. Q J Med, 1998, 91: 799—811.

[11]Psillas G, Kekes G, Constantinidis J, et a1.Subclavian steal syndrome: neurotological manifestations[J]. Acta Otorhinolaryngol Ital, 2007, 27: 33—37.

[12]Schievink WI. Spontaneous dissection of the carotid and vertebral arteries[J]. N Engl J Med, 2001, 344: 898—906.

[13]Gutierrez J, Sacco RL, Wright CB. Dolichoectasia an evolving arterial disease[J]. Nat Rev Neurol, 2011, 7: 41—50.

[14]Olindo S, Khaddam S, Bocquet J, et a1.Association between basilar artery hypoplasia and undetermined or lacunar posterior circulation ischemic stroke[J]. Stroke, 2010, 41: 2371—2374.

[15]Baloh RW. Episodic vertigo: central nervous system causes. Current Opinion in Neurology, 2002, 15: 17—21.

[16]Bath AP, Walsh RM, Ranallip, et a1.Experience from a multidisciplinary "dizzy" clinic. Am J Otol, 2000, 21: 92—97.

[17]Colledge NR. Evaluation of investigations to diagnose the cause of dizziness in elderly people: A community based controlled study. Br Med J, 1996, 313: 788—792.

[18]Gomez CR, Cruz—Flores S, Malkoff MD, et a1. Isolated vertigo as manifestation of vertebrobasilar insufficiency. Neurology, 1996, 47: 94—97.

[19]Luxon LM. Evaluation and management of the dizzy patient. J Neurol Neurosurg Psychiatry, 2004, 75(suppl IV): 45—52.

[20]NEWMAN—TOKER D E, KERBER K A, HSIEH Y H, et al. HINTS outperforms ABCD2 to screen for stroke in acute continuous vertigo and dizziness[J]. Academic Emergency Medicine 2013, 20(10): 987—996.

[21]Cloud GC, Markus HS. Diagnosis and management of vertebral artery stenosis. Q J Med, 2003, 96: 27—34.

[22]Culebras A, Kase CS, Masdeu JC, et al. Practice guidelines for the use of imaging in transient ischemic attacks and acute stroke. A report of the Stroke Council, American Heart Association. Stroke, 1997, 28: 1480-1497.

[23]Kiyohara T, Kamouchi M, Kumai YA, et al. ABCD3 and ABCD3-I scores are superior to ABCD2 score in the prediction of short-and Long-Term risks of stroke after transient ischemic attack[J]. Stroke, 2014, 45(2): 418-425.

[24] Olivato S, Nizzoli S, Cavazzuti M, et al. e-NIHSS: an expanded National institutes of health stroke scale weighted for anterior and posterior circulation strokes[J]. J Stroke Cerebrovasc Dis, 2016, 25(12): 2953-2957.

[25]Ryu Matsuo. et al. Safety and Outcomes of Intravenous Thrombolysis in Posterior Versus Anterior Circulation Stroke. stroke. 2019.

[26]中国卒中学会. 缺血性脑血管病临床管理[J]. 中国脑血管病临床管理指南, 2019: 174.

编者: 李淞（吉林省人民医院）

第三节 突发性聋与眩晕

一、概述

（一）定义

突发性聋（sudden hearing loss, SHL）简称突聋，是指72h之内，突然发生的、原因不明[注]的感音神经性听力损失，且至少相邻的两个频率听力下降≥20dBHL[1]。部分患者听力损失后的短时间内可出现眩晕，或是听力损失在眩晕之后出现，眩晕发作时可伴有恶心、呕吐等症状。

注：原因不明是指原因尚未查明，若能够查明原因则不再诊断为突发性聋，此时突发性聋只是疾病的一个症状。

（二）流行病学

突聋的年发病率为（8~10）/10万[2]，近年来我国突聋的发病率呈逐年上升的趋势，但目前尚缺乏大样本流行病学数据。根据我国突聋多中心研究显示，突聋发病年龄的中位数为41岁，男女比例无显著差异，左侧略多于右侧。双侧发病率较低，约占全部患者的1.7%~4.9%[1]。其中伴有眩晕的患者约占全部患者的30%[3]。眩晕通常发生于高频重度聋的患者，大多伴有单侧前庭功能低下，与相同听力损伤而不伴眩晕者相比较，伴有眩晕的患者听力高频恢复更差，其中伴有良性阵发性位置性眩晕（BPPV）的患者听力恢复最差[4]。

（三）发病机制

目前较公认的突聋发病机制可能为内耳微循环障碍（包括血管纹功能障碍、内耳血管痉挛、血管栓塞或血栓形成等）、膜迷路积水、毛细胞损伤等[1]（见表1）。

表1　临床分型及发病机制

类型	低频下降型	高频下降型	平坦型	全聋型
听力下降频率	1000Hz（含）以下频率听力下降，至少250、500Hz 听力损失≥20dBHL	2000Hz（含）以上频率听力下降，至少4000、8000Hz 听力损失≥20dBHL	所有频率均听力下降，250～8000Hz 平均听阈≤80dBHL	所有频率均听力下降，250～8000Hz 平均听阈≥81dBHL
发病机制	膜迷路积水	毛细胞损伤	血管纹功能障碍或内耳血管痉挛	内耳血管栓塞或血栓形成

1. 内耳微循环障碍

内耳的血液供应主要来自于迷路动脉，又称内听动脉，其来自小脑前下动脉。内耳微循环障碍可能由多种因素引起，如内耳血管痉挛、功能紊乱、出血、血栓或栓塞等，即包括血管、血液成分、血流动力学等多种因素[5]。迷路动脉及其分支均为终末血管，一般无侧支循环，并且走形多迂曲盘绕，血流速度普遍较慢。一旦遇到各种因素影响（如紧张），自主神经功能紊乱，容易引起血管痉挛，从而引起血流减慢、淤滞，最终导致内耳组织缺血缺氧。而耳蜗细胞生理活动过程需氧量较高，对缺血缺氧耐受性较差，当内耳血供减少时，容易引起内耳组织（前庭、耳蜗等）水肿、缺血缺氧，生成大量自由基，导致耳蜗螺旋器功能下降、代谢紊乱，耳蜗神经元缺失等，临床则表现为突聋[5]。

2. 膜迷路积水

内耳发生缺血缺氧及变态反应时，血管纹及内淋巴囊等处于离子交换机制障碍，从而引起内淋巴液产生过多或回流受阻等一系列病理变化[6]。膜迷路积水可能是不同内耳损伤性疾病的共同病理改变，如以低频下降为主的突发性耳聋、伴有眩晕的突发性耳聋、自身免疫性内耳病等。

3. 毛细胞损伤

毛细胞分为内毛细胞和外毛细胞，内毛细胞的主要功能是将声音信号转化成神经兴奋信号，而外毛细胞则担当着将神经兴奋信号输送到听觉中枢的责任。当毛细胞受到损害时，声音无法转化为神经兴奋信号，无法正确、及时地传输给大脑，从而出现听力下降及耳鸣现象。

当病变不仅局限于耳蜗顶轴，同时损伤到前庭末梢时，或前庭系统短暂缺血发作则可能出现伴或不伴前庭功能损伤的眩晕。另外，受到内耳病毒感染、免疫损伤和微循环障碍等因素影响，也可引起耳石脱落出现继发BPPV，从而出现眩晕症状[7]。

（四）病因与诱因

目前突聋的病因尚未完全阐明，局部因素和全身因素均可能引起，常见病因包括：病毒感染、血管性疾病、自身免疫性疾病、肿瘤、传染性疾病等[1]。突聋伴发眩晕则可能与病毒感染及内耳供血障碍有关[3]。一般认为精神紧张、情绪波动、生活不规律、压力大、睡眠障碍等均可能是突聋的主要诱因。

二、诊断

（一）问诊与症状

1. 首先询问主要症状

询问患者是否以听力下降为主要症状，确定后继续追问听力是突然下降、逐渐下降还是波动性下降？是单侧听力下降还是双侧？发病时间是几个小时、几天或是几周？同时了解听力下降的严重程度。

2. 询问伴随症状

（1）是否有耳鸣，以及耳鸣的性质（蝉鸣音、嗡嗡声、火车隆隆声等）、严重程度，耳鸣与听力下降的关系、先后顺序等。

（2）是否有耳闷胀感，其严重程度及与听力下降的相关性。

（3）是否伴有眩晕，若有则需要追问眩晕的性质（多为旋转性眩晕，少数为颠簸、不稳感等）、严重程度（多数较重，可伴有恶心、呕吐、汗出）、持续时间、与体位变化是否相关（排除良性阵发性位置性眩晕）、与听力下降的相关性。

（4）是否有听觉过敏或重听，如对声音刺激异常敏感，对声响的容忍度下降，甚至对很弱的声音也觉得刺耳。同时需要询问是否有耳周感觉异常（全聋患者常见）。

（5）部分突聋患者可能合并精神心理问题，因此也应注意询问患者是否有焦虑、睡眠障碍等。

3.询问相关诱因

是否有上感病史、耳部外伤史，是否有精神紧张、压力大、情绪波动、生活不规律、睡眠障碍等。

4.询问既往史与家族史

询问患者既往是否曾有听力下降，是否应用过耳毒性药物，有无噪声接触史，有无心脑血管疾病、糖尿病、甲状腺疾病、风湿免疫疾病等慢性病史。以及有无听力下降、眩晕等家族史。

（二）体格检查

首先应进行耳科常规检查，观察外耳及鼓膜情况，以除外耵聍栓塞及中耳炎等情况，包括耳廓、耳周皮肤、淋巴结、外耳道及鼓膜等[1]。同时，需注意耳周皮肤有无疱疹、红肿，外耳道有无耵聍、疖肿、疱疹等。可以通过音叉检查初步判断患者是属于传导性耳聋或是感音神经性耳聋，包括Rinne试验、Weber试验及Schwabach试验。若患者伴有眩晕时，应进行自发性眼震检查、甩头试验，并根据病史选择性地进行床旁Dix-hallpike试验和Roll-test试验。

（三）辅助检查

1.纯音测听：必须进行检查的项目之一，目的是对双耳听力进行评估，以明确诊断及分型。根据听力损失的情况可以分为低频下降型、高频下降型、平坦型及全聋型。

2.声导抗：目的是了解中耳有无病变，包括鼓室图和双侧镫骨肌声反射[1]。

3.其他听力学检查：如耳声发射、耳蜗电图、听性脑干反应（ABR）、言语测听（包括言语识别阈和言语识别率）等[1]。

4.影像学检查：内听道/颅脑MRI[注]，除外听神经瘤等桥小脑角病变，根据病情需要可酌情选择颞骨CT检查[1]。

注：对于有设备噪音或较强刺激的MRI/ABR，除怀疑脑卒中等紧急情况而必须检查，一般不推荐在发病1周内进行检查。

5.实验室检查：血常规、血生化（血糖、血脂、同型半胱氨酸等）、凝血功能（使用巴曲酶时必查）、C反应蛋白等，了解是否有糖尿病、动脉硬化、高脂血症等影响微血管系统的疾病。

6. 病原学检查：支原体、梅毒、水痘病毒、疱疹病毒、HIV等[1]，明确是否为病毒感染、传染病或自身免疫性疾病所导致。

7. 前庭功能检查：对伴有眩晕的患者需要进一步明确诊断和治疗，应根据其具体情况选择进行前庭功能检查[1]。

（四）诊断标准

参照中华医学会耳鼻喉头颈外科分会于2015年制定的《突发性聋诊断及治疗指南》，突发性聋的诊断需满足以下条件：

A.在72h内突然发生的，至少在相邻的两个频率听力下降≥20dBHL的感音神经性听力损失（多为单侧，少数可双侧同时或先后发生）；

B.未发现明确病因（包括全身或局部因素）；

C.可伴耳鸣、耳闷胀感、耳周皮肤感觉异常等；

D.可伴眩晕，恶心、呕吐[1]。

（五）鉴别诊断

1. 突发性聋的鉴别

突发性聋首先需要排除鼻咽癌、听神经瘤、脑卒中等疾病，其次需除外常见的局部或全身疾病，如各种类型的中耳炎、梅尼埃病、病毒感染如耳带状疱疹（Hunt综合征）、流行性腮腺炎等。双侧突发性聋需考虑全身因素，如内分泌疾病（甲状腺功能低下等）、免疫性疾病（自身免疫性内耳病、Cogan综合征等）、感染性疾病（脑膜炎等）、神经系统疾病（颅内占位性病变、弥散性脑炎、多发性硬化等）、遗传性疾病（大前庭水管综合征、Usher综合征、Pendred综合征等）、血液系统疾病（红细胞增多症、白血病、脱水症镰状细胞贫血等）、外伤、药物中毒、噪声性聋等[1]。

2. 突发性聋伴眩晕的鉴别

（1）梅尼埃病

梅尼埃病早期听力以低频下降为主，呈波动性听力下降，眩晕为反复发作，服用甘油后听力可有恢复，而突聋患者听力无波动性，眩晕在2~3d后减轻或消失，服用甘油无效。

（2）听神经瘤

听神经瘤发病缓慢，早期出现耳聋、耳鸣，且逐渐加重。当瘤体增大后可出现头晕、平衡障碍，可伴有三叉神经症状，脑干听觉诱发电位检查V波潜伏期延长，利用颞骨高分辨率CT扫描或MRI磁共振检查可发现桥小脑角或内听道内有实质性肿瘤。

（3）Hunt综合征

以耳部剧烈疼痛、耳部带状疱疹及同侧周围性面瘫为主要临床表现，若侵及前庭蜗神经，则可出现眩晕及听力下降，突聋患者以听力下降为主要临床表现，部分伴眩晕，但无耳部疼痛、带状疱疹、周围性面瘫等症状。

（4）伴听力下降的小脑梗死

部分小脑（小脑前下动脉供血区）梗死患者可表现为突发的眩晕，同时合并听力下降、耳鸣等症状，并有共济失调或其他中枢系统阳性体征，常伴有血管危险因素及高血压，头颅CT或MRI磁共振检查能够发现小脑梗死病灶。

（5）前庭性偏头痛

多表现为发作性眩晕、头晕或不稳感，可伴或不伴头痛，少部分患者眩晕发作时可伴有听力下降，需要与突聋伴眩晕进行鉴别。前庭性偏头痛的听力下降多表现为双侧对称性高频听力下降，发作时多伴畏光、畏声等症状。持续时间可从数秒至数小时不等，但一般不超过72h，既往多有偏头痛病史和家族史。

三、治疗

听力曲线分型对突发性聋的药物选择和疗效判定具有重要指导意义。改善内耳微循环药物和糖皮质激素对各型突聋均有效，且合理地联合用药比单一用药效果要好；疗效方面以低频下降型疗效最好，平坦下降型次之，而高频下降型和全聋型往往效果不佳[1]。（见表2）

（一）药物治疗

突聋急性发作期（3周以内）多为内耳血管病变，将血液流变学治疗（包括血液稀释、改善血液流动度以及降低黏稠度/纤维蛋白原）和糖皮质激素治疗作为主要治疗方案，对伴有眩晕的患者给予抗眩晕的对症治疗[1]。

1. 血液流变学治疗

银杏叶提取物因能改善血流动力学和增加缺血组织氧气及葡萄糖供应，具有清除自由基等作用；巴曲酶能降低血中纤维蛋白原含量，降低全血和血浆黏度，降低血管阻力并增加血流量，同时可以改善末梢及微循环障碍[8]；倍他司汀能增加耳蜗和前庭血流量，从而消除外周性眩晕。

2. 糖皮质激素治疗

糖皮质激素能够抑制毛细胞扩张、消除内耳水肿、解除血管痉挛，进而改善内耳微循环，保证药物及时到达内耳，中断并改善内耳损伤，从而促进内耳功能恢复。同时兼有抗炎、抗病毒、免疫抑制等作用[9]。激素治疗首先建议全身给药，局部给药可作为补救性治疗。对于合并糖尿病、高血压等患者，需征得其同意，同时密切监控血糖、血压变化的情况下，可以考虑全身酌情使用糖皮质激素或者局部给药[1]。

3. 营养神经治疗

突聋可能会同时出现继发性听神经损伤，因此可给予营养神经药物（如甲钴胺、鼠神经生长因子等）[1]。

表2 突发性聋不同听力曲线分型的药物治疗

	低频下降型	高频下降型	全频听力下降（包括平坦下降型和全聋型）	备注
血液流变学治疗	5%葡萄糖250ml+银杏叶提取物87.5mg，静脉滴注，日1次，连用10d	0.9%生理盐水250ml+银杏叶提取物87.5mg，日1次，静脉滴注，连用10d	0.9%生理盐水100ml+巴曲酶5～10BU，隔日1次，首次10BU，之后每次5BU，共5次；0.9%生理盐水250ml+银杏叶提取物87.5mg，日1次，静脉滴注，连用10d	巴曲酶每次输液时间不少于1h，每次给药前监测纤维蛋白原，如果低于1g/L，则暂停；次日再次复查，高于1g/L方可使用
营养神经治疗	鼠神经生长因子30μg，肌注，日1次，连用10d	鼠神经生长因子30μg，肌注，日1次，连用10d	鼠神经生长因子30μg，肌注，日1次，连用10d	

	低频下降型	高频下降型	全频听力下降（包括平坦下降型和全聋型）	备注
糖皮质激素治疗	0.9%生理盐水100ml+甲强龙60mg，静脉滴注，日1次。连用5d后减量至30mg，连用3d	0.9%生理盐水100ml+甲强龙60mg，静脉滴注，日1次。连用5d后减量至30mg，连用3d	0.9%生理盐水100ml+甲强龙60mg，静脉滴注，日1次。连用5d后减量至30mg，连用3d	
离子通道阻滞剂的治疗		0.9%生理盐水250ml+2%利多卡因10ml，日1次，静脉滴注，连用10d		

（二）其他治疗

1. 高压氧的疗效国内外尚有争议，不建议作为首选治疗方案。常规治疗效果不佳，可考虑作为补救性措施[1]。

2. 继发BPPV可给予手法复位治疗。后半规管BPPV：建议首选Epley法，还可选用改良的Epley法或Semont法等，必要时几种方法可重复或交替使用。外半规管BPPV：水平向地性眼震可采用Barbecue法以及Gufoni法（向健侧）；水平离地性眼震可采用Gufoni法（向患侧）[10]。

3. 单侧前庭功能低下可开展前庭康复训练[11]，训练难度和强度应从低到高、循序渐进的方式进行。通常由专业训练的医师或康复师监督指导完成相应训练动作。

四、预防

（一）应避免长期接触噪声，注意接打电话的时间及场所，使用耳机时间不宜过长；许多人戴耳机时将音量调节很高，十分容易损伤到内耳而影响听力。建议平时戴耳机时应调节好音量，连续使用耳机的时间不宜超过半小时。

（二）养成良好的生活习惯。不良的生活习惯，如劳累、熬夜、紧张、吸烟、饮酒等，对内耳都有很大的影响。熬夜易对人体听觉细胞造成不利影响，应保证充足的睡眠时间；吸烟可导致血管痉挛，影响内耳血液供应，而出现功能障碍等，酒精可损伤细胞，损害到听觉神经中枢，因此应忌烟戒酒；另外，长期的精神紧张、压力过大、过于劳累可导致植物神经紊乱，造成内耳微循环障碍，导致突聋的发生，日常生活中也需尽量避免。

（三）坚持适当运动，有助于增强抵抗力。突发性耳聋的发生可能与病毒感染有关，免疫力低下更容易受到病毒入侵，从而影响到听觉系统。

（四）清淡饮食，营养均衡，少食高胆固醇、高糖、高盐的食物，可减少高血脂、冠心病、糖尿病等疾病的发生，使耳的血液供应保持在正常水平，而听力的退化则可能得到延缓。

参考文献

[1]余力生, 杨仕明. 突发性聋诊断和治疗指南(2015)[J]. 中华耳鼻咽喉头颈外科杂志, 2015, 50(06): 443-447.

[2]周枫, 朱美婵, 王蒙, 等. 突发性聋伴或不伴眩晕的临床分析[J]. 临床耳鼻咽喉头颈外科杂志, 2018, 32(12): 920-923.

[3]赵海, 王志远, 鞠建宝. 突发性耳聋伴眩晕的临床分析[J]. 中国耳鼻咽喉颅底外科杂志, 2021, 27(03): 269-271.

[4]巩楠, 张晓彤, 葛丽莜, 等. 突发性聋伴眩晕的临床特点分析[J]. 临床耳鼻咽喉头颈外科杂志, 2015, 29(22): 1963-1965+1969.

[5]周小英, 白忠. 突发性聋与内耳微循环障碍的相关性研究进展[J]. 临床医学, 2015, 35(09): 122-124.

[6]张素珍, 吴子明, 等. 眩晕症的诊断与治疗[M]. 郑州. 河南科学技术出版社, 2017.

[7]吴子明, 张素珍, 刘兴健, 等. 突发性聋继发良性阵发性位置性眩晕的临床观察[J]. 中国听力语言康复科学志, 2010, 39(2): 18-20.

[8]李水静, 林运娟, 方璇, 等. 血浆纤维蛋白原水平与不同类型突发性聋的发病相关性探讨[J]. 临床耳鼻咽喉头颈外科杂志, 2019, 33(05): 425-428.

[9]管红霞, 张志坚, 江洋, 等. 糖皮质激素治疗突发性聋的研究进展[J]. 中国医药导报, 2016, 13(05): 41-45.

[10]于立民, 刘鸣, 肖玉丽, 等. 并发良性阵发性位置性眩晕的突发性聋患者预后相关性分析[J]. 中国耳鼻咽喉头颈外科, 2015, 22(05): 225−228.

[11]吴子明, 张素珍, 刘兴健, 等. 伴有眩晕的突发性聋眩晕的临床特点分析[J]. 中华耳鼻咽喉头颈外科杂志, 2010(11): 916−918.

编者：杨文海（辽源市中医院）

第四节　其他急性前庭综合征

　　根据前庭综合征国际分类，除前面章节已经介绍的前庭神经炎、后循环缺血等急性前庭综合征外，包括迷路炎、多发性硬化及精神疾病等也可表现急性前庭综合征的临床特征，本篇将围绕以上疾病进行介绍。

一、迷路炎

（一）概述

　　迷路炎（Labyrinthitis）是指由细菌、病毒、真菌等病原体或其产生的毒素所造成的内耳炎性疾病。根据感染途径可分为耳源性、脑膜源性和血源性等。根据病理改变可分为局限性迷路炎、浆液性迷路炎和化脓性迷路炎三种[1]。

　　对于迷路炎的病因，总的来说可以从耳源性与非耳源性两方面来看。耳源性的病因最常见的是当发生急性或慢性化脓性中耳炎时，

　　细菌毒素可以经过蜗窗、前庭窗、鼓岬直接侵犯内耳；或者发生胆脂瘤时，其可以侵蚀骨迷路及软骨膜形成迷路管而侵及内耳。另外，实施过镫骨底板术或内耳开窗术时，也可能并发内耳感染。当细菌尚未侵入内耳，但其产生的毒素仍然可刺激膜迷路，使其充血，血管渗透性增加，迷路内有反应性浆液或浆液纤维素渗出，形成浆液性迷路炎；而当细菌直接侵入内耳后，扩散至整个迷路形成化脓性炎症，即化脓性迷路炎。非耳源性迷路炎主要为脑膜源性和血源性，前者一般为细菌经过蛛网膜下隙感染外淋巴而引起的化脓性迷路炎；后者一般为病毒经血行感染侵入迷路所致，常见病毒为腮腺炎病毒、麻疹病毒和风疹病毒[2-4]。

（二）诊断

　　主要依靠临床表现（包括发作性头晕、眩晕伴随听力下降）及影像学检查进行诊断。

1. 问诊与症状

（1）局限性迷路炎

多见于慢性化脓性中耳炎或乳突炎患者，常有较重的阵发性眩晕、恶心和呕吐症状，当转动头部和睁眼时上述症状明显加重。眩晕等临床症状的复发和持续时间常取决于患耳炎症的严重程度和中耳脓汁引流通畅程度。

（2）浆液性迷路炎

除眩晕、恶心和呕吐症状之外，还伴有明显的平衡功能障碍。患者常有耳深部疼痛，听力迅速下降并且比较严重，呈不完全性聋。如果迷路外的感染控制，眩晕等前庭症状可逐渐改善和消失，听力可逐渐恢复，但重症者会遗留不同程度的听力损伤和平衡障碍。

（3）化脓性迷路炎

多为急性起病，有严重的眩晕、恶心和呕吐症状，同时伴有行立不稳且向病灶侧倾倒，当转动头部和声光刺激均可诱发症状明显加重。由于炎症进展迅速破坏严重，病灶侧听力迅速丧失，还会伴随严重的头痛、耳深部疼痛和轻度的体温升高。经有效治疗后，眩晕一般持续3～4d可逐渐缓解和消退，但病灶侧的前庭功能和听力仍无法恢复，健侧迷路功能的代偿可使得眼震和倾倒等症状逐渐缓解甚至消失。但如果感染继续侵袭至颅内，可造成患者体温继续升高、头痛、后颈痛、恶心呕吐加重，并出现颈强直和克氏征阳性等脑膜刺激征，甚至出现昏迷等意识障碍表现。

（4）病毒性迷路炎

常多见于儿童，成年人相对少见。发病一般较急，可同时出现前庭和耳蜗症状，但耳蜗损伤一般较剧烈且持续，而前庭损伤症状一般相对较轻，且多能逐渐获得代偿。

2. 体格检查

因病因不同，各种类型迷路炎查体时的表现存在一定差别。如局限性迷路炎查体可见快相朝向患侧的自发性眼震，瘘管试验阳性[注]，即向外耳道加压可诱发眩晕或加重原有眩晕症状（如果被肉芽组织阻塞或迷路已被完全破坏，瘘管试验呈阴性）；浆液性迷路炎的自发性眼震朝向健侧，瘘管试验常阳性，并且有行立不稳和向病灶侧倾倒（闭眼时加重）；而化脓性迷路炎由于迷路破坏严重，瘘管试验多呈阴性，但可见朝向健侧的自发性眼震，Romberg征呈阳性（向患侧倾倒）。

注：利用耳屏按压法或者Siegle耳镜鼓气法造成外耳道内空气压力改变。骨迷路有瘘管者压力直接经瘘管传入，刺激内淋巴流动，引起一过性眩晕及眼震，称为瘘管试验阳性。

3. 辅助检查

影像学检查为诊断迷路炎的主要方法，耳部和乳突CT或MRI等影像学检查可见炎性异常，包括半规管和内淋巴管肿胀、骨迷路破损、积脓等，可据此确定病变范围及骨质破坏程度。其中HRCT对骨质细微结构观察比较清楚，表现为骨性半规管管腔变窄，密度增高，是骨化性迷路炎的首选检查。MRI平扫加增强扫描是非骨化性迷路炎首选检查方法[5]。

眩晕发作间歇期可选择性地进行前庭功能及听力学检查。前庭功能检查首选转椅试验，局限性迷路炎病灶侧转椅试验结果正常或眼震增益稍减低，听力学检查多为不同程度的传导性聋。浆液性迷路炎病灶侧转椅试验眼震增益明显减低，听力检查为不完全性感音神经性聋。当浆液性迷路炎进展为化脓性迷路炎时，转椅试验可见病灶侧无反应性眼震，且听力学检查将会显示听力完全丧失。而病毒性迷路炎除了表现为转椅试验无反应性眼震，还可能导致永久性耳聋。

（三）治疗

1. 手术治疗

瘘管试验阳性者应进行中耳乳突手术探查，并根据中耳及乳突腔的病变范围、听骨链的情况等完成乳突根治及鼓室成形手术。对于急性化脓性中耳炎引起的浆液性迷路炎，首先应该控制急性炎症，然后施行手术。化脓性迷路炎如无颅内并发症，同样需待急性炎症得到控制后进行中耳乳突手术，清除骨腐蚀或肉芽组织，以使内耳引流通畅；若出现颅内并发症时应立即行乳突凿开术，需要凿开鼓岬，去除镫骨，使内耳分泌物充分引流。而对于慢性化脓性中耳炎并发胆脂瘤者，应在抗生素和激素的控制下进行中耳及乳突手术。

2. 药物治疗

针对患者迷路炎不同的感染源选择相应的治疗药物，同时针对患者症状表现进行对症治疗（表1）。另外，可根据情况选用或合用复合维生素B、胞二磷胆碱、ATP、辅酶A、辅酶Q10、甲钴胺等药物，促进神经代谢及修复辅助治疗。

表1　迷路炎的药物治疗

治疗方式	治疗目的	治疗药物
病因治疗	抗细菌感染	头孢他啶
	抗病毒感染	奥司他韦、利巴韦林、阿昔洛韦
	改善内耳微循环	甲磺酸倍他司汀
对症治疗	止吐	甲氧氯普胺
	抑制前庭中枢	盐酸异丙嗪

（四）预防

1. 加强锻炼，提高身体素质，避免上呼吸道感染的发生；

2. 及时进行各种传染病的预防接种；

3. 平时需要避免鼓膜穿孔的发生，一旦鼓膜穿孔，要保持外耳道干燥清洁，避免中耳腔的感染，同时禁止游泳，洗浴时防止污水流入耳内；

4. 对已经发生的中耳炎要及时治疗，避免发展为迷路炎。

二、多发性硬化导致的急性前庭综合征

（一）概述

多发性硬化（multiple sclerosis, MS）是一种慢性、致残性的、多病灶的、以脑白质脱髓鞘为主要病理改变的中枢神经系统炎性疾病；多累及中枢神经系统，脑、脊髓、视神经等多处（空间上的多发性）部位受损；常表现为症状的发作与缓解交替出现（时间上的多发性）的特点[6]。MS病因尚不完全清楚，MS可能是一个多因素发病的机制，环境因素（病毒感染）、遗传易感性、自身免疫因素可能均与其发病有关。

眩晕是MS患者的常见症状之一，国外报道发生率可达50%，且眩晕多为急性起病，严重影响患者的生活质量和预后。中枢神经系统的大脑、脑干、小脑和脊髓等多个部位受损是导致MS患者出现不典型眩晕或头晕症状的主要原

因。病变常累及大脑半球白质、视神经、脊髓、脑干和小脑，多出现感觉异常、小脑症状与体征、眼球运动障碍等症状，容易合并眩晕症状[7]。

（二）诊断

1. 问诊与症状

当患者出现急性眩晕发作与缓解交替出现，且合并有其它中枢神经系统定位体征时，应注意多发性硬化的可能。

2. 辅助检查

（1）颅脑MRI

为首选的影像学检查方法，矢状位的T2 FLAIR序列有助于MS的早期诊断；增强的T1加权像常规用于病灶活动性的判断。DWI及MRS等新技术也有助于病灶活动性的判断。

2010年McDonald修订版MS的诊断标准，对于MS的影像诊断在空间多发性和时间多发性上给予了详细的定义：①MRI显示空间多发性，需要满足在中枢神经系统的4个典型部位（脑室旁、皮层下、幕下和脊髓）中有至少2个部位存在≥1个T2加权像异常信号病灶。②MRI显示时间多发性，需要参照初始MRI检查，随诊的MRI检查中出现一个新的T2加权像异常信号病灶和（或）强化病灶；或者是在任何时间的MRI检查中同时存在无症状的强化病灶与非强化病灶[8]。

（2）脑脊液检查

可显示白细胞计数和蛋白质正常或轻度升高，通常白细胞计数<25个细胞/cm^3，主要是淋巴细胞；蛋白质<1g/L。此外还有IgG指数升高和寡克隆条带的表现，使用等电聚焦和免疫固定电泳进行IgG的定性评估是检测寡克隆条带的最佳办法，多达90%的MS患者可有此发现。其他神经炎性疾病的患者有时也可能会出现寡克隆条带，此时需要对检查结果进行谨慎解释[9]。

（三）治疗

1. 急性期治疗

MS的急性期治疗以减轻症状、缩短病程、改善残疾程度和防治并发症为治疗目标[10]。

（1）糖皮质激素

治疗原则：大剂量、短疗程。甲泼尼龙冲击治疗，成人从每天1g开始，共3～5d，如临床神经功能缺损明显恢复可直接停用。如临床神经功能缺损恢复不明显，可改为口服醋酸泼尼松或泼尼松龙60～80mg，1次/d，每2d减5～10mg，直至减停，原则上总疗程不超过3～4周。治疗过程中应常规补钙、补钾、抑酸护胃等预防不良反应。

（2）血浆置换

为二线治疗。急性重症或对激素治疗无效者可于起病2～3周内应用5～7d的血浆置换。

（3）静注人免疫球蛋白（Human Immunoglobulin for Intravenous Injection, IVIG）

IVIG一般不作为首选，仅用于妊娠或哺乳期妇女不能应用激素治疗的成人患者或对激素治疗无效的儿童患者。推荐用法：静脉滴注0.4g/（kg·d），连续5d为1个疗程。

2. 缓解期治疗

MS缓解期治疗以控制疾病进展为主要目标，推荐使用免疫修饰（DMT）治疗[10]。

（1）注射用重组人β-1b干扰素

为DMT中的一线治疗药物，可减少临床孤立综合征（clinical isolated syndromes, CIS）和复发缓解型（relapsing-remitting multiple sclerosis, RRMS）患者临床复发和MRI病灶活动，改善RRMS患者残疾程度。治疗原则：早期、序贯、长期。推荐用法：推荐剂量为250μg，皮下注射，隔日1次。起始剂量为62.5μg，皮下注射，隔日1次，以后每注射2次后，增加62.5μg，直至推荐剂量。应注意预防注射部位皮肤局部坏死、流感样症状、白细胞减少等不良反应。

（2）特立氟胺

为一线DMT口服治疗药物，也是目前国内上市的唯一的DMT口服药物。特立氟胺可有效降低CIS患者转化为临床确诊的MS（CDMS）的风险，降低复发或新发MRI病灶的风险。治疗原则：早期、长期。推荐用法：中国患者推荐

14mg，口服，1次/d。

3.康复及中药治疗

对有肢体、语言、吞咽等功能障碍的患者，康复治疗尤为重要，应在专业医生的指导下早期进行功能康复训练。同时，有研究认为，部分中药可能具有改善MS的作用，如黄芪甲苷、补肾固髓片等。

（四）预防

避免高温环境；保持心情愉快，作息规律，适量运动。

三、精神疾患引起的急性前庭综合征

（一）概述

在临床工作中，精神性因素所导致的头晕往往容易被忽略。精神性头晕是指与心理因素有关的头晕病症，而引起头晕急性发作的神经症性障碍，主要是指惊恐发作（panic attacks），而其本质是面对危险时被过度放大的机体生理反应[11,12]。这个生理反应从杏仁核开始发生。杏仁核是大脑中负责处理恐惧的区域，当杏仁核感受到恐惧信号，它会刺激交感神经系统，让机体释放肾上腺素。当血液中肾上腺素浓度升高时，会出现心跳加速、呼吸增快，血液快速循环使得血液和氧气更快地抵达手臂和腿部肌肉中。同时，大脑血流速度增快，进而接收到更多的氧气，也会使人变得更加警觉。而在惊恐发作的时候，这种生理反应将被放大，并且远远超过了在危险情况下的必要程度。因此，心脏快速跳动、呼吸沉重或者过度通气，血流动力学变化也引起眩晕和手脚麻木。这些惊恐发作的症状通常会在10min内到达顶峰。

（二）诊断

对于惊恐障碍所致的头晕发作，诊断要点在于详细询问患者病史，在经过排除器质性病因所致头晕的情况下，可根据以下要点进行诊断。

1.以惊恐发作为主要临床特征，发作间歇期基本正常。典型的惊恐发作表现可以分为精神症状和躯体症状。精神症状主要表现为患者突然出现的强烈的惊恐体验，伴濒死感、窒息感或失控感。躯体症状系自主神经功能紊乱所引起，出现心血管系统、呼吸系统和神经系统的症状。

2.惊恐发作出现在没有客观危险的环境。

3.不局限于已知的或可预测的情境。

4.因难以忍受又无法解脱，而感到痛苦或社会功能受损。

5.在1个月内至少有3次以上明显的惊恐发作，或首次发作后继发的焦虑持续1个月以上。

6.体格检查无阳性发现。

（三）治疗

惊恐障碍的治疗主要包括心理治疗和药物治疗[13]。在循证证据支持的心理治疗中主要是CBT。药物治疗主要是抗焦虑药物和抗抑郁药物治疗。临床上往往需要心理治疗与药物治疗联合应用以取得更好的效果。

1.心理治疗

（1）支持性心理治疗：包括对疾病的知识教育，支持与理解、同情与鼓励等。

（2）CBT：包括心理教育、认知重建、呼吸控制、放松训练、想象练习、暴露六种成分。在针对惊恐障碍的CBT中常用的是惊恐控制治疗。

2.药物治疗

惊恐障碍治疗常用的抗焦虑药物主要有苯二氮卓类药物、阿扎哌隆类药物和β受体拮抗剂。苯二氯卓类药物治疗惊恐障碍具有疗效好、显效快、无抗胆碱副作用的优点，常常是迅速控制惊恐发作的有效治疗。抗抑郁药物治疗惊恐障碍主要是SSRIs和TCAs，惊恐障碍的药物治疗尽管有效，但相当多的患者在停用药物后，在心理社会因素的影响下易反复或复发，而且苯二氮卓类药物长期使用会出现药物的耐受性和依赖性。所以，临床上治疗惊恐障碍主要使用抗抑郁药物，特别是SSRIs类药物进行一线治疗，而苯二氮草类药物只在急性治疗阶段短期使用。

（四）预防

了解惊恐发作和焦虑情绪，保证高质量睡眠，避免吸烟、饮酒和咖啡因的摄入；通过学习控制呼吸在开始感到焦虑时让自己冷静下来；加强锻炼身体，有节奏的有氧运动，如步行、跑步、游泳或跳舞，对于缓解焦虑情绪是特别有效。

参考文献

[1]Hillman, Todd. Ballenger's Otorhinolaryngology: Head and Neck Surgery [M]. Sixteenth Edition, Otology & Neurotology, People's Medical Publishing House, 2003, 24(2): 262.

[2]Kaya S, Tsuprun V, H zl, et al. Cochlear changes in serous labyrinthitis associated with silent otitis media: a human temporal bone study[J]. American Journal of Otolaryngology, 2016, 37(2): 83-88.

[3]Arriaga MA. Schuknecht's pathology of the ear, third edition[J]. Otol Neurotol, 2011, 32(7): 1039

[4]Sun WL, Yan JL, Chen LL. Ramsay Hunt syndrome with unilateral polyneuropathy involving cranial nerves V, VII, VIII, and XII in a diabetic patient. Quintessence Int. 2011 Nov-Dec;42(10): 873-7.

[5]孙明霞, 徐冰, 李辉. 迷路炎影像学检查与诊断并文献分析[J]. 影像研究与医学应用, 2020, 4(22): 155-157.

[6]侯世芳, 刘银红, 许贤豪, 等. 多发性硬化诊断与治疗进展[J]. 中国现代神经疾病杂志, 2014, 14: 849-853.

[7]王维治, 王化冰. 多发性硬化引起的眩晕[J]. 中国现代神经疾病杂志, 2005, 5(5): 318.

[8]翟继良. MRI检查在临床诊断多发硬化中的应用[J]. 医学影像学杂志, 2013, 23(5): 807-809.

[9]Deisenhammer F, Bartos A, Egg R, et al. Guidelines on routine cerebrospinal fluid analysis. Report from an EFNS task force. Eur J Neurol. 2006 Sep;13(9): 913-22.

[10]Wingerchuk DM, Carter JL. Multiple sclerosis: current and emerging disease-modifying therapies and treatment strategies. Mayo Clin Proc, 2014, 89: 225-240.

[11]董秦雯, 戚晓昆. 心因性头晕患者临床症候及治疗方法分析[J]. 中华内科学杂志2014, 53(10): 768-771.

[12]陈淑芳, 王翠翠, 吴学影. 惊恐障碍的临床研究进展[J]. 大连医科大学学报,

2019, 41(4): 366-372, 378.

[13]Staab JP. Diagnosis and treatment of psychologic symptoms and psychiatric disorders in patients with dizziness and imbalance. Otolaryngol Clin North Am. 2000 Jun;33(3): 617-36.

编者：姜立刚（吉林医药学院附属医院）

第二章　发作性前庭综合征

第一节　良性阵发性位置性眩晕

一、概述

（一）定义

良性阵发性位置性眩晕（Benign Paroxysmal Positional Vertigo, BPPV），俗称"耳石症"。是一种相对于重力方向的头位变化所诱发的、以反复发作的短暂性眩晕和特征性眼球震颤为表现的，最为常见的外周性前庭疾病[1]。具有一定自愈性。

（二）流行病学

女性更为多见，男女终生患病率分别为3.2%与1.6%，年发病率各国报道不一，约为（10.7-600）/10万，可发生于任何年龄组，且随年龄增长而增加，年龄每增长10岁，发病率增加38%[2]。儿童较为少见。

（三）发病机制

BPPV发病机制尚不完全清楚。

1. 管结石症（canalithiasis）

该理论由Hall教授于1979年提出。耳石颗粒脱落后进入半规管管腔滑动，引起内淋巴液流动。可致壶腹嵴嵴帽偏斜，这种偏斜位移信号经前庭毛细胞传入中枢，激活前庭眼动反射，诱发位置性眩晕和特征性眼震。当耳石滑动停止，嵴帽归位，眩晕及眼震消失。

2.嵴帽结石症（cupulolithiasis）

该理论最早由Schuknect教授于1962年提出。由于嵴帽比重与内淋巴液比重相同，静止状态下，嵴帽对重力感知不敏感。当耳石颗粒黏附于嵴帽后，嵴帽比重增加，对重力感知及角性加/减速运动变得敏感，当头部在重力方向上产生位移时，嵴帽偏斜，出现位置性眩晕与特征性眼震。

（四）病因与诱因

BPPV的常见诱因包括：头部创伤、女性[3]、失眠、鼾症、维生素D缺乏、骨质疏松症、高总胆固醇水平[4]、偏头痛等。除此之外，其他耳科疾病（如中耳炎、梅尼埃病、特发性突聋、前庭神经炎、Hunt综合征等）、各类手术后（耳科、口腔颌面科、骨科手术等）、应用耳毒性药物等亦可诱发BPPV[5]。

（五）分类

BPPV按照受累半规管分类，可分为后半规管BPPV（最为常见，约占70%~90%）、外（水平）半规管BPPV（约占10%~30%）、前（上）半规管BPPV（罕见）和多半规管BPPV；按照病理生理机制分类，可分为管结石症和嵴帽结石症；按照病因分类，可分为原发性BPPV和继发性BPPV。

二、诊断

（一）问诊与症状

典型的BPPV临床症状为在头部运动时诱发短暂的天旋地转感，伴有恶心、呕吐、心悸、出汗等自主神经症状。

患者来诊时应首先排除晕厥，同时关注患者的发病性质（头晕还是眩晕？）、持续时间（数秒？数分钟？数小时？数天？持续性？）、发作体位和伴随症状等。可通过数个简单的问题在短时间内提高BPPV的筛查准确率。（见表1）

表1 BPPV相关问诊问卷【注】

条目	问题
1	头晕或眩晕是否在躺下起床、头部快速运动、床上翻身时出现/加重？或在经受头部撞击后发生？（满足一项即可）
2	头晕或眩晕是否有天旋地转的感觉？
3	每次头晕或眩晕持续时间是否 <5 min？
4	以前（数月前/数年前）是否没有过类似的眩晕发作？
5	正常走路、转头时不会出现天旋地转的感觉？
6	眩晕时是否不伴发耳闷、听力下降？
7	头晕或眩晕是否不规律发作？

注：本问卷由陈钢钢教授团队设计，共7个条目，当条目答案为"肯定"回答时，患者可能为 BPPV，并建议首先进行位置试验。本问卷灵敏度为 88.89%，特异度为 85.44%[6]。详见参考文献。

（二）体格检查

首先行位置试验。常用的位置试验包括Dix-Hallpike试验、滚转试验（Roll test）、低头-仰头试验、侧卧试验等。

1. Dix-Hallpike试验

该检查法是判断后半规管和前半规管BPPV的首选方法。如患者为后半规管BPPV，患耳向地时出现双侧垂直扭转性眼震（垂直成分向上极，扭转成分向地），有疲劳性，且低位眼眼震扭转成分较为突出，高位眼眼震垂直成分更为明显。管结石症眼震强度呈渐强渐弱改变，且眼震强度和潜伏期存在明显相关，潜伏期越短，眼震越强；嵴帽结石症眼震可持续不衰减。由激发头位回复到坐位时眼震方向逆转，且诱发位眼震与坐位逆转眼震的强度比约为2:1。复位完成后坐起仍有逆转眼震，提示复位效果差。

如患者为前半规管BPPV，单侧/双侧Dix-Hallpike试验或仰卧悬头位检查亦可见垂直扭转性眼震，但垂直成分向下极，扭转成分较弱，方向难以确定。如复位后位置性眼震消失，即可明确前半规管BPPV诊断。相反，则需排除前庭性偏头痛、对侧后半规管BPPV、中枢性位置性眼震等可能。

需要注意的是当患者存在严重的颈椎椎管狭窄、颈椎活动受限、脊柱后凸、类风湿性关节炎、强制性脊柱炎、重度肥胖等时，应谨慎行Dix-Hallpike试验。

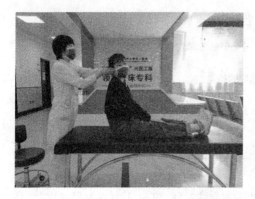
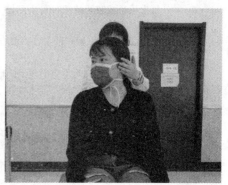

a　　　　　　　　　　　　　　　b

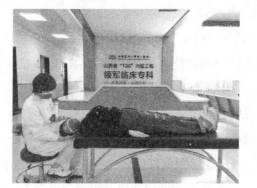

c

图1　右侧Dix-Hallpike test示意图

方法：患者取坐位，检查者将其头部转向一侧45°（图1a、图1b），保持头位不动迅速仰卧，头后仰悬垂，与水平面呈30°角（图1c），观察有无位置性眩晕及眼震。

2. 滚转试验

判断外半规管耳石症的首选方法，如双侧均诱发出水平向地性眼震或水平背地性眼震（可略带扭转成分），考虑为外半规管BPPV。根据眼震特点可分为以下几种类型。

（1）滚转试验表现为双侧水平向地性眼震

时间小于1min时考虑为外半规管后臂型管结石症，此时眼震强度大、持续时间长的一侧为患侧，且左、右两侧侧卧位诱发眼震的强度比约为2∶1；时间大于1min时考虑为轻嵴帽。管结石症眼震强度呈渐强渐弱改变，潜伏期短暂。

（2）滚转试验表现为水平背地性眼震

时间小于1min时考虑为外半规管前臂型管结石症；时间大于1min时考虑为外半规管嵴帽结石症。此时眼震强度小、持续时间短的一侧为患侧。当患侧判断困难时，可结合假性自发眼震（pseudo-spontaneous nystagmus）、零平面（null plane）【注】、低头-仰头试验（bow and lean test）、坐位-仰卧位试验（lying-down test）等加以辅助判断[1]。嵴帽结石症眼震潜伏期短暂或无潜伏期，眼震强度呈渐强渐弱改变。

注：仰卧位时，当头部慢慢转向患侧，直到半规管嵴帽长轴与重力矢量平面平行时，眼震停止，这个平面即称为零平面。

（3）定向性水平眼震

实际为外半规管前臂型管结石症，患者一开始可能表现为短暂的双侧水平背地性眼震，在反复诱发及复位过程中耳石松动，从前臂向后臂移行，再次复位时，可能在向健侧的连续转头中产生持续的离壶腹流动刺激，出现与眼震方向一致（患侧侧卧位为水平背地性眼震，健侧侧卧位为水平向地性眼震）的水平眼震。该定向性水平眼震需与自发性水平眼震鉴别[7]。

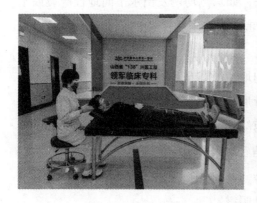
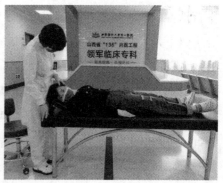

a   b

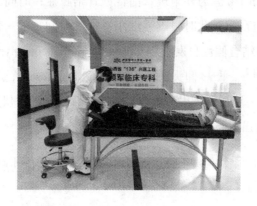

c

图2　Roll test示意图

方法：取平卧位，头位抬高30°（图2a），向一侧转头90°观察至眩晕或眼震消失后30 s恢复初始位置（图2b），再向另一侧转90°观察（图2c）。

（三）辅助检查

1. 前庭功能检查

包括眼震视图、头脉冲试验、转椅试验、前庭诱发肌源性电位等相关检查。适用患者包括：反复复发的BPPV患者；反复复位眼震不变或没有完全消失的患者；反复位置试验后眼震方向变化的患者；既往有其他头晕/眩晕疾病史的患者；既往有特殊诱因发作的患者（如强声/压力/刻板诱发等）；每次发作均伴有波动性耳部症状的患者；发作前伴有明确头面部外伤史的患者；有中枢神经系统症状和体征的患者等。

2. 听力学检查

包括纯音测听、声导抗、耳声发射、听觉脑干诱发电位等听力学检查。适用患者包括：本次发作伴有急性听力下降的患者；发作前伴有明确头面部外伤史的患者；每次发作均伴有波动性耳部症状的患者等。

3. 影像学检查

包括颞骨CT、头颅/侧颅底/内耳MRI、颈椎CT/MRI检查等。适用患者包括：逐渐进展性的单侧耳聋耳鸣患者；发作前伴有明确头面部外伤史的患者；反复复位无效且伴有明显血管危险因素的患者；有中枢神经系统症状和体征的患者等。

4. 病因学检查

根据患者的病史及既往史，可选择包括但不限于钙离子、血清25-羟基维生素D、血糖、血脂、尿酸、性激素等相关检查。

（四）诊断标准

参照中华医学会耳鼻咽喉头颈外科学分会于2017年制定的《良性阵发性位置性眩晕诊断和治疗指南》[1]，当患者符合以下表现时，应诊断为BPPV。

A. 相对于重力方向改变头位后出现反复发作的、短暂的眩晕或头晕（通常持续不超过1min）。

B. 位置试验中出现眩晕和特征性位置性眼震。

C. 复位疗效并不是诊断必备条件。

但当患者位置性眼震不典型，且反复复位效果欠佳时，应积极排除其他疾病：如前庭性偏头痛、梅尼埃病、前庭神经炎、前庭阵发症、中枢性位置性眩晕/眼震、上半规管裂综合征、后循环缺血、体位性低血压、精神心理源性眩晕等。

诊断分级：分为确定诊断、可能诊断和存在争议的综合征。完全符合上述3条诊断标准时为确定诊断；如符合A和B，但位置试验未诱发出眩晕及眼震时为可能诊断；存在争议的综合征是指具有位置性眩晕的症状，但可能不是

BPPV的一类疾病[1]，包括前半规管管结石症、后半规管嵴帽结石症、多半规管结石症等。

（五）鉴别诊断 [1,5,7]

1. 梅尼埃病

常有反复发作性眩晕病史，发作时伴有波动性听力下降、耳鸣、耳闷胀感（四联症）。随发作次数增加，听力可逐渐下降。纯音测听随访可呈现先低频，后高频，随后中频逐渐下降的感音神经性耳聋。少数BPPV患者发作时可伴耳鸣，但复位成功后耳鸣消失，且不伴有波动性听力下降，发作期进行纯音测听及位置试验可鉴别。

2. 前庭神经炎

多为突发性剧烈眩晕，既往一般无类似发作。眩晕呈持续性，可由于任何体位变化而加剧，患者多为强迫体位。患侧前庭功能明显降低。BPPV的位置性眩晕有明显特定头位变动诱发。病史结合位置试验、前庭功能检查可鉴别。

3. 前庭性偏头痛

反复发作性头晕/眩晕，伴头痛、恶心、耳鸣等不适。持续时间可从数秒到数周不等。约1/4的患者可能存在位置性眩晕和眼震。与BPPV相比，前庭性偏头痛的头晕症状更明显，反复发作更显"规律性"，常伴头痛或有既往偏头痛反复发作病史，其位置性眼震有时与BPPV眼震较难鉴别，且复位治疗无效。

4. 前庭阵发症

主要表现为反复频繁发作的短暂性眩晕/头晕，每天发作5～10次以上，症状刻板，时间<1min。病史结合位置试验可鉴别。

5. 体位性低血压

常因从卧位、蹲位、坐位突然起身诱发，伴晕厥或晕厥前状态，一般无眩晕感。床上左右侧翻身或躺下时无明显诱发。病史、卧立位血压监测结合位置试验可鉴别。

6. 中枢性位置性眩晕

是一类中枢源性眩晕疾病，发病率较低，病变部位常位于第四脑室背外侧部、小脑背侧蚓部、小脑小结叶和舌叶。其发作性、位置性、临床表现以及位置试验特点均与BPPV相似，极易误诊。其位置性眼震特点常表现为：纯垂直/扭转性眼震或持续性背地性水平眼震，无疲劳性及潜伏期，多个体位可诱发不同类型眼震，且复位治疗无效，常伴其他中枢神经系统症状体征等[8]。

三、治疗

（一）手法复位治疗

当患者位置试验出现特征性眼震时，应行手法复位治疗。后半规管BPPV常用的复位手法有Epley法与Semont法，外半规管BPPV常用的复位手法有Barbecue法与Gufoni法。

1. Epley法

该复位方法由Epley教授于1992年首次报道。针对最为常见的后半规管BPPV管结石症患者，经1~3次Epley法复位后约85%~98%的患者眼震可消失。复位过程中，患者可能出现眩晕、恶心、呕吐、坠落感等不适。研究显示对于后半规管管结石症患者，Epley法安全有效，与Semont法治疗效果相当，优于Brandt-Daroff家庭练习。

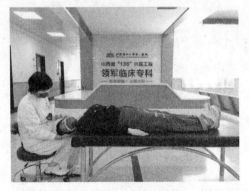

a

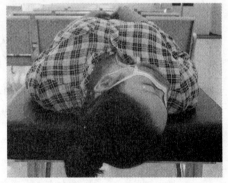

b

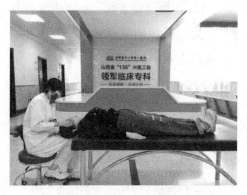
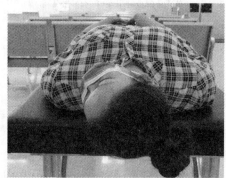

c   d

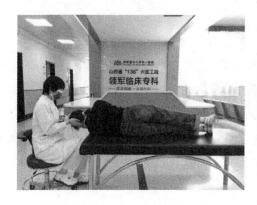
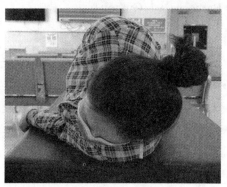

e   f

图3　Epley法及头位特写（假设患者为右侧后半规管管石症）

方法：从 Dix-Hallpike 诱发体位（图 3a）向对侧（健侧）连续转 2 个 90°（图 3b、图 3c），最后坐起。每个 90° 转体后需停留至眼震消失 30s 以后再行下一次转体，在两个 90° 转体位眼震形式与诱发体位一致时，复位成功可能性大。

2. Semont法

该复位法由Semont教授于1988年首次提出。Chen Y于2012年发表的一项随机双盲对照研究发现，Semont法治疗后半规管BPPV的短期有效率可达85%。2016年的一篇Meta分析[9]显示Semont法与Epley法治疗后半规管管结石症的治疗有效率、复发率无明显差异。

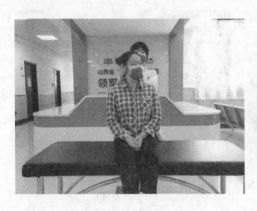
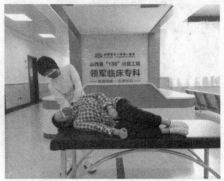

a b

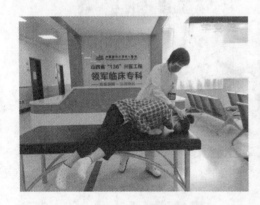
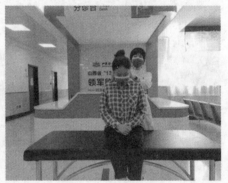

c d

图4 Semont法（假设患者为右侧后半规管耳石症）

方法：患者坐位，头向健侧转45°（图4a），迅速从坐位倒向患侧呈侧卧位（图4b），待眼震消失30s后，坐起，再向健侧180° 冠位转体侧卧（图4c），待眼震消失30s后，恢复坐位（图4d）。

3. Barbecue法

由Lempert教授于1996年首次提出，针对水平向地型眼震外半规管BPPV患者。有文献报道就诊首日2次Barbecue法复位的有效率可达69.1%。长期随访累积总有效率可达50%～100%[10,11]。

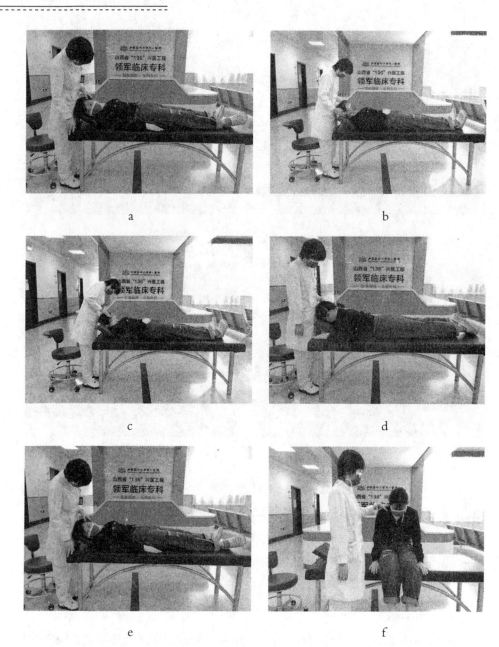

a   b

c   d

e   f

图5 Barbecue法（假设患者为右侧外半规管管石症）

方法：患者从患侧侧卧（图5a）—仰卧（图5b）—健侧卧（图5c）—俯卧（图5d）—患侧侧卧（图5e）—坐起（图5f），以90°连续翻滚，每个体位待眼震眩晕消失30s后再转向下一体位，最后坐起低头休息。

4. Gufoni法

针对水平向地型眼震外半规管BPPV患者，就诊首日2次复位的有效率可达60%。针对水平背地型眼震外半规管BPPV患者，就诊首日2次复位的有效率可达73.1%[10,11]。

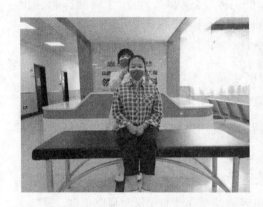
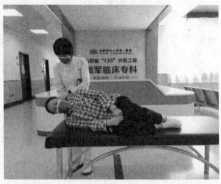

a   b

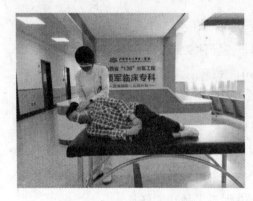
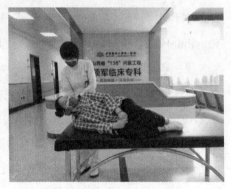

c（假设患者为向地性眼震，　　　　　d（假设患者为背地性眼震，
　左侧外半规管管石症）　　　　　　　　右侧外半规管嵴石症）

图6　Gufoni法

方法：患者侧坐床旁（图6a），根据翻滚试验两侧侧卧时的眼震特点，先向眼震强度较弱侧侧卧（图6b），待眼震消失30s后，再向眼震快相侧快速转头45°（图6c/图6d）。

（二）药物治疗

原则上药物治疗并不能使耳石复位，但可促进中枢代偿和耳石溶解。鉴于BPPV可能和内耳退行性变有关，亦可合并其他前庭疾病，下列情况可考虑药物辅助治疗[12-14]。

1. 急性发作伴严重恶心、呕吐等自主神经症状时，可给予前庭抑制、止吐、镇静治疗，如地芬尼多、苯海拉明、茶苯海明、甲氧氯普胺、地西泮等，时间不超72h。

2. 当合并其他前庭疾病时，应根据疾病类型给予相应药物治疗，包括但不限于：中枢前庭代偿药物、改善内耳微循环药物、营养神经药物、血流动力学相关药物、抗偏头痛药物、抗癫痫药物、抗焦虑抑郁药物、抗失眠药物等。

3. 当患者反复发作时，可给予维生素D和钙剂补充治疗。给予BPPV患者维生素D和碳酸钙剂补充，可显著降低年复发率。维生素D可以作为BPPV频繁复发患者的二级预防用药，特别是当患者血清维生素D含量明显降低时。

（三）残余头晕的处理

经手法治疗的BPPV患者在眩晕和眼震消失后可能长期存在残余头晕（residual dizziness），表现为持续的非特异性头晕、不稳感或其他平衡障碍等症状，但不伴有眼球震颤及眩晕。可能与耳石未完全复位、椭圆囊功能障碍、病理性中枢平衡再适应等原因有关。影响因素包括高龄、合并多种基础疾病、BPPV病程较长、多次手法复位、血清维生素D水平低、焦虑状态等。一般可采用药物治疗（如甲磺酸倍他司汀、维生素D剂、抗焦虑药物等）、前庭康复训练、认知行为治疗等。其中前庭康复可以显著改善患者的日常活动及社会参与功能，缩短残余症状持续时间，并促进平衡功能恢复。

（四）前庭康复训练

前庭康复训练可以作为BPPV患者耳石复位的辅助治疗。适用于：①诊断明确但复位无效的患者；②复位后残余头晕的患者；③无法耐受手法复位的患者；④存在严重焦虑担忧的患者，用于复位治疗前，提高患者对复位的耐受性。针对耳石症最常用的康复训练方法为Brandt-Daroff家庭练习法，但对后半规管BPPV的疗效尚存在争议。有学者认为其复位有效率低于Epley法和Semont法，但也有研究认为该法对于后半规管BPPV的管石症和嵴帽结石症均有较好疗效，随访1周有效率与Epley法相当[15]。

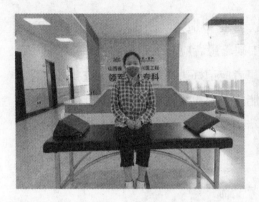
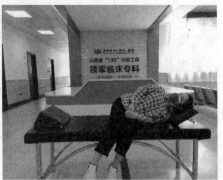

a

b

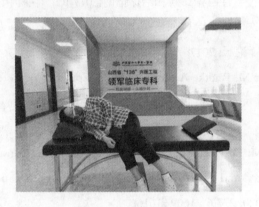

c

图7　家庭复位法

方法：患者侧坐床旁（图7a），向晕侧侧卧30s（图7b），坐起向对侧侧卧30s（图7c），交替反复，每日多次，直至眩晕症状消失。

（五）手术治疗

对于诊断清楚、责任半规管明确，经过1年以上规范的耳石复位等综合治疗仍然无效，且活动严重受限的难治性BPPV患者，可考虑行半规管阻塞、后壶腹神经切断术[16]等手术治疗，其效果明确，且听力损伤风险较小。

四、预防[1,5,7]

问诊中应详细了解患者一般情况、生活习惯、既往病史等，针对BPPV常见危险因素进行生活管理。如维生素D缺乏患者应注意相应膳食补充，骨质疏松症患者应给予膳食和钙剂，偏头痛患者应记好头痛发作日记，查找并尽量避免发作诱因。高血压、高血糖、高血脂患者应积极规律药物治疗，保证监测指标稳定于正常范围。更年期女性和情绪障碍患者应尽量保持心境稳定，提高睡眠质量，必要时采取相关药物干预。

参考文献

[1]良性阵发性位置性眩晕诊断和治疗指南(2017)[C]. 中国中西医结合学会眩晕病专业委员会第二次学术大会暨河南省中西医结合学会眩晕病专业委员会第三次学术大会暨眩晕高峰论坛, 2017: 7.

[2]Von Brevern M, Radtke A, Lezius F, et al. Epidemiology of benign paroxysmal positional vertigo: a population based study[J]. J Neurol Neurosurg Psychiatry, 2007, 78(7): 710−5.

[3]Picciotti P M, Di Cesare T, Tricarico L, et al. Is drug consumption correlated with benign paroxysmal positional vertigo (BPPV) recurrence?[J]. Eur Arch Otorhinolaryngol, 2020, 277(6): 1609−1616.

[4]Chen J, Zhao W, Yue X, et al. Risk Factors for the Occurrence of Benign Paroxysmal Positional Vertigo: A Systematic Review and Meta−Analysis[J]. Front Neurol, 2020, 11: 506.

[5]Kim H J, Park J, Kim J S. Update on benign paroxysmal positional vertigo[J]. J Neurol, 2021, 268(5): 1995−2000.

[6]乔琦, 陈钢钢, 张春明, 等. 良性阵发性位置性眩晕筛查问卷的设计与验证[J]. 中华耳鼻咽喉头颈外科杂志, 2022, 57(6): 7−12.

[7]陈钢钢, 张春明, 高伟, 等. 首次Roll试验表现为双侧定向性水平眼震的外半规管BPPV患者的临床特征分析[J]. 临床耳鼻咽喉头颈外科杂志, 2019, 33(06): 489−492.

[8]Macdonald N K, Kaski D, Saman Y, et al. Central Positional Nystagmus: A Systematic Literature Review[J]. Front Neurol, 2017, 8: 141.

[9]Liu Y, Wang W, Zhang A B, et al. Epley and Semont maneuvers for posterior canal benign paroxysmal positional vertigo: A network meta-analysis[J]. Laryngoscope, 2016, 126(4): 951-5.

[10]Kim J S, Oh S Y, Lee S H, et al. Randomized clinical trial for geotropic horizontal canal benign paroxysmal positional vertigo[J]. Neurology, 2012, 79(7): 700-7.

[11]Kim J S, Oh S Y, Lee S H, et al. Randomized clinical trial for apogeotropic horizontal canal benign paroxysmal positional vertigo[J]. Neurology, 2012, 78(3): 159-66.

[12]Jeong S H, Kim J S, Kim H J, et al. Prevention of benign paroxysmal positional vertigo with vitamin D supplementation: A randomized trial[J]. Neurology, 2020, 95(9): e1117-e1125.

[13]Jeong SH, Lee SU, Kim JS. Prevention of recurrent benign paroxysmal positional vertigo with vitamin D supplementation: a meta-analysis. J Neurol. 2022 Feb;269(2): 619-626.

[14]Yang Z, Li J, Zhu Z, et al. Effect of vitamin D supplementation on benign paroxysmal positional vertigo recurrence: A meta-analysis[J]. Sci Prog, 2021, 104(2): 368504211024569.

[15]Choi S Y, Cho J W, Choi J H, et al. Effect of the Epley Maneuver and Brandt-Daroff Exercise on Benign Paroxysmal Positional Vertigo Involving the Posterior Semicircular Canal Cupulolithiasis: A Randomized Clinical Trial[J]. Front Neurol, 2020, 11: 603541.

[16]Corvera Behar G, Garc í a De La Cruz M A. Surgical Treatment for Recurrent Benign Paroxysmal Positional Vertigo[J]. Int Arch Otorhinolaryngol, 2017, 21(2): 191-194.

编者：陈钢钢（山西医科大学第一医院）

第二节　前庭性偏头痛

一、概述

（一）定义

前庭性偏头痛（vestibular migraine, VM）是以反复发作头晕或眩晕、可伴有偏头痛特征的一种眩晕疾病[1]。

（二）流行病学

VM是临床最常见的反复发作性眩晕疾病之一，目前数据显示VM是继良性阵发性位置性眩晕（BPPV）之后，导致复发性眩晕的第二大常见疾病[2]。但由于对其认识不足，诊断率仍然较低，且易漏诊误诊，患病率被严重低估。近年来随着对VM认识和诊断水平的提高，在眩晕相关疾病中VM的识别率正在逐年增加。研究表明，VM男女比例为1:1.5～5，其中以中年女性更多见。VM可发病于任何年龄，女性平均发病年龄为37.7岁，男性为42.4岁[2]。

（三）发病机制

VM的病理生理学机制尚不完全清楚，目前多认为与离子通道缺陷、皮层扩布性抑制、炎症、中枢信号整合异常及遗传易感性有关。而这些机制并非单独作用，而是相互关联、交叉，从不同方面参与了VM的发病过程。

VM患者脑内离子通道功能缺陷可能是发作性的，在触发因素刺激下发生异常，使细胞外钾升高。环绕软脑膜动脉的三叉神经末梢因钾离子浓度升高发生去极化，导致神经递质如P物质和降钙素基因相关肽（calcitonin gene-related peptide, CGRP）释放，从而使脑血管扩张、通透性增加，局部出现炎症反应，进一步刺激三叉神经血管系统的痛觉感受器。三叉神经纤维随小脑前下动脉分支到达内耳，在化学因素和电刺激下兴奋，使内耳血流量及血管通透性发生改变，血浆蛋白渗出到内耳，引起眩晕[3]。

此外，VM与遗传因素关系也非常密切，目前已发现40个与偏头痛显著相关的基因。有学者发现，VM的发病与5-羟色胺6受体（5-hydroxytryptamine

6 receptor, 5-HT6R）基因有关。5-羟色胺（5-hydroxytryptamine, 5-HT）可与CGRP等神经递质的受体结合，影响神经递质的释放，引起脑血管的收缩和舒张，从而发挥不同的痛觉调制作用。5-HT6R基因位于染色体1p36-p35上，其突变可影响前庭和疼痛的传导途径，诱导炎症反应，导致VM的发生。

（四）病因与诱因

睡眠剥夺、应激、不规律饮食、暴露于闪烁光线或异味等刺激以及女性月经等因素可诱发眩晕发作，食物和天气变化等也可诱发症状出现[4]。

二、诊断

（一）症状与问诊

病史询问一直是眩晕诊治中重要的组成部分，尤其是VM的患者。首先需要明确患者的前庭症状，眩晕/头晕，不稳感，伴或不伴头痛；其次，明确发作频率，是首次发作还是反复发作；持续时间，是数秒、数分钟、数小时、数天还是持续性；有无诱发因素，如应激、疲劳、紧张、睡眠不足、过度体力活动、某些食物或气味等；有无伴随症状，视觉先兆/视觉症候、畏光、畏声、头部运动不耐受、听力减退、耳鸣等；有无偏头痛史/家族史、发作性疾病史、晕车史等；女性患者也应注意月经情况。

1. 前庭症状

前庭性偏头痛诊断标准中所指的前庭症状，包括眩晕（自发性、外在性、位置性、视觉诱发性、头部运动诱发性）和头部运动诱发的头晕伴恶心（头晕仅指空间定向力混乱）；前庭症状严重程度为中度（影响但未妨碍日常活动）或重度（无法完成日常活动）；单次发作时有1种前庭症状即可，而每次发作时的前庭症状亦可不同。VM发作期患者的描述多为地面打滑感、行走摇摆感、坐船感和踏入空隙感，少数有漂浮感、翻滚感、上下摆动感、滑动感和多方向运动感。绝大多数患者在VM发作时可同时存在2个及以上的前庭症状。

2. 前庭症状的持续时间

前庭性偏头痛的前庭症状发作持续时间变化较大，个体之间和个体本身均可不同，发作时间一般为数分钟到数小时，但很少超过72h。每次发作

253

时间少于5min、1h以及24h的比例，分别约占18%~23%，21.8%~34%，21%~49%。当与头部运动、头位改变或视觉刺激有关时，对于此类患者，发作持续时间定义为反复短暂性发作持续时间的总和，而非单次发作持续时间。虽然有部分患者发作后需要4周左右的恢复时间，但此时间正确的解释应是"因眩晕疾病，患者被迫休息、不能活动的时间"，其真正核心症状发作持续时间很少超过72h。

3. 与头痛的关系

眩晕症状在偏头痛发生前、后或发作过程中均可以出现。但部分患者常因偏头痛发作不频繁或不严重，就诊时并无相关主诉，甚至不承认有偏头痛发作病史，亦有部分患者因偏头痛已多年不发作而遗忘，一定程度上影响了病史采集的可靠性，例如绝经期后女性患者的偏头痛仅表现为前庭症状发作，头痛程度与既往相比已呈明显减轻的趋势，眩晕替代偏头痛成为影响病人生活质量的主要因素。

4. 其他症状

VM发作时还可伴随其他相关症状，如畏光、畏声、神经心理症状、自主神经症状、非特异感觉改变、视觉症状和视物变形等。另外，约有20%~30%的患者还可出现耳蜗症状，其中以耳鸣最为常见，其次为耳胀满感和听力障碍。

（二）体格检查

VM缺乏神经系统特异性定位体征，发作期和发作间期可出现一过性体征，应注意捕捉并及时跟踪随访。在VM发作期，病人可出现短暂的平衡障碍、各种类型的眼震、一过性视野缺损等。最常见的眼球运动异常是中枢性位置性眼球震颤，不同于周围性位置性眼震，中枢性眼震多为持续性，且方向多变。而在VM发作间期，病人可能出现凝视诱发眼震、中枢位置性眼震、自发性眼震等体征。

（三）辅助检查

VM的影像学和其他相应辅助检查虽无特异性，但对于相关疾病的鉴别诊断是有必要的。

1. 纯音测听

少数VM患者可出现听力轻度损害，并且以低频轻度下降为主，但未超出正常范围。有研究发现约有20%～30%的患者出现耳蜗症状，听力损害多为轻度且不会进一步加重，其中约20%的患者双耳受累[9]。VM患者的听力减退多为双耳轻度听力减退，但很少随着眩晕的反复发作而进行性下降[10]。

2. 前庭功能检查

VM患者前庭功能结果进行分析，有助于与其他眩晕疾病的鉴别，但不存在临床特异性。常用的前庭功能检查包括温度试验、视频头脉冲试验（video head impulsetest, vHIT）、前庭诱发肌源性电位（vestibular evoked myogenic potentials, VEMP）及静态平衡测试。典型VM患者的冷热温度试验结果应该是正常的，但相比于正常人群，VM患者对冷热刺激的反应可能更加敏感，也更易引起恶心、呕吐等症状[11]。研究发现VM患者可出现球囊功能的cVEMP幅值下降[12]和椭圆囊功能的oVEMP幅值下降[13]。另外，Gorski等[14]发现静态平衡测试中VM患者可表现为身体平衡受损，在保持安静站立姿势时视觉依赖性较高，姿势控制系统稳定性较低。

3. 神经影像学检查

一般说来，VM病人的头颅CT/MRI检查常无阳性发现，头颅 CT/MRI检查主要用于鉴别其他的中枢前庭疾病，但也有部分研究发现VM患者可存在异常结果。一项对33例VM患者的颅脑磁共振成像中发现，其中69.7%VM患者可见脑白质病变，最常见于额叶，其次是顶枕叶及基底节区，颞叶和幕下区少见，且深部脑白质病变较脑室旁病变更常见[15]。另外一项对12例VM患者给予前庭刺激（冷热试验）后行全脑血氧饱和度依赖的功能核磁共振成像，发现丘脑背外侧区可见异常激活信号，且其激活程度与VM发作频率呈正相关[16]。

4. 基因检查

迄今为止，虽然还没有发现明确的VM致病基因，但已报道的研究表明VM具有常染色体显性遗传的特征，研究发现部分VM病人所具有的家族聚集性、同卵双生双胞胎同时患VM，以及病人一级家属的患病率高于一般人群等特点，均提示遗传因素对VM疾病的发生发展过程起到了一定作用。

（四）诊断标准

A. Neuhauser等最早在2001年就发表了VM诊断标准，之后曾广泛应用于临床。2012年巴拉尼学会和国际头痛学会发布了新的VM诊断标准包括明确的VM诊断标准和很可能的VM诊断标准，2018年ICHD-3仅将明确的VM诊断标准加入到附录中，认为这一新的疾病需进一步研究证实。

1. 明确的前庭性偏头痛诊断标准

A. 至少5次的前庭症状中度或重度发作，持续5min至72h；

B. 无先兆偏头痛或有先兆偏头痛的现病史或既往史（依据ICHD诊断标准）；

C. 至少50%的发作与以下3项中的至少1项相关：

——头痛伴随至少符合以下4项中的2项：

a. 单侧；

b. 搏动性；

c. 中或重度头痛；

d. 日常体力活动加重头痛。

——畏声和畏光

——视觉先兆

D. 不能用ICHD-3的其它诊断或其它前庭障碍更好的解释。

2. 很可能的VM诊断标准

A. 至少5次中度或重度前庭症状发作，持续5min至72h；

B. 只满足VM诊断标准中B和C其中一项（偏头痛病史或发作时的偏头痛样症状）；

C. 不能用ICHD的其它诊断或其它前庭障碍更好的解释。

（五）鉴别诊断

偏头痛发作可由前庭刺激诱发，因此，鉴别诊断应该包括由于重叠了偏头痛发作而复杂化了的其它前庭疾患。

1. 梅尼埃病（MD）

临床上最易与VM混淆诊断的疾病是MD，尤其是在MD病程早期患者听力下降还未被查出时。MD眩晕发作持续时间为20min～12h，但是短暂眩晕时间<20min在临床中亦常见。在MD的早期，听力下降、耳鸣和耳胀满感通常是短暂的，到了晚期才永久存在。VM也可出现听力下降、耳鸣和耳胀满感，但通常症状较轻且为双侧性，而MD双侧听力同时受累极为罕见[17]。造成VM和MD鉴别困难的另一原因是MD患者中偏头痛发病率高（约占1/3），部分患者甚至可同时出现MD和VM。对于一时鉴别确有困难的病人，随访可能是最好的选择。

2. 良性阵发性位置性眩晕（BPPV）

BPPV也经常和VM有关联和症状有相似性，所以VM的位置性眩晕病人须与BPPV鉴别。VM有时只有单纯眩晕发作，类似BPPV，鉴别时可在急性期直接观察其眼震持续时间、发作频率及眼震类型，VM病人位置性眼震的特点为持续性，不显示单一半规管特点；而BPPV眼震具有时间短、潜伏期、疲劳性等多种特性。BPPV诊断的金标准是变位试验出现特征性的眼震，但应注意双侧评价和重复检查，以及对复位治疗的反应，以防止漏诊或误诊。

3. 前庭阵发症（VP）

前庭阵发症主要表现为发作性眩晕，持续时间<1min，每日可发作多次，且卡马西平或奥卡西平治疗有效。前庭阵发症诊断中更强调症状的"刻板性"，与VM临床表现多变化是鉴别的关键。

4. 脑干先兆偏头痛（曾用术语：基底型偏头痛）

脑干先兆偏头痛旧称基底动脉性偏头痛、基底型偏头痛，除了一般的偏头痛先兆症状，其特征性表现是患者在出现头痛和先兆症状时通常伴有脑干相关症状。该病首先需要满足先兆性偏头痛的诊断，并且同时合并构音障碍、眩晕、耳鸣、听觉减退、复视、共济失调和意识水平下降中的至少两个脑干症状。VM患者也可出现先兆症状，在亚洲人群中，VM患者出现视觉先兆的比例在10%以下，但目前没有研究提示VM患者在发作时合并发生构音障碍、复视、双侧视觉症状、双侧感觉障碍、意识水平下降或听觉过敏，以此可以作为鉴别点。

5. 后循环缺血（PCI）

为临床常见诊断，发病年龄多在60岁以上，男女无性别差异。60岁以上伴有多种血管危险因素的眩晕病人应警惕小脑或脑干卒中。大多数脑干病变常伴随有中枢神经系统症状和体征，如单侧肢体无力或麻木、复视、构音障碍、饮水呛咳等。而部分小梗死灶仅表现为孤立性眩晕，可进行床旁HINTS检查（甩头-凝视眼震-眼偏斜）联合影像学检查（MRI平扫+DWI）明确病因。VM病人核心症状发作时间不超过72h，一旦超过72h，应警惕后循环卒中必要时可进行相关的影像检查，排除责任血管的病变。

三、治疗

目前VM治疗方法主要借鉴偏头痛，首先应向患者进行健康宣教，使其正确认识疾病并避免接触相关发病诱因，从而缓解焦虑和担忧情绪。若疾病发作不频繁或患者可忍受，可不需要药物治疗。

（一）药物治疗

1. 急性期药物治疗

主要包括：①5-HT受体激动药物曲坦类药物，可能通过影响前庭投射系统的5-HT而改善偏头痛患者的症状，为中重度患者主要治疗手段；②非甾体抗炎药；③前庭抑制剂，如异丙嗪、茶苯海明等，主要利用其镇静、催眠、止吐和抗眩晕的作用。

2. 预防性药物

预防性治疗的目的是降低头痛和头晕的发作频率，减轻发作程度，减少失能，增加急性发作期治疗的疗效。及时进行预防性治疗对频繁发作的患者来说更为重要。临床随访发现，适当进行前庭康复及应用预防偏头痛药物能够减少头痛、头晕的发作频率。目前临床上常用的预防性药物主要包括钙离子拮抗剂（氟桂利嗪等）、β受体阻滞剂（普萘洛尔、美托洛尔等）、抗癫痫药（托吡酯、丙戊酸、拉莫三嗪等）、抗抑郁药（阿米替林、文拉法辛等）。研究较为成熟的是钙离子拮抗剂氟桂利嗪，该药易透过血脑屏障，能有效降低细胞内钙超载和皮层扩布抑制，改善内耳血流，达到预防VM的目的。

（二）其他治疗

前庭康复训练被证明是VM病人的有效辅助治疗，甚至是可以作为独立的治疗方案。Liu等研究发现，对VM患者进行1个月前庭康复训练后，患者的眩晕残障量表（DHI）评分较基线水平可显著降低，并且经前庭康复训练后VM

患者的左后小脑的低频波动幅度值显著增加，表明前庭康复对VM患者的前庭症状有正向作用，小脑不对称的过度活跃可能是前庭功能障碍的功能性补偿[18]。目前的研究虽然一定程度上肯定了前庭康复在改善VM症状方面的积极作用，但仍需要更多的前瞻性、随机对照研究来探索对VM患者前庭症状改善的程度[19]。

四、预防

考虑VM的发作与患者精神压力大、睡眠缺乏、刺激性食物等多种因素相关，因此VM的预防性治疗可采用改善生活方式，戒烟酒，避免精神压力，调整饮食，适当锻炼身体，避免（手机、平板电脑等）长时间的蓝光刺激等，从而养成良好的生活习惯，以达到预防目的。

参考文献

[1]于生元, 万琪, 王武庆, 等. 前庭性偏头痛诊治专家共识(2018)[J]. 中国疼痛医学杂志, 2018, 24(07): 481-488.

[2]Sohn JH. Recent Advances in the Understanding of Vestibular Migraine. Behav Neurol. 2016;2016: 1801845.

[3]蒋子栋. 关注前庭性偏头痛[J]. 中华医学杂志, 2016, 96(05): 321-323.

[4]任同力, 戴春富, 王武庆. 前庭型偏头痛102例临床特征分析[J]. 中国眼耳鼻喉科杂志, 2014, 14(03): 146-150.

[5]吴子明, 张素珍. 眩晕症的诊断与治疗(第5版）[M]. 河南科学技术出版社, 2017.9: 211-214.

[6]李媛媛, 王若儒, 孙旭, 等. 前庭性偏头痛发病机制及治疗研究进展[J]. 安徽医学, 2022, 43(02): 237-240.

[7]王蕊, 刘博, 崔庆佳, 等. 前庭性偏头痛的临床特征及干预效果分析[J]. 中国耳鼻咽喉头颈外科, 2022, 29(03): 159-162.

[8]潘宋斌, 孙永海, 姜树军, 等. 前庭性偏头痛的诊治进展[J]. 中华老年多器官疾病杂志, 2022, 21(02): 157-160.

[9]Lapira A. Vestibular migraine treatment and prevention. HNO, 2019, 67(6):

425-428.

[10]蒋子栋. 前庭性偏头痛相关问题再探讨[J]. 中华耳科学杂志, 2016, 14(04): 486-489.

[11]Vitkovic J, Paine M, Rance G. Neuro-otological findings in

patients with migraine and nonmigraine-related dizziness[J]. Audiol Neurootol. 2008.13(2): 113-122.

[12]Baier B, Stieber N, Dieterich M. Vestibular-evoked myogenic potentials in vestibular migraine. J Neurol, 2009, 256(9): 1447-1454.

[13]Zuniga MG, Janky KL, Schubert MC, et al. Can Ves

tibular-Evoked Myogenic Potentials Help Differentiate

M é ni è re Disease from Vestibular Migraine? Otolaryn

gol Head Neck Surg, 2012, 146(5): 788-796.

[14]Gorski LP, Silva AM, Cusin FS, et al. Body balance at static pos-turography in vestibular migraine[J]. Braz J Otorhinolaryngol, 2019, 85(2): 183-192.

[15]黄嘉暐, 何晓军, 夏磊, 等. 前庭性偏头痛患者脑白质病变的影像学表现和相关因素分析[J]. 江苏医药, 2017, 43(24): 1761-1763.

[16]Russo A, Marcelli V, Esposito F, et al. Abnormal thalamic

function in patients with vestibular migraine[J]. Neurology, 2014, 82(23): 2120-2126.

[17]Huppert D, Strupp M, Brandt T. Long-term course of Meni è re's disease revisited[J]. Acta Otolaryngol, 2010, 130(6): 644-651.

[18]Liu L, HU X, ZHANG Y, et al. Effect of vestibular rehabilitation on spontaneous brain activity in patients with vestibulai migraine: a resting-state functional magnetic resonance imaging study[J]. Front HumNeurosci, 2020, 14: 227.

[19]Alghadir A H. Answer S. Effects of vestibular rehabilitation in the management of a vestibular migraine: a review[J]. Front Neurol, 2018, 9: 440.

编者: 刘艳华（长春市中心医院）

第三节　梅尼埃病

一、概述

（一）定义

梅尼埃病（Meniere's Disease, MD）是一种原因不明，以膜迷路积水为主要病理特征的内耳病，临床表现为发作性眩晕、波动性听力下降、耳鸣和（或）耳闷胀感[1]。

（二）流行病学

受不同地域、种群，以及各国诊断标准不统一等影响，文献报道的梅尼埃病发病率差异较大，约为（50~200）/10万[2]。梅尼埃病在40~60岁之间发病率最高，其中以女性患者居多，与男性比例约为1.3~1.9∶1[3,4]。此外，有报道显示儿童梅尼埃病约占全部患者中的3%[1]。梅尼埃病一般多单侧发病，仅30%的病例可能会累及对侧耳[5]，双侧梅尼埃病所占比例为2%~78%[6-7]。另外，部分梅尼埃病患者可存在家族聚集倾向，约占6%~9%[8-9]。

（三）发病机制

膜迷路积水是梅尼埃病的病理特征已经得到共识。内淋巴的生成过多或吸收减少可导致内淋巴管膨胀，典型的膜迷路积水表现为前庭膜向前庭阶膨隆，膜迷路积水的程度也随耳蜗轴内中阶向前庭阶的凸出程度而变化。膜迷路积水导致前庭膜膨胀破裂，富含钾离子的内淋巴液漏到外淋巴间隙，使得毛细胞基底面以及第Ⅷ颅神经末梢麻痹。最初可引起毛细胞兴奋，随后则可导致毛细胞的抑制，表现为变向性眼球震颤，构成了发作性眩晕临床表现的基础。膜迷路积水发生的病理过程可能与多种机制有关。

1. 内淋巴管机械阻塞与内淋巴吸收障碍

在内淋巴纵流中任何部位的狭窄或梗阻，如先天性狭窄、内淋巴发育不良、炎性纤维变性增厚等，都可能引起内淋巴管机械性阻塞或内淋巴循环障碍，从而导致膜迷路积水的发生。

2. 免疫反应学说

近年来大量研究证实，内耳能够通过接受抗原刺激产生免疫应答，并以不同方式进入内耳或由其本身所产生的抗原，刺激聚集在血管、内淋巴管和内淋巴囊周围的免疫活性细胞而产生抗体。抗原抗体反应导致内耳毛细血管扩张，通透性增加，体液渗入膜迷路，加上血管纹等分泌亢进，特别是内淋巴囊因抗原抗体复合物沉积而出现吸收功能障碍，最终可引起膜迷路积水。

3. 内耳缺血学说

自主神经功能紊乱、内耳小血管痉挛可导致内淋巴囊微循环障碍，引起组织缺氧、代谢紊乱、内淋巴液理化特性改变、渗透压增高、外淋巴及血液中的液体移入，形成膜迷路积水。

4. 耳蜗内环境紊乱

螺旋韧带的纤维细胞在维持耳蜗内环境稳态中起着至关重要的作用，这些细胞的失调出现在膜迷路积水发生之前。

5. 遗传因素

研究表明，2-14%的病例具有家族遗传倾向[10]，符合常染色体显性遗传模式[11]。

（四）常见诱因

通常认为梅尼埃病的发病有多种诱发因素参与，包括：高盐饮食、味精、酒精和咖啡因、水分摄入不足、劳累、精神紧张、情绪波动、睡眠障碍等。

（五）临床分期

根据患者近6个月内间歇期听力最差时500、1000及2000Hz纯音的平均听阈进行分期。临床分期与治疗方法的选择及预后判断有关。双侧梅尼埃病，需分别确定两侧的临床分期。

一期：平均听阈≤25dBHL

二期：平均听阈26～40dBHL

三期：平均听阈41～70dBHL

四期：平均听阈>70dBHL

二、诊断

（一）问诊与症状

1. 首先根据患者的主要症状进行判定

梅尼埃病患者主要症状是眩晕，患者常常描述为"天旋地转"、"墙倒了"、"自己在旋转"。梅尼埃病的眩晕是真性眩晕，会有自身或周围物体运动的幻觉或错觉，这种幻觉或错觉可以是水平旋转，也可以是直线运动如升高感，亦或是自身或周围物体倾斜感。

2. 眩晕的持续时间与起病方式

梅尼埃病眩晕发作的持续时间，一般是20min～12h，起病方式为反复发作性起病，病程为"复发-缓解"的模式，即间歇性发作。早期发作终止后，听觉和前庭功能尚可恢复至正常，但随着病程的进展，听觉和前庭功能会逐渐受损且无法恢复至正常。

3. 发病的诱因及影响因素

根据患者可能存在的诱因，可以询问每次发作前睡眠是否充足，情绪是否稳定，是否存在工作压力、劳累，是否存在高盐饮食情况等；有无烟、酒、咖啡、茶等嗜好；强烈光线、复杂的视觉刺激、人群密集、空旷地方是否可以诱发，眩晕与体位是否相关等，这些信息有助于诊断与鉴别诊断。

4. 伴随症状

（1）感音神经性听力下降（患侧）：梅尼埃病患者早期听力表现为波动性下降，即发作时出现听力下降，当眩晕发作终止后听力可恢复正常；随着病程进展，听力呈进行性下降，且不再恢复，但极少数患者会发展为全聋。

（2）耳鸣：梅尼埃病的早期常为低频性耳鸣，如"嗡嗡"或"吹风样"，可以在眩晕发作前或发作时出现，耳鸣可随着眩晕发作终止而消失。但随着病程进展，耳鸣可能会长期存在，并在眩晕发作时耳鸣程度会明显加重。梅尼埃病的后期，一般多为持续存在的"蝉鸣样"高频性耳鸣。

（3）耳闷：与耳鸣比较，耳闷出现的频率较低。病程早期经常在眩晕发作之前出现，并且可以消失。随着病程进展至后期时，耳闷多呈持续性。

（4）重振现象[注]：接触强声时，患者多无法忍受；而对于较弱的声音却又无法听见。

注：重振现象（Recruitment）亦称为复响，是一种病理现象，听觉功能正常的人所感受的声音响度是随声强而变化的，其变化呈一定比值的依赖关系。而内耳感受器受到损害的人，感觉声音响度的增长，在不同程度上超过了强度的增长速度，即患者响度的增长过快。

（5）自主神经反应：眩晕发作时可伴有恶心、呕吐、出汗及面色苍白等自主神经症状，这些症状可以反映眩晕的剧烈程度。

5. 既往史与家族史

耳鸣、听力波动病史是部分梅尼埃病患者的早期症状，因此了解既往史时应着重询问眩晕发作时是否伴有此类症状。另外，研究发现梅尼埃病患者中约56%有偏头痛病史，而非梅尼埃病患者仅为25%，因此偏头痛病史有助于梅尼埃与前庭性偏头痛进行鉴别。有报道表明，梅尼埃病患者中2%～14%的病例具有家族遗传倾向，符合常染色体显性遗传模式，因此病史询问时也要注重家族史方面的了解。

（二）体格检查

1. 耳镜检查

主要观察外耳道、鼓膜情况，判断是否有局部病变，同时确定能否进行听力及前庭功能等辅助检查。

2. 音叉检查

可对梅尼埃病患者的听力情况进行初步预判，音叉检查双耳Rinne Test为阳性，Weber Test偏向健侧。

3. 位置试验

包括Dix-hallpike、Roll-test，目的识别或排除良性阵发性位置性眩晕。

4. 前庭检查

包括自发性眼震检查、甩头试验、摇头试验。梅尼埃病急性发作时，自发眼震可先朝向患侧（刺激性眼震），随后变为向健侧（麻痹性眼震），以及再次朝向患侧的恢复性眼震，发作间期无自发眼震；梅尼埃病中晚期因前庭功能受损，甩头试验可出现患侧异常，表现为回跳性眼动；发作期进行摇头试验，可见朝向健侧的眼震。

（三）辅助检查

1. 纯音测听（pure-tone audiometry）

梅尼埃病患者的早期听力呈波动性下降，发作时以低频听力下降为主，眩晕发作终止后听力可恢复正常；随着病程进展，听力呈进行性下降，高频听力也开始下降，但低频较高频听力下降更明显，梅尼埃病的中期时听力一般在2000Hz处呈峰状；后期听力将逐渐发展为平坦型，即全频下降，但极少数患者发展为全聋。（图1）

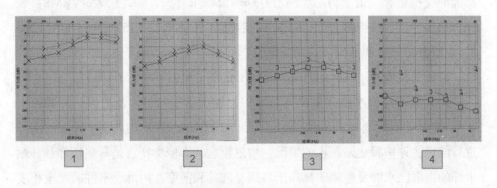

图1　梅尼埃病听力演变过程（1→4）

2. 耳蜗电图（Electrocochleagram, ECochG）

梅尼埃病患者可观察到SP振幅变大，SP/AP比值增加（>0.4）。比值增加反映了膜迷路积水的程度，这是因为积水使基底膜产生位移，并且SP的振幅与基底膜的位移成正比。报告显示，SP/AP比值的敏感度为50%~70%，把SP/AP比值和SP振幅，AP潜伏期和听力参数相结合可以增加检查敏感度。

3. 冷热试验（Caloric Testing）

冷热试验是一种对水平半规管的非生理性、超低频（0.003Hz）刺激，能够反映外周前庭的超低频功能是否正常，但对于梅尼埃病患者缺乏特异性。有报道显示，单侧梅尼埃病患者中有42%~79%的患侧耳冷热试验反应显著减弱，6%~11%的患者两侧反应不对称性达100%（即患侧耳无反应）[13]。

4. 视频头脉冲试验（video head impulse test, vHIT）

视频头脉冲试验属于高频（2~6Hz）刺激，与前庭器官生理性的刺激频率相接近。由于中枢性适应机制在前庭终末器官的生理性刺激频率下更容易发生，因此视频头脉冲试验的异常率常低于冷热试验。一项研究对梅尼埃病患者冷热试验和视频头脉冲试验的结果进行了比较，发现42%的患者表现为冷热试验异常，但其中仅有13%的患者vHIT出现异常[13]。

5. 颈性前庭诱发肌源性电位（cervical vestibular evoked myogenic potential, c-VEMP）

c-VEMP作为诊断梅尼埃病的一种有力工具，能够用来评价梅尼埃病球囊功能的受损情况。由于梅尼埃病与耳蜗球囊积水有关，因此患者c-VEMP可表现为结果异常。一般来说，c-VEMP正常引出率为98%，但51%～54%的MD患者c-VEMP可能出现低振幅或无反应[14]。

6. 磁共振检查（magnetic resonance imaging, MRI）

内耳膜迷路积水磁共振检查是对梅尼埃病诊断的一种新的尝试，临床上运用MR及钆对比剂（gadolinium based contrast agent）对内耳内、外淋巴间隙进行成像，评估膜迷路积水的情况。梅尼埃病的影像学特点是耳蜗顶部和耳蜗中部的内淋巴水肿发生率明显高于耳蜗基底部和前庭。内淋巴水肿的严重程度由耳蜗顶部转向耳蜗基底部逐渐降低；耳蜗内淋巴水肿发生率及程度明显高于前庭。需要注意的是膜迷路积水不仅存在于MD中，也存在于前庭性偏头痛、孤立性SNHL和健康人中。因此，单独的膜迷路积水不能被认为是MD的一个特殊表现。

（四）诊断标准

参照《梅尼埃病诊断和治疗指南（2017）》中的诊断标准。

1. 梅尼埃病临床诊断标准

（1）2次或2次以上眩晕发作，每次持续20min至12h；

（2）病程中至少一次听力学检查证实患耳有低到中频的感音神经性听力下降；

（3）患耳有波动性听力下降、耳鸣和（或）耳闷胀感；

（4）排除其他疾病引起的眩晕，如前庭性偏头痛、突发性聋、良性阵发性位置性眩晕、迷路炎、前庭神经炎、前庭阵发症、药物中毒性眩晕、后循环缺血、颅内占位性病变等。此外，还需要排除继发性膜迷路积水。

2. 梅尼埃病疑似诊断标准

（1）2次或2次以上眩晕发作，每次持续20min至24h；

（2）患耳有波动性听力下降、耳鸣和（或）耳闷胀感；

（3）排除其他疾病引起的眩晕，如前庭性偏头痛、突发性聋、良性阵发性位置性眩晕、迷路炎、前庭神经炎、前庭阵发症、药物中毒性眩晕、后循环缺血、颅内占位性病变等。此外，还需要排除继发性膜迷路积水。

（五）鉴别诊断

1. 前庭性偏头痛（vestibular migraine, VM）

VM与MD之间具有症状共生性，如波动性听力下降、耳鸣、眩晕，并且MD的偏头痛发病率明显高于正常人，在眩晕首次发作时由于疾病的特征性尚未完全表现出来，临床上鉴别诊断存在一定困难。

（1）MD会引起内耳功能（包括听力和前庭功能）的不可逆下降，而VM一般不会造成内耳永久性功能下降，属于功能性疾病；

（2）MD的发病机制为膜迷路积水，只有积水达到一定程度发生破裂才会出现症状。积水的产生、加重到破裂需要一定时间，不可能在短时间内反复发生，如果1周内多次眩晕发作，甚至每天都有发作，基本可以确定或至少不可能是单纯的梅尼埃病发作，更应考虑前庭性偏头痛的诊断；

（3）VM患者容易受到视觉刺激，发作时可能伴随畏光症状，但MD患者多无畏光症状；

（4）VM发病年龄多为青春期前、更年期，而MD的高发年龄为40～60岁；

（5）VM的眩晕持续时间范围更广，一般为5 min～72h，而MD的眩晕持续时间一般为20min～12h；

（6）VM在疾病发作前可有视觉先兆症状（如闪光、水波纹、色彩变化等），而MD的先兆症状常为耳鸣、耳闷胀感。

2. 突发性聋（Sudden sensorineural hearing loss, SDHL）

（1）SD一般不会反复发作，如果伴发眩晕，眩晕持续时间通常较长，可超过24h，但MD多呈反复发作，且眩晕持续时间一般不超过12h；

（2）按照听力损失的类型，可将SD分为低频型、高频型、平坦型、全聋型。其中SD低频下降型与MD首次发作均为低频听力下降，临床上很难进行鉴别，需要通过长期随访有助于对两者进行鉴别。

3. 前庭神经炎（Vestibular Neuritis, VN）

VN发作时一般无耳蜗症状，如耳鸣、耳闷及听力下降等症状，并且VN患者的自发性眼震持续时间更长，多超过72h，而MD患者的自发性眼震多不超过12h。

4. 迟发性膜迷路积水（Delayed Endolymphatic Hydrops, DEH）

DEH以单侧耳最先出现极重度的听力下降，间隔一年至数年后才开始出现发作性眩晕，而MD的眩晕与听力下降多同时发生，且听力呈波动性下降。

5. 药物中毒性眩晕

氨基糖苷类、抗肿瘤药等药物的长期使用或使用不当可引起内耳及前庭神经损害而出现眩晕。其中庆大霉素是临床常见的引起药物性眩晕的药物，包括全身用药，或耳部局部用药。

（1）药物中毒性眩晕患者一般多有全身或耳部局部用药病史，并且症状多在用药数天至数周后出现；

（2）药物中毒性眩晕一般无明显旋转感，多表现为头晕、走路不稳，严重时可能会出现振动幻视；

（3）药物中毒性眩晕早期听力可以正常或以高频下降为主，但MD以低频听力下降为主。

6. 听神经瘤（Vestibular Schwannoma, VS）

（1）VS多表现为单侧感音神经性听力下降，并以高频损伤为主，其听力损失进展缓慢，呈逐渐加重，且无听力波动；

（2）VS呈现持续性头晕，步态不稳，且逐渐加重，较少会出现眩晕；

（3）内听道MRI作为诊断听神经瘤的金标准，有助于与MD进行鉴别。

7. 迷路炎（Labyrinthitis）

迷路炎多继发于急性、慢性化脓性中耳炎。因急性化脓性中耳炎引起的迷路炎，除了伴有听力下降、耳鸣、眩晕等症状之外，还可伴有耳部疼痛感，耳镜可以观察到鼓膜急性充血或有穿孔，有脓性分泌物；若是因慢性化脓性中耳炎所引起，一定有中耳炎反复发作病史，通过耳镜观察可见鼓膜穿孔，并有脓性分泌物：颞骨CT可见鼓室内炎性病变。

8. 大前庭导水管综合征（Large vestibular aqueduct syndrome, LVAS）

LVAS多在婴幼儿期或儿童期开始出现波动性或渐进性听力下降，其纯音测听检查低频部分存在较大的气骨导差，中高频部分无气骨导差或者较小，通过内听道CT或者MRI可见前庭导水管扩大。

9. 后循环缺血（posterior circulation ischemia, PCI）

伴有听力下降的PCI患者需要与MD进行鉴别，其听力下降一般是全聋，且多见于中老年人，患者常合并糖尿病，高血压等危险因素，发病时多伴随神经系统功能缺损症状与体征，包括意识障碍、复视、构音障碍、吞咽困难、交叉性瘫痪或感觉障碍等。

三、治疗

治疗目的：减少或控制眩晕发作，保存听力与前庭功能。

（一）发作期治疗

以控制眩晕发作、对症支持治疗为主，最大程度改善患者眩晕症状。

1. 前庭抑制剂

眩晕急性发作时建议给予中枢前庭抑制剂以达到缓解眩晕症状的目的。临床常用的中枢前庭抑制剂主要包括第一代抗组胺药、苯二氮卓类药物和抗胆碱能药物。此类药物建议在患者存在严重的眩晕、恶心等情况，并发病12小时内使用。待眩晕症状减轻后需停止使用，避免用药时间过长而延迟中枢前庭代偿[15]。

茶苯海明（抗组胺类）：50~100mg/d，分3~4次使用。口服、肌注、静脉都可以，副作用是可引起中度嗜睡。

胃复安（即甲氧氯普胺、中枢性镇吐药）：口服5~10mg/次，3次/d，不能口服或急性呕吐者肌注或静脉注射10~20mg/次。每日剂量不超过0.5mg/kg，否则易引起椎体外系症状。主要副作用有直立性低血压、嗜睡。

异丙嗪（即非那根）（抗组胺药）：有较强的抗胆碱能和抗组织胺作用，还有多巴胺阻滞作用。成人初始剂量为25mg，若有必要可每4~6h使用12.2~25mg。

地西泮（苯二氮卓类药物）：开始10mg，以后按需每隔3～4h加5～10mg，24h总量以40～50mg为上限。

2. 糖皮质激素

眩晕症状严重或听力下降明显时，可酌情采取口服、肌肉注射或静脉注射糖皮质激素[16]。

醋酸泼尼松片每天口服1mg/kg，10～14d，然后在接下来的2周内逐渐减少剂量（3天减量一次，每次减半量，减到5mg时停药）。

地塞米松磷酸钠10mg，1次/d，或甲泼尼龙琥珀酸钠40mg，1次/d，肌注或静脉给药。（2周后可口服醋酸泼尼松片，剂量与减量方法同上）

3. 支持治疗

如恶心、呕吐症状严重时，需给予补液支持治疗【注】。

注：因急性期患者盐的摄入量每日不应超过 1.5 g，所以需要注意控制患者的生理盐水的输入量（0.9% 的生理盐水摄入量不超过 150ml）[16]。

（二）间歇期治疗

减少、控制眩晕发作频率，同时最大限度地保护患者现存的内耳听力及前庭功能。可采取优先药物保守治疗，药物治疗3～6个月无效时可进一步采取手术治疗的阶梯式方案[16]。

1. 药物治疗

（1）倍他司汀

通过改善内耳供血循环、平衡双侧前庭神经核放电率以及与中枢组胺受体的结合，达到控制眩晕发作的目的。中国与西方关于倍他司汀药物的使用存在一定区别，目前国内说明书用量为每日最高48mg/d，每日2-3次服用，但国外研究认为倍他司汀每天最低服用剂量为48mg/d，最高剂量为480mg/d，且随着药量的增加，治疗效果更好。本文推荐倍他司汀常规剂量6～12mg，每日3次，连续口服1-3月。

（2）利尿剂

利尿剂被认为能改变内淋巴的电解质平衡，有减轻膜迷路积水的作用，可以控制眩晕的发作[17]。

临床上常用包括噻嗪类：主要作用在肾脏的远曲小管，抑制钠的重吸收。常用药物：双氢克尿噻，常用剂量为50mg/d，分2～3次口服。副作用：肾损害（肾脏疾病的患者不宜使用）、低钾低钠血症、低血压、高尿酸血症、血糖升高、脂质代谢异常。保钾利尿剂：远曲小管远端和集合管腔膜存在着钠和钾通道，管腔液中的Na^+经钠通道进入细胞内，而细胞内的K^+则经钾通道排入管腔液，形成K^+-Na^+交换。常用药物：螺内酯，氨苯蝶啶，螺内酯：每日40～120mg，分2～4次服用；或氨苯蝶啶25～100mg，分2～4次服用，副作用是高钾血症，血液抑制，使用时低钾饮食。噻嗪类与保钾利尿剂也可以合用：氨苯蝶啶50mg+双氢克尿噻25mg。

（3）鼓室注射糖皮质激素

可控制患者眩晕发作，治疗机制可能与其改善膜迷路积水状态、调节免疫功能等有关。该方法对患者耳蜗及前庭功能无损伤，初始注射效果不佳者可重复鼓室给药，以提高眩晕控制率。临床常用甲泼尼龙琥珀酸钠和地塞米松磷酸钠，但两者药代动力学明显不同[18-19]。甲泼尼龙琥珀酸钠比地塞米松磷酸钠更容易通过圆窗，注射后可以达到更高的内淋巴液浓度，但地塞米松磷酸钠能够比甲泼尼龙琥珀酸钠更快地吸收到内耳和周围组织的纹状体中。

推荐鼓室内每次注入地塞米松磷酸钠5mg或甲泼尼龙琥珀酸钠40mg，每周1次，每4周为一个疗程。

（4）鼓室注射庆大霉素

庆大霉素是一种具有选择性前庭毒性的氨基糖苷类抗生素，前庭神经上皮的I型毛细胞对其具有易感性。研究显示，采用低剂量庆大霉素鼓室注射可使眩晕控制率达70～90%[20]。对于单侧发病、年龄小于65岁、眩晕发作频繁、剧烈，保守治疗无效的三期及以上梅尼埃病患者，可考虑鼓室注射庆大霉素（建议采用低浓度、长间隔的方式），治疗前应充分告知患者发生听力损失的风险。

推荐注射前将40mg/ml的庆大霉素稀释至浓度为20mg/ml，经患侧鼓膜后下象限注射，每次注射0.3～0.6ml，每次注射时间间隔1周，共注射2～4次。用药期间需密切观察患者前庭功能情况，若患者开始出现不稳感等前庭症状时，应停止注射。

2. 手术治疗

包括内淋巴囊手术、三个半规管阻塞术、前庭神经切断术、迷路切除术等。适应证为眩晕发作频繁、剧烈，6个月非手术治疗无效的患者。

3. 其他治疗

鼓室低压脉冲治疗能够减少眩晕发作频率，但对听力无明显影响。但目前该方法的治疗机制尚不清楚，有研究认为可能与压力促进内淋巴吸收有关。

四、预防

（一）患者教育

首先应向患者解释梅尼埃病相关知识，使其了解疾病的自然病程规律、可能的诱发因素、治疗方法及预后。同时，做好心理咨询和辅导工作，消除患者恐惧心理。

（二）生活方式调整

建议患者规律作息，避免不良情绪、压力等诱发因素。要求患者减少盐分摄入（间歇期患者盐的摄入量每日不应超过2.0g）[16]，以及避免咖啡因制品、烟草、味精和酒精类制品的摄入。充足的水摄入可以改善MD，血浆渗透压也应保持在正常范围内。

参考文献

[1]中华耳鼻咽喉头颈外科杂志编辑委员会, 中华医学会耳鼻咽喉科学分会, 梅尼埃病诊断和治疗指南(2017)[J]. 中华耳鼻咽喉头颈外科杂志2017, 20(1): 167−172.

[2]Watanabe Y, Mizukoshi K, Shojaku H, et al. Epidemiological and clinical characteristics of Meniére's disease in Japan[J]. Acta Otolaryngol Suppl. 1995;519: 206−10.

[3]Harris JP, Alexander TH. Current−day prevalence of Méniére's syndrome[J]. Audiol Neurootol. 2010;15(5): 318−22.

[4]Shojaku H, Watanabe Y, Fujisaka M, et al. Epidemiologic characteristics of definite Méniére's disease in Japan. A long−term survey of Toyama and Niigata prefectures[J]. ORL J Otorhinolaryngol Relat Spec. 2005;67(5): 305−9.

[5]Thomas K, Harrison MS. Long−term follow up of 610 cases of Méniére's

disease[J]. Proc R Soc Med. 1971 Aug;64(8): 853-7.

[6]Huppert D, Strupp M, Brandt T. Long-term course of Meni è re's disease revisited[J]. Acta Otolaryngol. 2010 Jun;130(6): 644-51.

[7]Nabi S, Parnes LS. Bilateral M é ni è re's disease[J]. Curr Opin Otolaryngol Head Neck Surg. 2009 Oct;17(5): 356-62.

[8]Requena T, Espinosa-Sanchez JM, Cabrera S, et al. Familial clustering and genetic heterogeneity in Meniere's disease[J]. Clin Genet. 2014 Mar;85(3): 245-52.

[9]Lee JM, Kim MJ, Jung J, et al. Genetic aspects and clinical characteristics of familial Meniere's disease in a South Korean population[J]. Laryngoscope. 2015 Sep;125(9): 2175-80.

[10]Birgerson L, Gustavson KH; Stahle J. Familial Meni è re's disease: a genetic investigation[J]. Am J Otol. 1987 Jul;8(4): 323-6.

[11]Morrison AW, Bailey ME, Morrison GA. Familial M é ni è re's disease: clinical and genetic aspects[J]. J Laryngol Otol. 2009 Jan;123(1): 29-37.

[12]Pyykkö I, Manchaiah V, Zou J, et al. Association between Syncope and Tumarkin Attacks in M é ni è re's Disease[J]. J Int Adv Otol. 2019 Apr;15(1): 135-140.

[13]Park HJ, Migliaccio AA, Della Santina CC, et al. Search-coil head-thrust and caloric tests in M é ni è re's disease[J]. Acta Otolaryngol. 2005 Aug;125(8): 852-7.

[14]Adams ME, Heidenreich KD, Kileny PR. Audiovestibular testing in patients with Meniere's disease[J]. Otolaryngol Clin North Am. 2010 Oct;43(5): 995-1009.

[15]Perez-Carpena P, Lopez-Escamez JA. Current Understanding and Clinical Management of Meniere's Disease: A Systematic Review[J]. Semin Neurol. 2020 Feb;40(1): 138-150.

[16]Sajjadi H, Paparella MM. Meniere's disease[J]. Lancet. 2008 Aug 2;372(9636): 406-14.

[17]Thirlwall AS, Kundu S. Diuretics for Meniere's disease or syndrome[J]. Cochrane Database Syst Rev. 2006;(3): CD003599.

[18]Hargunani CA, Kempton JB, DeGagne JM, et al. Intratympanic injection of dexamethasone: time course of inner ear distribution and conversion to its active form[J].

Otol Neurotol. 2006;27(4): 564—569.

[19]Mynatt R, Hale SA, Gill RM, er al. Demonstration of a longitudinal concentration gradient along scala tympani by sequential sampling of perilymph from the cochlear apex[J]. J Assoc Res Otolaryngol. 2006 Jun;7(2): 182—93.

[20]Chia SH, Gamst AC, Anderson JP, et al. Intratympanic gentamicin therapy for Méniére's disease: a meta—analysis. Otol Neurotol. 2004 Jul;25(4): 544—52.

编者：王海涛（吉林大学第二医院）

第四节　前庭阵发症

一、概述

（一）定义

前庭阵发症（vestibular paroxysmia, VP）是一种以反复的、短暂的、旋转或非旋转性的眩晕发作、伴或不伴听力及植物神经损伤的前庭疾病。1994年，BRANDT[1]等首次提出前庭阵发症的命名及诊断标准。

（二）流行病学

VP作为一种少见的发作性前庭疾病，目前尚无大规模的流行病学研究，其患病率尚不明确。研究报道VP的发病率约为3.7%[2]。此外，与成人相似特征的VP在儿童中也有相关描述[3]，但是否与遗传因素有关尚未得到证实。

（三）发病机制

本病的发病机制目前仍有争议，但多数认为VP的发病与神经血管交互压迫（neurovascular cross-compression, NVCC）有关，即第Ⅷ对颅神经（前庭蜗神经）受邻近血管压迫和刺激，导致第Ⅷ对颅神经轴突发生脱髓鞘损害，产生阵发性假性突触放电[4]。

根据其发病机制的不同，可分为"外周假说"与"中枢假说"。

"外周假说"[5]认为血管神经相互压迫后，由于受压神经髓鞘脱失，产生异位冲动，导致相邻神经纤维间短路或伪突触形成，动作电位过度传递，神经冲动过度释放，导致眩晕、步态不稳、耳鸣等症状产生；而血管压迫颅神经是由于随着年龄的增长，动脉硬化使血管壁逐渐增厚、变硬，或者伴随着脑脊液总量增加及脑萎缩加重使得颅神经更加伸展，导致先前分离的血管神经之间发生接触。前庭蜗神经的中枢段是指从脑干到内听道的长度。大约为14.2～19.2mm，是所有颅神经中神经中枢段最长的一对，这使得前庭蜗神经NVCC的发生率增加，前庭蜗神经的特殊解剖位置为"外周假说"提供了理论基础[6]。

"中枢假说"则认为在VP的发病机制中，NVCC只有在发生在前庭神经进入脑干处（神经根处），才会引起短暂的、旋转或非旋转性的眩晕发作[4,7]，最常见的责任血管是小脑前下动脉（AICA）。后续研究中，有学者认为这主要与颅内前庭-丘脑皮质通路激活导致中枢兴奋性增高或前庭系统受抑制有关[8]。目前，动脉粥样硬化、糖尿病及高血压等亦被认为是引发VP的主要原因[9]。

（四）常见诱因

大多数VP的发作为自发性（即无预兆的），没有十分确定的诱因。部分患者在直立位左右转头时可诱发眩晕，其机制可能和三叉神经痛相关的感觉传入通路受损而诱发眩晕类似，但这种由头位或体位改变诱发的眩晕与典型的BPPV是不同的。此外，VP患者进行过度换气试验时，也可能诱发眩晕和眼震。

二、诊断

（一）问诊与症状

围绕VP的临床特征及诱发因素进行详细问诊，可以从眩晕的性质是旋转性还是非旋转性；每次眩晕持续的时间是否短暂；眩晕每日发作次数及伴随症状等方面进行询问。

1. 发病年龄和性别

VP的发病年龄多在40岁以上的中老年人，且男女均可发病。

2. 临床特征

临床上多以反复、短暂、旋转或非旋转性的眩晕发作，具有明显的刻板性。发作常持续数秒至1min，部分可持续数分钟甚至更长。不同VP患者的发作频率差别较大，部分患者每日发作次数可超过30次，但也有患者一年仅发作数次[10]。VP的诊断大多依赖于患者的临床表现，所以对于VP病史的询问应更加注重反复性、重复性以及刻板性。

3. 病程

通常是慢性病程，病史超过3个月。

4. 伴随症状

可伴姿势或步态的不稳感、听觉过敏、听力减退、耳鸣耳闷等，以及自主神经功能异常表现，如恶心、呕吐、出汗、乏力等[11]。

（二）体格检查

VP患者发作期常无明显的临床体征，部分患者发作期可观察到自发性眼球震颤[3]。此外，VP患者在发作间期可出现听力下降[7]。

（三）辅助检查

1.磁共振成像（Magnetic Resonance Imaging, MRI）

MRI检查对于VP的敏感性较高，高分辨率磁共振三维稳态构成干扰序列成像（three-dimensional constructive interference in steady-state, 3D-CISS）、三维稳态进动快速成像序列（three-dimensional fast imaging employing steady-state acquisition, 3D-FIESTA）、三维时间飞跃法磁共振血管成像（three-dimensional time of flight magnetic resonance angiography, 3D-TOF-MRA）均可见NVCC现象，且发生率高达95%[12]。若临床诊断为可能的VP患者，且经MRI检查发现存在明显的NVCC，则更加支持VP的诊断[2,13]。3D-TOF-MRA可以清晰显示前庭蜗神经受压最常见责任血管为小脑前下动脉，其次为小脑后下动脉和椎动脉。（图1）

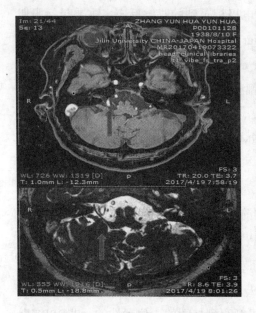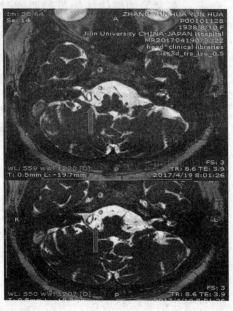

图1　VP病例：右侧椎动脉压迫右侧前庭蜗神经导致NVCC

3D-FIESTA和基于快速自旋回波的三维可变翻转角成像（Sampling perfection with application optimized contrasts using different flip angle evolution, SPACE）均可以清楚地显示桥小脑角区复杂的血管关系，尤其对于VP血管压迫位置和受压变形程度的显示具有明显优势[14]。而高场强7.0 T MRI有更高的空间分辨率和更高的对比剂灵敏度，并且在图像质量、结构性病变和影像特征等方面的显示也更为清楚[14]，可能成为检测NVCC引起神经损伤的合适工具。

2. 脑干听觉诱发电位（brainstem auditoryevoked potential, BAEP）

VP患者由于缺血、压迫、炎症引起神经纤维脱髓鞘，导致脑干神经和前庭蜗神经等功能紊乱，可出现BAEP的结果异常，对VP的诊断具有一定意义。主要表现为Ⅰ～Ⅲ波峰间期及其耳间差的延长，并且随着病程延长，蜗神经的损害越加严重，而Ⅰ～Ⅲ波峰间期延长也越发明显[15,16]。但需要注意的是BAEP结果阴性并不代表可以排除VP的可能，因此在VP的诊断中BAEP仅具有一定的参考价值，但不能作为绝对标准。

3. 前庭诱发肌源性电位（vestibular evoked myogenic potentials, VEMP）

VEMPs是反映前庭及脑干功能的电生理指标，是外周耳石器在强声等刺激下，在紧张的躯体体表骨骼肌通过电极记录到的肌电反应。主要包括眼肌前庭诱发肌源性电位（ocular vestibular evoked potential, oVEMP）和颈肌前庭诱发肌源性电位（cervical vestibular evoked potential, cVEMP）。VP患者的VEMPs检查可表现为引出率降低、振幅减低、潜伏期延长等[12,17]特点，对于明确VP的病变侧别具有一定意义。然而，目前VP患者的VEMPs研究数据较少，其对VP的诊断作用尚无法定论。但VEMPs可作为常规检查，对VP患者进行鉴别诊断。

4. 其他辅助检查

目前有研究显示VP患者可能存在前庭功能及听力学等检查结果的异常，临床报道41%的VP患者发现听觉减退[18]。45%的患者表现为一侧听力前庭功能降低[7]。眼震视图（VNG）是通过红外线摄像头直接记录眼球震颤，反映视动系统和前庭系统功能状态的检查方法，VP的眼震形式多样。一项对22例VP患者进行的眼震检查中，约77%患者可观察到持续的、位置性的、非BPPV型的眼球震颤[18]。需要注意的是，目前研究数据相对较少，且阳性率低，前庭功能及听力学检查尚不能作为VP的诊断依据，但是有助于进行鉴别诊断。

（四）诊断标准 [19]

1. 确定的前庭阵发症（下述每一项均需要满足）：

A.至少有10次的自发性、旋转性或非旋转性眩晕发作；

B.发作持续时间<1min；

C.症状刻板；

D.卡马西平/奥卡西平治疗有效；

E.不能用其他诊断更好地解释。

2. 很可能的前庭阵发症（下述每一项均需要满足）：

A.至少有5次的旋转或非旋转性眩晕发作；

B.发作持续时间<5min；

C.眩晕为自发性或由特定头位变化诱发；

D.症状刻板；

E.不能用其他诊断更好地解释。

（五）鉴别诊断

1. 梅尼埃病[20]（Meniere's disease, MD）

以反复发作的眩晕，波动性听力下降，耳鸣和耳闷胀感为主要症状，其眩晕持续时间为20min～12h，多伴波动性低-中频感音神经性听力损失（>30dB，<2000Hz）。而VP发作形式刻板，持续时间常数秒至1min，不伴有波动性听力下降，与MD存在明显区别。另外，梅尼埃病患者可能会发生Tumarkin's耳石危象（前庭跌倒发作），即不伴有眩晕的无预兆和刺激因素下突然跌倒发作，通常在站立时多见，而VP则可能在任何体位发生。

2. 前庭性偏头痛[21]（vestibular migraine, VM）

前庭性偏头痛患者在发作期时可能对运动具有敏感性，当头位或体位改变时诱发眩晕的短暂发作，此时需要同VP进行鉴别。前庭性偏头痛大多现有或曾有偏头痛病史，眩晕发作持续时间5min～72h，大多数眩晕发作时伴有类似偏头痛样症状，如畏光、畏声，且部分患者在发作前有先兆症状。

3. 后循环系统的短暂性脑缺血发作

后循环短暂性缺血发作，可以表现为孤立性眩晕发作，也可以出现伴眩晕、构音障碍或共济失调的阵发性缺血发作。其中部分孤立性眩晕发作[22]频繁，持续时间短暂，需要与VP相鉴别。通过病史询问，后循环缺血多存在脑血管病的危险因素，颅脑MRI平扫结合弥散成像，以及血管成像扫描可以见到椎基底动脉系统相应的血管病变，若疾病进展，严重者可在脑干等后循环支配区见到相应梗死病灶。

4. 惊恐发作

惊恐发作主要表现突然而来的强烈恐惧或不适。在此期间，下列症状会突然发生并在数分钟内达高峰：心悸和/或心率加快；出汗；震颤或发抖；呼吸急促或窒息感；哽咽感；胸痛或不适；害怕失去控制或精神失常；濒死感；感觉异常；发冷或潮热等，部分患者还会出现头晕、不稳、头昏、晕厥，恶心或腹部不适等症状。通过对患者症状特点及出现顺序的询问，可有助于与VP相鉴别。

5. 外淋巴瘘（Perilymph fistula）

一种少见的外周眩晕疾病，由咳嗽、打喷嚏、按压、提重物、噪音等压力变化引起的眩晕发作，可伴有周围环境的运动错觉（振动幻视）及伴听力障碍的姿势异常和步态不稳。眩晕发作可持续数秒至数天，并多在头位改变（如弯腰）和身体发生高度变化（如爬山或飞行）时发生[23]。外淋巴瘘发作前明确的压力变化诱因、眩晕发作时间长短不等是与VP的主要鉴别点。

6. 发作性共济失调2型（Episodic ataxia type 2）

多在20岁之前发病，临床表现呈发作性特点，发作持续时间从数分钟至数小时不等，90%以上患者有小脑体征，尤其是凝视诱发眼震和下跳性眼震[24]。该病除表现为发作性眩晕之外，还包括有家族遗传史，青年发病，多伴共济失调，每次发作持续时间通常较长，且无刻板性等特点，可以和VP相鉴别。

7. 伴前庭先兆的癫痫

颞叶癫痫常出现各种复杂的先兆表现，其中包括前庭先兆。表现为短暂发作的眩晕和眼球震颤。前庭先兆可分为孤立性和非孤立性，其中孤立性前庭先兆常仅持续数秒钟，但较长的发作也曾有报道[25]。非孤立性前庭先兆除短暂性眩晕，常伴有幻听或视幻觉。当前庭先兆表现为短暂孤立性，需要和VP进行鉴别。

8. 良性阵发性位置性眩晕（benign paroxysmal positional vertigo, BPPV）

BPPV是最常见的周围性眩晕疾病，当头部运动到特定位置时可诱发短暂的眩晕。主要由耳石脱落至半规管所引起，其中后半规管最常受累。典型BPPV所诱发的眼震多有潜伏期，持续时间一般不超过1min，可伴恶心、呕吐等自主神经症状。通过变位试验明确诊断，且耳石复位治疗有效[25]，可有助于与VP进行鉴别。

三、治疗

（一）药物治疗

药物治疗是VP的首选治疗手段，若治疗有效可进一步支持VP诊断的确定性。目前治疗药物主要为钠通道阻滞剂，其中以卡马西平或奥卡西平最为有效。治疗剂量推荐卡马西平（200～800mg/d）或奥卡西平（300～900mg/d）[26]。服药期间，VP发作频率可以显著且持续下降至治疗前的10%，同时发作强度及持续时间也可明显下降。若患者对上述药物不耐受时，也可选用其他钠离子通道阻滞剂，如苯妥英钠或丙戊酸钠替代，但目前尚无关于这方面的研究。

（二）外科治疗

虽然目前手术治疗并不是VP患者的首选，但在药物治疗效果差或不耐受药物不良反应时，应考虑是否具有手术指征并尽早进行手术治疗。

微血管减压术（microvascular decompression, MVD）是治疗神经血管压迫疾病的有效手术方法，目前已广泛应用于NVCC所致的三叉神经痛和面肌痉挛等外科治疗[27]。虽然已有部分手术治疗成功的案例和临床证据充足的个案报道，但由于在术中或术后存在血管痉挛导致脑干梗死的风险，因此在VP治疗中的应用仍存争议。对上述药物治疗有效但不能耐受的VP患者，即使病变侧别明确，在选择微血管减压术时仍须慎重。

四、预防

目前VP没有证实有效的预防措施，但考虑血管神经交互压迫多数与高血压动脉硬化有关，可以从发病机制和诱因等方面进行预防。包括注意对可能的诱发因素进行预防，如日常生活中尽量避免头部剧烈运动，注意减小动作幅度；进行相应的心理疏导，减少焦虑、抑郁发生；针对发病机制，积极控制基础疾病，防治高血压、血脂异常以及糖尿病等导致动脉硬化的危险因素，保持生活规律，饮食清淡等。

参考文献

[1]Brandt T, Dieterich M. Vestibular paroxysmia: vascular compression of the eighth nerve? Lancet. 1994 Mar 26;343(8900): 798-9.

[2]Strupp M, Dieterich M, Brandt T. The treatment and natural course of peripheral and central vertigo. Dtsch Arztebl Int. 2013 Jul;110(29-30): 505-15; quiz 515-6.

[3]Lehnen N, Langhagen T, Heinen F, et al. Vestibular paroxysmia in children: a treatable cause of short vertigo attacks. Dev Med Child Neurol. 2015 Apr;57(4): 393-6.

[4]De Ridder D, Møller A, Verlooy J, et al. Is the root entry/exit zone important in microvascular compression syndromes? Neurosurgery. 2002 Aug;51(2): 427-33; discussion 433-4.

[5]Møller MB. Controversy in meni è re's disease: results of microvascular decompression of the eighth nerve. Am J Otol. 1988 Jan;9(1): 60-3.

[6]Haller S, Etienne L, Kövari E, et al. Imaging of Neurovascular Compression Syndromes: Trigeminal Neuralgia, Hemifacial Spasm, Vestibular Paroxysmia, and Glossopharyngeal Neuralgia. AJNR Am J Neuroradiol. 2016 Aug;37(8): 1384-92.

[7]Best C, Gawehn J, Krämer HH, et al. MRI and neurophysiology in vestibular paroxysmia: contradiction and correlation. J Neurol Neurosurg Psychiatry. 2013 Dec;84(12): 1349-56.

[8]Steinmetz K, Becker-Bense S, Strobl R, et al. Vestibular paroxysmia: clinical characteristics and long-term course. J Neurol. 2022 May 20.

[9]Brandt T, Strupp M, Dieterich M. Vestibular paroxysmia: a treatable neurovascular cross-compression syndrome. J Neurol. 2016 Apr;263 Suppl 1: S90-6.

[10]Ward BK, Gold DR. Tinnitus, Oscillopsia, and Hyperventilation-Induced Nystagmus: Vestibular Paroxysmia. Open J Clin Med Case Rep. 2016;2(7): 1100.

[11]Strupp M, Lopez-Escamez JA, Kim JS, et al. Vestibular paroxysmia: Diagnostic criteria. J Vestib Res. 2016;26(5-6): 409-415.

[12]H ü fner K, Barresi D, Glaser M, et al. Vestibular paroxysmia: diagnostic features and medical treatment. Neurology. 2008 Sep 23;71(13): 1006-14.

[13]Sivarasan N, Touska P, Murdin L, et al. MRI findings in vestibular paroxysmia- An observational study. J Vestib Res. 2019;29(2-3): 137-145.

[14]Touska P, Connor SEJ. Recent advances in MRI of the head and neck, skull base and cranial nerves: new and evolving sequences, analyses and clinical applications. Br J Radiol. 2019 Dec;92(1104): 20190513.

[15]李艳成, 徐瑾, 陈瑛, 等. 前庭阵发症脑干听觉诱发电位的特点. [J] 临床神经病学杂志. 2012, 25(01): 57-59.

[16]李艳成, 庄建华, 陈瑛, 等. 前庭阵发症脑干听觉诱发电位异常特点及其临床意义分析[C]. //第九次全国脑电图与癫痫诊治进展高级讲授班及学术研讨会论文集. 2013: 28-29.

[17]陈莉莉, 刘春岭, 李慧, 等. 前庭阵发症前庭诱发肌源性电位的特征及应用. [J]中风与神经疾病杂志. 2019, 36(01): 48-52.

[18]Ihtijarevic B, Van Ombergen A, Celis L, et al. Symptoms and signs in 22 patients with vestibular paroxysmia. Clin Otolaryngol. 2019 Jul;44(4): 682-687.

[19]申博, 司丽红, 刘春岭, 等. 前庭阵发症: 诊断标准. [J] 神经损伤与功能重建. 2019, 14(12): 603-607.

[20]Perez-Carpena P, Lopez-Escamez JA. Current Understanding and Clinical Management of Meniere's Disease: A Systematic Review. Semin Neurol. 2020 Feb;40(1): 138-150.

[21]von Brevern M, Lempert T. Vestibular Migraine: Treatment and Prognosis. Semin Neurol. 2020 Feb;40(1): 83-86.

[22]Paul NL, Simoni M, Rothwell PM . Transient isolated brainstem symptoms preceding posterior circulation stroke: a population-based study. Lancet Neurol. 2013 Jan;12(1): 65-71.

[23]Deveze A, Matsuda H, Elziere M, et al. Diagnosis and Treatment of

Perilymphatic Fistula. Adv Otorhinolaryngol. 2018;81: 133-145.

[24]Jen J, Kim GW, Baloh RW. Clinical spectrum of episodic ataxia type 2. Neurology. 2004 Jan 13;62(1): 17-22.

[25]Tarnutzer AA, Lee SH, Robinson KA, et al. , Clinical and electrographic findings in epileptic vertigo and dizziness: a systematic review. Neurology. 2015 Apr 14;84(15): 1595-604.

[26]Strupp M, Dieterich M, Brandt T, et al. Therapy of Vestibular Paroxysmia, Superior Oblique Myokymia, and Ocular Neuromyotonia. Curr Treat Options Neurol. 2016 Jul;18(7): 34.

[27]Baldauf J, Rosenstengel C, Schroeder HWS, Nerve Compression Syndromes in the Posterior Cranial Fossa. Dtsch Arztebl Int. 2019 Jan 25;116(4): 54-60.

编者：韩雪梅（吉林大学中日联谊医院）

第五节 上半规管裂综合征

一、概述

（一）定义

上半规管裂综合征（superior canal dehiscence syndrome, SCDS）是指由于上半规管存在骨性裂隙，当受到压力和（或）声音时引起眩晕、骨导听觉过敏和搏动性耳鸣等症状的一类综合征[1]。1998年Minor教授首先报道了SCDS。

（二）流行病学

目前尚缺乏针对性的SCDS流行病学调查结果。美国约翰霍普金斯大学Carey及Minor等[2]对596名成人的1000个颞骨标本的研究发现，上半规管裂发生率为0.7%，上半规管顶部骨质偏薄的发生率为1.3%（骨质厚度≤0.1mm）。但是，许多患者即便存在上半规管裂却可能不表现任何临床症状。可见，上半规管裂发生率并不等同于SCDS发生率。现有研究提示，患者往往在50～60岁出现症状。在性别方面，SCDS患者中女性更为多见，约占60.5%[3]，此外，儿童确诊的SCDS病例也已有报道，但更多地表现为听觉过敏和头晕症状[4]。儿童与成人之间症状的差异可能是由于较小的儿童表达能力有限，难以向成人解释其症状造成的。另外，随着年龄的增长，硬脑膜改变也可能会对SCDS的临床表现产生一定影响[5]。

（三）发病机制

SCDS的特征性表现在于上半规管骨质缺损导致上半规管和中颅窝之间的内耳"第三窗"，为迷路中的声压消散打开了另一条路径。内耳深埋在颞骨内，通过前庭窗和圆窗连接中耳，前庭窗和圆窗被坚硬的骨螺旋板和基底膜分开。前庭窗可以经镫骨足板将声音传递进入内耳的前庭阶，圆窗则有利于传入内耳鼓阶的声音和机械能的释放。在正常的耳朵中，空气传导的声音刺激通过镫骨的运动进入前庭，镫骨在卵圆窗内的向内运动伴随着圆窗膜的等量向外运动。窗口之间的液体流动在前庭阶和鼓阶之间产生压力差，导致耳蜗分区的运动、毛细胞的激活和对声音的感知。

SCDS患者因上半规管裂的存在，影响了内淋巴液的正常流动，在空气传导途径中，声能的一部分从上半规管裂分流，引起耳蜗内声压的降低，从而出现传导性听力下降。上半规管裂通过降低前庭侧的阻抗来增加耳蜗的前庭阶侧和鼓阶侧之间的压力差，从而改善骨导听力。分流出的能量在向上半规管裂处传导时，刺激前庭感受器，引起眩晕及眼震，引起Tullio现象[注]。而且，在存在上半规管裂的情况下，颅骨的振动可能引起缺损上方的硬膜振荡，从而导致驻波的建立和随后的声音放大。硬脑膜振荡直接传递到内耳液体，引起耳蜗毛细胞的刺激，这种机制可以解释搏动性耳鸣是由相邻动脉搏动所致[6]。诸多研究结果提示，SCDS一系列的听觉和前庭功能症状均可以通过"第三窗"理论加以解释。

注：Tullio 现象，即强声刺激诱发的眩晕和眼震

（四）常见诱因

SCDS是由上半规管裂所致，但目前上半规管裂其发生病因尚不清楚，可能由先天性发育异常、后天性以及其他因素综合所致[7]。一般认为，上半规管裂可能是上半规管顶部的骨质先天性发育异常导致。Careyr等通过对成人与婴儿颞骨标本的对照研究表明，上半规管裂符合先天性异常的特征。另外，上半规管裂也可以在后天形成，头部创伤或颅内压的突然变化等原因可能导致先前存在的薄骨骨折或硬脑膜不稳定，从而引发SCDS症状[2]。

二、诊断

（一）问诊与症状

SCDS患者多为单侧发病，且临床表现形式不一，主要表现为耳蜗和前庭症状，其中耳蜗症状表现为耳闷胀感、自声过强、搏动性耳鸣、听觉过敏等，而前庭症状可表现为声音或压力引起的眩晕、站立不稳、视物不清等。部分患者可仅表现耳蜗或前庭症状中的一种，且部分症状与其他耳科疾病可能存在重叠。

临床问诊时应注意患者是否可能存在以下情况，如：是否不能忍受自己

大声说话、唱歌，是否能听到自己眼球运动、眨眼、颈部转动、心跳及血管搏动的声音等？是否可以在咀嚼时听见颞颌关节运动的声音，或行走时听见踝关节活动声音？按摩颈部或耳部、手持重物或用力排便时是否会诱发眩晕或头晕？咳嗽、打喷嚏、擤鼻涕时是否诱发眩晕或头晕？当其中任何一个问题得到"肯定"回答时，则需要考虑SCDS的可能。

（二）体格检查

检查前应详细询问病史，并先进行常规耳科检查，包括耳廓、外耳道、鼓膜等，以排除耵聍栓塞、中耳炎等耳科疾病。同时要观察患者是否存在自发性眼震。

当考虑患者可能患有SCDS时，应首先使用手指按压耳屏的方法给外耳道增加压力，或者按压颈静脉、使用Valsava呼吸增加颅内压。如诱发出眩晕和/或垂直旋转性眼震（Hennebert征[注1]），则考虑可能存在SCDS。此外，可通过音叉进行Weber试验[注2]，SCDS患者结果偏向患侧，进行Rinne试验[注3]结果常为阴性。

注1：外耳道中压力变化或由 Valsava 动作颅内压改变而产生眩晕症状和眼球运动称为 Hennebert 征

注2：Weber 试验：用于比较受试者两耳的骨导听力。取 C256 或 C512 音叉，敲击后将叉柄底部紧压于颅面中线上任何一点（多为前额或额部），同时请受试者仔细辨别音叉声偏向何侧。传导性聋时偏向患耳，感音神经性聋时偏向健耳。

注3：Rinne 试验：旨在比较受试耳气导和骨导的长短。取 C256 音叉，振动后置于乳突鼓窦区测其骨导听力，待听不到声音时记录其时间，立即将音叉移置于外耳道口外侧 1cm 外，测其气导听力。若仍能听到声音，则表示气导比骨导时间长（AC>BC），称 Rinne 试验阳性，反之骨导比气导时间长（BC>AC），则称 Rinne 试验阴性。

（三）辅助检查

1. 颞骨CT：高分辨颞骨CT是诊断SCDS的主要依据之一。CT扫描不仅可以比较清晰地显示颞骨结构，发现上半规管裂的位置和大小，还可为手术提供准确定位，已成为诊断SCDS的公认标准之一。但高分辨CT层厚偏大可能出现上半规管裂的假阳性诊断，因此CT层厚对半规管裂的发现和诊断非常关键，建议其层厚应<1mm，最好在0.625mm以下。

此外，随着计算机技术的高速发展，数字容积CT扫描（digital volume tomography, DVT）进一步提高了CT对比度效率，在相同对比度条件下提升了解剖结构的清晰度，同时可通过多层面重建技术，准确显示上半规管是否有骨质缺损以及裂隙的具体位置和大小，为合理制定手术方案、避免术中损伤重要组织结构提供重要信息。DVT对诊断SCDS具有较大价值，可以有效避免此类疾病误诊、漏诊，提高疾病检出率[8]。

2. 前庭诱发肌源性电位（vestibular evoked myogenic potentials, VEMP）：包括颈性前庭诱发肌源性电位（c-VEMP）和眼性前庭诱发肌源性电位（o-VEMP）。SCDS患者可见c-VEMP的阈值下降[9]，o-VEMP的幅度增加。c-VEMP阈值降低对于诊断SCDS的敏感性和特异性>80%[10]。另外，o-VEMP对于诊断SCDS也具有较高的敏感性和特异性，在500Hz短纯音刺激下，o-VEMP比c-VEMP更加敏感，可作为眩晕患者SCDS的筛查指标[11, 12]。

3. 核磁共振成像（Magnetic Resonance Imaging, MRI）：可用于上半规管裂的诊断与评价，但并非诊断SCDS的主要检查方法。且与高分辨率CT相比，在判断上半规管裂方面并不存在明显优势。但MRI对于检查其他可引起眩晕的颅内异常，以及对上半规管阻塞术后的疗效判定具有一定意义[13]。

4. 听力学检查

（1）纯音测听：SCDS临床听力表现多样，听力损失可能是传导性聋、感音神经性聋或混合性聋。通常多表现为低频（250Hz～1000Hz）传导性聋，最典型的异常是骨导阈值下降，甚至呈负值。由于患者气导听力下降而骨导听力增强，从而听力图上可见较大的骨气导差[14]。但随着患者年龄增长，不同程度的感音神经性听力损失可能与SCDS同时存在。因此，在相同的频率下，骨导阈值可能不是负值，但仍然会低于气导阈值，而出现气骨导差。

另外，也可选用声音强度100～110dB HL，频率为500、1000和2000Hz的纯音，通过空气传导对双耳分别持续刺激5s，如诱发出眩晕和/或垂直旋转性眼震（Tullio现象），则考虑可能存在SCDS[15]。

（2）声导抗检查：单纯SCDS患者通常可表现出正常的鼓室导抗图。由于鼓膜或中耳疾病引起传导性聋患者的声导抗结果通常是异常的，因此，若传导性聋患者的声导抗结果正常则可能支持SCDS的诊断。

5. 前庭功能检查：包括眼震视图、视频头脉冲试验、冷热试验、前庭自旋转试验、转椅试验等。适用于因强声、压力等因素诱发眩晕，或既往有眩晕病史，或有中枢神经系统症状和体征的患者等。

（四）诊断标准

参照巴拉尼协会发布的《上半规管裂综合征诊断标准》，诊断SCDS需要满足下列全部条件[13]：

A. 下述症状中至少存在一项，且与内耳第三窗病理生理相一致：

a. 骨导听觉过敏（包括自声增强，能听到自己眼球运动的声音、眨眼的声音、颈部转动的声音、脚步声）；

b. 声音刺激期间诱发的眩晕和（或）振动幻视（Tullio现象）；

c. 压力刺激期间诱发的眩晕和（或）振动幻视（Hennebert征）；

d. 搏动性耳鸣（即能听到自己血管搏动的声音，表现为与脉搏同步的搏动性耳鸣）。

B. 下述检查结果中至少有一项提示内耳存在第三窗：

a. 声音或中耳压力改变或颅内压改变，诱发出受累上半规管兴奋性或抑制性眼震；

b. 纯音测听显示低频骨导听阈呈负值；

c. 前庭诱发肌源性电位（VEMP）反应增强，与对侧相比c-VEMP阈值下降或o-VEMP幅度增加。

C. 颞骨高分辨率CT多平面重建时能发现上半规管骨性裂；

D. 不能用其他前庭疾病更好地解释。

（五）鉴别诊断

1. 继发性SCDS

脑膜瘤或脑膜膨出及骨纤维异常增殖症，都可引发内耳迷路第三活动窗，造成类似SCDS的症状。怀疑存在继发性SCDS时，可以进行MRI检查[13]。

2. 其他半规管骨性裂

后半规管和水平半规管也可能存在骨性裂，能引起与SCDS类似的症状和体征，可以通过高分辨CT判断半规管是否存在骨性裂[16]。

3. 外淋巴瘘

外淋巴瘘患者可以出现类似SCDS声音或压力诱导的眩晕。但是通常病因比较明确，往往在镫骨切除术后、人工耳蜗植入术后、压力性创伤或胆脂瘤侵蚀迷路后发生[13]。

4. 梅尼埃病

有报道显示少数梅尼埃病患者可能出现由声音和（或）压力变化引起的短暂的眩晕发作，其原因可能是由于水肿的膜迷路附着在镫骨足板上引起。但这些患者并不完全符合SCDS的诊断标准，且自发性眩晕、感音神经性耳聋和波动性听力下降等梅尼埃病特征性症状更为突出[17]。

5. 前庭性偏头痛

前庭性偏头痛患者可以存在声音诱发的眩晕和听觉过敏，且眩晕的持续时间比SCDS更久。前庭性偏头痛患者的眩晕或头晕可以因暴露于强光、移动视觉刺激或强烈的声音而引起，并且在暴露解除后持续存在。相比之下，SCDS因声音诱发的眩晕通常只出现在暴露于声音刺激时间内。

6. 咽鼓管功能障碍

咽鼓管功能障碍的患者会出现与SCDS类似的听觉症状，包括自声增强。但SCDS患者听到自己鼻呼吸声比较少见，而这一现象却常见于咽鼓管张开功能障碍。

三、治疗

SCDS的治疗方案目前尚未达成统一共识。仅有偶发症状或症状较轻时可采取保守治疗。但症状较重，伴有明显功能障碍，或保守治疗难以奏效者，已经严重影响患者的正常学习、工作和生活时，可以考虑手术治疗。

（一）保守治疗

保守治疗措施包括随访观察、避免诱因、药物治疗及前庭康复。可以通过避免诱发因素，如避免接触外界强声刺激；存在前庭功能损伤者也可进行前庭康复治疗；而目前SCDS尚无有效的药物治疗，可根据患者具体临床表现予以对症治疗，如采用前庭抑制剂减轻眩晕发作程度。

（二）手术治疗

对于症状较重，伴有明显功能障碍，或保守治疗难以奏效的患者可以采用手术治疗，目的在于消除内耳第三窗。旨在通过封闭颅底缺损或堵塞半规管来缓解患者症状。颅中窝开颅术是最经典的术式，其他手术径路包括经乳突、经外耳道和耳内径路。手术方式包括上半规管堵塞术、上半规管重建术、上半规管盖帽术、圆窗封堵术。

此外，儿童SCDS患者选择手术治疗时应慎重，因3岁以下儿童的上半规管可能仍处于发育过程之中，建议予以观察并保守治疗，或试配助听器。双侧SCD在选择手术治疗时，应先选择有症状或症状较重的一侧手术。

1. 颅中窝入路

颅中窝入路SCDS堵塞修补术被视为治疗SCDS的标准术式。其优点在于颅中窝径路可充分暴露视野，直接观察到缺损部位，可以使用各种方式修补裂隙，包括堵塞术（plugging）、覆盖术（resurfacing）及戴帽术（capping）。对于广泛的天盖缺损，低位颅中窝和气化性差的颞骨是首选。有文献报道，与经乳突径路相比，颅中窝径路在缓解听觉症状、耳胀满感，听力下降和不平衡方面效果较好。

但缺点是手术创伤较大，治疗周期长，并发症较多，与所有开颅手术一样，术后更易出现颞叶回缩及脑脊液漏。

2. 乳突入路

乳突入路的优点在于创伤小、治疗周期短、并发症低，且术后效果与中颅窝入路相比无明显差异。缺点是经乳突入路视野相对颅中窝入路要更受限，无法直视上半规管裂口，从而可能导致在开裂的任何一侧堵塞不足。对于颞骨气化不良，硬脑膜低位的患者会增加修补不充分的风险，且乳突入路的实施会有一定困难，因此一般不推荐经乳突径路。

3. 外耳道入路

由于内耳"第三窗"的存在是SCDS的发病机制，那么将内耳病理性"第三窗"改为两窗系统即可解决患者症状，这为圆窗手术提供了理论依据。与圆窗相关的手术方式包括圆窗堵塞术（round window occlusion/plugging）和圆窗加固术（round window reinforcement），主要适用于症状为骨导听觉过敏的患者。

圆窗堵塞术手术中经外耳道或耳内路径，打开鼓膜可以直接到达圆窗，去除部分圆窗龛后暴露圆窗，使用耳屏软骨、骨蜡以及软骨膜封堵圆窗。但圆窗堵塞术的成功与否难以控制，因此将圆窗堵塞术改进为圆窗加固术，在圆窗堵塞术的基础上用耳屏软骨、软骨膜、筋膜等软组织封堵加固圆窗。圆窗加固术因其具有住院时短、创伤小等优点，被推荐用于治疗某些不适合于颅中窝入路或乳突入路的SCDS患者。但临床研究发现圆窗加固术较上半规管堵塞或上半规管重建复发率明显增加，修复的效果会随着封堵圆窗的软组织的吸收、萎缩而下降[18]。尽管圆窗加固是一种微创手术，但目前相关研究证据较少，尚不能作为SCDS的一线治疗方法。

四、预防

（一）避免诱发因素，如避免接触外界强声刺激；可以使用耳塞降低传入音量，一定程度上缓解听觉和前庭症状；避免自己大声叫喊或Valsava动作等。此外，应避免头部或耳部外伤而导致SCD加重；

（二）积极治疗基础疾病，如高血压、糖尿病、高血脂患者应规律药物治疗，保证各项检查指标在正常范围。

参考文献

[1]姜树军, 单希征, 杨本涛. 巴拉尼协会上半规管裂综合征诊断标准解读[J]. 北京医学, 2022, 44(8): 907-909.

[2]Carey JP, Minor LB, Nager GT. Dehiscence or thinning of bone overlying the superior semicircular canal in a temporal bone survey. Arch Otolaryngol Head Neck Surg, 2000, 126: 137-147.

[3]Goddard JC, Wilkinson EP. Outcomes following semicircular canal plugging[J]. Otolaryngol Head Neck Surg, 2014, 151: 478-483.

[4]Lagman C, Ong V, Chung L, et al. Pediatric superior semicircular canal dehiscence: illustrative case and systematic review[J]. J Neurosurg Pediatr, 2017, 20: 196-203.

[5]Minor LB, Solomon D, Zinreich JS, et al. Sound-and/or pressure-induced

vertigo due to bone dehiscence of the superior semicircular canal. Arch tolaryngol Head Neck Surg, 1998, 124: 249−258.

[6]Kaski D, Davies R, Luxon L, er al. The Tullio phenomenon: a eurologically neglected presentation[J]. Neurol, 2012, 259(1): 4−21.

[7]Berning AW, Arani K, Branstetter BF. Prevalence of superior semicircular canal dehiscence on high−resolution CT imaging in patients without vestibular or auditory abnormalities[J]. AJNR Am J Neuroradiol, 2019, 40: 709−712.

[8]杨仕明, 伊金海. DVT在诊断SSCDS及颅底微小病变的价值[J]. 中国医学文摘(耳鼻咽喉科学), 2014, 29(03): 131−133.

[9]Welgampola MS, Myrie OA, Minor LB, et al. Vestibular‐evoked myogenic potential thresholds normalize on plugging superior canal dehiscence[J]. Neurology, 2008, 70: 464−472.

[10]Hunter JB, Patel NS, O'Connell BP, et al. Cervical and ocular VEMP testing in diagnosing superior semicircular canal dehiscence[J]. Otolaryngol Head Neck Surg, 2017, 156: 917−923.

[11]K. L. Janky, K. D. Nguyen, M. Welgampola, et al. Air−conducted oVEMPs provide the best separation between intact and superior canal dehiscent labyrinths, Otology & Neurotology 34(1)(2013), 127−134.

[12]L. Verrecchia, K. Brantberg, Z. Tawfifique, et al. Diagnostic Accuracy of Ocular Vestibular Evoked Myogenic Potentials for Superior Canal Dehiscence Syndrome in a Large Cohort of Dizzy Patients, Ear and Hearing 40(2)(2019), 287−294.

[13]Ward BK, van de Berg R, van Rompaey V, et al. Superior semicircular canal dehiscence syndrome: diagnostic criteria consensus document of the committee for the classification of vestibular disorders of the Barany Society[J]. J Vestib Res, 2021, 31: 131−141.

[14]Ward BK, Carey JP, Minor LB. Superior canal dehiscence syndrome: lessons from the first 20 years[J]. Front Neurol, 2017, 8: 177.

[15]]Yu YF, eZhang YB, Dai CF, et al. Use of the loud sound stimulation test in diagnosis of semicircular canal dehiscence syndrome[J]. Eur Arch Otorhinolaryngol(2011)268:

513-518.

[16]Blake DM, Tomovic S, Vazquez A, et al. Cochlear-facial dehiscence: a newly described entity[J]. Laryngoscope, 2014, 124: 283-289.

[17]Lopez - Escamez JA, Carey JP, Chung WH, et al. Diagnostic criteria for Meniere's disease[J]. J Vestib Res, 2015, 25: 1-7.

[18]Shaia W T, Diaz R C. Evolution in surgical management of superior canal dehiscence syndrome[J]. Curr Opin tolaryngol Head Neck Surg, 2013, 21(5): 497-502.

编者：王景辉（松原市中西医结合医院）

第六节　其他发作性前庭综合征

一、儿童复发性眩晕与儿童前庭性偏头痛

（一）概述

儿童复发性眩晕（Recurrent vertigo of childhood, RVC）[注]是儿童患者眩晕/头晕的最常见病因。目前该病的定义尚不确定，可能包含三种亚型。第一种是患儿存在偏头痛特征，但是不符合儿童前庭性偏头痛和可能的儿童前庭性偏头痛诊断；第二种为少于5min的短暂眩晕发作，数周或数月后可以自行消失，但无任何偏头痛症状；第三种是与眼球辐辏功能不良相关的眩晕发作。

注：巴拉尼协会国际前庭疾病中将"阵发性"定义为少于1分钟的短暂前庭症状发作，因而将"儿童复发性眩晕"代替了以往文献中的"儿童良性阵发性眩晕"（Benign Paroxysmal Vertigo of children）。

儿童前庭性偏头痛（vestibular migraine of childhood, VMC）特指符合前庭性偏头痛诊断标准的儿童患者。其发作可能与遗传、内分泌、饮食、情绪与睡眠等多种因素有关。与成人相比，VMC的头痛症状可能不明显，可为双侧同时发作，发作时间常短于成人，已报道的持续时间多为2~48h，最短0.5h左右。儿童也可以表现有胃肠道症状，但先兆症状不多见，多数患儿存在家族史，可伴有夜尿、夜惊、夜游征、晕动病等。

（二）诊断

1. 问诊与症状

相对于成人，儿童的病史采集有一定困难，一方面临床医生需对眩晕、头晕的描述进行反复确认，另外一方面也应向家长、教师和朋友了解他们所观察到患儿发病的相关情况。完整的病史有助于判断疾病性质是前庭性、功能性、精神性，或是存在共病的可能。

儿童复发性眩晕表现为短暂的头晕或眩晕发作，发作过程中可存在眼震

和静态平衡障碍，偶有恶心、呕吐，但无明显听力变化，间歇期患儿无前庭障碍表现。眩晕发作无明显规律，发作频率常不固定。一般在8~10岁后头晕/眩晕可自然消失。对于首次发作后即就诊的患儿，临床工作中需注意跟踪随访，并与儿童前庭性偏头痛进行鉴别诊断，如在首次发作后数年或成年期出现偏头痛，那么则确立儿童前庭性偏头痛的诊断，或修正，或补充共病诊断。

2. 辅助检查

诊断过程中需要进行全面的平衡功能检查、眼动功能检查及神经系统检查。另外，由于脑干听觉诱发电位（ABR）的高频刺激比常规ABR检查对突触功能的评估更加敏感，因此对于疾病诊断具有一定的特异性，有研究发现儿童复发性眩晕发作期高刺激率的ABR异常率可达到66.1%。

3. 诊断标准

参照巴拉尼协会国际前庭疾病分类委员会和国际头痛协会偏头痛分类小组所提出的"儿童前庭性偏头痛"和"很可能的儿童前庭性偏头痛（pVMC）"和"儿童复发性眩晕"的诊断标准。

（1）儿童前庭性偏头痛诊断标准

A. 年龄小于18岁；

B. 中度以上的眩晕发作至少5次，每次发作时间在5min~72h之间；

C. 目前或既往曾患者有偏头痛病史（伴或不伴先兆）；

D. 至少50%的前庭症状发作时至少一项偏头痛样症状：①头痛[注]②畏光和畏声③视觉先兆；

E. 除外其他疾病。

注：头痛的表现至少具有下列特征中的两项：①单侧；②搏动性；③中度或重度疼痛；④日常体力活动加重头痛。

（2）很可能的儿童前庭性偏头痛诊断标准

A. 年龄小于18岁；

B. 中度以上的眩晕发作至少3次，每次发作时间在5min~72h之间；

C. 符合儿童前庭性偏头痛标准的C或者D中的一项；

D. 除外其他疾病。

（3）儿童复发性眩晕诊断标准[1,2]

A. 年龄小于18岁；

B. 中度或重度眩晕发作次数至少3次，每次发作时间在1min～72h之间；

C. 不符合儿童前庭性偏头痛标准中的C和D；

D. 除外其他疾病。

（三）治疗

1. 药物治疗

儿童眩晕的药物治疗方案尚无定论。"儿童前庭性偏头痛"和"很可能的儿童前庭性偏头痛（pVMC）"的药物治疗目前参照偏头痛的治疗，分为急性期用药和预防性用药两部分。

（1）急性期用药

我国儿童及青少年偏头痛急性期治疗推荐使用非甾体抗炎药，一般主张在偏头痛发作早期即开始治疗，其中布洛芬（10mg/kg）、对乙酰氨基酚（15mg/kg）为急性期儿童及青少年偏头痛的首选治疗药物。除此之外，复方舒曲普坦/萘普生钠片、舒马普坦鼻喷剂、利扎曲普坦崩解片、阿莫曲坦片、佐米曲普坦鼻喷剂等药物也可缓解头痛症状。另外，中医药的治疗目前也有报告具有良好的治疗作用[3]。（见表1）

表1　儿童药物治疗年龄或体重限制

药物名称	儿童应用年龄或体重限制
乙酰氨基酚	3个月以上
布洛芬	6个月以上
萘普生	6岁以上或体重25kg以上
双氯芬酸钠	16kg以上
阿司匹林	10岁以上
麦角胺类	不能用于儿童及青少年

（2）预防性用药

大多数儿童患者可以通过急性期药物治疗和生活方式改变获得良好的治

疗效果，无需进行预防性药物治疗。但当头痛发作的频率和严重程度导致儿童患者出现与偏头痛相关残疾（小儿偏头痛参加评估量表PedMIDS为评估依据）时，需进行针对偏头痛的预防治疗。儿童偏头痛主要的预防性治疗药物包括以下几种：

①钙离子通道拮抗剂

我国目前推荐的是氟桂利嗪，7～17岁的儿童和青少年剂量10mg/次/天，连续8周睡前口服，即可以显著缓解偏头痛症状，与认知行为治疗（cognitive behavior therapy, CBT）联合治疗更有助于减轻头痛的发作程度及减少持续时间；桂利嗪（我国尚无该药物的临床试验）和尼莫地平（目前是否有效尚有争议）在国外的临床研究中有所报告，但在我国治疗指南中尚不推荐；

②肾上腺素能受体阻滞剂是儿童偏头痛的二线用药

普萘洛尔一般起始剂量推荐1～2mg/kg/d，若能耐受，可缓慢加量3mg/kg/d；

③抗癫痫药物

托吡酯及丙戊酸钠（20mg/kg/d同时根据药物说明书调整剂量）。有研究适量的托吡酯具有最佳的临床效果，由于年龄的特殊性，可以根据药物说明书斟酌药物剂量，同期监测血常规与肝功能。但对女性患儿不仅要注意体重增加和卵巢功能异常，还因托吡酯和丙戊酸钠均存在致畸及诱发发育障碍的潜在风险，因而对给女童、女性青少年和育龄及妊娠期妇女治疗过程中需权衡利弊，谨慎用药；

④三环类抗抑郁药与CBT联合治疗方案

应用于儿童偏头痛与焦虑共病的患者，如阿米替林，需要注意的是该药物可能导致自杀倾向，需谨慎应用。另外，在儿童患者药物应用需格外谨慎，建议以非药物治疗为主。

2. 非药物治疗

由于儿童和青少年处于特殊生理发育过程中，能够用于预防和治疗的药物有限，因而非药物治疗则显得更为重要。患者教育，建立良好的行为与生活习惯，祛除潜在的诱发因素，都具有重要临床意义。

（四）预防

主要依赖于生活方式和行为的改变，需要向儿童患者及其家人提供相应咨询和教育，包括生活方式和行为因素。建议适当地增加运动和控制体重；注意避免特殊的饮食，如巧克力、可乐、咖啡因、腌制食物和冰淇淋等；避免手机、电脑等电子产品的过度使用；此外，任何一种睡眠障碍及情感障碍都可能诱发眩晕发作，因而同样需要被关注[4]。

儿童复发性眩晕的治疗尚无临床指南，在发作期可以应用包括改善前庭功能的倍他司汀、银杏叶制剂、甲钴胺等和治疗偏头痛的曲坦类、托吡酯、氟桂利嗪等。患儿同时也会受益于在非发作期时健康教育、避免诱因、纠正不良生活习惯和前庭康复治疗。

二、大前庭导水管综合征

（一）概述

大前庭导水管综合征（Large vestibular aqueduct syndrome, LVAS）是一种常见的先天性内耳畸形疾病，以儿童感音神经性聋和眩晕为主要症状。该病属常染色体隐性遗传疾病，SLC26A4基因突变和LVAS和PDS密切相关[5]。

（二）诊断

1. 问诊与症状

大部分LVAS表现非综合征性耳聋，即单纯型。部分患儿也可在出生后就表现为重度、极重度感音神经性聋，也可以延迟发病，当遇到引起颅内压升高的因素时（如外伤、喷嚏、情绪波动、上呼吸道感染、周围压力急剧变化等），均可以诱发听力下降和发作性眩晕，急性发作期后听力可自行缓解或渐进性加重，但整体病程表现为渐进性、波动性的听力下降。一般多累及双耳，也可以单耳发病。

此外，还有少部分LVAS合并甲状腺肿大，称耳聋-甲状腺肿综合征（Pendred综合征）。主要表现为感觉神经性耳聋、甲状腺肿及部分碘有机化障碍。

2. 辅助检查

颞骨高分辨率CT（High Resolution CT, HRCT）和MRI是临床上诊断LAVS

的金标准，具有特异性。HRCT可见颞骨岩部有深大的三角形状、喇叭状、裂隙状、或锥状骨质缺损区，扩大的前庭导水管与前庭总脚相通，前庭总脚与外口中点>1.5mm；颞骨MRI可见前庭水管扩大贴近于小脑半球表面，内淋巴囊扩大、淋巴管增宽>1.5mm。HRCT优点在于对扩大骨性结构显示明显，而MRI对内淋巴囊和内淋巴管更具优势。

根据患者发病年龄也可选择行为测听、纯音测听、声阻抗及听性脑干反应（auditory brainstem response, ABR）等听力学检查。LVAS的波动性听力下降多呈平坦型和高频型听力下降，疾病初期纯音测听可见低中频（2 kHz以下）存在明显气骨导差的传导性听力下降，而中高频为感音神经性听力下降；ABR检查中会出现特异性的声诱发短潜伏期负反应波（acoustically evoked short latency negative response, ASNR）负相波，这是一种在刺激声诱发后2ms～4ms左右出现的波形为负向的特异性短潜伏期负反应波，推测可能来源于LVAS的特有球囊反应，可作为LVAS的特征性改变。另外，根据基因检测结果LVAS患者也应进行详细的遗传学咨询。

（三）治疗

轻度的LVAS患者一方面需要注意生活方式，避免外伤和压力变化的活动比如潜水，避免听力的下降。当出现听力的急速下降和眩晕时，可以参照突发性耳聋的治疗方案进行治疗，激素冲击治疗方案可能对听力减退、言语分辨率降低以及眩晕发作都可能有良好的治疗效果。

大部分中重度LVAS患者可以通过配戴助听器进行听力康复。如果突发听力下降的进一步加重是由于头部外伤等因素所导致，药物治疗则有可能使其恢复到原有听力水平。因而，听力波动期间很难将助听器准确调整到合适状态，需观察3个月后，根据稳定听阈选择是否调整增益补偿。

由于单纯型LVAS患者的听神经是正常的，拥有足够的螺旋神经节细胞来感知电刺激，因此当患者出现重度、极重度听力损失时，也可选择人工耳蜗植入后进行听力语言康复，包括双耳人工耳蜗植入或助听器与人工耳蜗双模助听。

（四）预防

遗传咨询和产前诊断可以帮助咨询者了解自身和家庭遗传性疾病的问题，

遵循有利原则（有利于咨询者及其家庭）[6]，达到有效降低发病率的目的。

三、迟发性膜迷路积水

（一）概述

迟发性膜迷路积水（delayed endolymphatic hydrops, DEH）是一侧或双侧严重听力下降后，在间隔1年到数年后可出现延迟发生的发作性眩晕疾病。DEH患者早期（可发生于儿童期）即可出现极重度感音神经性听力下降，女性较男性更容易患病，目前报道的发病年龄为2～50岁。临床上分为同侧型、对侧型及双侧型[7]。

该病病因目前尚不明确，已知的特殊病毒感染（如麻疹、风疹、白喉、先天性巨细胞病毒感染）、腮腺炎、脑膜炎、中耳内耳感染和创伤、自身免疫性疾病、桥小脑区肿瘤、药物中毒、过敏性疾病都可能是引发DEH的病因[8]。

（二）诊断

1. 问诊与症状

DEH患者临床表现为重度感音神经性聋或全聋出现后的一年或数年，开始出现反复发作性眩晕，发作时间20min至数小时不等，发作时可伴或不伴耳闷、耳鸣、波动性听力下降等耳蜗症状。此外，部分患者可出现前庭性晕厥[7]（vestibular syncope, VS）及Tumarkin耳石危象。

2. 辅助检查

（1）纯音测听：可见重度或极重度感音神经性听力下降；

（2）耳蜗电图：表现为患耳AP电位宽大，-SP/AP比值增大，支持膜迷路积水的诊断；

（3）颈性前庭诱发肌源性电位（c-VEMP）：同侧型DEH仅患耳表现为c-VEMP异常，而对侧型双耳c-VEMP均可表现异常。异常表现包括潜伏期延长，振幅增高/降低或者波形缺失。其中50%患者在应用甘油脱水后c-VEMP可恢复正常[9]。

（4）冷热试验：对侧型及双侧型双耳冷热试验均可异常。

（5）内耳钆造影磁共振检查：可以发现不同程度的迷路积水。

3. 诊断标准[10]

（1）同侧型DEH

A. 患侧耳表现为极重度感音神经性听力损失1年以上；

B. 反复眩晕发作，健侧耳无波动性听力下降；

C. 排除其他疾病（如中枢神经损伤、第Ⅷ对颅神经肿瘤和其他耳蜗前庭疾病）。

（2）对侧型DEH

A. 一侧耳感音神经性听力损失1年以上；

B. 对侧耳出现迟发性波动性听力下降及发作性眩晕；

C. 排除其他疾病（如中枢神经损伤、第Ⅷ对颅神经肿瘤和其他耳蜗前庭疾病）。

（3）双侧型DEH

双耳均出现重度听力下降，间隔时间1年以上后眩晕反复发作。

4. 鉴别诊断

DEH主要与梅尼埃病进行鉴别。梅尼埃病患者早期为低中频听力下降，逐渐累及高频，最终为平坦型或全聋型，好发年龄在40-60岁，发病特点与DEH存在明显不同。

（三）治疗

DEH治疗包括低盐饮食、药物治疗、前庭功能训练和手术治疗。利尿剂、前庭抑制剂、血管活性剂、激素和庆大霉素的鼓室注射都是可选择的药物治疗方案。此外，有学者提出高压氧治疗也可能有效。

四、血流动力性直立性头晕/眩晕

（一）概述

血液动力学直立性眩晕（Hemodynamic orthostatic dizziness/vertigo, HOD/V）是指因坐起或站起等体位改变引起血流动力学变化，而出现的直立性头晕、不稳感或眩晕发作。通常发生于直立性低血压（orthostatic hypotension, OH）或体位性心动过速综合征（postural tachycardia syndrome, POTS）的患者中。HOD/V患者在直立位也可以同时出现乏力、思维迟缓和视物模糊。常见的加重因素包括过度劳累、闷热环境和饱腹状态。

（二）诊断

1. HOD/V诊断标准

HOD/V应全部符合以下A～C标准[11,12]。

A.体位向直立位变化（从坐位到站立位或从卧位到坐位/站立位时）或直立位引发的头晕/眩晕及不稳感，坐下或躺下后可缓解，发作5次以上；

B.在上述体位变化或直立倾斜试验时能够确切记录到OH、POTS或晕厥；

C.排除其他疾病。

2.很可能的HOD/V诊断标准

A.体位向直立位变化（从坐位到站立位或从卧位到坐位/站立位时）或直立位引发的头晕/眩晕及不稳感，坐下或躺下后可缓解，发作5次以上；

B.不能记录到OH、POTS或晕厥，但存在至少以下一项伴随症状：全身乏力或疲劳感；注意力难以集中或思维迟缓；心悸或心动过速；视物模糊。

C.不能归因于其他疾病。

（三）治疗与预防

穿戴弹性长袜及腹部加压可以有效地控制血流动力学的异常变化。当非药物治疗无效，且症状频繁发作严重时，需应用抗低血压的药物，但目前仅屈昔多巴和米多君报道有效[13]。

另外，加强对患者进行健康教育，包括避免诱发和加重因素，如体位变化时动作应缓慢，避免高温等。注意停用可能诱发本病的药物，如用于治疗心脏病和高血压的药物 β2受体阻滞剂等。

五、旋转性椎动脉闭塞综合征

旋转性椎动脉闭塞综合征，又被称为弓亨特综合征（Bow hunter's syndrome, BHS）或弓亨特卒中（Bow hunter's stroke），指在正常生理范围内转头即可引起椎动脉狭窄或闭塞相关症状的一类临床综合征。BHS临床表现包括眩晕/头晕、眼球震颤、恶心、呕吐、感觉异常，严重时还可以出现Horner综合征、吞咽困难、意识丧失、共济失调、跌倒发作、复视及构音障碍等。BHS常见受压位置是颈椎C1～2（50%）和C5～7（50%）[14]。

动态椎动脉血管造影（Dynamic vertebral angiography）或动态数字减影血管造影（Dynamic digital subtraction angiography, dDSA）是诊断该病的金标准。经颅多普勒超声（Transcranial Doppler sonography, TCD）作为无创检查，也有助于诊断该疾病。如果在患者在向患侧转动时，椎动脉血流速度减慢，恢复正中位时血流突然增加，则可诊断该病。检查过程中要注意症状发作明显时需及时改变体位至正中位。

BHS治疗以手术为主，可根据局部病变情况及原发病制定手术方案，一般包括减压手术、融合手术、支架植入术以及血管旁路移植术。

六、自身免疫性内耳疾病

自身免疫性内耳病（Autoimmune inner ear disease, AIED）是少数进展迅速的感音神经性聋，治疗后可部分或全部逆转。临床表现为波动性、进展性听力下降，双耳可同时发病或序贯发病，并伴有眩晕、耳鸣。此外，间歇期也可出现共济失调及面瘫[15]。

该疾病的诊断主要依赖于自身免疫病的相关检查，包括血常规、血沉、补体C3/C4、免疫球蛋白、循环免疫复合物、组织非特异性抗体（抗核抗体、抗嗜中性粒细胞、浆抗体、抗心磷脂、抗血管内皮抗体、抗内质网抗体、抗平滑肌抗体、抗线粒体抗体）、T细胞淋巴亚群（T4/T8 TH17/CD4+）等。

该病的药物治疗包括糖皮质激素、免疫抑制剂（甲氨蝶呤和硫唑嘌呤）和分子靶向药物（如依那西普、英夫利昔单抗、戈利木单抗、阿那白滞素及利妥昔单抗等）。除此之外，临床干预措施还包括基因治疗、干细胞治疗、血浆置换、人工耳蜗植入等。

七、外淋巴瘘

外淋巴瘘是指由于中耳腔破裂与外淋巴之间出现骨性缺损、膜和/或韧带破裂，引起外淋巴液进入中耳，而表现出突发性、波动性或进行性的听力下降，发作性眩晕、耳鸣及耳闷胀感等症状。多出现在头部外伤、气压伤及中耳炎等原因导致的圆窗、椭圆窗破裂、骨迷路骨折等。患者表现出的发作性眩晕、位置性眩晕和平衡失调，其原因可能与外淋巴液流失、空气进入迷路刺激耳石器和壶腹嵴相关。临床上需要与突发性聋、前庭神经炎、梅尼埃病等疾病相鉴别，大多数学者认为外淋巴瘘的瘘管试验为阳性，手术探查后确认内耳与中耳间存在确切瘘道是确诊该疾病的唯一方法。

八、耳硬化症

耳硬化症（otosclerosis, OTSC）是一种以原发性迷路包囊骨海绵样变性为病理特征，导致听力损失的疾病，又被称为耳海绵化症。该病初期可引起传导性听力下降，后期由于病变累及耳蜗后，可表现为进行性感音神经性聋，并可伴有耳鸣、眩晕等症状。

该疾病可能与COL1A1/A2参与的骨代谢通路有关，目前已经发现8个定位于不同常染色体上与耳硬化症有关的位点（OTSC1-5、OTSC7、OTSC8、OTSC10）存在基因突变。同时，免疫细胞和免疫调节因子、骨形态形成蛋白（BMP）、肾素-血管紧张素-醛固酮系统（RAAS）、甲状旁腺激素和甲状旁腺激素、麻疹病毒感染和氟化钠（NaF）均可能与耳硬化症相关[16]。该病可以通过助听器、人工听骨手术和人工耳蜗植入帮助患者听力康复。

十、焦虑、抑郁与眩晕

焦虑抑郁状态及躯体化疾病与眩晕/头晕可以同时出现，也可序贯出现，并可相互影响。焦虑症所致的眩晕，常在受到刺激和过度通气时出现或更加明显，患者多表现为严重的临床症状，但并不存在平衡障碍及前庭功能异常。抑郁症除具有情绪低落的表现，常伴随身体及精神的疲乏和头晕。临床中需注意患者是否存在精神因素的病因，必要时需要行精神疾患及眩晕的同步治疗。

参考文献

[1]原皞, 张瑾, 刘海霞, 等. 从最新《儿童前庭性偏头痛和儿童复发性眩晕的诊断标准共识》思考儿童眩晕疾病的诊疗[J]. 临床耳鼻咽喉头颈外科杂志, 2021, 35(10): 865-869.

[2]van de Berg R, Widdershoven J, Bisdorff A, et al. Vestibular Migraine of Childhood and Recurrent Vertigo of Childhood: Diagnostic criteria Consensus document

of the Committee for the Classification of Vestibular Disorders of the Bárány Society and the International Headache Society. J Vestib Res. 2021;31(1): 1-9.

[3]于生元, 于挺敏, 万琪, 等. 中国偏头痛防治指南[J]. 中国疼痛医学杂志, 2016, 22(10): 721-727.

[4]Oskoui M, Pringsheim T, Holler-Managan Y, et al. Practice guideline update summary: Acute treatment of migraine in children and adolescents: Report of the Guideline Development, Dissemination, and Implementation Subcommittee of the American Academy of Neurology and the American Headache Society. Neurology. 2019 Sep 10;93(11): 487-499.

[5]Zhang Y, Chen Z, Zhang Y, et al. Vestibular-evoked myogenic potentials in patients with large vestibular aqueduct syndrome. Acta Otolaryngol. 2020 Jan;140(1): 40-45.

[6]袁永一, 王国建, 戴朴. 耳聋遗传咨询从业人员继续教育模式的探讨[J]. 中华耳科学杂志, 2020, 18(1): 204-207.

[7]冷杨名, 周任红, 刘晶晶, 等. 迟发性膜迷路积水患者前庭性晕厥的临床分析[J]. 中华耳鼻咽喉头颈外科杂志, 2021, 56(11): 1194-1198.

[8]陈籽辰, 张玉忠, 徐勇, 等. 迟发性膜迷路积水的研究现状[J]. 临床耳鼻咽喉头颈外科杂志, 2017, 31(23): 1862-1866.

[9] Hideo Shojaku, Setsuko Takemori, Kenji Kobayashi, et al. Clinical Usefulness of Glycerol Vestibular-evoked Myogenic Potentials: Preliminary Report[J]. Acta Oto-Laryngologica, 2001, Vol. 121(545): 65-68

[10]Kamei T. Delayed endolymphatic hydrops as a clinical entity. Int Tinnitus J. 2004;10(2): 137-43.

[11]李响, 朱艳含, 焉双梅, 等. 血流动力学相关直立性头晕/眩晕诊断标准: Bárány协会前庭疾病分类委员会共识文件[J]. 神经损伤与功能重建, 2021, 16(10): 559-564.

[12]Kim HA, Bisdorff A, Bronstein AM, et al. Hemodynamic orthostatic dizziness/vertigo: Diagnostic criteria. J Vestib Res. 2019;29(2-3): 45-56.

[13]江平, 杨宇帆, 喻思杨, 等. 直立性低血压治疗新进展[J]. 心血管病学进展,

2017, 38(4): 427-430.

[14]崔小鹏, 刘朋然, 杨新宇. 弓亨特综合征诊断与治疗的研究进展[J]. 中华神经外科杂志, 2015, 31(3): 319-322.

[15]Pen ê da JF, Lima NB, Monteiro F, et al. Immune-Mediated Inner Ear Disease: Diagnostic and therapeutic approaches. Acta Otorrinolaringol Esp (Engl Ed). 2019 Mar-Apr;70(2): 97-104.

[16]李熙星, 陈雨濛, 崔卫娜, 等. 耳硬化症的病因及发病机制研究进展[J]. 中华耳鼻咽喉头颈外科杂志, 2020, 第55卷(4): 413-417.

编者：李琳（吉林大学中日联谊医院）

第三章　慢性前庭综合征

第一节　持续性姿势–知觉性头晕

一、概述

（一）定义

持续性姿势-知觉性头晕（Persistent Postural-perceptual Dizziness, PPPD）是以持续性头晕、不稳感，或非旋转性眩晕为主要症状，并且在姿势改变、主动/被动运动及暴露于复杂的视觉环境时可能导致症状加重的一种慢性功能性前庭疾病。PPPD不是结构性或精神心理性疾病，但常与结构性或精神心理性疾病共病[1]。

（二）流行病学

目前尚缺乏针对性的PPPD流行病学研究，但可以根据该病的前身恐惧性姿势性眩晕（Phobic Postural Vertigo, PPV）、慢性主观性头晕（Chronic Subjective Dizziness, CSD）、视觉性眩晕（Visual Vertigo, VV）的临床患病率进行估算。临床流行病数据表明，在三级诊疗中心以前庭症状就诊的患者中PPV/CSD约占15%～20%[1]。其中女性患者更为多见，平均发病年龄在40至60岁之间[2]。年龄覆盖范围较大，从儿童、青年至老年均可发生。2021年，美国一项针对1021名儿童及青少年的头晕/不平衡情况调查显示，共有75例患者完全符合PPPD的诊断标准，患病率约为7.3%，首次评估时的年龄为7.9岁至21.6岁，平均年龄为14.6岁[3]。

（三）发病机制

PPPD的发病机制尚不明确。基于对PPV、CSD与VV发病机制的研究，PPPD的发病机制可能涉及到姿势控制系统的再适应失败假说、皮质多感觉整合异常、经典和操作性条件反射建立假说、前庭与焦虑相关机制部分重叠、前庭与疼痛的机制重叠等。而从分子病理学角度探讨PPPD发病机制，研究显示PPPD患者中DRD2 TaqIA携带A1等位基因明显高于对照组，推测PPPD患者多具有神经质人格与携带DRD2 TaqIA中的A1等位基因过多有关。

通过对PPPD焦虑相关的人格特质、高度焦虑和警觉状态、高风险姿势控制策略、多感觉信息的整合异常、空间定向系统与威胁评估系统的皮层整合等相关机制的多维度分析，有助于更好地理解掌握PPPD的诊治与预后策略的制定。

（五）病因与诱因

PPPD确切病因尚不清楚，一般认为与直立姿势、主动/被动运动或视觉刺激等诱发因素关系最为密切。"直立姿势"主要指在站立、行走或站起过程中可能出现头晕症状，大多数PPPD患者会描述在站立或行走时的症状会比坐/卧位更加严重；"主动运动"是指患者主导的运动，如步行、转身、上/下楼梯等，"被动运动"是指乘坐或使用某种交通运输工具时的运动，如乘坐电梯、汽车等；"视觉刺激"可以是移动的，也可以是静止的，如拥挤的人群、冬季冰雪表面的光线反射、超市货架上繁多的商品、炫目的电视节目及手机屏幕的强光等。即使患者处于静止状态（如坐，站）时，也可能因为接受这些视觉刺激而导致症状加重。

此外，睡眠不足、焦虑、抑郁、压力过大、处于拥挤或繁杂的环境、颈部不适等也是常见的诱发因素，并且多数患者可能同时存在两个及以上的诱发因素。PPPD的发病可继发于某些前庭功能疾病、精神心理疾病，如良性阵发性位置性眩晕、前庭神经炎、前庭性偏头痛、梅尼埃病、惊恐或广泛焦虑症、自主神经功能异常、心律失常等[4]，也可与药物的不良反应或其他医疗事件有关。

二、诊断

（一）问诊与症状

1. 首先对疾病性质进行判定。

确定患者是否为头晕、不稳或非旋转性眩晕中一个或多个症状，当患者主诉以"头晕"、"头昏"、"头不清感"或"走路不稳感"时考虑PPPD的可能性更大，另外也要注意地域性语言的特点，如北方方言中多将此症状描述为"迷糊"、"忽悠"。

值得注意的是即使患者描述为"眩晕"时，一方面需要进一步追问患者所描述的"眩晕"是否指真的存在"天旋地转或视物晃动感"，另一方面需要考虑眩晕是否由与PPPD共病的其他前庭疾病所致。

2. 询问症状的持续时间与发病特点。

PPPD患者症状应持续3个月以上，并且大部分时间持续存在（每30天中症状存在必须超过15天）。大部分患者每日均会有症状，症状的严重程度可有波动[4]。

不同形式的触发事件PPPD可表现为不同的发病特点。当急性触发事件引起时，PPPD的慢性前庭症状会在触发事件症状缓解后逐渐出现[1]，并且中间没有无症状间歇期；当发作性疾病为触发事件时，PPPD的早期症状可呈间歇性发作，之后随着症状的不断发作最终演变为持续存在；当慢性疾病为触发事件时，PPPD多表现为隐匿性起病，并呈缓慢进展[5]。

3. 询问患者发病的诱因及影响因素。

根据患者可能存在的诱因，如询问"是否与情绪波动、睡眠不足、压力过大、劳累等因素相关？"根据患者存在姿势敏感性或视觉敏感性的特点，如询问"是否在站立、行走、乘坐电梯或汽车、过马路、逛商场或超市、看手机或电脑时可能引起症状加重？"，或问"是否有躺、坐都不晕或晕得程度较轻，但在行走时就会出现或症状加重？"另外，也有研究显示患者在饮酒后或进行让注意力分散的运动（如游泳、打球等）时症状可能减轻，因此问诊时避免将此遗漏。

4. 询问患者的伴随症状。

如是否有担心害怕、烦躁、头痛、失眠、耳鸣、听力下降、朝向单侧倾倒、饮水返呛等。

5. 了解患者既往史与家族史。

约70%的PPPD患者由结构性前庭疾病或其他内科疾病所触发，约30%的PPPD与急性心理创伤有关，并逐渐进展为功能性疾病，因此既往触发事件的追问十分重要，如追问患者是否有过前庭神经炎（VN）、良性阵发性位置性眩晕（BPPV）等的病史。家族史方面应了解有无精神心理疾病、头痛或头晕等家族史。

（二）体格检查

PPPD患者一般无特异性体征，神经科及耳科查体并非疾病诊断的必备条件，但是通过体格检查有助于诊断伴发疾病及鉴别诊断，能够识别PPPD是单独存在或与其他疾病共病，而体格检查的结果异常也不能排除PPPD的诊断。

临床中常用的查体包括卧立位血压（排除体位性低血压）、眼震与甩头试验（判断是否存在外周前庭功能损伤或中枢性病变）、位置试验（包括Dix-hallpike、Roll-test，识别或排除良性阵发性位置性眩晕）。闭目难立试验（Romberg test）/加强闭目难立试验（Tandem Romberg test）、原地踏步试验（Fukuda test）（客观反映姿势平衡步态情况）、过度换气试验（Hyperventilation test）（30秒结果阳性常提示头晕与精神心理因素关系密切，有助于支持PPPD的诊断，但此试验敏感度高，特异性较差）等。

（三）辅助检查

PPPD的辅助检查结果通常是阴性的，但辅助检查有助于鉴别诊断及识别共病现象。前庭功能检查、影像学检查及精神类量表结果的异常不能排除PPPD的存在，恰恰提示触发事件的持续存在或与其他疾病共病，且有助于鉴别诊断。

1. 前庭功能检查：包括眼震视图、视频头脉冲试验、冷热试验、前庭诱发肌源性电位、前庭自旋转试验、转椅试验等。适用于怀疑存在其他前庭系统疾病的患者。

2. 精神类量表：判定患者是否存在焦虑、抑郁或躯体化症状等精神心理问题。临床常用的精神类量表包括：汉密尔顿焦虑量表（HAMA）、汉密尔顿抑郁量表（HAMD）、广泛性焦虑障碍量表（GAD-7）、抑郁症筛查量表（PHQ-9）、焦虑自评量表（SAS）、抑郁自评量表（SDS）、医院焦虑抑郁量表（HADS），以及健康问卷躯体症状群量表（PHQ-15）、躯体化症状自评量表（SSS）等。可根据量表掌握的熟练程度，人员、时间及地点条件，患者接受程度进行选择。

3. 听力学检查：包括纯音测听、声导抗测试、耳声发射、脑干听觉诱发电位等。适用于伴有不明原因的听力下降/耳鸣患者，或听力下降/耳鸣与眩晕、头晕可能存在关联的患者。

4. 影像学检查：部分患者可选择颅脑CT/MRI/MRA，颞骨CT、内耳MRI等影像学检查。适用于高度怀疑中枢性系统疾病或已伴有中枢神经系统症状体征的患者，或伴有不明原因的单侧、双侧听力下降/耳鸣患者。

5. 平衡功能检查：包括动/静态平衡功能测试。适用于需判定是否存在平衡障碍的患者，或准备开展治疗或疗效评估的患者。

6. 理化检查：暂无支持该疾病诊断相应的理化检查，可根据患者既往病史或合并疾病情况选择。

（四）诊断标准

参照2017年发布的《持续性姿势-知觉性头晕（PPPD）诊断标准：Bárány学会前庭疾病分类委员会共识》[5]，PPPD的临床诊断必须满足以下A-E项全部内容。

A. 多数时间内存在头晕、不稳、非旋转性眩晕中的一个或多个症状，持续时间3个月及以上。

①症状常持续较长时间（数小时），但症状严重程度可能会有波动。

②症状不需要持续出现。

B. 持续的前庭症状的发生时没有明确的诱因，但以下3种因素可能导致症状加重。

①直立姿势。

②主动或被动运动，但与运动方向或位置无关。

③暴露于移动的视觉刺激或复杂的视觉环境。

C. 通常由引起眩晕、不稳感、头晕或平衡障碍的疾病所触发，包括急性/发作性/慢性前庭综合征、其他神经系统疾病、内科疾病及心理疾病。

①当触发事件为急性/发作性疾病时，触发事件缓解后，患者的临床症状表现为诊断标准A所示的模式，即多数时间内存在头晕、不稳、非旋转性眩晕中的一个或多个症状，持续时间3个月及以上。最初患者的症状可呈间歇性发作，然后逐渐演变为持续性存在。

②当触发事件为慢性综合征时，临床症状呈现缓慢起病并逐渐加重。

D. 症状会带来严重的痛苦或功能障碍。

E. 症状不能由其他疾病更好地解释。

PPPD既可以作为单独诊断，也可以与其他疾病共病诊断[1]。根据目前ICVD前庭疾病分类，PPPD因症状常持续数月或数年被归类于慢性前庭综合征。

（五）鉴别诊断

1. 良性阵发性位置性眩晕（Benign Paroxysmal Positional Vertigo, BPPV）

典型的BPPV无需鉴别。但约22%～38%BPPV患者复位成功后可能有头晕、头昏的残余症状[6]，与PPPD临床表现较为相似，需要与之鉴别，并且随着病程逐渐延长也可能进展为PPPD。患者通常具有明确的BPPV复位治疗史，症状持续时间较短，未经特殊治疗1～3个月内能自行缓解。

2. 前庭性偏头痛（vestibular migraine, VM）

患者多表现为发作性眩晕、头晕或不稳感，可伴或不伴头痛，发作时多伴畏光、畏声、畏嗅等症状。VM患者临床表现呈发作性，持续时间可从数秒至数小时不等，但一般不超过72小时，患者既往多有偏头痛病史和家族史。需结合患者病史信息进行鉴别。部分VM患者长期未愈可能逐渐进展为PPPD，或与PPPD共病，出现与PPPD慢性症状叠加的眩晕反复发作。

3. 慢性焦虑和抑郁（Chronic anxiety and depressive disorders）

广泛性焦虑症、广场恐惧症、社交恐惧症、强迫症、创伤性应激障碍和抑郁患者也可能表现为持续性头晕，根据最新版国际疾病分类（ICD）或精神疾病诊断和统计手册（DSM），以及精神类量表评价结果的异常能够对其进行诊断。但判断焦虑、抑郁或PPPD是否为单独诊断，还是与PPPD之间存在共病，则取决于是否满足PPPD的诊断标准A-D或焦虑、抑郁的诊断标准。

4. 双侧前庭病（bilateral vestibulopathy, BVP）

患者以头部运动时出现视振荡，行走时出现步态不稳为临床特征，并且在黑暗环境和不平坦地面行走时姿势步态不稳可能加重。体格检查与前庭功能检查有助于鉴别，BVP患者双侧甩头试验均为阳性，冷热试验、转椅试验可提示双侧前庭功能反应降低。另外，PPPD患者即使静止坐立时也会因为暴露于移动视觉刺激或复杂视觉环境而出现症状加重，但BVP患者静止或坐立时症状最轻微。

5. 小脑退变性疾病（Degenerative cerebellar diseases）

患者以共济失调为主要表现，并伴其他多系统受累，如视觉无法纠正的站立及行走不稳，言语不清，典型者为爆发性、吟诗样语言等。神经系统查体可见辨距不良、意向性震颤，指鼻试验、跟膝胫试验不稳等阳性体征，眼震视图检查中扫视、视跟踪及视动性眼震试验结果存在异常，Romberg征睁闭目不稳。结合患者病史、神经系统查体及影像学检查能够鉴别。

6. 体位性低血压（orthostatic hypotension, OH）

患者多表现为体位性头晕目眩、黑朦感等不适症状，轻者通常在平卧后能使症状迅速缓解或消失。典型的特点是由坐/卧到站立的过程中，因体位快速变化而出现血压下降。卧立位血压监测（由卧位变为直立体位的3分钟内，收缩压下降≥20mmHg或舒张压下降≥10mmHg）与直立倾斜试验有助于鉴别诊断。

7. 登陆综合征（mal de débarquement syndrome, MdDS）

登陆综合征是由乘车、乘船或飞机等交通工具时引起的一种震荡感[7]，症状常呈持续性或1天内大部分时间存在。MdDS的诱发与刺激因素与PPPD存在区别，MdDS的临床症状在处于被动运动状态时减轻，而当运动停止时症状加重。PPPD与此临床特征恰好相反，当处于被动运动时症状往往加重（少数PPPD患者在适度运动时症状也会有短暂缓解）。

8. 药源性眩晕

包括抗癫痫药、降压药、抗精神病药、前庭抑制剂、氨基糖苷类、抗肿瘤药及左旋多巴等药物的长期使用或使用不当，可能会引起眩晕或头晕症状。

通过了解上述药物使用情况有助于与PPPD鉴别，部分药物在停用或调整剂量后症状也可减轻。

三、治疗

PPPD目前尚无规范的治疗方案，根据其心身交互作用的模式特点，临床应主要以识别患者的核心症状，评估共病的疾病特征，针对作用机制的不同环节，从改善前庭功能，缓解焦虑情绪方面入手。同时需要注重提高患者对疾病的认知，针对不同患者的特点进行个性化治疗及沟通。

（一）药物治疗

1. 选择性5-羟色胺再摄取抑制剂（selective serotonin reuptake inhibitors, SSRIs）

目前PPPD治疗的首选药物[8]，主要包括盐酸氟西汀、盐酸帕罗西汀、盐酸舍曲林、氟伏沙明、氢溴酸西酞普兰、草酸艾司西酞普兰等（见表1）。建议先从一种SSRI类药物开始使用，若无效或耐受性差时可更换另一种SSRI类药物，但禁止两种及以上SSRI类药物联合使用。

患者焦虑、抑郁程度较重者药物治疗要足量足疗程，通常在8～12周起效，起效后需坚持服用至少1年。需注意从小剂量开始、缓慢加量，并告知患者起效时间，否则患者可能因不良反应或起效缓慢而自行停药。同时，应避免用药期间的突然停药，研究表明服用SSRI类药物时突然停药可能会对患者脑内神经元的电生理活动产生影响，引起头晕症状[9]。

2. 选择性5-羟色胺-去甲肾上腺素再摄取抑制剂（selective serotonin norepinephrine reuptake inhibitor, SNRI）

在SSRI类药物治疗无效或者耐受性差的情况下可作为次要选择。临床上常用的SNRI类药物包括文拉法辛、度洛西汀、米那普仑等。一项研究表明对于服用SSRI类药物反应不足的慢性头晕患者，米那普仑（50mg/d，连续用药8周）可以作为另一项治疗选择[10]。

表1　药物治疗推荐

治疗方案	药物名称	给药途径	常用剂量	给药次数	备注
选择性5-羟色胺再摄取抑制剂（SSRI）	盐酸氟西汀分散片	口服	20mg	1次/d	①禁止两种及以上SSRI类药物联合使用；②药物治疗要足量足疗程；③注意从小剂量开始、缓慢加量；④避免用药期间突然停药。
	盐酸帕罗西汀片	口服	20mg	1次/d	
	盐酸舍曲林片	口服	50mg	1次/d	
	马来酸氟伏沙明片	口服	50mg～100mg	1次/d	
	氢溴酸西酞普兰片	口服	20mg	1次/d	
	草酸艾司西酞普兰片	口服	10mg	1次/d	
选择性5-羟色胺-去甲肾上腺素再摄取抑制剂（SNRI）	盐酸米那普伦片	口服	50mg～100mg	2～3次/d	①SSRI类药物治疗无效或者耐受性差的情况下可作为次要选择；②可根据年龄和症状适当增减剂量
	度洛西汀	口服	20mg～30mg	1～2次/d	
	文拉法辛	口服	25mg	2～3次/d	

（二）其他治疗

1. 前庭平衡康复治疗（vestibular and balance rehabilitation therapy, VBRT）

目的在于补偿或重新调整各种前庭和神经系统疾病中的平衡功能损伤，通过习惯性训练和放松技术，使处于"高度警惕"状态的平衡控制系统脱敏[8]。通常由经过专业训练的医师或康复师监督指导完成相应的动作练习。

前庭康复治疗应遵循训练难度和强度从低到高、循序渐进的训练方式。研究表明，前庭平衡康复治疗能够减少60%～80%PPPD患者的前庭症状，坚持训练超过3～6个月疗效最为显著[11]。

2. 心理治疗（Psychotherapy）

（1）认知行为治疗（cognitive behavioral therapy, CBT）

CBT作为一种心理治疗方法，其根本目的是通过改变人的思维和行为，以改变人的不良认知，从而消除不良的情绪和行为[12]。多项研究表明[13-15]，CBT治疗对于合并焦虑的PPPD患者治疗效果尤为明显，能够有效改善患者头晕症状、平衡障碍及功能损伤，同时消除患者焦虑、恐惧等不良情绪与生理反应。此外，CBT的加入也可以显著提高舍曲林治疗PPPD的疗效和可接受性，减少舍曲林的使用剂量[16]。

（2）其他心理治疗

心理治疗被认为是PPPD主要的辅助治疗手段之一，也是保证其他治疗能否有效的关键条件。早期合理的心理治疗能够让患者理解功能性疾病的诊断和潜在机制，认识精神心理问题可能导致躯体症状的发生，降低对头晕的高度警惕性，减少对未来不必要的担忧与顾虑，进而提高疗效和患者的依从性。

心理治疗适用于PPPD患者的早期治疗，对于病史时间较长的患者收效甚微。通常由临床医生或心理治疗师与患者进行沟通。沟通时建议给患者提供诊断名称，并解释它是常见的和潜在可治疗的慢性头晕原因，疾病潜在的机制、治疗的流程等内容也应尽可能告知患者，使用典型的"病例"来解释该疾病的本质是有一定帮助。

3. 非侵入性迷走神经刺激（non-invasive vagus nerve stimulation, nVNS）

研究表明通过选择迷走神经作为电刺激治疗的直接靶点，进行短期的nVNS治疗能够有效缓解患者头晕、焦虑症状，改善日常生活质量，可以作为一种安全和有前途的治疗选择。本方法主要适用于对药物和CBT治疗均无效的难治性PPPD患者。通过非侵入性迷走神经电刺激治疗仪，在患者头晕/眩晕的急性加重/发作期，对右侧迷走神经进行3次刺激，每次间隔5min，每次刺激时间为90s；非发作/加重的预防性刺激每天应用2次（即早上和晚上），每次刺激时间为90s。

四、预防

（一）根据患者的作息、饮食、情绪、运动等日常生活提供合理化建议，如保持良好的作息习惯，可以通过睡前热水泡脚、喝热牛奶等方式促进睡眠，消除抑郁、焦虑、紧张等不良情绪；摆脱睡前看手机、玩游戏等不良习惯；饮食应定时定量，多吃水果、新鲜的绿叶蔬菜等；情绪调整可以通过深呼吸和冥想的方式自我放松，或者听一些舒缓、轻松愉快的音乐等方式。

（二）指导在日常生活中自行练习，比如制定每日步行计划，行走的过程中让可能引起头晕的动作参与其中，每日坚持30min；不要因为头晕限制日常活动，鼓励患者在能够耐受的情况下逐步进行脱敏训练，如"怎么晕怎么动"，"什么场所容易引起头晕，就尽量多去这种场所"。头晕时应保持冷静，并坚持练习，可以使用腹式呼吸或自主训练等放松运动。需要视觉脱敏时可在家中选择佩戴VR眼镜或者投影仪进行练习，或使用有条纹的雨伞，分别在站、坐时旋转雨伞注视训练2min。对于姿势步态异常的患者可以通过分散自身注意力及使用夸张的步态的方式，逐渐练习直到恢复正常步态。运动应尽量选择户外有氧运动，比如跑步、打球等，也可以选择练习太极拳、八段锦、室内瑜伽来进行锻炼。

（三）对于合并存在其他疾病的患者，应针对原发病进行相应生活方式的调整。

（四）明确PPPD诊断后，应向患者介绍疾病诊断、病因，常见诱发因素、典型临床表现、治疗方案及预后等情况，宣教方式包括：面对面沟通，制作PPPD的资料手册、画报，集中科普宣讲等方式进行。患者教育可有效降低患者的焦虑与担忧，取得患者及家属的积极配合，提高治疗依从性。

（五）应根据患者的病情变化、药物的选择，以及非药物疗法的治疗计划合理地安排患者复诊和随访工作。如应告知患者治疗期间病情可能出现的变化，尤其是存在共病的患者，需同时对共病进行治疗随访。在选择抗焦虑、抑郁药物后，应根据患者疾病的严重程度，指导患者如何调整药量，并按照约定时间复诊。如选择前庭康复训练等非药物疗法治疗时，在指导患者练习的同时，也需要制定相应的复诊、随访计划，确保患者在家中能够坚持完成训练或治疗，并保证其正确性。

参考文献

[1]Dieterich M, Staab JP, Brandt T. Functional (psychogenic) dizziness[J]. Handb Clin Neurol, 2016, 139: 447-468.

[2]Yan Z, Cui L, Yu T, Liang H, et al. Analysis of the characteristics of persistent postural-perceptual dizziness: A clinical-based study in China[J]. Int J Audiol. 2017, 56(1): 33-37.

[3]Wang A, Fleischman KM, Kawai K, et al. Persistent Postural-Perceptual Dizziness in Children and Adolescents[J]. Otol Neurotol, 2021, 42(8): e1093-e1100.

[4]阎志慧, 崔丽萍, 于天霞, 等. 多巴胺受体D2 TaqIA基因多态性与持续性姿势-知觉性头晕的相关性研究[J]. 中华神经医学杂志, 2018, 17(10): 1033-1036.

[5]Staab JP, Eckhardt-Henn A, Horii A, et al. Diagnostic criteria for persistent postural-perceptual dizziness (PPPD): Consensus document of the committee for the Classification of Vestibular Disorders of the Bárány Society[J]. J Vestib Res, 2017, 27(4): 191-208.

[6]Helminski JO, Zee DS, Janssen I, et al. Effectiveness of particle repositioning maneuvers in the treatment of benign paroxysmal positional vertigo: a systematic review[J]. Physical Therapy, 2010, 90(5): 663-678.

[7]Cha YH, Baloh RW, Cho C, er al. Mal de débarquement syndrome diagnostic criteria: Consensus document of the Classification Committee of the Bárány Society. J Vestib Res. 2020;30(5): 285-293.

[8]Popkirov S, Stone J, Holle-Lee D. Treatment of Persistent Postural-Perceptual Dizziness (PPPD) and Related Disorders[J]. Curr Treat Options Neurol, 2018, 20(12): 50.

[9]Smith PF, Darlington CL. A possible explanation for dizziness following SSRI discontinuation[J]. Acta Otolaryngol, 2010, 130(9): 981-983.

[10]Horii A, Imai T, Kitahara T, et al. Psychiatric comorbidities and use of milnacipran in patients with chronic dizziness[J]. J Vestib Res, 2016, 26(3): 335-340.

[11]Thompson KJ, Goetting JC, Staab JP, et al. Retrospective review and telephone follow-up to evaluate a physical therapy protocol for treating persistent postural-perceptual dizziness: A pilot study[J]. J Vestib Res, 2015, 25(2): 97-103; quiz 103-4.

[12]Peñacoba C, González MJ, Santos N, et al. Psychosocial predictors of affect in adult patients undergoing orthodontic treatment[J]. Eur J Orthod, 2014, 36(1): 93-8.

[13]Toshishige Y, Kondo M, Kabaya K, et al Cognitive-behavioural therapy for chronic subjective dizziness: Predictors of improvement in Dizziness Handicap Inventory at 6 months posttreatment[J]. Acta Otolaryngol, 2020, 140(10): 827-832.

[14]Edelman S, Mahoney AE, Cremer PD. Cognitive behavior therapy for chronic subjective dizziness: a randomized, controlled trial[J]. Am J Otolaryngol. 2012, 33(4): 395-401.

[15]E J Mahoney A, Edelman S, D Cremer P. Cognitive behavior therapy for chronic subjective dizziness: longer-term gains and predictors of disability[J]. Am J Otolaryngol, 2013, 34(2): 115-20.

[16]Yu YC, Xue H, Zhang YX, et al. Cognitive Behavior Therapy as Augmentation for Sertraline in Treating Patients with Persistent Postural-Perceptual Dizziness[J]. Biomed Res Int, 2018, 2018: 8518631.

编者：刘寅（吉林省中医药科学院第一临床医院）

第二节　双侧前庭病

一、概述

（一）定义

双侧前庭病（bilateral vestibulopathy, BVP）是一种以双侧前庭终末器官和前庭神经功能减退为主要特征的慢性前庭综合征。整个病程中双侧前庭系统可表现为同时受累或依次累及，病程特点可为急性，也可为发作性或慢性进行性加重[1]。

（二）流行病学

据统计，2008年美国BVP的发病率约为28/10万，从青年到老年均会发病，其中44%的患者报告相关症状影响到了驾驶能力，56%导致了社会活动参与度下降，58%存在日常生活活动困难[2]。在日本，BVP相对罕见，其年发病率0.32/10万，男女之比为1∶1.29，平均年龄为（63.7±16.4）岁[3]。我国目前尚无流行病学资料。

（三）发病机制

目前的观点认为人类对空间方向的感知主要依赖于大脑对视觉、前庭觉、本体感觉、躯体感觉信号以及内部信息的整合[4]。正常情况下，前庭觉负责提供大部分的头部运动信息，BVP患者由于双侧前庭功能损害，导致前庭觉输入不足或缺失[5]。

1. 前庭-眼反射受损，致使在头部高加速度运动时，视网膜上出现物象漂移，从而导致视物模糊、振动幻视和动态视敏度降低；

2. 前庭-脊髓反射不足，导致患者在进行站立及运动时，不能有效地利用前庭信息进行姿势控制，从而引发失衡和不稳。尤其在某些特殊环境下会加重不稳的症状，如在柔软或不平坦的地面上（不能依靠本体感觉），或处于黑暗环境中（不能依靠视觉输入）；

3. 在缺乏视觉和本体感觉线索的情况下，使患者丧失对重力垂直场的感知能力，会出现空间定向障碍或迷失方向（例如在潜水或飞行时）；

4.由于前庭向皮层的信息传递减少，会导致海马结构和功能的改变，进一步导致包括视空间能力在内的多种认知能力的下降。

（四）病因与诱因

研究显示，49%～80%的患者可以发现一个明确的或可能的病因，其中药物毒性、双侧梅尼埃病、自身免疫病和脑膜炎是较常见，另外约20%～51%的双侧前庭病患者病因未明，这部分患者通常被称为"原发性双侧前庭病"[6]。病因排序方面，各项研究之间存在较大的异质性，F. Lucieer等分析了154例BVP患者的病因并汇总，认为代谢中毒、感染性及自身免疫病是最常见的病因（见表1），而Mancino-Moreira F等对176名BVP患者的研究提示，中毒性疾病、双侧梅尼埃病和脑卒中可能是导致双侧前庭病主要病因[7]。另外，虽然目前并未发现与BVP明确相关的特异性基因，但有研究发现染色体6q区域可能与部分家族性双侧前庭功能减退相关[1]。

总体来说，BVP病因构成复杂，临床中需要结合患者的具体情况进行全面分析，建议可参考神经系统疾病定性诊断的思路进行病因筛查。

表1　双侧前庭病的病因汇总

定性诊断		疾病 / 病因
原发性（51%）		无
非原发性（49%）	中毒 / 代谢性（13 ～ 21%）	抗生素，呋塞米，顺铂，阿司匹林，酒精，维生素 –B12 缺乏症、叶酸缺乏症，甲状腺功能减退，苯乙烯中毒，非甾体抗炎药 + 青霉素的组合
	感染性（3.8 ～ 12%）	脑膜炎 / 脑炎 / 小脑炎，梅毒，白塞病，莱姆病，单纯疱疹病毒感染，双侧神经炎
	自身免疫性（10%）	Cogan 综合征，Susac 综合征，结节病，Wegener's 肉芽肿，Sjögren 综合征，结肠炎，乳糜泻，结节性多动脉炎，抗磷脂综合征，其他系统性疾病
	神经退行性疾病	CANVAS，皮层表面铁沉积症，发作性共济失调，多系统萎缩，多发性神经病，SCA3，SCA6，遗传性感觉和自主神经病变ⅳ型，其他类型共济失调
	相关基因	DFNA9，DFNA11，DFNA15，DFNB4，染色体 5q，6q，11q，22q Muckle Wells（NLPR3）

定性诊断		疾病 / 病因
原发性（51%）		无
非原发性（49%）	血管性疾病	幕上和（或）幕下的结构缺损，基底动脉延长扩张
	肿瘤性疾病	2 型神经纤维瘤病的双侧前庭神经鞘瘤，脑膜癌侵犯颅底
	外伤	头部外伤，医源性（如双侧耳蜗植入）
	其他内耳疾病	双侧梅尼埃病，耳硬化症，双侧迷路炎，胆脂瘤
	先天性疾病	CHARGE 综合征，特纳综合征，大前庭导水管综合征，Alport 综合征
	其他	老年性眩晕，前庭发育不良，听神经谱系病等

二、诊断

双侧前庭病的诊断需要结合患者病史、病程的特点，床旁检查及实验室检查结果进行综合评价。

（一）问诊与症状

1. 核心症状[5]

BVP的特征性症状为行走或站立时出现的姿势和步态不稳，并且在黑暗环境中和不平坦地面上站立、行走，或头部运动时加重，但在静态条件下（如坐、卧）症状消失。部分患者在头部或身体运动时也可诱发振动幻视。因此，BVP患者常将自己的症状表述为：慢性持续性头晕，站立及行走时症状加重，不敢快速转头；行走或坐车时会出现视物模糊，眼前物体有晃动感，无法阅读街上的标牌或辨认对面行人的面孔等；部分患者甚至在静坐时，随着心跳或咀嚼动作也可出现振动幻视症状。

当患者如此表述时，需要考虑到双侧前庭病的可能，并进一步追问患者在黑暗环境（夜间），不平坦地面上（如泥泞的路面或公园的鹅卵石步道）行走时是否会出现症状加重。

2. 其他症状

由于不同病因所致的BVP往往伴随着不同的症状，如内耳疾病常伴有耳鸣、耳聋等听力学症状，神经退行性疾病所致常伴有共济失调、肌张力障碍和自主神经系统功能异常，自身免疫性疾病导致常伴有其他多系统受累的表现。此外，近年来研究发现，BVP患者常伴有不同程度的认知功能缺损[8]，包括执行功能、视空间能力、注意力、短期记忆等认知领域均可存在。因此，病史询问时也应充分了解。

（二）体格检查

1. 床旁甩头试验

BVP患者常表现为双侧甩头试验阳性。但需要注意的是床旁甩头试验只能检测水平半规管功能，且只有在前庭眼反射严重受损（增益值<0.4）时表现才能足够明显。因此，临床诊断BVP时仍有必要通过视频头脉冲检测技术（或巩膜线圈检测技术）来进行结果验证[9]。

2. 动态视敏度检查

BVP患者会出现明显的动态视敏度降低。测试时首先用标准视力表（如Snellen视力表）测试患者的静态视力，随后检查者在水平面上快速摇动患者头部（摇动幅度为10°~15°，频率为2Hz），在转动过程中再次测试患者的视力，如动态视力测试结果较静态视力测试结果下降≥0.2LogMAR则提示动态视敏度降低。

3. Romberg试验

BVP患者的身体摇晃及跌倒在睁眼站立时可能并不突出，但闭眼时却更加明显。另外，若患者在睁、闭眼时均不能保持平衡，需要考虑是否存在小脑功能障碍的问题。

4. 其他

包括指鼻试验、跟膝胫试验，听力初筛及步态评估等，以排除神经系统或其他疾病。

（三）辅助检查

1. 首选检查

诊断BVP的基本条件包括明确的双侧前庭眼反射（VOR）功能显著受损或缺失。因此，作为目前评估VOR功能最有效的手段，前庭功能检查中用于评估角前庭眼反射（angular vestibulo-ocular reflex, aVOR）的检查是诊断BVP的首选检查。

（1）视频头脉冲试验（The video-head impulse test, vHIT）

BVP患者可表现为双侧水平半规管典型的VOR增益下降伴纠正性扫视，

伴或不伴垂直半规管受累表现。

（2）温度试验

BVP患者温度试验可出现双侧反应减弱，每一侧耳温度试验冷热刺激眼震最大SPV之和<6°/S具有诊断意义。但需要注意的是，温度试验结果用于诊断BVP时需要将潜在的影响因素纳入考虑，必须结合相关病史，如有条件建议结合vHIT和（或）转椅试验的结果综合判断。

（3）转椅试验

转椅试验可用于评估BVP患者残存的前庭功能，同时其相关检查数据也能提示中枢前庭代偿状况，在BVP诊断、治疗方案设计、疗效评价等方面具有不可替代的价值。BVP患者转椅试验可表现为正弦摆动刺激实验中（0.1Hz，Vmax=50°/s）水平aVOR增益降低和相位提前（时间常数缩短）。

2. 可选检查

（1）前庭诱发肌源性电位（Vestibular evoked myogenic potentials, VEMP）

有文献报道BVP患者可能存在双侧c-VEMP缺失而温度试验正常[10]，或单侧温度试验异常但对侧c-VEMP异常[11]的情况，并认为这些患者可归属于BVP的不同亚型。但目前将VEMP结果用于BVP的诊断及分型尚证据不足，需谨慎对待。

（2）运动知觉测试

运动知觉测试可能对BVP严重程度具有一定的预测价值。研究发现BVP患者在测试环境中，对各种旋转及平移运动的自身运动知觉均出现明显降低，且自身运动知觉降低与双侧前庭损害程度呈正相关[12,13]。

（3）动态视敏度检查（Dynamic Visual Acuity, DVA）

DVA测试目前并不能直接用于诊断BVP，但可以用于辅助诊断。基于计算机系统的DVA测试敏感度可达94.5%，特异性可达95.2%[14]。因DVA测试可能存在假阴性的情况，所以DVA正常并不能完全除外BVP，同时DVA受损也并非前庭疾病所特有。

（4）其他

依据患者的病因学诊断需求、经济情况及疾病可治性等情况综合分析，可以进行个体化的选择。包括平衡功能检查（静态或动态平衡功能测试），听力学检查，影像学检查（颅脑CT/MRI/MRA，颞骨CT、内耳MRI等），实验室检查（血生化、脑脊液检测及基因筛查等）。同时需要关注患者的情绪心理问题，可选择适当的精神心理量表进行评估筛查。

（四）诊断标准 [5]

参照2017年Barany协会制定发布的BVP诊断标准，根据双侧aVOR的功能减弱或缺失能否通过前庭功能检查证实，分为确定的BVP与可能的BVP。

1. 确定的BVP

A. 符合慢性前庭综合征并伴以下症状：①行走或站立时出现不稳感，并至少合并②或③中的一条；②行走或头/身体快速运动时出现运动诱发的视物模糊或振动幻视；③在黑暗环境中和（或）在不平坦的地面上不稳症状加重；

B. 在静态下坐、卧时无症状；

C. 双侧aVOR功能减弱或缺失，并通过以下方法得到证实：a. vHIT或巩膜搜索线圈显示双侧水平aVOR增益<0.6；b. 和（或）温度试验反应减弱（每侧冷热水刺激后最大SPV之和<6°/s）；c.和（或）转椅试验正弦摆动刺激试验中（0.1Hz, Vmax=50°/s）水平aVOR增益<0.1和相位提前>68°（时间常数<5s）；

D. 无法更好地用其他疾病解释。

2. 可能的BVP

A. 符合慢性前庭综合征并伴有下列症状：①行走或站立时出现不稳感，并至少合并②或③中的一条；②行走或头/身体快速运动时出现运动诱发的视物模糊或振动幻视；③在黑暗环境中和（或）在不平坦的地面上不稳症状加重；

B. 在静态下（如坐位、平躺时）无症状；

C. 床旁水平甩头试验提示双侧异常；

D. 无法用其他疾病更好地解释。

（五）鉴别诊断

双侧前庭病需要与其他原因所致的表现为慢性头晕、姿势不稳、振动幻视的慢性前庭综合征相鉴别。

1. 不伴双侧前庭功能减退的小脑性共济失调

小脑性共济失调常可表现为姿势和步态异常，随意运动协调障碍（如辨距不良，意向性震颤，写字过大征），言语障碍（如暴发性或吟诗样语言），视眼动系统异常（如眼球震颤、扫视及视跟踪异常），肌张力异常（如钟摆样腱反射）。若患者合并双侧前庭功能减退，可纳入双侧前庭病范畴并进行下一步的病因排查及治疗。而对于不伴有双侧前庭功能减退的患者，则需要从小脑共济失调疾病谱中进行筛查。

2. 持续性姿势-知觉性头晕（Persistent Postural-perceptual Dizziness, PPPD）

通过床旁体格检查及辅助检查明确是否存在双侧前庭功能减退，是两者鉴别的关键所在。若单从临床症状描述很难完全区分二者，有价值的鉴别点在于BVP患者常描述与运动相关的视物模糊或振动幻视，如行走或坐车时会出现视物模糊，眼前东西晃动感，无法阅读街上的标牌或辨认对面行人的面孔等，而PPPD患者与运动相关的头晕多为非典型的头昏沉感，而不伴有视物晃动或动态视敏度下降等情况。另外，PPPD患者的头晕常与情绪、睡眠状况或所处场景相关，而BVP患者的振动幻视则主要与运动模式相关。

需要注意的是考虑到PPPD属于功能性疾病且并非排他性诊断，可以与BVP共存，当患者的临床表现可同时用PPPD或BVP解释时，建议优先诊断BVP。

3. 视觉性眩晕

指患者在复杂视觉环境中出现眩晕、头晕、定向障碍、不稳感、恶心等症状的诱发或加重。视觉性眩晕本质上是一种症状，既可作为其他疾病的一个组成部分，也可独立存在。BVP患者可伴有视觉性眩晕，但如果未发现双侧前庭功能低下的证据，则还需要考虑其他可能导致视觉性眩晕症状的前庭疾病和眼科疾病，如：前庭性偏头痛、持续性姿势-知觉性头晕、颅脑损伤、脑震荡、网膜异相症、垂直失调（vertical imbalance）、双眼视觉功能障碍（binocular vision dysfunction）等。

4. 中毒性及药物源性头晕

临床中多种药物可引发急、慢性头晕，部分药物也可以导致双侧前庭损害，如抗癫痫药、降压药、抗精神病药、前庭抑制剂、氨基糖苷类抗生素、化疗药物等。临床诊疗过程中需要详细询问患者的服药情况，包括使用剂量及合并用药等，有助于识别药物源性头晕。

5.直立不耐受综合征

直立性头晕/眩晕是临床中常见症状，可见于但不限于BVP患者，因此需要与BVP相鉴别。事实上直立性头晕/眩晕病因非常多，常见于直立性低血压、姿势性心动过速综合征，也可见于血容量不足、出血、自主神经疾病、直立性颤抖、周围神经病、良性阵发性位置性眩晕、持续性姿势-知觉性头晕、步态异常、心脏疾病等[15]。心血管系统的详细检查对于病因识别非常重要。

6.其他

如小脑退变性疾病、多系统萎缩、帕金森病、后颅窝占位等神经系统疾病可表现为站立或行走不稳等特征，临床中均需要与BVP相鉴别。

三、治疗

（一）病因治疗

由于人类的前庭毛细胞具有不可再生性，因此对于能够找到病因的BVP患者，积极的对因治疗是首要的任务，可有效地保护残余前庭功能，避免病情进一步恶化。如药物源性原因所致应该及时停用或调整相关药物，酒精所致BVP应戒酒并及时补充B族维生素，感染相关的BVP需要积极抗感染治疗，而自身免疫病患者则需要应用类固醇激素、单克隆抗体等免疫调节药物。

（二）前庭康复治疗

前庭康复治疗是改善BVP患者症状的主要手段，可通过促进中枢代偿和感觉替代的发生以改善患者的凝视稳定性和姿势稳定性。美国物理治疗协会的临床实践指南表明，前庭康复训练不同于一般训练或劳动，定制锻炼比一般锻炼更有效。多数证据表明参加前庭物理治疗或振动触觉训练计划的人在姿势控制、凝视稳定性和步态方面都有所改善，指南强力推荐双侧前庭功能减退患者进行前庭康复治疗，但强调不应单独采用包括扫视或平滑追踪眼球运动（即没有头部运动）的康复锻炼方式来促进凝视稳定性[16]。

（三）其他新型治疗

1. 前庭植入治疗

前庭植入治疗是一种有着巨大潜力的新型治疗方案。研究发现，BVP患者在接受单侧前庭植入术后6个月和1年，姿势、步态和生活质量与基线相比总体上有所改善，但该项研究的8例患者中有7例在植入术后出现植入侧的听力下降[17]。因此，考虑到手术本身以及听力下降的潜在风险，即使前庭植入疗效显著，在实际临床应用中仍需要慎重，尤其是对于不伴有感音神经性耳聋的原发性BVP患者。

2. 感觉替代装置

严重的BVP患者主要依靠本体觉和视觉反馈来进行姿势控制[4]，而感觉替代装置就是基于此原理，通过增强感觉替代来达到治疗的目的。目前包括振动触觉和听觉反馈技术，前庭电刺激技术等均证实可改善BVP患者的平衡控制和运动能力[18-20]。

四、预防

BVP患者存在姿势和步态不稳、自我运动感知能力显著下降，可出现身体、认知、情感上的症状，严重影响患者生活质量，应针对BVP的病因进行预防，其中包括尽量避免耳毒性药物使用，积极治疗梅尼埃病、自身免疫性内耳病，增强免疫减少感染发生等。同时，要做好患者健康教育，鼓励患者坚持前庭康复训练，规律复诊，配合随访。

参考文献

[1]Gallego-Martinez A, Espinosa-Sanchez JM, Lopez-Escamez JA. Genetic contribution to vestibular diseases. J Neurol. 2018 Oct;265(Suppl1): 29-34.

[2]Ward BK, Agrawal Y, Hoffman HJ, et al. Prevalence and impact of bilateral vestibular hypofunction: results from the 2008 US National Health Interview Survey. JAMA Otolaryngol Head Neck Surg. 2013 Aug 1;139(8): 803-10.

[3]Iwasaki S, Shojaku H, Kawahara T, et al. Estimated prevalence and characteristics of bilateral vestibulopathy diagnosed in Japan: A nationwide survey. Auris Nasus Larynx.

2022 Jun;49(3): 347−351.

[4]Medendorp WP, Alberts BBGT, Verhagen WIM, et al. Psychophysical Evaluation of Sensory Reweighting in Bilateral Vestibulopathy. Front Neurol. 2018 May 25;9: 377.

[5]Strupp M, Kim JS, Murofushi T, et al. Bilateral vestibulopathy: Diagnostic criteria Consensus document of the Classification Committee of the B á r á ny Society. J Vestib Res. 2017;27(4): 177−189.

[6] Lucieer F, Vonk P, Guinand N, et al. Bilateral Vestibular Hypofunction: Insights in Etiologies, Clinical Subtypes, and Diagnostics. Front Neurol. 2016 Mar 4;7: 26.

[7]Mancino−Moreira F, Rueda A, Esteban−Sanchez J, et al. Clinical Subtypes and vHIT Parameters in a Population With Bilateral Vestibulopathy. Front Neurol. 2021 Jun 7;12: 673974.

[8]Dobbels B, Mertens G, Gilles A, et al. Cognitive Function in Acquired Bilateral Vestibulopathy: A Cross−Sectional Study on Cognition, Hearing, and Vestibular Loss. Front Neurosci. 2019 Apr 24;13: 340.

[9]Yip CW, Glaser M, Frenzel C, et al. Comparison of the Bedside Head−Impulse Test with the Video Head−Impulse Test in a Clinical Practice Setting: A Prospective Study of 500 Outpatients. Front Neurol. 2016 Apr 20;7: 58.

[10]Fujimoto C, Murofushi T, Chihara Y, et al. Novel subtype of idiopathic bilateral vestibulopathy: bilateral absence of vestibular evoked myogenic potentials in the presence of normal caloric responses. J Neurol. 2009 Sep;256(9): 1488−92.

[11]Fujimoto C, Murofushi T, Sugasawa K, et al. Bilateral vestibulopathy with dissociated deficits in the superior and inferior vestibular systems. Ann Otol Rhinol Laryngol. 2012 Jun;121(6): 383−8.

[12]van Stiphout L, Lucieer F, Pleshkov M, et al. Bilateral vestibulopathy decreases self−motion perception. J Neurol. 2021 Jul 14.

[13]Priesol AJ, Valko Y, Merfeld DM, et al. Motion Perception in Patients with Idiopathic Bilateral Vestibular Hypofunction. Otolaryngol Head Neck Surg. 2014 Jun;150(6): 1040−2.

[14]Herdman SJ, Tusa RJ, Blatt P, et al. Computerized dynamic visual acuity test in the assessment of vestibular deficits. Am J Otol. 1998 Nov;19(6): 790-6.

[15]Kim HA, Bisdorff A, Bronstein AM, et al. Hemodynamic orthostatic dizziness/vertigo: Diagnostic criteria. J Vestib Res. 2019;29(2-3): 45-56.

[16] Hall CD, Herdman SJ, Whitney SL, et al. Vestibular Rehabilitation for Peripheral Vestibular Hypofunction: An Evidence-Based Clinical Practice Guideline: FROM THE AMERICAN PHYSICAL THERAPY ASSOCIATION NEUROLOGY SECTION. J Neurol Phys Ther. 2016 Apr;40(2): 124-55.

[17]Chow MR, Ayiotis AI, Schoo DP, et al. Posture, Gait, Quality of Life, and Hearing with a Vestibular Implant. N Engl J Med. 2021 Feb 11;384(6): 521-532.

[18]Kingma H, Felipe L, Gerards MC, et al. Vibrotactile feedback improves balance and mobility in patients with severe bilateral vestibular loss. J Neurol. 2019 Sep;266(Suppl 1): 19-26.

[19]Chen PY, Jheng YC, Wang CC, et al. Effect of noisy galvanic vestibular stimulation on dynamic posture sway under visual deprivation in patients with bilateral vestibular hypofunction. Sci Rep. 2021 Feb 19;11(1): 4229.

[20]Sprenger A, Spliethoff P, Rother M, et al. Effects of perceptible and imperceptible galvanic vestibular stimulation on the postural control of patients with bilateral vestibulopathy. J Neurol. 2020 Aug;267(8): 2383-2397.

编者：李斐（上海长征医院）；

洪小琴（浙江大学医学院附属杭州市第一人民医院）

第三节 脑小血管病相关性头晕

一、概述

（一）定义

脑小血管病（cerebral small vessel disease, CSVD）是指由于脑部小血管的各种病变所引起的病理、临床、影像学相关表现的综合征。脑小血管病与头晕/眩晕症状在症状、解剖、病理、生化等方面存在着密切相关，以头晕、眩晕或平衡障碍为表现的患者，尤其是老年CSVD患者，在头部MRI等影像学评价可能发现不同程度的脑白质病变、腔隙、微出血等CSVD影像学表现。

（二）流行病学

Sandra Okroglic等[1]对德国223例45~95岁的CSVD患者进行了一项单中心回顾性研究，分析该人群中存在眩晕症状的特点和比例，结果发现存在眩晕表现的CSVD患者比例可高达17%，且发生在额叶、颞枕叶和基底节区的脑白质病变或腔隙与眩晕发生关系最密切。我国台湾地区的一项研究结果也显示脑白质疏松与头晕症状有相关性，在研究者纳入的170例患者中，存在头晕症状的患者脑白质疏松比例可达35%，而不存在头晕症状的患者脑白质疏松比例仅有18%[2]。赵弘轶等[3]选取120例老年脑白质病变患者，各类型头晕的发生率依次为眩晕（33.33%）、头昏（28.33%）、失平衡患者（20.83%）。脑小血管病严重程度与头晕症状的发生存在相关性，但国内与国外报道不同，其中原因可能与人种差异或头晕症状定义的差异有关。

（三）发病机制

1. 脑白质高信号引起传导纤维病变

皮质区域的脑白质高信号（white matter hyperintensities, WMHs）常累及皮质下传导束，导致锥体系与锥体外系功能减退，出现行走不稳和平衡感降低等症状。一种假设机制认为，当WMHs累及负责反馈抑制的皮质下区域时，会出现对视觉刺激形式的过度前庭反应，即视觉眩晕[4]。WMHs可能通过影响连接前庭皮质的神经网络,例如前额叶与前庭之间的神经纤维,从而出现眩晕和运动障碍。

深部脑白质的纤维束对步态和平衡的调控有重要作用,支配下肢运动。一项横断面分析显示,CSVD相关的脑微观结构的变化会影响上下肢的运动表现,尤其是WMHs和脑萎缩与运动功能恶化密切相关。WMHs引起的平衡失常、步态不稳以及眼动异常也可引起或加重头晕/眩晕[5]。一种观点认为,皮质下梗死后前庭Sylvian区域及顶岛前庭皮质(parieto-insular vestibular cortex, PIVC)的WMHs和腔隙性梗死(lacunar infarct, LI)等是引起前庭症状的常见原因,表现为头晕、不伴眼球震颤的旋转性眩晕、步态不稳和跌倒等[6]。另一种观点认为,CSVD患者存在皮质-皮质下断开综合征,导致控制步态和平衡的白质束受损,因此会产生不稳感、头晕、眩晕等感受[7]。根据以上研究显示,WMHs引起的中枢性前庭功能受损和神经传导通路障碍是头晕/眩晕的主要原因,由WMHs和皮质下梗死继发造成的平衡和步态失常也会引起或加重头晕/眩晕。

2. 血管周围间隙扩大与炎症细胞浸润

基底节区存在大量血管周围间隙扩大(enlarged perivascular space, EPVS)的患者多表现出一定程度的认知障碍,部分存在步态异常。正常情况下血管周围间隙(perivascular space, PVS)由脑脊液填充,脑脊液进入蛛网膜下腔,再经过淋巴通路到达颈部淋巴结。当出现脑淋巴回流通路受阻或产物转运出现障碍,会导致脑室的周围出现EPVS。此时,水溶性黏多糖聚积于PVS并引起炎症细胞浸润,造成部分脑血管病变和神经系统变性,可能与头晕/眩晕发生有一定的联系。

3. 年龄相关CSVD及前庭功能减退

CSVD的常见危险因素包括年龄、糖尿病、高血压、吸烟、饮酒、血脂异常等,这些同样是动脉粥样硬化的危险因素。动脉粥样硬化会引起椎基底动脉的弯曲和狭窄,引起后循环缺血相关的头晕。此外,老年患者可能同时存在大、小血管的病变。在考虑CSVD相关性头晕时,也应注意合并的大血管病变是否为其诱发因素。

此外,老年人CSVD患者的前庭神经核、神经节和外周神经纤维的数目会随年龄增加而减少，从而导致前庭功能下降，这也可能是老年CSVD患者与非特异性头晕/眩晕症状相关联的原因。

4. CSVD-精神心理-头晕/眩晕模式

焦虑、抑郁和身体失衡患者常出现头晕/眩晕症状。当发生平衡障碍和急性前庭症状时，机体会通过躯体和行为适应机制快速恢复正常。但对于处于焦虑抑郁状态的患者，这种机制持续存在，导致姿势步态、凝视异常[8]和适应不良，从而引起头晕。

精神障碍与前庭症状之间存在着复杂的相互作用，而焦虑情绪与前庭之间存在解剖和功能的重叠。许多神经通路将前庭网络与边缘结构联系起来，前庭皮质通过其与杏仁核的连接来调节焦虑。当WMHs造成中枢性前庭功能受损时，引起的焦虑障碍会加重上述适应不良情况，导致慢性头晕长期存在。

5. 大血管/小血管病的关联与头晕/眩晕

大血管病变常常伴随着CSVD的存在。颅内动脉粥样硬化与局部穿支动脉闭塞也密切相关。此外，后颅窝血管畸形、椎基底动脉延长扩张或发育不良，造成远端供血不足或前庭神经受到压迫，也可引起头晕症状。

大血管的病理改变和形态变化可导致CSVD病变，多种导致大血管病变的炎性因子（如血清胱抑素C、白细胞介素-6）和病理变化（如血管内皮功能障碍、血流低灌注）同时也可导致小血管的功能异常。大/小血管灌注不足是头晕的常见原因。如小脑前下动脉缺血可引起内耳缺血性改变，引起眩晕出现；前庭神经核缺血和脑干小梗死也可引起孤立性头晕/眩晕；大脑中动脉梗死引起远端小血管发生缺血性病变，当病变累及PIVC时会导致大脑中枢前庭通路紊乱，从而出现头晕、失衡等症状。后循环的脑出血通常与眩晕相关，尤其是小脑出血，临床上可表现为重度眩晕。

（四）病因与诱因

CSVD的危险因素可分为不可干预和可干预两类，而血管危险因素是头晕症状的独立危险因素。前者主要包括年龄和遗传因素，而对于性别和种族是否为CSVD的危险因素目前仍存在争议。对于后者，由于血压变异性与CSVD影像学标志物（尤其是WMH）高负荷相关，因此高血压是最明确、最重要的可干预危险因素。此外，包括吸烟、饮酒、糖尿病、阻塞性睡眠呼吸暂停综合征、高同型半胱氨酸血症和血脂异常等也都是可干预的危险因素。

二、诊断

（一）问诊与症状

CSVD的临床表现异质性较大，分为急性缺血性CSVD和慢性隐匿起病的临床综合征。急性缺血性CSVD表现为特定的腔隙综合征，慢性CSVD可无临床症状，随着CSVD负担逐渐加重，患者可出现认知障碍、运动障碍、情感障碍和二便障碍等症状。而CSVD患者的头晕、平衡障碍多表现为头部昏沉，头重脚轻，不稳感或晕厥前状态，以及站立及行走不稳的特点。此外，根据影像特点的不同，患者的头晕或平衡障碍的临床表现也可能不尽相同。如腔隙性梗死数量增多与步速减慢、步基增宽和平衡能力下降有关，当位于丘脑和额叶时多出现步速减慢、步幅缩小、步频减慢；脑白质高信号可见步速减慢、步长变短、步频变慢、步宽增宽、平衡能力下降；额叶、颞叶和基底节区的脑微出血可见步长变短；而不同部位的脑萎缩可见不同体征，运动感觉区和额顶区的萎缩可见步幅变短、双足站立时间延长。

问诊时首先应询问患者出现头晕/眩晕的症状特点，有无相关诱发因素，以及头晕的表现形式、持续时间、伴随症状等，甚至需要追溯到很早时间，其次还应关注患者既往是否存在前庭疾病基础，并分析既往病史情况与目前患者存在的症状是否有相关性。对于存在跌倒史的老年患者，因其病因的复杂性，也应仔细问诊。除头晕、眩晕情况外，关注有无周围神经病相关的感觉异常、行走踩棉花感等，帕金森病相关的运动迟缓、肢体抖动等，小脑退行性变相关的共济失调，有无对跌倒的恐惧感及骨关节病、颈腰椎病等。

此外还应关注老年患者是否合并其他如高血压、糖尿病等血管性危险因素的疾病，同时还应询问头晕相关家族史、用药史及吸烟、饮酒等不良生活习惯、卒中病史等，从而全面地评估患者的基础情况。

（二）体格检查

1.神经系统查体

注意检查神经功能缺损体征，其中复视及面部感觉减退、共济失调等通常容易被忽略，需要仔细关注。应注意观察眼球位置、眼震及其特点，并进行平滑跟踪试验、扫视试验等眼动检查。Romberg征等和小脑疾病相关的体征也不应被忽略，Romberg征睁、闭目均不稳，且闭目明显则提示小脑病变，一般蚓部病变常向前后倒。

检查中若发现神经功能缺损体征，或发现平滑跟踪和扫视运动异常、水平方向变化性凝视性眼震、垂直性凝视性眼震、纯扭转性眼震等异常眼动，提示应考虑中枢性病因。

2. 前庭相关床旁查体

重点检查变位试验、甩头试验等，有助于初步区分中枢性和周围性前庭病变，排除良性阵发性位置性眩晕（BPPV）等。

3. 姿势步态

检查睁眼及闭眼状态下的直线行走、后拉试验、行走同时计算等双重任务、单腿站立时间、行走速度等。

4. 其他

包括卧立位血压、认知功能、精神心理相关评价、视力及骨关节等情况，用于判断头晕或平衡障碍的病因，以及加重因素。

（三）辅助检查

1. 影像学检查

头颅MRI是诊断CSVD的首选影像学方法，包括T1WI、T2WI、DWI、FLAIR等序列。对于首次出现头晕症状的老年患者，合并多种血管危险因素者，以及症状反复出现但神经耳科评价未发现明确病因者，应完善头部MRI检查以明确是否存在颅内病变。具体头颅影像学表现如下：

（1）近期皮质下小梗死（recent small subcortical infarct，RSSI）：影像学上表现为近期发生的在穿通动脉分布区的小梗死，T1WI序列中为低信号，T2WI和FLAIR序列表现为高信号，轴位最大直径<20mm，冠状位或矢状位直径>20mm。病变多分布在内囊后肢、半卵圆中心、豆状核、丘脑前外侧以及幕下区域。

（2）腔隙（lacunar infarction，LI）：表现为位于皮质下的圆形或卵圆形的类似于脑脊液信号的充满液体的腔隙，在T1WI序列中为低信号，T2WI序列中为高信号，FLAIR序列中为中心低、外周包绕高信号环，直径为3～15mm。

（3）脑白质高信号（white matter hyperintensity, WMH）：表现为白质区域大小不等的异常信号，在T2WI和FLAIR序列为高信号，T1WI序列为等信号或低信号。

（4）脑微出血（cerebral microbleed, CMB）：CMB主要位于皮质和皮质下或深部灰质和白质，在T2*-GRE和SWI上可见小圆形或卵圆形、边界清楚、均质性、信号缺失灶，但在FLAIR、T1WI和T2WI序列中不可见。目前对CMB的直径存在争议，一般认为其直径为2~5mm。

（5）血管周围间隙（perivascular space, PVS）：PVS平行血管走行表现为线样，垂直血管走行时表现为圆形或卵圆形，类似于脑脊液信号。在T1WI和FLAIR序列中为低信号，T2WI序列为高信号，直径一般<3mm。

（6）脑萎缩：表现为脑体积缩小、脑室扩大，脑沟、脑回变宽。

需要注意的是对于头晕、眩晕患者，即使头颅MRI发现CSVD影像学特征，对此影像学发现与头晕/眩晕的联系也应慎重解读。研究发现[9]，对于以慢性头晕或不稳感为主要表现，且头颅MRI发现脑白质病变的老年人群，经详细的前庭功能评价后，位置性眼震、半规管功能下降、甩头试验阳性等前庭周围性异常的比例达35%，而在Fakezas1级的轻度脑白质病变组，周围性前庭疾病的比例可高达50%以上。值得引起注意的是，上述患者虽然既往已进行过详细的神经耳科检查，BPPV的漏诊率仍高达10%。因此，对于长期慢性头晕的患者，虽头部影像学检查提示存在CSVD，仍应结合详细的病史询问和体格检查，进行前庭功能评估，力求寻找潜在的病因。

2. 前庭功能检查

包括眼震电图、视频头脉冲试验、冷热试验、前庭诱发肌源性电位等，用于排除或判断是否合并其他外周性疾病。需要注意的是，外周前庭功能受损也可见于轻中度CSVD患者。

3. 平衡功能检查

包括动/静态平衡功能测试。适用于需判定是否存在平衡障碍的患者，或准备开展治疗或疗效评估的患者。

4. 量表评估

CSVD患者在临床通常表现为认知障碍、运动障碍、情感障碍及二便障碍等，选取合适的量表可用于辅助评估症状的严重程度。认知障碍推荐MMSE、MoCA以及血管性痴呆评估量表；运动障碍可选择包括TUG测试、Tinetti平衡和步态量表以及简易体能测试量表等；情感障碍方面包括汉密尔顿焦虑量表（HAMA）、汉密尔顿抑郁量表（HAMD）、广泛性焦虑障碍量表（GAD-7）、抑郁症筛查量表（PHQ-9）、焦虑自评量表（SAS）、抑郁自评量表（SDS）、躯体化症状自评量表（SSS）等；若存在二便障碍可通过尿便功能调查问卷和尿流动力学检查等进行评估。

对于CSVD头晕患者，可对其病变严重程度进行分级来帮助制定更精确的治疗方案。①WMH评定：WMH评分采用Fazekas量表，评估脑室旁WMH和深部WMH的总和，评分为0～6分。②对于CSVD评分较高（严重）的患者，应同时进行头晕/眩晕程度评定。眩晕残障评分（Dizziness Handicap Inventory, DHI）是评估患者眩晕症状的有效量表，可同时测评躯体、功能和情绪领域，有助于更明确掌握患者病情，制定更加个体化的治疗方案。

（四）诊断标准

1. 脑小血管病诊断标准

脑小血管病的临床表现缺乏一定的特异性，主要依靠影像学检查进行诊断。诊断标准参考《中国脑小血管病诊治专家共识2021》[10]，其影像学表现包括：①近期皮质下小梗死；②腔隙性梗死；③脑白质高信号；④血管周围间隙；⑤脑微出血；⑥脑萎缩等。

由于其单一影像学诊断特异性较低，因此建议通过CSVD影像学总负荷评分【注】进行全面评价。其中WMH评分采用Fazekas量表，评分为0～6分。PVS评分选取基底节区及半卵圆中心区PVS最多的层面使用一个4分制的量表对其进行严重程度分级。

注：CSVD影像学总负荷评分方法。以下表现记为1分：①≥1个腔隙；②Fazekas评分中深部WMH评分≥2分和（或）脑室旁WMH评分为3分；③≥1个深部或幕下CMB；④基底节区中重度（2～4级）PVS。

2. CSVD相关性头晕患者的诊断标准

目前国际上尚无公认的CSVD相关性头晕患者诊断标准，结合其临床特征及影像学特点，拟订如下：

（1）符合脑小血管病临床表现，并具备脑小血管病的影像学特点；

（2）具有明显的头晕/平衡障碍临床症状，或相关检查证实存在头晕/平衡障碍的问题；

（3）能够确定头晕/平衡障碍是由于脑小血管病引起，包括时间相关性、影像学检查足以解释头晕/平衡障碍等相关证据；

（4）排除其他疾病引起的头晕/平衡障碍。

（五）鉴别诊断

1. 后循环缺血（Posterior Circulation Ischemia, PCI）

典型PCI患者如存在明显平衡障碍、复视、构音障碍，并伴有头晕等临床症状或体征时，不难诊断。但如中枢血管源性孤立性眩晕（cential vasogenic isolated vertigo, CVIV）患者仅仅表现为头晕，不存在肢体无力、复视等其他症状，临床症状并不典型，则可能难以识别，与CSVD引起的头晕或平衡障碍从临床症状上也很难鉴别。一方面PCI的患者往往起病较急，病程较短，而慢性CSVD的头晕症状病程一般较长，呈缓慢进展性。另外，两者引起患者头晕症状的机制不同，也可通过影像学检查判断病变部位与头晕症状之间的关系加以鉴别。

2. 持续性姿势-知觉性头晕（Persistent Postural-perceptual Dizziness, PPPD）

PPPD是以持续性头晕、不稳感，或非旋转性眩晕为主要症状的一种慢性功能性前庭疾病，从临床症状上与CSVD引起的头晕或平衡障碍十分相似。另外，PPPD的患者以老年人群多见，亦常常表现为CSVD的影像学特征，而CSVD患者的头晕、平衡障碍症状也可掺杂PPPD的部分特点，为二者的鉴别增添了不小的难度。因此，临床上需要详细询问患者的病史情况，根据起病特点和病情进展的过程进行甄别，而PPPD患者在姿势改变、主动/被动运动及暴露于复杂的视觉环境时可能导致症状加重，但CSVD患者可无此类特征。另外，通过头部CT或MRI进行鉴别也可能一种有效手段，但影像学检查无法协助鉴别时，应对患者头晕、平衡障碍症状与血管病变的相关性进行判定。

3. 双侧前庭病（bilateral vestibulopathy, BVP）

BVP的特征性症状为行走或站立时出现的姿势和步态不稳，与CSVD相关性头晕及平衡障碍有相似之处，但前者多在黑暗环境中和不平坦地面上站立、行走，或头部运动时加重，在静态条件下（如坐、卧）症状消失，部分患者在头部或身体运动时也可诱发振动幻视。前庭功能检查可以作为两者主要的鉴别手段，BVP患者可表现为双侧水平半规管典型的VOR增益下降伴纠正性扫视，温度试验可出现双侧反应减弱，转椅试验在正弦摆动刺激实验中可表现为水平aVOR增益降低和相位提前。

4. 老年性前庭病（presby-vestibulopathy, PVP）

PVP也可表现为慢性头晕与平衡障碍方面的问题，是一类与年龄相关性感觉系统衰退，如老视和老年性聋。PVP的诊断旨在包括由自然老化引起的轻度和不完全的前庭损伤。一般来说，可以通过双侧前庭功能检查将两者相鉴别，但由于老年疾病复杂性的特点，CSVD引起的头晕、平衡障碍也可能与PVP同时发生。

三、治疗

（一）药物治疗

目前对于CSVD相关性头晕的治疗仍没有达成共识，在临床治疗中应在脑小血管病的治疗基础上，根据患者具体病情评估进行综合性的个体化治疗。

1. 病因治疗

目前，在脑小血管病的治疗方面以二级预防为主，以降压、溶栓、抗凝、调脂等为主要措施。

（1）溶栓治疗：急性发作的脑梗死在时间窗内溶栓有助于恢复缺血半暗带血流，可有效改善患者神经缺损功能。有研究表明腔隙性脑梗死患者和其他类型卒中一样可以从溶栓治疗中获益，溶栓后疗效不比非腔隙性卒中患者差[11]。但对于伴有微出血、脑白质病变的CSVD患者，应谨慎考虑是否应用溶栓治疗。

（2）降压治疗：血压变异性与WMH、CMB、PVS及CSVD总负荷相关，还可能导致预后不良，长期高血压及血压波动较大，都可导致动脉硬化程度加重，显著增加脑小血管病的患病风险。因此，积极控制血压，减少血压的波动，可以有效减缓脑小血管病的发生和进展。在临床应用中，降压药物的选择应综合考虑药物的作用机制和患者的个体情况。对于不同年龄、不同病因的CSVD患者，血压水平的控制目标需进一步的长期、大规模临床研究证实。

药物选择方面建议应用对血压变异性影响小的降压药，推荐使用钙离子拮抗剂（如硝苯地平、氨氯地平等），具有降压、减少血压变异性和抗动脉粥样硬化的作用。β受体阻滞剂可减慢心率，同时增加患者的血压变异性，因此应谨慎使用。

（3）抗血小板治疗：抗血小板药物的应用需根据有无急性卒中发作病史，CSVD不同病因，以及影像学表现等综合评估权衡后慎重选择。由于CSVD同时具有缺血和出血的风险，应进行治疗获益和出血风险的评估。建议使用阿司匹林、氯吡格雷和西洛他唑等抗血小板药物。存在重度WMH以及大量CMB的患者应慎用抗血小板药物。

（4）降脂治疗：他汀类药物具有调脂、保护血管内皮细胞的功能，有助于降低卒中复发的风险，有研究发现卒中前使用他汀类药物可减少合并WMH的卒中患者WMH进展及认知功能下降[12]；但也有研究认为他汀类药物对延缓WMH进展并无显著效果[13]。另外，有研究提示他汀类药物还可能增加CMB及颅内出血风险[14]。若CSVD合并大动脉粥样硬化则需要降脂治疗，推荐阿托伐他汀等。

2. 对症治疗

对于头晕症状严重或剧烈呕吐的患者，推荐短期应用前庭抑制剂缓解症状，同时完善相关检查，积极寻找病因。临床常用药物包括抗组胺药物、苯二氮卓类与止吐药物。但需注意的是，在急性前庭症状缓解后，应尽快停用，避免损伤前庭的代偿恢复功能。

（二）非药物治疗

1. 前庭康复疗法

前庭康复治疗（vestibular rehabilitation therapy, VRT）是一种通过反复刺激前庭系统，促进前庭功能的代偿和重塑，从而改善患者的眩晕、头晕、平衡障碍等不适症状的专业化设计的训练方法，包括凝视稳定性训练、静态和动态平衡训练、习服训练等。前庭康复治疗在临床中应尽早应用，建议疗程3~6个月。

2. 其他治疗

对于CSVD相关性头晕患者，还可尝试太极、Dalcroze音乐教学法等运动认知训练。同时中医药、针灸可能存在潜在治疗作用。

四、预防

由CSVD引起的头晕患者应通过改善日常生活方式，进行适当的体育锻炼、减少钠的摄入量、采用地中海式饮食、减重、戒烟，减少饮酒等方式进行日常预防。同时对于中老年患者，还应积极进行高血压、糖尿病、血脂异常等脑血管危险因素的筛查和控制。通过个体化综合防治，从而达到改善症状和长期预后的目的。

参考文献

[1]OKROGLIC S, WIDMANN C N, URBACH H, et al. Clinical symptoms and risk factors in cerebral microangiopathy patients [J/OL]. PloS One, 2013, 8(2): e53455.

[2]CHANG C C, CHANG W N, HUANG C R, et al. The relationship between isolated dizziness/vertigo and the risk factors of ischemic stroke: a case control study[J]. Acta Neurol Taiwan, 2011, 20(2): 101-106.

[3]赵弘轶, 刘志新, 魏微, 等. 脑小血管病严重程度与头晕症状关系的临床研究[J]中国循证心血管医学杂志, 2017, 9(12): 1433-1435.

[4]Pollak L, Osherov M, Berkovitz N, et al. Magnetic resonance brain imaging in patients with visual vertigo. Brain Behav. 2015 Oct 14;5(11): e00402.

[5]Su N, Zhai FF, Zhou LX, et al. Cerebral Small Vessel Disease Burden Is Associated with Motor Performance of Lower and Upper Extremities in Community-Dwelling Populations. Front Aging Neurosci. 2017 Sep 27;9: 313.

[6]Brandt T, Bötzel K, Yousry T, et al. Rotational vertigo in embolic stroke of the vestibular and auditory cortices. Neurology. 1995 Jan;45(1): 42-4.

[7]Pantoni L. Cerebral small vessel disease: from pathogenesis and clinical characteristics to therapeutic challenges. Lancet Neurol. 2010 Jul;9(7): 689-701.

[8]Staab JP. The influence of anxiety on ocular motor control and gaze. Curr Opin

Neurol. 2014 Feb;27(1): 118−24.

[9]Cerchiai N, Mancuso M, Navari E, et al. Aging with cerebral small vessel disease and dizziness: the importance of undiagnosed peripheral vestibular disorders[J]. Front Neurol, 2017, 8: 241.

[10]胡文立, 杨磊, 李譞婷, 等. 中国脑小血管病诊治专家共识2021[J]. 中国卒中杂志, 2021, 16(07): 716−726.

[11]Mustanoja S, Meretoja A, Putaala J, et al. Outcome by stroke etiology in patients receiving thrombolytic treatment: descriptive subtype analysis. Stroke. 2011;42(1): 102−106.

[12]XIONG Y Y, WONG A, CAVALIERI M, et al. Prestroke statins, progression of white matter hyperintensities, and cognitive decline in stroke patients with confluent white matter hyperintensities[J]. Neurotherapeutics, 2014, 11(3): 606−611.

[13]TEN DAM V H, VAN DEN HEUVEL D M J, VAN BUCHEM M A, et al. Effect of pravastatin on cerebral infarcts and white matter lesions[J]. Neurology, 2005, 64(10): 1807−1809.

[14]Heart Protection Study Collaborative Group. MRC/BHF heart protection study of cholesterol lowering with simvastatin in 20, 536 high−risk individuals: a randomised placebo−controlled trial[J]. Lancet, 2002, 360(9326): 7−22.

编者：赵丽华（吉林省中医药科学院第一临床医院）

第四节 遗传性共济失调

一、概述

（一）定义

遗传性共济失调（hereditary ataxia, HA）是一组以慢性进行性共济失调为特征的遗传变性疾病。阳性家族史、共济失调及以脊髓、小脑、脑干损害为主的病理改变是本病三大特征，患者可表现出步态异常、平衡障碍及眼球震颤的慢性前庭综合征特点。

（二）流行病学

遗传性共济失调占神经遗传病的10%～15%，其中脊髓小脑性共济失调（spinocerebellar ataxia, SCA）是遗传性共济失调的主要类型，可分为SCAl～SCA48，其中SCA3是全球最常见的SCA，患病率约为8/10万～12/10万。Friedreich型共济失调（Friedreich ataxia, FRDA）则是最常见的常染色体隐性遗传性共济失调，欧美多见，东亚罕见，人群患病率是2/10万，近亲结婚发病率高[1]。

（三）临床分型

根据遗传方式可将遗传性共济失调分为：

1. 常染色体显性遗传性共济失调（autosomal dominat cerebeller ataxia, ADCA）最常见的遗传性共济失调类型，如脊髓小脑性共济失调（SCA）、发作性共济失调（episodic ataxias, EA, 1～7型）、遗传性痉挛性共济失调等[2]；

2. 常染色体隐性遗传性共济失调（autosomal recessive cerebeller ataxia, ARCA），包括Friedreich型共济失调、共济失调-毛细血管扩张症（ataxia telangiectasia, AT）等[3]；

3. X连锁遗传性共济失调；

4. 伴有线粒体疾病的共济失调。

（四）发病机制

大部分遗传性共济失调的发病机制尚未阐明。绝大多数情况下，Friedreich

型共济失调是由于9号染色体长臂上的frataxin（FXN）基因内含子区内GAA三核苷酸序列扩增突变所致。正常人GAA重复扩增的次数少于42次，而Friedreich型共济失调的患者重复扩增的次数或长度达到66～1700个拷贝，形成异常螺旋结构抑制基因的转录，导致脊髓、小脑和心脏等部位的细胞分化、代谢障碍而发病[4]。

常染色体显性遗传的脊髓小脑性共济失调SCA共同的突变机制是外显子中CAG拷贝数异常扩增，在蛋白质水解过程中释放出含有扩增的多聚谷氨酰胺尾的毒性片段。CAG扩增次数越多发病年龄越早。在亲代-子代传递中，重复次数会有变化，早现现象在父源性传递中更突出[5]。

PolyQ脊髓小脑性共济失调（polyQ SCAs）的发病机制是由于突变基因编码的蛋白质的毒性功能。SCA1、2、3、6、7、17都是由各自基因中编码polyQ的CAG重复序列的扩增引起的。SCA中的大多数突变为错义突变。有少数SCA是由缺失（SCA15/16和SCA14）、易位（SCA27）和重复（SCA20）引起的，其中SCA15/16和SCA27、SCA47显示该基因功能缺失（单倍体剂量不足）。

（五）病因与诱因

寻找获得性共济失调的病因很重要，因为与遗传性共济失调相比，其中一些原因是可治疗的或部分可逆的。共济失调的常见获得性原因包括代谢（营养、毒素）[6]、血管损伤（缺血性卒中、出血）、肿瘤、感染和自身免疫反应等因素。大部分遗传性共济失调的病因和酶缺乏、病毒感染、生化缺陷、三核苷酸动态突变、线粒体功能缺陷、DNA修复功能异常、离子通道基因突变等有关[7]。表1标明了小脑性共济失调的常见原因。

表1 小脑性共济失调的急性、亚急性、慢性和发作性原因

急性小脑性共济失调的原因（几分钟至几天）	毒素（汞、铊、甲苯、溶剂）
	药物治疗相关（苯妥英、卡马西平、苯巴比妥、锂）
	多发性硬化
	脑膜炎，特别是颅底脑膜炎
	病毒性小脑炎
	小脑脓肿
	Wernicke脑病 / 硫胺素缺乏

亚急性小脑性共济失调的原因 （数周至数月）	副肿瘤性小脑变性
	脑肿瘤
	克雅氏病
	浅表铁质沉积症
	抗谷氨酸脱羧酶（GAD）共济失调
	结核性脑膜炎
慢性小脑性共济失调的原因 （数月至数年）	与谷蛋白敏感性有关的共济失调
	遗传性共济失调
	线粒体疾病
	多系统萎缩
	特发性迟发性小脑性共济失调
发作性小脑性共济失调的原因	遗传性发作性共济失调
	精神性共济失调
	线粒体疾病
	多发性硬化

二、诊断

（一）问诊与症状

认识共济失调的早期症状是确定症状发作和疾病慢性化的重要一步。首发症状通常是步态异常，表现为"醉酒步态"，跑步、转弯、穿高跟鞋行走困难，不扶栏杆上下楼梯困难。这些症状在非常早期的阶段可能是间歇性的，中晚期时这些症状可能会持续出现。除了步态异常之外，还经常出现言语含混不清和手部震颤，患者有时会描述自己手部动作笨拙和书写困难。此外，眩晕，复视（尤其是当患者快速转头时）也比较常见。病程晚期，患者可能跌倒、吞咽困难、视力模糊，以及日常活动手的灵活性丧失（穿衣和使用工具时）。另外，应明确病情进展程度（急性、亚急性和慢性）和速度。急性发病的小脑性共济失调中，需要考虑传染性、血管性和中毒性原因，对于亚急性发病的小脑性共济失调，免疫介导的病因学探查将是重中之重，而遗传性和退行性小脑性共济失调通常起病隐匿，临床病程为进行性。

遗传性共济失调的典型临床表现包括运动障碍、认知功能及精神障碍，以及其他非特异性症状[8]。

1.运动障碍

（1）共济运动障碍

①步态异常是遗传性共济失调最为常见，也多为首发症状，表现为醉酒样或剪刀步伐，道路不平时行走不稳更加明显。随着病情的进展，可出现起坐不稳或不能，直至卧床。

②构音障碍为遗传性共济失调的特征之一，患者主要表现为发音生硬（爆发性言语）、缓慢，单调而含糊，构音不清，音量强弱不等，或时断时续，呈呐吃语言或吟诗样语言；病情进展至晚期时，几乎所有患者均出现运动失调性构音障碍。

③书写障碍为上肢共济失调的代表症状，患者常继下肢共济失调症状后随病情进展而发生，表现为字线不规则、字行间距不等，字越写越大，称为"书写过大症"，严重者无法书写。

④眼球震颤及眼球运动障碍可表现为水平性、垂直性、旋转性或混合性眼球震颤，部分患者可出现不协调性眼震、周期交替性眼震或分离性眼震等；眼球运动障碍多见于核上性眼肌麻痹，或注视麻痹、眼球急动缓慢、上视困难等。

⑤吞咽困难和饮水呛咳是由于脑干神经核团受损所致，随着病情的进展，临床表现逐渐明显且多见。

⑥震颤主要表现为运动性震颤、姿势性震颤或意向性震颤，若伴有锥体外系损害，也可出现静止性震颤。

（2）痉挛状态

由锥体束受损所致，表现为躯干及肢体肌张力增高、腱反射活跃或亢进、膑踝阵挛、Babinski征阳性等，行走时呈明显的痉挛性步态。

（3）锥体外系症状

部分患者由于基底节受损，故可伴发帕金森病样表现，或出现面、舌肌搐颤，肌阵挛、手足徐动症、扭转痉挛、舞蹈样动作等锥体外系表现。

2.认知功能及精神障碍

表现为注意力、记忆力受损，任务执行功能下降，其中抑郁、睡眠障碍、精神行为异常、偏执倾向是临床常见的精神障碍。

3. 其他症状与体征

（1）视神经病变

原发性视神经萎缩、视网膜色素变性等症状可见于常染色体显性遗传性共济失调Ⅱ型、Friedreich共济失调、共济失调-毛细血管扩张症（AT）、植烷酸贮积病（又称Refsum综合征, RD）等亚型，患者多伴有视力、视野及瞳孔改变。

（2）骨骼畸形

为常见体征，主要表现为脊柱侧弯或后侧凸，少数患者还可发生爪形手或隐性脊柱裂等畸形；尤其是Friedreich共济失调患者，以弓形足及脊柱弯曲最常见。

（3）皮肤病变

多见于眼球结膜、面颈部皮肤毛细血管扩张、皮肤鱼鳞症、牛奶咖啡色素斑等表现，常见于共济失调-毛细血管扩张症或Refsum综合征患者。

（二）体格检查

1. 眼球运动

在小脑性共济失调患者中，眼球运动异常很常见，神经科医生应评估眼球在水平注视位置、平滑跟踪和扫视运动中的情况。某些眼动异常可能与特定类型的共济失调有关：如Friedreich共济失调中的方波急跳（固视中的扫视侵入）；多种共济失调类型中的末端可见凝视性眼震；许多类型的共济失调中可见的扫视欠冲或过冲；脊髓小脑性共济失调3型（SCA3）中的平滑跟踪中断（扫视样追踪），SCA2中存在慢扫视；伴有构音障碍的感觉轴索神经病和伴有DNA聚合酶γ-1（POLG）突变的眼肌麻痹（SANDO）综合征患者的眼肌麻痹/眼肌瘫痪；SANDO综合征和线粒体共济失调的上睑下垂；Niemann-Pick C型垂直扫视障碍；ILOCA患者检查中的眼部发现可能包括扫视样追踪、扫视欠冲或过冲、凝视诱发眼震[9]，此外患者可能有锥体束征，反射亢进；MSA-C神经学检查可能会发现眼震、方波急跳、扫视样追踪和语音断续[10]。

2. 言语

断续语言（单词通常被分成独立的音节）是一种典型的与小脑性共济失

调相关的语言，其语速缓慢，具有特征性的不规则的力度和一些单词之间不必要的犹豫。

3.上肢及下肢

上肢检查中，经常使用三种方法：指鼻试验（患者尽可能精确地用食指从自己的鼻子反复指向检查者的食指），手指追踪试验（患者的食指尽可能精确地跟随检查者移动的食指），快速轮替试验（患者进行手部旋前和旋后的重复交替）。小脑性共济失调患者在指鼻试验中经常表现出意向性震颤，即当主动接近目标时摆动幅度增加；手指追踪试验中出现过冲或不足；快速轮替动作中出现缓慢而异常的节奏。下肢检查中，共济失调患者被指导抬起一条腿，用脚后跟指向对侧膝盖，并沿着胫骨向下滑动到脚踝（跟膝胫试验）。共济失调患者在滑动过程中经常出现脚跟从胫骨上脱落的情况。从功能上讲，我们可以把它看作是下肢的指鼻试验。

4.姿势步态

共济失调患者在站着不动时，有时在没有背部支撑的坐着时，会出现躯干摆动。为了在站姿检查中进一步识别轻微的共济失调，可要求患者双脚并拢站立、串联站立、单脚站立或单脚跳跃。小脑性共济失调患者正常行走时步幅大小改变和/或转向一侧是早期常见的步态模式。宽基底步态通常是小脑性共济失调发展到中重度阶段的一种代偿机制。对于轻微的步态异常的检测，通过观察病人跑步或上下楼梯可能会有帮助。

5.其他

神经系统检查还应评估相关体征，如震颤、肌张力障碍、肌阵挛、帕金森病、感觉神经病变、肌无力和锥体束征。值得注意的是，感觉神经病变可能是某些共济失调综合征在疾病早期的主要特征，如Friedreich共济失调和POLG共济失调。详细的体格检查有时能为诊断提供额外的独特信息，如毛细血管扩张为共济失调性毛细血管扩张症、脾肿大为尼曼-匹克氏病C型、脊柱侧弯和弓形足为Friedreich共济失调的特征。

（三）辅助检查

1.实验室检查

血清和脑脊液（CSF）生物标志物可用于诊断营养、免疫介导和常染色体隐性共济失调伴代谢功能障碍。应检测血清维生素B1、B12和维生素E水平。维生素B1缺乏会导致韦尼克脑病（酒精中毒、癌症、营养不良等）。维生素E缺乏症相对罕见，可发生在两种形式的隐性共济失调中：共济失调伴维生素E缺乏和无β脂蛋白血症。

血清自身抗体可提示特异性免疫介导的共济失调原因，如共济失调与抗谷氨酸脱羧酶（GAD）抗体[11]、抗甲状腺过氧化物酶（TPO）抗体（类固醇反应性脑病）、副肿瘤抗体、抗麦醇溶蛋白和抗组织转谷氨酰胺酶抗体（谷蛋白性共济失调）相关。当存在高水平血清抗体时通常是有诊断性意义的，有些自身抗体只能在脑脊液中检测到。因此，当怀疑存在免疫介导的共济失调时，尤其在影像学研究中无明显小脑萎缩的亚急性共济失调患者，腰穿是必要的，而存在感染和炎症性病因时也需要检查脑脊液。

脑脊液分析可以提供额外的信息，如克雅氏病（CJD）14-3-3蛋白水平升高，而脑脊液葡萄糖水平低可能提示共济失调伴1型葡萄糖转运体缺乏。

血清生物标志物则可有助于识别几种隐性常染色体共济失调。共济失调性毛细血管扩张症和共济失调伴2型动眼神经失用症（AOA2）患者的血清甲胎蛋白水平升高，AOA3显示婴儿期共济失调发作，血清甲胎蛋白无升高。低白蛋白血症和高胆固醇血症提示AOA1[12]。脑腱黄瘤病患者的血清胆固醇水平升高。

2. 神经影像学检查

小脑性共济失调患者进行头部核磁共振成像（MRI）检查最常见的发现是小脑皮质萎缩，临床医生应评估小脑不同小叶、蚓部、副蚓部和半球的萎缩程度。小脑脑叶之间存在明显的脑脊液间隙表明变性的可能，第四脑室增大常与小脑萎缩有关。言语和步态共济失调与蚓部萎缩有关，而四肢共济失调与副蚓部萎缩有关。如前所述，某些形式的共济失调在早期有明显的感觉神经病变（如Friedreich共济失调、共济失调伴维生素E缺乏和POLG共济失调），在此情况下脑MRI可能没有明显的小脑萎缩。

Bickerstaff脑炎T2加权像上可能有高信号，涉及脑干、小脑、丘脑或皮质下白质，其共济失调可能是小脑性的。相比之下，Fisher综合征中的共济失调更可能是感觉性共济失调（本体感觉障碍）的结果。

临床医生还应该寻找与某些形式的小脑性共济失调相关的特定变化。脆性X相关震颤和共济失调综合征可见双侧小脑中脚T2高信号；韦尼克脑病在乳头体、中脑导水管周围灰质和脑室旁丘脑可见T2高信号；成人发病的亚历山大病可能有明显的皮质下白质改变；POLG共济失调、成人型亚历山大病和对谷蛋白敏感性的共济失调可在双侧下橄榄核出现T2高信号；多系统萎缩可有十字征（桥脑T2十字形高信号，与小脑型相关时出现）或沿纹状体外缘线性T2高信号（与帕金森病型相关时出现）[13]；浅表铁质沉积症在梯度回波GRE序列中沿小脑和脑干表面呈低信号；CJD在弥散加权成像（DWI）上可有皮质飘带征和双曲棍球棒征。这些特征有助于诊断，但如果缺少这些特征并不能排除上述病因。

3.其他试验诊断

自主神经试验显示直立性低血压和/或排尿紊乱，以及睡眠检查证明快速眼动行为障碍，提示MSA的诊断。肌电图和神经传导检查可以评估相关的运动感觉神经病变。在共济失调和感觉神经病患者中，肌肉活检可支持POLG共济失调的诊断，显示线粒体增殖导致琥珀酸脱氢酶（SDH）表达增加。CJD患者的脑电图可能显示典型的周期性三相波，脑活检可能显示海绵状病理改变。部分脊髓小脑共济失调患者可发现体感诱发电位和听觉诱发电位、眼球运动检测及眼震电图的异常。

（四）诊断标准

遗传性共济失调的诊断主要依据下列特征：发病较慢；进行性加重的对称性共济失调；家族遗传史。在对遗传性共济失调的诊断过程中需排除继发因素造成的共济失调综合征及散发的共济失调。一般来说诊断策略如下。

1.确认为共济失调综合征

典型病例表现进行性步态不稳，伴四肢笨拙、言语障碍、吞咽困难。小脑体征：眼震、吟诗样语言、辨距不良、震颤和步态共济失调，指鼻试验及跟膝胫试验等共济运动试验多为阳性，并常伴痴呆、锥体束征、锥体外系及脊髓、周围神经体征。

2.鉴别并排除继发性因素引起的共济失调综合征

首先应排除由常规辅助检查如影像和实验检查即可检测出的继发性共济

失调综合征，没有家族史的病例更应注意。

需要排除的继发性因素包括：毒性物质造成的共济失调，如酒精中毒、重金属（水银、铅）中毒、农药中毒及一些抗癫痫药物如苯妥英钠蓄积造成的共济失调综合征；内分泌障碍疾病，如甲状腺功能低下、糖尿病等可伴有共济失调综合征；神经系统疾病，如多系统萎缩、多发性硬化、多发性脑梗死、酒精性脑病，小脑肿瘤等也可以合并共济失调症状；副肿瘤综合征，病程小于6个月的进行性共济失调，要考虑排除由副肿瘤综合征引起，如原发于卵巢、前列腺、乳腺及肺部的肿瘤[14]；某些有家族史的共济失调综合征（多为常染色体隐性遗传或其他罕见的遗传方式），通过相应的特殊实验检查可排除较常见的伴生化异常的共济失调综合征。

3. 确定特异基因型

排除以上常见及其他继发因素导致的共济失调综合征后，则需进行基因筛查以助确诊。在基因筛查前应尽可能详细地收集家族史，根据家族遗传特点确定遗传类型后进行相应的基因检测。

（1）常染色体显性遗传家系

首先应依据SCA各亚型临床症状和体征特点来选择基因筛查顺序。但在多数情况下，临床表现没有特异性。这时就需要根据不同种群SCA各亚型的发病率高低来选择基因筛查顺序。中国人SCA的发病率从高到低依次为SCA3、SCA2、SCA1、SCA6、SCA7、SCA17、SCA12、DRPLA，其中以SCA3的发病率最高，超过50%。

（2）常染色体隐性遗传家系

首先筛查最常见的隐性遗传性共济失调FRDA的致病基因FXN，如未见异常则需按隐性遗传家系的筛查顺序进行逐一筛查。

（3）散发病例

有研究显示散发病例存在FRDA、SCA6或SCA3的致病基因突变，因此可按此顺序进行基因筛查。

（五）鉴别诊断

应与其他遗传性及非遗传性因素所致的共济失调鉴别。在其他遗传性因素所致的共济失调中，需要通过基因诊断与遗传性痉挛性截瘫（hereditary spastic paraplegia, HSP）复杂型鉴别。非遗传性共济失调包括非遗传性神经退行性共济失调及其他获得性共济失调，前者主要包括多系统萎缩（multiple system atrophy, MSA）、散发性成年起病型共济失调（sporadic adult-onset ataxia, SAOA），其中MPA-C型以往称为橄榄体-桥脑-小脑萎缩（olivopontocerebellar atrophy），是鉴别的重点；后者主要包括中毒性共济失调（酒精、药物、重金属等所致）、免疫介导性共济失调（多发性硬化、副肿瘤综合征等）、感染/感染后疾病（小脑脓肿、小脑炎等）、颅脑创伤、新生性疾病（小脑肿瘤、转移性肿瘤等）、内分泌代谢异常（甲状腺功能减退）等[15]。（见表2）

表2　传性共济失调与其他遗传性及非遗传性因素所致的共济失调的鉴别

异同点	项目	遗传性共济失调	遗传性痉挛性截瘫	多系统萎缩	散发性成年起病型共济失调	中毒性共济失调	免疫介导性共济失调	感染/感染后疾病	颅脑创伤	新生性疾病	内分泌代谢异常疾病
相同点	临床表现	共济运动障碍									
	影像学	头部 MRI 可发现小脑萎缩									
不同点	病因	遗传性共济失调致病基因突变	遗传性痉挛性截瘫致病基因突变	原因未明	原因未明	酒精、药物、重金属等毒物	免疫异常	感染	外伤	肿瘤	内分泌代谢异常
	诊断方式	基因诊断	基因诊断	排除遗传性及其他获得性因素	排除遗传性及其他获得性因素	排除遗传性因素，有中毒性证据	排除遗传性因素，有免疫异常证据	排除遗传性因素，有感染证据	排除遗传性因素，有外伤史	排除遗传性因素，高度怀疑/确诊肿瘤	排除遗传性因素，有内分泌代谢异常证据
	治疗	对症治疗	对症治疗	对症治疗	对症治疗	病因治疗	免疫抑制治疗	抗感染治疗	手术治疗	手术、放疗、化疗	病因治疗

三、治疗

目前还没有任何药物对遗传性共济失调有特效或可以延缓其进程，但对患者进行适当的干预可减轻其症状并提高生活质量[16]。

（一）药物干预

1. 由继发因素引起的共济失调可进行有效的治疗，如补充维生素E对AVED具有良好的效果[17]。谷蛋白敏感性共济失调与乳糜泻相似，采用无谷蛋白饮食可能改善谷蛋白敏感性共济失调的症状。急性小脑炎预后通常是自限性的。

2. 丁螺环酮、力鲁唑、乙酰唑胺（该药可控制发作性共济失调）以及加巴喷丁与普加巴林（两者联合运用可改善SCA6患者的共济失调症状）的联合运用，能改善部分患者的共济失调症状。

3. 左旋多巴或多巴胺受体激动剂能控制SCA的帕金森样症状；震颤症状可试用抗胆碱能药、氯硝西泮等；抗胆碱能药、肉毒杆菌毒素可用于治疗肌张力不全，运动徐缓及因吞咽困难造成的流涎也可试用抗胆碱能药治疗。

4. 拉莫三嗪能改善SCA3的步态异常，艾地苯醌可以减少FRDA患者心脏肥厚的发生，减慢病程的进展。米格司他可显著延缓尼曼匹克病C型（Niemann Pick C）疾病进展。

5. 免疫治疗：抗谷氨酸脱羧酶（GAD）共济失调通过静脉注射免疫球蛋白（IVIG）联合皮质类固醇或其他免疫抑制剂治疗，35%的患者显示出改善[18]。皮质类固醇是CLIPPERS首选的治疗方法[19]，但还需要免疫抑制剂维持，大多数患者在治疗后都有所改善。

6. 基因治疗：基因治疗正处在试验发展阶段，有望通过替换、增补或校正缺陷基因，达到减轻或治愈遗传病的目的。重复扩增和错义突变通常是RNA沉默疗法的良好靶点，而单倍体剂量不足可以通过基因替代疗法或转录增强子以增加缺乏的蛋白质来解决。

（二）非药物干预

1. 支持疗法和功能锻炼有助于改善患者的行走困难和步态不稳等症状；

2. 构音障碍及吞咽困难在SCA患者中很普遍，患者可在专业人员的指导下，进行发音和进食的训练；

3. 对视力下降、视物重影等症状可由眼科进行干预；

4. 外科手术矫正可用于治疗脊柱和足部的畸形。

四、预防

目前大部分神经系统遗传病尚缺乏有效的预防治疗方法，疗效多不满意。因此，通过避免近亲结婚、推行遗传咨询、携带者基因检测及产前诊断和选择性流产等措施防止患儿出生及预防遗传病的发生是最根本的措施。

参考文献

[1]Salman MS. Epidemiology of Cerebellar Diseases and Therapeutic Approaches. Cerebellum. 2018;17(1): 4-11.

[2]Harding AE. The clinical features and classification of the late onset autosomal dominant cerebellar ataxias. A study of 11 families, including descendants of the'the Drew family of Walworth'. Brain. 1982;105(Pt 1): 1-28.

[3]Anheim M, Tranchant C, Koenig M. The autosomal recessive cerebellar ataxias. N Engl J Med. 2012;366(7): 636-646.

[4]Labuda M, Labuda D, Miranda C, et al. Unique origin and specific ethnic distribution of the Friedreich ataxia GAA expansion. Neurology. 2000;54(12): 2322-2324.

[5]Gardiner SL, Boogaard MW, Trompet S, et al. Prevalence of Carriers of Intermediate and Pathological Polyglutamine Disease-Associated Alleles Among Large Population-Based Cohorts. JAMA Neurol. 2019;76(6): 650-656.

[6]van Gaalen J, Kerstens FG, Maas RP, et al. Drug-induced cerebellar ataxia: a systematic review. CNS Drugs. 2014;28(12): 1139-1153.

[7]Klockgether T, Mariotti C, Paulson HL. Spinocerebellar ataxia. Nat Rev Dis Primers. 2019;5(1): 24.

[8]Vale J, Bugalho P, Silveira I, et al. Autosomal dominant cerebellar ataxia: frequency analysis and clinical characterization of 45 families from Portugal. Eur J Neurol. 2010;17(1): 124-128.

[9]Abele M, Bürk K, Laccone F, et al. Restless legs syndrome in spinocerebellar ataxia types 1, 2, and 3. J Neurol. 2001;248(4): 311-314.

[10]Köllensperger M, Krismer F, Pallua A, et al. Erythropoietin is neuroprotective in a transgenic mouse model of multiple system atrophy. Mov Disord. 2011;26(3): 507-515.

[11]Manto M, Honnorat J, Hampe CS, et al. Disease-specific monoclonal antibodies targeting glutamate decarboxylase impair GABAergic neurotransmission and affect motor learning and behavioral functions. Front Behav Neurosci. 2015;9: 78.

[12]Salman MS. Infantile-onset saccade initiation delay (congenital ocular motor apraxia). Curr Neurol Neurosci Rep. 2015;15(5): 24.

[13]Wenning GK, Krismer F. Multiple system atrophy. Handb Clin Neurol. 2013;117: 229-241.

[14]Fink DA, Nelson LM, Pyeritz R, et al. Fragile X Associated Primary Ovarian Insufficiency (FXPOI): Case Report and Literature Review. Front Genet. 2018;9: 529.

[15]Castillo P, Woodruff B, Caselli R, et al. Steroid-responsive encephalopathy associated with autoimmune thyroiditis. Arch Neurol. 2006;63(2): 197-202.

[16]Synofzik M, Puccio H, Mochel F, et al. Autosomal Recessive Cerebellar Ataxias: Paving the Way toward Targeted Molecular Therapies. Neuron. 2019;101(4): 560-583.

[17]Hentati F, El-Euch G, Bouhlal Y, et al. Ataxia with vitamin E deficiency and abetalipoproteinemia. Handb Clin Neurol. 2012;103: 295-305.

[18]Mitoma H, Manto M, Hampe CS. Pathogenic Roles of Glutamic Acid Decarboxylase 65 Autoantibodies in Cerebellar Ataxias. J Immunol Res. 2017;2017: 2913297.

[19]Tobin WO, Guo Y, Krecke KN, et al. Diagnostic criteria for chronic lymphocytic inflammation with pontine perivascular enhancement responsive to steroids (CLIPPERS). Brain. 2017;140(9): 2415-2425.

编者：董铭（吉林大学第一医院）

第五节 其他慢性前庭综合征

除以上介绍的慢性前庭综合征之外，临床上还包括不能代偿的慢性单侧前庭病、老年前庭病、听神经瘤、以前庭症状为突出表现的精神或行为疾患、药物导致的慢性前庭症状等，本篇将主要围绕此部分内容进行介绍。

一、慢性单侧前庭病（Chronic Unilateral Vestibulopathy, CUVP）

（一）概述

也称为慢性单侧前庭功能丧失（Chronic unilateral vestibular loss, CUVL），指因一侧前庭-眼反射（VOR）的病理功能障碍而引起外周前庭系统功能减退，常伴有慢性头晕和姿势不稳等症状，是一类临床上常见的慢性前庭综合征。

目前尚无关于CUVP的流行病学的报道。2021年一项临床研究显示，CUVP患者占同期就诊的单侧前庭病变患者的33.7%，平均年龄（49.84±9.31）岁。CUVP通常继发于急性单侧前庭病，可分为原发性和继发性两类，其中原发性CUVP占47.1%，继发性CUVP占52.9%[1]。

原发性CUVP病因不明或机制尚不明确，可能与中枢动态补偿缓慢和不完善有关[2]。当急性单侧前庭病随着时间的推移逐渐向CUVP演化，CUVP患者视-听-前庭-感觉-运动区域之间的协同作用减弱，进而影响运动感知、空间定向和运动调节的协调性和完整性，导致慢性眩晕、姿势不稳[3]。此外，也有研究认为原发性CUVP与精神心理因素和持续过度依赖视觉信号有关。继发性CUVP的病因则相对明确，包括感染或感染后引起的功能障碍、梅尼埃病、结构性病变、缺血和创伤，其他系统性或遗传性疾病等。

CUVP常见诱因可分为特异性与非特异性，其中特异性诱因主要包括头位或体位变化，视觉、声音及压力刺激，以及特殊场景或狭小空间情境可诱发惊恐性眩晕等；而非特异性诱因主要包括过度疲劳，情绪和精神心理因素，睡眠障碍，饮食、季节、天气等因素。另外，如偏头痛、月经周期、不当的体育锻炼等也可能引起CUVP的发生。

（二）诊断

1. 问诊与症状

目前CUVP尚无公认的诊断标准。对既往史的询问是查找CUVP继发性病因与疾病诊断的重点。包括既往是否患有前庭疾病、神经系统疾病、缺血性疾病（血管内耳病）等；发病初期是否有急性前庭事件；是否有精神及心理问题；是否有可能引起持续头晕的基础疾病；对于老年患者，是否有多种药物合用史。同时，应了解有无精神心理疾病、头痛或头晕等家族史。

CUVP患者的头晕症状应持续3个月以上，这些症状可以是持续的，也可以是短暂的。病史较长者多为发作性和慢性头晕。另外，不同病因引起的CUVP症状表现形式不同[4,5]，可表现为急性起病，缓解期过后迁延不愈，没有无症状间歇期；也可表现为隐匿起病，症状呈进行性加重。

2. 相关检查

前庭功能和眼动功能检查是重点。眼动检查经常用来判断有无中枢神经系统异常，另外眼球运动、眼震、共济运动、姿势步态、平衡功能、卧立位血压、深感觉的检查有利于多方面的鉴别诊断。前庭功能检查可明确单侧VOR功能障碍，其中温度试验结果的异常则被认为是诊断该疾病的金标准[6]。

除此之外，CUVP患者查体时可表现为闭目难立试验（Romberg test）及加强闭目难立试验（Tandem Romberg test）阳性；原地踏步试验（Fukuda test）向患侧偏转；动态视敏度下降；摇头试验时可见眼震朝向健侧。另外，也可通过起立行走时间试验（TUG）测试检查[注]评价疾病的严重程度。

注：一种广泛使用的步态功能的标准化测量方法，步态检查通常比提供CUVP患者的额外定位信息更能提示疾病的严重程度。

3. 鉴别诊断

（1）慢性双侧前庭病

双侧内耳平衡器官或前庭传导通路受损导致的一组临床症状，以头部运动时出现视振荡，行走时出现步态不稳，具有空间记忆和定向障碍为主要临床特征的前庭疾病。可分为原发性和继发性，病因上与慢性单侧前庭病有部分重叠，床边前庭功能检查和定量前庭功能检测有助于鉴别。

（2）小脑退变性疾病

一组以共济失调为主要症状的疾病，其共济失调在眼球运动方面表现尤其突出，眼动异常可做为疾病早期的主要体征，且先于其他体征出现，有时甚至成为唯一体征。可分为先天遗传性与后天获得性，后天获得性病因广泛，如毒物损害，免疫性损害，肿瘤损害，内分泌性损害，退行性变，血管病变，代谢性损害以及脑病等。

（3）持续性姿势-知觉性头晕（PPPD）

表现为多数时间存在头晕、不稳、非旋转性眩晕中的一个或多个症状，持续时间超过3个月，行走或者站立、暴露于复杂视觉环境时加重，通常由引起头晕或眩晕、平衡障碍的疾病触发。

（三）治疗

目前关于该病尚无规范的治疗方案。在没有特定手术指征的情况下，仅对有症状的CUVP患者可给予药物或其他治疗。大多数非进行性结构病变的CUVP患者，如果没有任何特定的干预，将会随着时间的推移而改善。

1. 药物治疗

（1）抗胆碱能药：氢溴东莨菪碱、地芬尼多（眩晕停）；

（2）抑制前庭神经和抗组胺药：苯海拉明、异丙嗪；

（3）改善内耳供血：盐酸倍他司汀、银杏叶提取物；

（4）改善躯体症状：选择性5-羟色胺再摄取抑制药，如盐酸氟西汀、盐酸舍曲林、盐酸帕罗西汀等；

（5）支持治疗：如恶心、呕吐症状严重，可加用补液支持治疗。

2. 其他治疗

（1）康复治疗

对于因前庭功能缺陷引起的功能障碍和异常前庭输入患者，个体化的前庭康复治疗可加速中枢神经系统的适应和再训练[7]。中央补偿过程中可恢复前庭功能和平衡障碍，有效减轻头晕症状、增加姿势的稳定性、减少跌倒风险，并能切实改善患者头部运动时的视敏度，改善无代偿前庭功能减退患者的症状和功能问题。功能障碍包括平衡障碍为主、视觉性眩晕为主和二者共存三种类型，可以根据需要选择不同的康复方法。

前庭康复训练是一种以运动锻炼为基础的治疗方法，通常由4种训练方法组合而成：①凝视稳定性训练；②习服性训练；③平衡与步态训练；④行走训练。慢性单侧前庭功能减退者建议每日治疗1次，连续治疗4～6周[8]。

（2）精神心理干预

当伴有焦虑、惊恐及抑郁等精神心理障碍和睡眠障碍的患者进入自身不良循环状态时，仅凭自身调整在一定程度上难以使症状得到缓解，此时加强精神心理方面的治疗，重视心理疏导则有助于改善症状。例如向患者解释CUVP相关知识，使其了解病因，发病可能机制、自然病程规律、可能的诱发因素、治疗方法及预后等。

（四）预防

指导患者避免或减少诱发因素，积极治疗原发病；调整精神、心理与生活状态，如保持积极乐观、向上的精神状态，积极参与社交活动，消除负面情绪和心理因素等影响；形成规律、健康的生活习惯，作息规律，保证睡眠时间及睡眠质量；避免寒冷刺激，避免过度疲劳，增加机体免疫力，适当做一些脑力及体力活动，如走步、太极拳、跳舞；合理膳食，低盐低脂，避免过量饮酒，以及减少浓茶、咖啡等食品的摄入。从而有效地预防CUVP及控制症状反复。

二、老年前庭病（Presbyvestibulopathy, PVP）

（一）概述

PVP是因年龄增长引起的，前庭解剖结构发生生理性退化至轻度或中度前庭功能损失的一类疾病，是老年人头晕、步态不稳定的常见原因。

随着年龄的增长，内耳结构会出现生理性老化，具体表现在内耳毛细胞数量下降与形态、功能的改变，以及外周、中枢前庭神经功能的下降。毛细胞自20岁开始退化，到70岁时，壶腹嵴上的毛细胞可减少40%，球囊斑上减少24%，椭圆囊斑上减少为21%。与年轻人前庭神经节的神经元相比，老年人群的神经元在形态学方面往往较小，并且常可见胞浆退行性变，伴萎缩和纤维化，而数量方面也明显少于年轻人群。此外，内部因素（如遗传因素）、前庭毒性因素（如炎症）、血管疾病、药物及创伤等都能够成为诱因。

PVP的突出症状为姿势失衡和步态不稳，在黑暗环境和不平的地面上行走时症状加重；部分患者可能因VOR功能障碍出现振动幻视。前庭功能检查结果可高于正常人上限，低于双侧前庭病下限值。国外老年人前庭性眩晕的发病率为10.0%，国内尚无流行病学数据。需注意的是，不是所有的老年人都会随着年龄的增长而发生PVP，即使超过80岁的老年人也能保持正常的VOR增益，故PVP不应该片面地被认为是"年龄依赖性"，而应该考虑为"年龄相关性"。

（二）诊断

PVP的诊断需具备以下4点：

A.慢性前庭综合征（持续时间至少3个月），并至少满足以下症状中的2项：①姿势不平衡或不稳感；②步态障碍；③慢性头晕；④反复跌倒；

B.轻度双侧外周前庭功能减退，且至少被下列方法中的1种方法检测到：①视频头脉冲测试显示双侧前庭眼反射（vestibulo-ocular reflex, VOR）增益在0.6~0.8之间；②转椅试验，经正弦刺激（0.1Hz，最大速度为50°~60°/s），VOR增益在0.1~0.3之间；③双温试验，每一侧的冷热反应的慢相角速度（slow-phase velocity, SPV）峰值之和在6°~25°/s之间。

C.年龄≥60岁；

D.不能用其他疾病或失调更好地解释。

（三）治疗

PVP急性期或发作期时可给予前庭抑制剂控制眩晕急性发作，如抗组胺类、苯二氮类、抗胆碱能类药物，使用时间一般不超过72h，可同时给予止吐剂和改善内耳微循环药物等对症治疗，以及联合前庭康复治疗、心理干预和认知行为疗法治疗。需要注意药物在老年人群中应用可能出现的副作用，使用前需详细了解药物相互作用及使用剂量。此外，由于高龄跌倒后损伤可能造成严重后果，防跌倒管理对老年人生活质量维护也有着重要意义。

（四）预防

日常生活中应尽量避免熬夜、劳累、情绪激动、刺激性食物摄入等眩晕诱发因素。老年人应积极治疗基础疾病、加强日常护理，保持良好的生活方式和精神状态，从而预防或减轻疾病症状。

三、听神经瘤

（一）概述

听神经瘤（acoustic neuroma, AN)是发生于桥小脑角区的最常见肿瘤，属良性肿瘤，其发生率占桥小脑角肿瘤的第一位（80%～90%)，占颅内肿瘤的第三位（8%～10%)，常见于中年人，发病年龄多在30～60岁，男女比例为1:2，大部分起源于位于内耳前庭神经中央和周围髓磷交界处前庭神经节区的前庭神经鞘膜雪旺氏细胞，其中起源于前庭上神经最为常见，前庭下神经为其次，蜗神经起源者少见。一般而言，肿瘤起初是在内听道口周围和中枢髓鞘连接处沿前庭神经增生，可往内听道生长，也可以从内听道往桥小脑角扩展并压迫脑干进而危及生命[9]。

听神经瘤的发病原因比较复杂，主要有以下几种情况：①遗传因素，主要是抑癌基因（NF2)的缺失，导致雪旺氏细胞过度增生；②机械性损伤，主要与长时间的噪声刺激有关；③继发于其他相关疾病，如炎症；④电离辐射；⑤其他未知的因素。据文献报道，听神经瘤有以下5种生长方式：进行性增大、稳定增大、顿挫生长、静止和缩小。其中增大为听神经瘤的主要生长方式，静止和缩小仅占小部分。

（二）诊断

听神经瘤临床表现较为复杂，其临床症状并不完全一样，症状可轻可重，这主要与肿瘤的起始部位、生长速度、发展方向、肿瘤大小、血供情况及是否囊变等诸多因素有关。听神经瘤患者在不同阶段会有不同的表现，所以要对眩晕、头晕、前庭-视觉症状和姿势症状等均进行完整询问，为诊断和鉴别诊断提供依据。

1. 问诊与症状

（1）听力下降

听神经瘤最常见的临床表现，约占95%，为蜗神经受压损伤或耳蜗血供受累所致。主要表现为单侧或非对称性渐进性听力下降，多先累及高频听力，但也可表现为突发性听力下降，其可能为肿瘤累及内耳滋养血管所致。

（2）耳鸣

约占70%，以高频音为主，顽固性耳鸣在听力完全丧失后仍可存在。

（3）眩晕

可反复发作，大多为非真性旋转性眩晕，而以步态不稳和平衡失调为主，多出现在听神经瘤生长的早期，为前庭神经或迷路血供受累所致，症状可随前庭功能代偿而逐渐减轻或消失。

（4）面部疼痛或感觉减退

肿瘤生长压迫三叉神经所致，体检时可发现角膜反射减弱或消失，面部疼痛、感觉减退。

（5）步态不稳、共济失调、辨距不良

为小脑脚及小脑半球受压所致，通常见于瘤体较大的听神经瘤患者。

（6）颅高压表现

肿瘤生长可导致脑脊液循环通路闭塞，引起脑室系统扩张，从而产生头痛、恶心、呕吐、视盘水肿等颅内压增高症状。

（7）面神经麻痹

听神经瘤患者较少出现面神经麻痹，特殊情况下因肿瘤推移、压迫面神经而出现不同程度的周围性面神经麻痹及同侧舌前2/3味觉减退或消失。少数听神经瘤患者由于内听道口相对狭窄，可在早期出现面神经麻痹，偶伴面肌痉挛。

（8）声音嘶哑、吞咽困难、饮水呛咳

为后组脑神经受累所致，可出现在肿瘤生长晚期，体检可发现同侧舌后1/3味觉减退或消失、软腭麻痹、同侧咽反射消失及声带麻痹。

（9）偏瘫、躯体感觉减退

一般不常见。若肿瘤增大向内侧直接挤压脑干，可引起脑干内传导束功能障碍，出现对侧肢体不同程度的偏瘫、浅感觉减退；若肿瘤推挤脑干使之受压于对侧小脑幕裂孔边缘，则可出现患侧或双侧偏瘫、感觉减退。

2. 辅助检查

（1）纯音听阈测试

病变初期进行纯音听阈测试可见双耳正常或病变侧呈高频陡降型感音神经性聋，部分病例2kHz以下在正常范围，高频下降明显。如病变继续发展，患者出现只闻其声不明其意的现象，此时患者诉听觉有困难而纯音听阈测试结果尚可，这种现象则提示蜗后病变。随后，患侧的听力进行性下降，呈平坦曲线，甚至出现极重度聋或全聋。病变严重者，脑干可能受到损害，对侧耳的听阈也提高。若少数患者出现突发性中、重度感音神经性聋，可能因肿瘤压迫迷路动脉所致。

纯音听阈测试虽不能检出听神经瘤，但为手术治疗是否保存听力提供信息，声导抗及听性脑干反应检查结果也需结合纯音听阈测试进行分析。

（2）听性脑干反应(auditory, brainstem, response, ABR)

听神经瘤患者的ABR可出现以下变化[10]：

①患侧V波潜伏期延长或消失，与I波、Ⅲ波潜伏期延长有关。患侧I～Ⅳ波的波-波间期差>2.5ms为异常；患侧I～Ⅴ波的波-波间期差>4.5ms为异常。根据潜伏期延长时间的长短可初估肿瘤的大小，凡是较大的肿瘤和听神经受到较大侵犯时，神经传导速度就受到较大的影响。有报道称内听道的听神经瘤98%显示V波消失或变形。如果只引出I波，其余各波消失，提示包括听神经瘤在内的小脑脑桥占位病变。

②双耳V波潜伏期差：>0.4ms为异常。有报道称蜗后病变V波潜伏期耳间差增大可达90%～100%，而耳蜗病变仅6%～12%。

③双耳I～Ⅴ波的波-波间期差：>0.4ms为异常。

④若肿瘤大，使脑干受压，对侧耳可出现V波潜伏期、Ⅳ～Ⅴ波及1～Ⅴ波间期延长、V波振幅降低等，对蜗后病变的诊断可达97%。当一侧耳全聋时，对侧检查也会发现ABR不正常。有学者发现肿瘤直径<2.5cm而对侧ABR异常的现象，认为同样大小的肿瘤可引起不同程度的局部缺血，缺血达到一定程度即可导致对侧ABR异常。

（3）诱发性耳声发射（evoked otoacoustic emission, EOAE）

如果EOAE正常引出，表明外耳毛细胞功能正常。EOAE与ABR同时应用，对鉴别耳蜗与蜗后病变有重要意义。

（4）眼震电图

通过眼震电图可观察到自发性眼震，初期为水平自发性眼震，快相向健侧，继而向患侧，最后发展成两侧，且可出现垂直或斜型眼震。当肿瘤浸润桥小脑角进而挤压脑干和小脑时，眼震电图检查可出现明显中枢体征，如视跟踪异常、扫视异常和视动眼震不对称，有明显的双侧不对称的水平凝视性眼震。

眼震电图对听神经瘤的诊断有一定帮助，但必须结合临床和其他检查进行综合分析判断。术前眼震电图检查对估计肿瘤大小、肿瘤与小脑和脑桥的关系及选择手术径路有一定帮助。

（5）影像学检查

包括颞骨CT、内听道及桥小脑角增强MRI。由于颅后窝CT检查有较明显的伪影，有时会影响对小脑脑桥角区的观察，故推荐MRI为首选方法，包括平扫和增强检查。诊断时应与脑膜瘤、表皮样囊肿、面神经瘤、三叉神经鞘瘤、后组脑神经鞘瘤等鉴别。听神经瘤CT检查可见小脑脑桥角区域等密度或低密度团块影。瘤体内一般无钙化，形态大多为圆形、椭圆形，少数不规则。骨窗可显示内听道正常或不对称性扩大。MRI增强扫描可见肿瘤实体部分明显强化，而囊性部分无明显强化。

（三）治疗

听神经瘤处理策略包括随访观察、手术治疗和立体定向放疗，其选择取决于肿瘤分期、位置、生长速度、是否囊性变、患侧及对侧听力水平、患者年龄、全身状况和期望值等。

1.随访观察

由于听神经瘤生长缓慢，部分患者可以先行观察。对于年老体弱的患者，在肿瘤较小且未显著生长时，观察是一种明智的选择；而对于年轻患者，这种方法存在争议，即便肿瘤没有明显地生长，仍存在影响其有用听力的巨大风险。另外，增大的肿瘤也使显微切除的危险增大。由于目前没有较好的监测肿瘤生长的方法，观察期间建议定期复查MRI。

2.立体定向放疗

放疗的目的在于防止较小的肿瘤或次全切除术后的肿瘤增大。具体方法有普通放疗和立体定向放疗。其指征：①肿瘤直径<2cm；②听力丧失或增大的肿瘤发生在唯一有听力的耳；③老年患者或严重的全身疾病，使手术的危险性显著增加；④在次全切除术后肿瘤残留或有复发。

3.手术治疗

手术治疗的指征：（1）确诊为听神经瘤，且肿瘤>2cm；（2）症状进行性加重，患者要求手术治疗；（3）正在观察中的患者，发现肿瘤增大；（4）放疗引起的肿胀反应消退后，肿瘤有扩展。听神经瘤的手术治疗通常有三种径路：（1）颅中窝径路；（2）枕下径路；（3）迷路径路。前两种径路可以保存听力，而后一种径路则完全破坏患侧耳听力。

四、精神或行为疾患引起的慢性前庭症状

随着现代社会竞争激烈及生活、工作压力增大，患有精神心理疾病的人群发病率居高不下，其中以中青年女性尤为常见，症状也更严重，其原因可能与女性的社会角色及心理承受能力相关。精神或行为疾患引起的慢性前庭症状所表现出的形式多种多样，如不为外人察觉的主观不稳感，不能耐受精细视觉或错综的视觉刺激，有时伴前庭危象，以及眩晕或头晕等，并且当受到躯体疾病、惊恐发作、心境低落、恐惧焦虑等情绪困扰时，还可能会致使病程延长。此类患者诊断时除应具备慢性前庭综合征的症状之外，还必须有精神心理科相关疾病诊断的佐证，否则不能轻易作出诊断[11]。

治疗方面，药物治疗可以尝试不同种类的选择性5-羟色胺再摄取抑制剂和5-羟色胺-去甲肾上腺素再摄取抑制剂，疗程至少维持1年以上；前庭康复治疗可减少前庭症状，对于减轻焦虑和抑郁也可能有效，建议进行至少3～6个月前庭平衡康复治疗以获得最大效益；患者教育也是成功治疗的关键，心理治疗结合认知行为疗法可预防疾病的反复；自律训练【注】也被认为能够一定程度上帮助患者缓解焦虑问题。另外，必要时需请精神心理科协助治疗。

注：自律训练（autogenic training, AT）是由德国精神病学家约翰内斯·舒尔茨（Johannes Schultz）开发的，可影响自主神经系统，用于缓解多种应激性心身障碍。

五、药物导致的慢性前庭症状

临床药物应用中，部分药物可能因使用不当出现毒性作用，或是因难以避免的不良反应，如长期服用镇静类药物，或是由于药物过敏而出现慢性前庭症状。据统计，药源性眩晕占所有头晕/眩晕患者发病率的1~9%，甚至在65岁以上老年人群可高达25%[12]。对于此类患者临床诊断往往不难，结合用药史及相关临床症状即可做出诊断，但需排除其他可能引起慢性头晕的疾病。治疗可根据患者用药的情况做出调整，减量、换药或者停止此类药物服用等。

（一）耳毒性抗生素类

主要以氨基甙类为主，如链霉素、卡那霉素、庆大霉素、新霉素、丁胺卡那霉素，其他还有万古霉素、多粘菌素B，其中链霉素是最常见容易引起慢性前庭症状的药物。对于老年或肾功能不全患者，更易出现毒性作用。

服用此类药物引起前庭症状通常于疗程第4周出现，但也有仅应用4天即有。前庭症状多以非旋转性的头晕为主，多呈持续性，活动时加重，静止或头部不动时可好转甚至消失。查体时患者可表现闭目难立征阳性，前庭功能检查大多数患者均无自发性眼震，双温试验可示双侧前庭功能均明显减退或消失，而如果伴有耳蜗损害，还可能出现双侧感音性耳聋。

一般来说，即使立刻停用耳毒性抗生素类，前庭症状完全消失也十分缓慢，需要数月甚或1~2年之久，而前庭功能则更难恢复正常。

（二）抗癫痫药

苯妥英钠与扑痫酮是最常见引起眩晕的两种抗癫痫药物。尤其是苯妥英钠，如不注意服用剂量及检测血药浓度，则可能引起中毒性损害。损害部位主要为前庭末梢器，有时也可累及小脑，由此出现眩晕，平衡失调，眼球震颤，共济失调等症状。因此临床应用时，需要注意定期随访，检测血药浓度并及时调整药物剂量。

（三）麻醉、镇静和催眠药

此类药物引起眩晕的机理主要是对中枢的抑制作用。由于皮层抑制，有关平衡的各种传入信息不能在中枢获得综合与分析，因而患者可出现头脑昏沉感，以及轻度失平衡，但并无运动错觉。研究表明，催眠药扎来普隆10mg

可使正常人前庭眼反射、视动性眼震增益显著降低，对前庭功能产生一定影响[13]，佐匹克隆7.5mg和三唑仑0.25mg明显降低心理运动能力[14]，如长期应用或剂量不当，则会出现头晕、走路不稳、视物异常等。

（四）其他药物

此外，如水杨酸类（水杨酸钠）、噻嗪类利尿剂（氢氯噻嗪）、降压药（利血平、降压灵）及部分磺胺类药物使用不当时也可能出现慢性前庭症状，因此临床使用时应予注意。

参考文献

[1]司丽红, 李哲元, 李响, 等. 慢性单侧前庭病变患者的临床特征分析[J]. 神经损伤与功能重建, 2021, 16(12): 692-694+701.

[2]Eysel-Gosepath K, McCrum C, Epro G, et al. Visual and proprioceptive contributions to postural control of upright stance in unilateral vestibulopathy. Somatosens Mot Res. 2016;33(2): 72-78.

[3]Si L, Cui B, Li Z, et al. Altered Resting-State Intranetwork and Internetwork Functional Connectivity in Patients With Chronic Unilateral Vestibulopathy. J Magn Reson Imaging. 2022;56(1): 291-300.

[4]Carlson ML, Tveiten OV, Driscoll CL, et al. Long-termdizziness handicap in patients with vestibular schwannoma: a multicenter cross-sectional study. OtolaryngolHead Neck Surg. 2014;151(6): 1028-1037.

[5]Shupak A, Issa A, Golz A, et al. Prednisone treatment for vestibular neuritis. Otol Neurotol. 2008;29(3): 368-374.

[6]Kerber KA. Chronic unilateral vestibular loss. Handb Clin Neurol. 2016;137: 231-234.

[7]Horak FB, Jones-Rycewicz C, Black FO, et al. Effects of vestibular rehabilitation on dizziness and imbalance. Otolaryngol Head Neck Surg. 1992;106(2): 175-180.

[8]HallCD, HerdmanSJ, WhitneySL, et al. Vestibular rehabilitation for peripheral vestibular hypofunction: an evidence-based clinical practice guideline: from the American Physical Therapy Association Neurology Section. J Neurol Phys Ther. 2016;40(2): 124-155.

[9]姚俊吉, 陈见清, 谭皓月, 等. 听神经瘤自然生长规律与症状演变的初步分析: 56例患者回顾[J]. 上海交通大学学报(医学版), 2021, 41(07): 898-902.

[10]何日雷, 杨海弟, 林芷欣, 等. 微小听神经瘤患者纯音听阈和听性脑干反应分析[J]. 听力学及言语疾病杂志, 2018, 26(1): 48-51.

[11]Honaker JA, Gilbert JM, Staab JP. Chronic subjective dizziness versus conversion disorder: discussion of clinical findings and rehabilitation. Am J Audiol. 2010;19(1): 3-8.

[12]Maarsingh OR, Dros J, Schellevis FG, et al. Causes of persistent dizziness in elderly patients in primary care. Ann Fam Med. 2010;8(3): 196-205.

[13]詹皓, 赵安东, 贾宏博, 等. 两种剂量水平的扎来普隆对正常人认知操作能力和前庭功能的影响[J]. 中华航空航天医学杂志, 2007(01): 8-11.

[14]葛朝丽, 詹皓, 韦四煌, 等. 催眠药扎来普隆、三唑仑、唑吡坦和佐匹克隆对认知操作能力影响的比较[J]. 中华航空航天医学杂志, 2005(04): 276-279.

编者：陈加俊/许靖（吉林大学中日联谊医院）

医案篇

第一章 中医古籍医案

医案一 源自《名医类案》

　　秦鸣鹤，侍医也。高宗苦风眩头重，目不能视，召鸣鹤诊之。鹤曰：风毒上攻，若刺头出少血，即愈矣。实。太后自帘中怒曰：此贼可斩。天子头上岂试出血处耶？上曰：医之议病，理也，不加罪。且吾头重闷，甚苦不堪，出血未必不佳。命刺之。鸣鹤刺百会及脑户出血。脑户禁刺，非明眼明手不能。上曰：吾眼明矣。言未竟，后自帘中称谢曰：此天赐我师也。赐以缯宝。

　　【按语】此病案症状为风眩头重，目不能视，可见病位在清阳之地。此为风毒上攻，风毒合邪上攻清阳之地，导致清阳不升而发眩晕、目不能视。医以刺络放血之法，使得风毒之邪随血外出体外，同时经络通畅，气血周流而疾病得愈。刺络放血法一直以来都可以作为眩晕、头痛等神经系统疾病的基础治疗方法之一。

医案二 源自《名医类案》

　　一妇人畴昔有脾胃之症，烦躁间显，胸膈不利而大便秘结。时冬初，外出晚归，为寒气怫郁，闷乱大作。此火不得伸故也，医漫投疏风丸，大便行而其患犹尔，继疑药力微，益以七八十丸，下两行，而其患犹尔，且加吐逆，食不能停，痰甚稠黏而涌吐不已，眼黑头旋，心恶烦闷，气促，上喘无力，心神颠乱，兀兀不休，口不欲言，目不欲开，如坐风云中虚，头痛难堪，身若山重湿，四肢厥冷寒，寝不能安。夫前证胃气已损，复两下之，则重虚其胃，而痰厥头痛作矣。以白术半夏天麻汤。

【按语】本病案患者素有脾胃疾患，脾胃虚弱而大便不畅。冬日感寒，寒邪郁闭，出现心中闷乱，前医投大剂疏风丸，疏风丸出自《儒门事亲》："诸痰在于膈上，使头目不能清利，涕唾稠粘，或咳唾喘满，或时发潮热，可用独圣散吐之，次服加减饮子，或疏风丸，间而服之"，方由通圣散一料加天麻半两，羌活半两，独活半两，细辛半两，甘菊半两，首乌半两而成。看似对症，然服药后出现大便下但症状未见改善。因患者素有脾胃虚损，服用疏风丸后更伤脾胃，故出现痰厥头痛，此正符合半夏白术天麻汤化痰息风之功效。此案为误治后救治。

医案三　源自《校注妇人良方》

一妇人素头晕，不时而作，月经迟而少，此中气虚弱，不能上升而头晕，不能下化而经少，用补中益气汤而愈。后因劳仆地，月经如涌，此劳伤火动，用前汤加五味子，一剂而愈。前症虽云气无所附，实因脾气亏损耳。

【按语】张景岳曾提出"无虚不作眩。"本案妇人素有头晕，不时而作，加之平素月经稀少，故可判定为中气虚弱，气血生化无源，气血不能上供于脑，升举无力而发眩晕；血不足则营阴亏虚，故治以补中益气汤补气养血，升清举陷，而眩晕不发、经水如期。后因过劳导致经水如涌，此为过劳再次耗伤气血，加之引动肝火上冲，久有中气不足，气虚下陷，摄血无权，而致经血如注，故仍以补中益气汤为主方，加用五味子，一来五味子性酸，增加收敛作用；二来五味子可以收纳浮越之火，使得一剂而愈。

医案四　源自《孙文垣医案》

大宗伯董浔老夫人，常眩晕，手指及肢节作胀。脉右寸软弱，关滑，左脉弦长，直上鱼际，两尺皆弱，此亢而不下之脉。《难经》所谓木行乘金之候也。总由未生育而肝经之血未破尔。《内经》云：诸风掉眩，皆属肝木。兼有痰火，治当养金平木，培土化痰。以白术半夏天麻汤，正与此对。服两帖而眩晕平。再与六君子汤加天麻、白僵蚕以治其晕，加白芍以泻肝，麦门冬、人参以补肺金，麦芽、枳实、神曲、苍术以健脾，使宿痰去而新痰不生。少用黄柏二分为使，引热下行，令不再发。

【按语】中医讲"诸风掉眩，皆属于肝"，此患为老年女性，本有肝肾亏虚。肾阴亏耗，不能滋养肝木，则见肝阳化风，肝阳上亢；肝气有余，则见"肝脉弦长，直上鱼际"。加之年老体衰，素有痰火，肝风夹痰火上攻头面清阳之地，故见眩晕。在治疗上，因属肝木过旺而乘肺金，故采取佐金平木法，兼化痰火，先以半夏白术天麻汤化痰息风，待眩晕平，再投以六君子汤以治本，并配伍平肝之品、补肺之药、健脾之剂，标本兼治，培土以化痰息风。

医案五　源自《孙文垣医案》

王敬泉，头晕且痛，起则倒仆，胸膈胀闷如绳束缚，呕吐而食饮皆不得入，六脉俱涩，此痰饮挟木火之势而作晕也。先以济生竹茹汤而吐不止，且烦躁发眊、发热。再与芦根汤，连进二碗，气眊稍定。再以吴茱萸一两为末，以鸡子清调涂两足心，引火下行，外用二陈汤加姜汁炒黄芩、黄连、旋覆花、枇杷叶、丁香、白豆仁、槟榔、柴胡，水煎服之。服后热退，大便亦行，头晕呕吐皆止。惟胃脘有一块作痛，仍与前药两剂，而块亦消。

【按语】本病案患者症见头晕，伴胸闷膈胀、呕吐、呃逆，食不得入，此为痰饮夹火上冲所致。痰饮上冲于头部清阳之地，则见眩晕；上冲于胸脘则见胸闷、膈胀、恶心及呃逆。治疗上在应用竹茹汤及芦根汤的同时，采取涌泉穴贴敷的治疗方法。根据中医经络理论，足底涌泉穴可通过经络系统内连于五脏六腑，外络于四肢百骸，故可通治全身多种疾患。吴茱萸性热，入肝经，善祛寒，涂足心多用于人体上部有热的病症，通过足底涌泉穴将上部之热邪下驱。李时珍有："其性虽热，而能引热下行，盖亦从治之义"，认为吴茱萸有"引热下行"，降逆之功，既可用于阴寒气逆，也可用于火热炎上。现代临床亦常常将吴茱萸研末醋调敷两足心之外治疗法应用于高血压等病症，可起到引热下行的作用。

医案六　源自《柳宝诒医案》

张，头眩眼花，目有妄见。肝火妄动，兼挟痰浊，蒙扰心包也。肝气上逆于肺，则喉梗；下注少腹，则块痛。病深及脏，奏效甚难。拟先从肝经疏泄。

羚羊角、青龙齿、左牡蛎、胆星、郁金、菖蒲、细川连盐水炒、太子参、旋覆花包、远志肉炒、粉前胡、金铃子肉酒炒、金器、灯心。另：保赤丹一粒化服。

【按语】本案患者头晕眼花，为肝风妄动，夹痰浊蒙蔽心包，故治疗以清肝火、化痰浊、通心窍为主，以羚羊角、龙齿、牡蛎清肝火；以胆星化痰浊；以菖蒲、郁金开心窍。因肝气上逆于肺而出现喉梗，咽喉不适，故以旋复花、前胡降逆、止咳利咽。本案患者还有"目有妄见"的症状，从现代医学的角度考虑，患者应有情志疾患，故方中菖蒲、郁金、远志、金器、灯心均是镇心开窍之品，兼调情志，这也是古人在遇到情志疾患时的常用处理方法，可为后世提供治疗思路。

医案七　源自《古今医案按》

喻嘉言治吴添，官生母，时多暴怒，以致经行复止，秋间渐觉气逆上厥，如畏舟船之状，动辄晕去，久久卧于床中，时若天翻地覆，不能强起，百般医治不效。因用人参三五分，略宁片刻，最后日服五钱，家产费尽，病转凶危。大热引饮，脑间有如刀劈，食少泻多。已治木。无他望矣，姑延喻诊。喻曰，可治。凡人怒甚，则血菀于上，而气不返于下，名曰厥巅疾。厥者，逆也，气与血俱逆于高巅．故动辄眩晕也。又以上盛下虚者，过在少阳。少阳者，足少阳胆也，胆之穴皆络于脑，郁怒之火，上攻于脑，得补而炽，其痛如劈，同为厥巅之疾也。风火相煽，故振摇而热蒸，木土相凌，故艰食而多泻也。于是会《内经》铁落镇坠之意，以代赭石、龙胆草、芦荟、黄连之属降其上逆之气；以蜀漆、丹皮、赤芍之属行其上菀之血；以牡蛎、龙骨、五味之属敛其浮游之神；最要在每剂药中生入猪胆汁二枚，盖以少阳热炽，胆汁必干，亟以同类之物济之，资其持危扶颠之用。病者药一入口，便若神返其舍，忘其苦口，连进十数剂，服猪胆二十余枚，热退身凉，饮食有加，便泻自止。始能起床行动数步，然尚觉身轻如叶，不能久支。喻恐药味太苦，不宜多服，减去猪胆及芦、龙等药，加入当归一钱、人参三分，姜、枣为引。平调数日而愈。

【按语】本例患者平素性情急躁易怒，此次大怒后，导致血菀于上，气机失调，"百病生于气"，气机升降失畅，使得血与气同时上逆于头部清阳之地，发为眩晕。从经络循行来看，足少阳胆经之穴络于脑，大怒之后，郁怒之火上攻于脑，这时如果采取补益的治疗方法会使郁火更盛，风火相煽则使病情加重。因此在治疗时，汲取了《内经》中生铁落饮中生铁落的重镇之意，而避免使用沉香等一些性温的潜镇药物，防止助火耗气，而以代赭石、龙胆草、芦荟、黄连之类性寒重镇的药物进行治疗，既清又降，使上逆之火气得以下降；以蜀漆、丹皮、赤芍之属行其上菀之血；以牡蛎、龙骨、五味之属敛其

浮游之神。

附：医家学术思想探析

喻嘉言谓眩晕分为虚、实，壮盛之人多痰多火；肥白人痰多气虚；又有因于内风和外风的区分，用药加减变化遵《内经》之旨。

医案八　源自《临证指南医案》

江五十，脉弦动，眩晕痰多，胸痹窒塞。此清阳少旋，内风日沸，当春地气上升，最虑风痱。内风夹痰。明天麻、白蒺藜、桂枝木、半夏、橘红、茯苓、苡仁、炙草。又头额闷胀，痰多作眩。《外台》茯苓饮加羚羊角、桂枝、竹沥，姜汁法丸。

【按语】此痰浊阻滞中阳，清阳不升，内风渐起而致。除眩晕症状外，常伴有痰多、恶心、胸满、窒塞感。以桂枝木、半夏、橘红、茯苓、薏苡仁、炙甘草化痰逐饮；天麻、白蒺藜平肝息风。叶天士的这个方剂与后世半夏白术天麻汤组成及功效有相近之处，都可以起到化痰息风的功效，用以治眩晕兼痰浊之病证。

医案九　源自《临证指南医案》

王六三，辛甘寒，眩晕已缓。此络脉中热，阳气变现，内风上冒，是根本虚在下，热化内风在上，上实下虚。先清标恙。络热。羚羊角、玄参心、鲜生地、连翘心、郁金、石菖蒲。又照前方去菖蒲、郁金，加川贝、花粉。

【按语】此病人虽然眩晕症状已经缓解，但因久病，此病本质为上实下虚，络脉中热，本虚在上，阳化风动。因此在治疗上先治标，清热安神，以羚羊角、连翘心清肝、心之火；以生地、玄参养阴清热；石菖蒲、郁金开窍醒神。

医案十　源自《临证指南医案》

某二四，晕厥，烦劳即发。此水亏不能涵木，厥阳化风鼓动，烦劳阳升，病斯发矣。据述幼年即然，药饵恐难杜绝。阴虚阳升。熟地四两，龟版三两，牡蛎三两，天冬一两半，萸肉二两，五味一两，茯神二两，牛膝一两半，远志七钱，灵磁石一两。

【按语】此水亏而不能涵木，厥阳化风，鼓动而发眩晕。因肾水亏虚，故烦劳则发作，伴耳鸣、不寐。以熟地、龟板、天冬、山萸肉、五味子、牛膝补肾填精，补肾水；以牡蛎、磁石平肝潜阳；以远志、茯神安神。此法符合叶天士治疗眩晕喜从"肝、肾"论治的特点，因肝为风木之脏，内寄相火，故肝阴易虚，阴虚不能育阳，故肝阳、内风、相火动扰上窜。肾属水而藏精，肝木赖肾水滋养而得以生发条达。故若肾精劳损，则肝失濡养，必然使肝阳上亢，虚风内动，呈现上实下虚之象，故治疗上必须滋养肾精以涵养肝木，不能一味平肝。

医案十一　源自《种福堂公选良方》

陈（五五），操劳动怒，耳鸣巅胀，眩晕肢麻，内起风火，皆厥阴之化。中年以后，男子下元先虚，虑其仆中，益填镇固摄以实下，合乎上病治下之旨。

熟地　玄武版　灵磁石　五味子　山萸肉　枸杞子　天冬　牛膝　青盐

【按语】此患因操劳耗伤气血，加之大怒导致肝阳上亢，此典型上实下虚，精血不足加肝风内动，故见眩晕肢麻。治疗以补肾填精治其本，以熟地、山萸肉、枸杞子补肾填精；以龟板、磁石重镇固摄；以牛膝引火归元；以五味子固摄上浮之火；加之青盐味咸入肾，增加药物功效。

医案十二　源自《叶氏医案存真》

心悸如饥，头晕肢麻，此乃内起肝风。汗多淋漓，气弱阳泄。近日肌浮腹大，木传土也。仿丹溪养金制木，使脾少贼邪之害。

阿胶　天冬　生白芍　细生地　麦冬　明天麻　菊花炭

【按语】本案患者在症状描述上有明确的头晕肢麻，案中提示此为肝风所致。案中有"汗多淋漓，气弱阳泄"，以方测证，考虑此为阴损及阳所致，阳气亏虚失于固摄，故汗多淋漓；后又出现肌浮腹大，此为血虚肝木过旺可乘脾土所致，方中应用了阿胶、白芍、生地、麦冬滋养肺阴，用以平息过亢之肝木；方中以天麻、菊花平肝息风，对治头晕肢麻。

附：医家学术思想探析

叶天士是我国清代著名临床医家，其学术思想对近代中医学的影响深远。因叶天士一生诊务繁忙，故著述不多，但却是留下医案最多的医家之一。在总结叶天士医案过程中，也可以挖掘出其重要的学术思想。《内经》有"诸风掉眩，皆属于肝"。叶天士辨治眩晕病，亦遵从《内经》之旨，以"阳化内风"立论。因头为六阳之首，耳目口鼻皆系清空之窍。眩晕非外来之邪，乃肝胆之风阳上冒耳，并反复指出要防止昏厥、跌仆、痉厥的发生。认为内风为身中阳气之动变，非"发散可解，非沉寒可清，与六气火风迥异，用辛甘化风方法，乃是补肝用意"。因肝为刚脏，非柔润不能调和。叶天士在临证中根据症状夹痰、夹火、中虚、下虚的区别，分别采取不同的治疗方法，其中有"治胆、治胃、治肝"之分。叶天士在用药上也是极具变化，灵活运用经方并多有发挥。其中火盛者，用羚羊、山栀、连翘、花粉、玄参、鲜生地、丹皮、桑叶，以清泄上焦窍络之热，此"治胆";痰多者，必理阳明以消痰，多用竹沥、姜汁、菖蒲、橘红、二陈汤之类；中虚则兼用人参，并常用《外台》茯苓饮，后世医家在叶天士医案的变化中，也总结出叶氏茯苓饮，此为《外台》茯苓饮之变化；下虚者从肝治，以补肾滋肝，育阴潜阳。叶天士医案中对阴虚阳亢的治法论述较多，而且对后世的影响巨大，这可能与叶天士善治温病有关。诸如后世的羚羊角汤、天麻钩藤饮、河车大造丸都可以说是取法于叶天士；再有吴鞠通在《温病条辨》中所列之炙甘草汤、大小定风珠等，也都是在叶天士的医案中总结出来的，可见叶天士对后世治疗眩晕之阴虚阳亢、阴虚风动的巨大影响。

医案十三　源自《王旭高医案》

李，肝风肝阳弛张，兼夹湿热，上混清窍，左耳常流清水，时或作痒，右鼻燥而窒塞，头晕沉沉。法以息风和阳。

羚羊角　石决明　滁菊　钩钩　粉丹皮　黑山栀　磁石　蒺藜　赤苓通草　稽豆衣　左慈丸三钱

【按语】本案头晕沉沉正是头晕目眩的症状。案中指出是由于肝风肝阳弛张，兼夹湿热所致，使得清窍昏蒙。因夹有湿热故可见耳部流清水，时而作痒，鼻燥而窒塞。因此治疗原则为息风和阳，以羚羊角、石决明、钩藤、菊花、丹皮以清热凉肝；以赤茯苓、通草、黑山栀，以利湿热从三焦下行，使湿热从小便而出；以磁石、稽豆衣滋补肝肾、平肝潜阳；以耳聋左慈丸滋补肾阴，对治眩晕及耳鸣之症。本案患者应有肝肾亏虚，故在方中有耳聋左慈丸这样的药物，证明患者除有头晕目眩的症状外，应该有耳鸣、听力下降。

医案十四　源自《王旭高医案》

顾，头眩心悸，脉沉弦者，饮也。病发则呕吐酸水，满背气攻作痛，得嗳则痛松。此浊阴之气上攻阳位，当以温药和之。

熟附子　桂木　半夏　陈皮　冬术　川椒　茯苓　沉香

【按语】本案患者有头眩心悸，观其脉象为沉弦，应主水饮。水饮冲逆，故见头晕；冲逆于上焦则见心悸；冲逆于中焦，故见呕吐酸水；冲逆于背部故见背部疼痛。案中也提及此为浊阴之水饮邪气上攻于阳位所致。"病痰饮者当以温药和之"，故以白术、附子温补脾肾之阳；以陈皮、半夏、茯苓化痰祛饮；以桂枝、川椒、沉香平降肝逆。仲景治疗眩晕症状多以痰饮论治，本案亦是很好的例子，仲景治饮多从脾胃论治，但本案同时还应用附子温肾，一来本案患者素有肾阳亏虚；二来肾阳为脾阳之本，故脾肾同调，对治疗水饮类疾病也很有深意。

附：医家学术思想探析

王旭高是清末名医，其受叶天士学术思想影响较大，并将《临证指南医案·肝火门》中对于肝病治疗医案整理阐述，确立肝气、肝风、肝火三纲辨治体系，对于肝病的治疗颇有建树，并著有《西溪书屋夜话》，又称《治肝十三法》，对后世治疗肝病产生深远的影响。因眩晕一证与"肝"关系密切，因此王旭高对于眩晕的治疗也很有心得。王旭高本着"无虚不作眩"、"无痰不作眩"、"诸风掉眩，皆属于肝"的理论思想，认为眩晕不出虚、风与痰三者为患，认为眩晕不出肾阴虚、脾虚痰及肝风动三证，在治疗上以肝为主轴，并遵循五行生克理论，认为病因并不只是一端，而必有相兼。

医案十四 源自《重订王孟英医案》

一老广文，俸满来省验看。患眩晕，医谓上虚，进以参、芪等药，因而不食不便，烦躁气逆。孟英诊曰：下虚之证，误补其上，气分实而不降，先当治药，然后疗病。与栀、豉、芩、桔、枳、橘、菀、贝。一剂粥进便行，嗣用滋阴息风法而愈。

【按语】 本案为误治后救治医案。本案为老年患者，患眩晕后，医者误以为虚证，给与参、芪补益，导致不能进食、不能排便，并伴有烦躁气逆。王孟英认为患者为年老体虚，肾精亏虚，此为下元虚衰，而不应补上，导致气实而不降，故给与栀子、豆豉、黄芩以清上焦之火；以桔梗、枳实、橘红、紫菀、贝母以化痰息风，此滋肾清上之法。

医案十五 源自《续编》

胡秋谷令爱，年甫笄[注]，往岁患眩晕。孟英切其脉滑，作痰治，服一二剂未愈。更医谓虚，进以补药颇效，渠信为实然。今冬复病，径服补药，半月后，眠食皆废，闻声惊惕，寒战自汗，肢冷如冰，以为久虚欲脱，乞援于孟英。脉极细数，阴已伤矣。目赤便秘，胸下痞塞如桦，力辨其非虚证。盖痰饮为患，乍补每若相安，具只眼者，始不为病所欺也。投以旋、赭、茹、贝、蛤壳、花粉、桑、栀、蒌、薤、连、枳等药，数服即安，而晕不能止，乃去赭、薤、蒌、枳，加元参、菊花、二至、三甲之类。服匝月始能起榻。眉批：痰火为患，十人常居八九，而医书所载皆治寒痰之法，十投而十不效。今得孟英大阐治热痰之法，真可谓独标精义矣。

注：笄（jī 鸡），指女子可以盘发插簪之年，即成年可以许嫁。

【按语】此案患者为年青女性，患眩晕后，因辨脉象为滑脉，故考虑为痰火，给与治疗后未见速效。但后医误辨为虚证，给与补益的治疗方法，当时取效后，亦会导致痰饮化火而伏于体内。而患者以为补药有效，导致眩晕再发时再次服用补药，导致中焦呆滞，不能进食及排便，同时由于痰火上攻，导致患者出现惊惕等神志症状。此时脉象细数，王孟英在案中提到此为阴虚至极，故给与栀子、黄连直折三焦之火；竹茹、贝母、瓜蒌、蛤壳、枳实清热化痰；旋复花、代赭石重镇降逆；花粉、桑叶清热滋阴，数剂后症安。此治疗热痰之法，使痰火得清，眩晕得止。

编者：贾秋颖（长春中医药大学附属医院）

第二章　中医近代医案【注】

注: 本章医案均选自《范中林医案》原书,因书中对于医案的论述及分析非常详尽且通俗易懂,故未做删减,全文摘录。

医案一

友人谢君志成,喜阅古今医籍,深明治理,而不欲以此自见。其近亲张翁,体肥胖,平日咳嗽多痰,近日家务操劳,头甚晕眩,卧睡则甚适,起则欲仆地,需人扶掖而行,只能俯视而不可平视与仰视,否则感觉天倾屋旋,头晕目眩,身不支而仆,因此恒卧而不敢起行,如此两月矣。翁特迎谢君商治。谢君诊毕谓曰:"翁病吾可推而知之,若依《内经》"诸风掉眩,皆属于肝"与"髓海不足,则脑转耳鸣",又属正气虚及肾元不足所导致;再如仲景论眩则以痰饮为先,而丹溪宗河间之说:"无痰不眩,无火不晕",乃由痰聚中焦而上泛,火借风力而飞扬,故眩晕而仆也。古人言眩晕病理大致如此。翁病则属肝肾虚与痰涎上泛之所诱发。然吾非行道者,不敢以一知半解误人。吾友赵君积学之士也,必能愈翁病,可迎治之。"吾往视翁病,翁强坐而相谓曰:"谢君谈病甚惬余怀,烦君商治之。"诊脉细数面乏力,两尺尤虚。窃思其眩也,虽由于肝肾,亦与脾不运化,浊痰上泛所关。况翁体肥多咳,痰湿素盛,肝挟肾水以泛滥,脾制水而无权,阴寒弥漫,阳气不振,何得不晕且眩。治当理脾涤痰为急,间配补虚疏肝之品,拟半夏天麻白术汤(半夏、陈皮、苍术、白术、茯苓、麦芽、天麻、神曲、黄芪、党参、泽泻、黄柏、干姜),加降香、蒺藜之类。谢君亦认以为然。是药日服二剂，逾三日，脉现和缓，能起床缓行，左右顾盼亦不复眩，咳少，痰亦稀。今当转补脾肾，改用理中汤加茯苓、半夏、天麻、黄芪，吞送肾气丸，续进十剂，脉缓有神，面色红润光采，起行已不眩仆，精神转佳，痰咳亦少见，但稍劳则仍有眩意。拟为温阳益肾，处以右归饮（山药、山萸肉、熟地、枸杞、杜仲、甘草、肉桂、附子），加天麻、蒺藜，连进十剂，日呈良象，后与归脾汤及八味地黄汤早晚分服，如是半月，不复晕眩，身体恢复正常。

医案二

罗某某，女，34岁。成都市某场工人。

1976年5月，突感眩晕，如坐舟中，卧床不起。成都市某某医院内科确诊为"美尼尔氏综合征"。数日后转来求诊。

四天前，下班回家，自觉头胀痛，眩晕甚，颇欲吐。次日上班，到厂后片刻即晕倒。呕吐频繁，吐出大量清涎，头晕似天旋地转。恶寒、咳嗽、无汗。舌质偏淡，苔微黄。此太阳证，寒邪闭阻，水饮内停而致眩晕。法宜先从温化寒饮，祛痰降逆入手，以半夏干姜散加味主之。

【处方】法夏18克，干姜18克，云苓30克，甘草3克

二诊：干呕消失，头胀痛、眩晕减轻。再宜表里同治，散外寒，涤内饮，以小青龙汤加减主之。

【处方】麻黄10克，法夏15克，干姜10克，甘草15克。二剂。

三诊：头晕、咳嗽进一步好转，痰涎减。表邪未尽，阳气尚虚，继以麻黄细辛附子汤，助阳解表。

【处方】麻黄10克，制附片60克（久煎），辽细辛6克，桂枝10克，干姜60克，甘草30克。四剂。

服药后，自己单独乘公共汽车前来诊病，尚有头晕胀之感，舌淡红，苔薄白微黄。又少进散寒除湿，安中攘外之品，数日后病愈。1979年10月26日追

访，三年来坚持上班，病未复发。

【按语】《金匮要略》云："干呕、吐逆、吐涎沫，半夏干姜散主之"。故首用此温中止呕之法。重加茯苓，取其健脾利水渗湿，既能扶正，又可祛邪，且为治痰主药。服药两剂，病情好转。次用小青龙汤与麻黄细辛附子汤，取其善涤内饮，助阳驱邪之功。

医案三

黄某某，女，34岁。成都市某商店职工。

1970年以来，经常患头痛、眩晕、干呕，甚则晕倒，经数家医院皆诊断为"美尼尔氏综合征"。

1972年1月来诊。头顶痛甚，干呕，吐涎沫；眩晕时，天旋地转，如坐舟中；四肢无力，手足清凉。面色萎白无华，舌淡润少苔，脉微细。此为肝胃虚寒，浊阴上逆，病属厥阴寒逆头痛眩晕。法宜暖肝温胃，通阳降浊，以吴茱萸汤主之。

【处方】吴茱萸10克，潞党参20克，生姜30克，红枣30克。四剂。

在《伤寒论》中，吴茱萸汤主治病证有三条：一属阳明之胃家虚寒；二属少阴吐利；三属厥阴寒证。其共同之点，皆有呕吐这一主证。阳明虚寒食谷欲呕；少阴吐利；厥阴干呕吐涎沫，其病机之共性，皆为中虚气逆，浊阴上犯。

但本例厥阴干呕吐涎沫，还有头痛一证，此乃病属厥阴经之显著特征。其所以成为特征，一是因为厥阴受邪，循经气而上逆巅顶，故头痛，且其部位常在头顶。二是厥阴受寒，肝木横逆，寒邪夹浊阴之气上逆而犯胃土，以致中气虚弱，脾气不升，胃气不降。清阳不足，干呕气逆上冲则头痛；其眩晕，正如《素问·至真要大论篇》所云："诸风掉眩，皆属于肝。"总其要，厥阴肝寒为本，阳明胃寒为标，病属厥阴寒证。

上方服四剂，呕吐止。头痛，眩晕，明显减轻。但仍眩晕，其所以眩晕者，因其病在肝，而其根在肾。宜继进温补脾肾之剂，以理中汤加味缓缓服之。

【处方】潞党参20克，炒白术18克，炙甘草15克，干姜30克，制附片30克（久煎），茯苓15克，上肉桂10克（研末冲服）

服二十余剂，诸恙悉安。1979年7月追访，自从痊愈以来，再未重犯，始终坚持全勤。

【按语】本例厥阴头痛眩晕之证，与美尼尔氏综合征相似。其病因现代医学至今尚未完全清楚。中医虽无此病名，但根据辨证，多属肝肾。《灵枢·海论篇》云："髓海不足，则脑转耳鸣，胫酸眩冒，目无所见"，亦即此理。邪入厥阴，从阴化者居多，常见干呕，吐涎。其标在胃寒，其病在肝寒，其根在肾寒，故先后投以燠土、暖肝、温肾之剂，病祛根除而晕痛皆止。

编者：贾秋颖（长春中医药大学附属医院）

第三章 现代中医医案

医案一 以"安神定眩"为法
治疗持续性姿势—知觉性头晕一例

一、病历资料

宋某，女，54岁，以"持续性头晕半年余，加重3个月"就诊。

患者半年前曾被诊断为"右后半规管耳石症"，复位治疗后眩晕症状消失。但近半年虽然未发生眩晕，但始终自觉头昏沉感，头脑欠清，睡觉时始终左侧卧位，不敢翻身，害怕再次诱发眩晕。终日处于恐惧、担心、焦虑状态，睡眠欠佳，情绪烦躁，近3个月内头晕症状加重，持续不缓解。现头昏头胀，持续不缓，伴胸闷呕恶、心慌气短、烦躁不安，时有耳鸣，少寐多梦，眼干涩，晨起口苦明显，纳食不香，二便正常。舌质暗红，苔白腻，脉细滑。

二、体格检查

查体神志清楚，形体偏胖，呼吸平稳，双下肢无水肿，四肢活动正常，血压170/105mmHg。

三、辅助检查

前庭功能检查、听力学检查及头部MRI均未见明显异常。精神心理量表结果PHQ-9抑郁症筛查量表：21分，GAD-7广泛性焦虑障碍量表：18分，躯体化症状自评量表SSS：61分。

四、诊断思路

本例患者以非旋转性头晕为主要临床表现，且持续存在，时间超过3个月，符合慢性前庭综合征的临床特征。患者前庭功能检查、听力学检查及头部MRI结果均未见明显异常，精神心理量表结果显示患者存在明显焦虑抑郁情绪，能够排除其他周围性或中枢性眩晕。根据患者的临床特征和辅助检查结果，参照2017年发布的《持续性姿势-知觉性头晕诊断标准：Bárány学会前庭疾病分类委员会共识》，故诊断为持续性姿势-知觉性头晕。患者既往曾有眩晕发作，并诊断为"良性阵发性位置性眩晕"，可以认为前庭疾病是本病发生的诱因，此后虽然未发生眩晕症状，但由于害怕再次诱发而处于被动体位，逐渐出现恐惧、焦虑情绪等心理问题。长此以往，头晕与焦虑情绪互为因果，从而形成一个头晕-焦虑的环路，彼此互相促进，由发作性前庭综合征逐渐进展为慢性前庭综合征，进而导致持续性姿势-知觉性头晕的发生。

中医辨证认为患者素体肝阳偏亢，每遇情志不遂，则肝气上逆，阳化风动，上扰清空，致使神明失用，而头晕；肝主疏泄，情志失疏，肝气失柔，故烦躁不安；肝火扰动心神，神不守舍，故少寐多梦；胆附于肝入耳，肝热移胆则耳鸣；肝开窍于目，肝火上炎，故眼干涩、口苦；肝火犯胃，胃气失和，故出现恶心、纳食不香。结合患者舌苔脉象，辨证为肝胃不和证。

五、疾病诊断

中医诊断：眩晕

西医诊断：1. 持续性姿势-知觉性头晕

2. 焦虑抑郁状态

中医辨证：肝胃不和证

六、治疗情况

处方：柴胡10g　珍珠母15g　茯神10g　人参8g

　　　黄连6g　　黄芩10g　　栀子15g　枳壳10g

干姜6g　甘草5g

中药配方颗粒150ml开水冲服，早、晚各1次，共7付。

7日后患者复诊，患者诉头晕减轻，无明显胸闷心慌等症，纳食可，食后时有腹胀呃逆，睡眠一般，二便正常。舌质暗红，舌苔白略厚，脉细滑。上方去人参、黄连，改生黄芪20g、党参20g，加蒲公英15g、生薏米15g、木香10g，在疏肝和胃基础上，加强健脾化湿的作用，继服14剂。

14日后再诊，患者诉头晕减轻明显，睡眠仍然欠佳，上方再加煅龙骨、煅牡蛎各20g、远志10g，以安神助眠，调情畅志。半月后，再问患者头晕症状基本消失，睡眠可，情绪佳。

【按语】

本案患者头晕半年有余，长期的心情烦躁，抑郁不得舒，久郁怒必伤肝气，肝气失调，郁而化火，久之可耗伤肝阴，风阳内动，加之素体偏胖，伤及脾胃，中湿不化，湿聚生痰，痰浊壅盛，脾壅肝郁，可致肝风夹痰上扰清窍发为头晕；而气郁日久血行不畅，血脉失调则引起血压升高；肝气横逆犯胃，脾胃运化失常，脾失升清，胃失通降，清气不升，浊阴不降，致使肝胃不和。此患者肝气怫郁在先，痰浊壅盛、血脉失调在后，当遵循"木郁达之"，以疏肝健脾、和胃降浊、调理气血为主，使肝木畅达，痰浊得降，气血调顺；而本病又为本虚标实之证，虚实夹杂，当急性发病时以急则治其标、缓则治其本为原则，以平肝潜阳、和胃降浊、安神定眩立法。

本案所用处方为我科室协定方柴胡芩连汤加减化裁，方中柴胡为君，性轻，主升散，能够疏肝解郁，调整气机，可有效改善患者心烦、胸闷、情绪低落等症状。现代药理学表明，柴胡中的柴胡皂苷A、柴胡皂苷D、槲皮素、山奈酚及异鼠李素等均具有抗抑郁作用的活性成分，并通过调节MAPK、Rap1、PI3K-AKT、Fox O等信号通路来发挥抗抑郁作用[1]。眩晕发病之本为邪扰脑窍，神机失用，故选用珍珠母以平肝潜阳，养心宁神。现代研究表明珍珠母具有镇静催眠，抗抑郁、抗氧化的作用[2]。茯神入心脾二经，可宁心安神，健脾补中，《名医别录》中有"开心益智，养精神，止惊悸，平恚怒，治善忘"的记载。二者共为臣药，与柴胡合用，可增强安神定惊止眩之力，有效改善患者心烦、焦躁、睡眠差等症状。方中干姜辛温除寒，和胃止呕，黄连、黄芩与栀子苦寒降泄除热，共用有寒热平调，辛开苦降，促进脾胃升清降浊的功用。枳壳下气宽中，除痰消痞，与柴胡相伍，增强疏肝解郁之力，人参健脾益气补虚，脾健则可绝生痰之源。上七味共为方中佐药。诸药合用，寒热同调，辛开苦降，气机畅，升降复，心神宁，则眩晕除。

慢性头晕患者由于病情迁久不愈，无法得到正确诊治，长期容易出现焦虑、抑郁等精神心理问题，因此临床宜多选用以疏肝、养心、安神为主要功效的药物。药物选择上由当注重佐以安神之品，其目的有二，一是"安神志"，使心神宁，气机畅，二是"安神明"，使神明复，阴阳和。近代医家张锡纯首倡"心脑共主神明"，认为脑为神明之体，心为神明之用。凡脑窍失养、清空受扰，或心神难安、情志不舒，若致神明之体受损，亦或是神明失用，皆可发为眩晕。因此，遣方用药时注重佐以安神之品，可安神明之体，复神明之用，"安神定眩"之法贯穿治疗始终，改善症状的同时，防治疾病反复。

参考文献

[1]吴丹, 高耀, 向欢, 等. 基于网络药理学的柴胡抗抑郁作用机制研究[J]. 药学学报, 2018, 53(02): 210-219.

[2]金艳. 珍珠母重镇安神药理作用及临床应用研究进展[J]. 浙江中医杂志, 2017, 52(05): 388-389.

编者：刘寅（吉林省中医药科学院第一临床医院）

医案二 从"虚"论治眩晕临证医案二则

案一

一、病历资料

张某，女，72岁，以"头晕伴行走不稳2年"就诊。

患者2年前因情绪激动后出现头晕，呈昏沉感，2年间头晕偶有发作，伴行走不稳，向一侧倾倒、心烦、耳鸣、头痛，无恶心呕吐，无畏光畏声，无肢体活动不灵，未予相关治疗。现症：头晕，行走不稳，头痛，耳鸣，腰背乏力，腰膝酸软，少寐多梦，健忘，心烦。既往有脑梗死病史30年；偏头痛病史20年；骨质疏松病史5年。

二、体格检查

患者神志清楚，步态缓慢，面色略红，未闻及叹息、腹鸣之声及异常气味，舌质淡，苔白，脉细弱。神经系统查体无明显阳性体征。

三、辅助检查

颅脑MRI：脑内多发腔隙性脑梗死伴部分软化灶形成；脑白质疏松；脑萎缩。骨密度检查：T值-2.7。

四、诊断思路

中医认为肾为先天之本，藏精生髓，髓充于骨，会于脑，脑为髓海，以为神明之用，若老年肾亏，久病伤肾，精虚髓减，肾精虚少，不能生髓，脑失所养发为眩晕。患者年高肾精亏虚，髓海不足，无以充盈于脑，加之体虚多病，病久累肾，损伤肾精肾气，致使髓海空虚，髓虚不能充脑，脑失所养，则出现头晕，头空痛。而髓海不足，则可出现脑转耳鸣。腰为肾之府，肾主骨生髓，肾精亏虚则腰背乏力，腰膝酸软。肾精不足累及肾阴，肾阴不足，不能上济心阴，心肾不交，神不守舍，故少寐多梦，健忘，心烦。此外，舌质淡，苔白，脉细弱亦为肾精不足之征。

五、疾病诊断

中医诊断：眩晕（肾精不足证）

六、治疗情况

处方：熟地黄20g　山药20g　山茱萸20g　茯神15g
　　　酸枣仁20g　远志10g　　杜仲10g　牛膝6g
　　　炙甘草10g

中药配方颗粒150ml开水冲服，早、晚各1次，共7付。

患者服药后复诊，诉头晕、乏力、心烦症状减轻，上方继服7剂后，自诉症状较前缓解。

案二

一、病历资料

于某，女，17岁，以"头晕反复发作1年"就诊。

患者近1年内常于劳累后出现头晕，呈昏沉感、头重脚轻，休息后症状有所减轻。自诉平素体弱，易倦怠乏力，课业压力繁重，耗伤心神。近日自觉头晕症状持续不缓解，劳则加剧，伴神疲乏力，心慌，汗出，夜寐差，易醒，健忘，纳差，二便调。

二、体格检查

患者神志清楚，神疲，面色不华，唇甲淡白，未闻及叹息、腹鸣之声及异常气味，舌质淡，苔薄白，脉细。

三、辅助检查

前庭功能检查、听力学检查及颅脑MRI均未见明显异常。

四、诊断思路

中医认为脾为后天之本，气血生化之源，若脾胃虚弱或素体虚弱，水谷不能化为精微，气血亏虚，不能上荣于脑，清窍失养可发为眩晕。气虚则清阳不升，气血同源，气虚则血虚，向上推动之气不足，血无以上承于脑，脑失所养，则髓虚亏，导致头晕。

本例患者因素体劳倦失养，脾胃虚弱，水谷精微不能上荣清窍，气虚清阳不展，血虚则脑失所养，故发为眩晕。劳则耗气，故眩晕加剧，遇劳则发。心主血脉，其华在面，气血亏虚至心血不足，气血两虚不能上荣头面，故见面色不华。气虚则神疲乏力，气虚卫阳不固而汗出，血虚不能充盈脉络，故唇甲淡白。血不养心则心慌、夜寐差、健忘。气血亏虚，脾胃虚弱则纳差。舌质淡，苔薄白，脉细皆为气血亏虚之象。

五、疾病诊断

眩晕（气血亏虚证）

六、治疗情况

处方：党参10g　　黄芪25g　　当归10g　　川芎10g

熟地20g　　茯神6g　　炙甘草10g　龙眼肉15g

酸枣仁20g　远志10g

中药配方颗粒150ml开水冲服，早、晚各1次，共7付。

7日后患者复诊，患者述头晕减轻，无明显心慌，乏力减轻，仍有汗出，纳可，夜寐尚可，舌质淡，苔白，脉弦细。上方加白术10g，防风15g，以固表实卫，继服14剂。半月后随访患者，头晕症状基本消失，无汗出，夜寐佳。

【按语】

先秦时期《内经》就认识到眩晕证可从虚论治，认为虚证眩晕由髓海空虚、血亏精伤、体虚邪侵所致[1]。后张景岳遵从《内经》、《伤寒杂病论》等古籍对眩晕的论述，结合前贤思想，提出"无虚不作眩"理论。他认为眩晕病虽不外乎"风、火、痰"，但其致病的本质在于本虚[2]。如"眩晕一证，虚者居其八九，而兼火兼痰者，不过十一中一二耳"。[3]

从虚论治眩晕病又可有下虚与上虚之分。危亦林在《世医得效方》中提出"下虚"致眩晕理论，即"下虚……阴阳不升降，上热下冷，头目眩晕[1]。"其认为"下虚乃肾虚"，肾精亏虚，精亏髓少，髓海空虚，肾虚水不制阳，火水失济，虚火上扰清窍，即下虚致眩。而上虚致眩，则因气血亏虚无力上承清窍，失于滋养所致。正如王绍隆在《医灯续焰》中曰："清阳出上窍，而目在其中。清阳者，气也。气不足则不能上达，以致头目空虚，而眩晕时作矣。"认为气虚是眩晕发病的根本病因[4]。而中医有"气血同源"之说，脾胃虚弱而气血化乏源，以致气血两虚，气虚则清阳不展，神失所养，血虚则清阳之府失于濡养，亦可致眩晕。治法上，下虚眩晕者当补其精，如七福饮、左归饮、右归饮等[5]；上气不足者当治其气，方用四君子汤、归脾汤、补中益气汤等[6]。

案一患者年老体虚，病久累肾，肾精不足，髓海空虚，当以补肾填精、益髓止晕，以左归饮加减，对症施治。方中熟地滋肾以真阴，辅以山茱萸合君药补肾养阴，佐以山药益阴健脾滋肾，用茯神换茯苓，以求宁心安神之效，酸枣仁助眠，远志交通心肾，使水火既济，杜仲补肝肾强筋骨，牛膝引药下行，炙甘草调和诸药。

案二患者素体脾胃虚弱，倦怠乏力，劳心耗神，故予归脾汤加减，以健脾益气、养血补心。去原方之木香，以免辛温香燥，伤阴尤甚，加熟地、川芎，以加强补血益气之效。二诊时，患者头晕、心慌、乏力症状好转，但仍有汗出，乃气虚不实卫，卫气不能固表，表虚自汗之象，予以玉屏风散，益气固表止汗。继服14剂，病瘥。

参考文献

[1]佟佳馨. "无虚不作眩"学术思想研究溯源[J]. 辽宁中医药大学学报, 2019, 21(02): 165−167.

[2]王秋风, 路洁, 边永君. 路志正教授调理脾胃治疗眩晕经验[J]. 中医药学刊, 2005: 23(12): 2142-2143.

[3]叶桃春, 段骄, 刘敏超. 平肝潜阳、益气化痰法治疗高血压病眩晕[J]. 中医杂志, 2018, 59(2): 163-165.

[4]崔聪, 王鹏琴. 从虚论治眩晕浅析[J]. 实用中医内科杂志, 2011, 25(04): 82-83.

[5]张争艳. 熊继柏教授治疗眩晕病经验[J]. 湖南中医药导报, 2004: 10(10): 1-3.

[6]王祥云, 王洋. 王裕颐辨治眩晕经验拾萃[J]. 山西中医, 2005, 2(21): 9-10.

编者：张水生（吉林省中医药科学院第一临床医院）

医案三　岭南"疏肝调神"针灸法
治疗眩晕伴焦虑障碍一例

一、病历资料

林某，男，46岁，以"情绪焦虑10余年，加重伴眩晕、失眠2个月"就诊。

患者于10年前因生活压力大出现情绪低落、焦虑，记忆力明显减退，甚则存在厌世情绪。2个月前开始出现头痛、眩晕、胸痛、出汗异常，入睡困难，多梦，休息后未能得到缓解。曾于心理专科医院诊断为"眩晕伴焦虑障碍"，给予包括抗焦虑、抗抑郁、镇静等药物治疗后，症状稍有缓解。患者现时有眩晕，严重时有恶心呕吐，入睡困难，多梦，情绪紧张，焦虑，喉部有烧灼感，时伴有耳鸣，口苦，纳差，大便稀，夜尿频。

二、体格检查

体温、脉搏、呼吸正常，血压120/85mmHg，心、肺、腹部查体未见明显异常，皮脂腺、汗腺分泌正常，神经系统查体无异常。舌淡苔厚腻，脉滑。

三、辅助检查

症状自评量表SCL-90：强迫3.7，人际关系敏感3.4，抑郁4.07，焦虑3.7，敌对4.3，恐怖3.57，偏执3.33，其他2.85。PHQ-9抑郁症筛查量表：18分，GAD-7眩晕伴焦虑障碍量表：15分。

四、诊断思路

本例患者以情绪焦虑、眩晕、失眠为主要临床表现，结合精神类量表测试结果，符合眩晕伴焦虑障碍的诊断标准。本病多有忧愁、焦虑、悲哀、恐惧、愤怒等情志内伤史，且病情的反复常与各种因素导致的情绪变化相关。其机制可归结由于缺乏自信和心理社会应激的应对能力差，使之产生焦虑情绪，当各种外界的不良刺激包括心理社会事件等让人产生了应激反应，从而诱发焦虑和恐惧情绪[1,2]。

本病属于中医郁病范畴，是以心境低落、情绪不宁、胸部满闷、胁肋胀满，或易怒易哭，或咽中如有异物梗塞等为主症的一类病症。与西医学的抑郁症、强迫症、广泛性焦虑症状相似，此外其他情感（心境）障碍相关疾病也可出现郁病表现。该患者因压力原因引起情绪低落，不能自我缓解，导致人体气机不畅，引起肝气郁滞，滋扰脾气运化，损伤心神，导致上焦火旺，再者平素肾水亏虚不能上济心火，引起喉部烧灼感、口苦、夜尿频、失眠、眩晕发作，并结合患者纳差，舌淡苔厚腻，脉滑，考虑辨证为心肾不交、肝郁脾虚证。而思虑过度会伤及心脾，造成心血暗耗，脾气不足，心、脾二者亏虚还会导致血虚而不能濡养于心，以至心失所养而心神不宁，从而加重抑郁、悲伤等情绪。

五、疾病诊断

中医诊断：郁病

中医辨证：肝郁脾虚、心肾不交证

西医诊断：眩晕伴焦虑障碍

六、治疗情况

基于"疏肝健脾、泻南补北"的治疗原则，采用符文彬教授的"一针二灸三巩固"的整合针灸治疗模式[3]，运用针刺、精灸、刺络、埋针、耳针联合应用治疗，每周2次。

（一）选穴

针刺：百会、印堂、列缺、照海、太冲、中脘、鸠尾、关元。

精灸：足三里、肺俞、四花、肾俞、命门、引气归元（中脘、下脘、气海、关元）、涌泉、丘墟各1壮。

刺络：心俞、大椎。

埋针：神堂、阳纲、俞府。

耳针：心、胆、肾。

（二）操作方法

针刺、精灸、刺络、埋针、耳针技术参照广州中医药大学特色教材《临床针灸学》进行规范操作[4]。

（三）治疗经过

治疗4次后患者情绪焦虑、低落症状较前好转，躯体症状仍较明显，针刺去列缺、照海加合谷继续以疏肝巩固；精灸加滑肉门以健运脾胃；患者经治疗后上焦心火旺有所缓解，但神被扰动，仍未能安，故刺络放血去大椎，仅刺心俞；3个月后患者情绪明显好转，躯体性症状较前改善，眩晕、失眠症状基本消失。予皮内针加双侧肾经穴、俞府穴，以达到补肾填精，使肾水上济于心。6个月后患者躯体性症状及情绪等症状较前明显好转，已无须服用抗焦虑药物，嘱定期门诊巩固治疗。

【按语】

"疏肝调神"针灸治疗理论是广东省名中医符文彬教授提出，其突破"疏肝"为主治疗抑郁障碍的传统理论，认为精神疾病的发病机理为"脑神失调，肝失疏泄"，制定了疏肝调神针刺方案和临床操作规范。符文彬教授认为，眩晕伴焦虑障碍此病多因肝失疏泄，气机郁滞，与五脏、心包、胆、三焦、脑等均关系密切，该病始于"气郁"，与肝、肺、脾、心、肾相关：七情致病，气郁为先，肝的疏泄功能、肺主气功能受累，进而肝郁脾虚，脾土运化失司上不能润养头目出现眩晕、甲木郁而不降，水火不济、心肾不交，"肾主惊恐"，出现焦虑急性惊恐发作，"心为五脏六腑之大主"伴见认知和行为改变。因此，焦虑障碍全程病理变化为肝气郁结、气郁化火、肝郁脾虚、气郁痰火、心肾不交。治疗则应以疏肝解郁、泻心火、补肾水为主。

本例针刺取百会、印堂以通调任督二脉气机，从而醒脑调神；取太冲疏肝利胆，调畅三焦气机，从而使五脏气机顺畅；取鸠尾、列缺、照海以调任脉、通阴跷脉助眠安神，中脘、关元以引火归元助眠。

精灸取足三里以健运脾胃，灸丘墟以疏肝利胆定眩，灸肾俞、命门与涌泉引火归元以助眠；取中脘、下脘、气海、关元四穴健脾胃，调任脉，引气归元，改善躯体症状；灸四花穴以补血活血，补充脏腑气血；取肺俞以宣肺固表。

刺络大椎以泻有余之气，心俞以泻心旺之火以安神。最后，埋针心俞、胆俞、阳纲乃为巩固疗效所设，因心主神明，阳纲具有对人体阳气抓提总纲、梳利肝胆气机的作用，两者沟通于经络，统一于神志，故皮内针埋此四穴既可改善焦虑症状，亦可维持并巩固疗效，俞府位于前胸部，有调神志之效。而选耳针取心、胆、肾，以调心肾、疏肝胆、安神志，巩固治疗效果。

参考文献

[1]Showraki M, Showraki T, Brown K. Generalized Anxiety Disorder: Revisited. Psychiatr Q. 2020;91(3): 905−914.

[2]Mennin DS, Fresco DM, O'Toole MS, et al. A randomized controlled trial of emotion regulation therapy for generalized anxiety disorder with and without co-occurring depression. J Consult Clin Psychol. 2018;86(3): 268−281.

[3]符文彬, 黄东勉, 王聪. 符文彬针灸医道精微[M]. 北京: 科技出版社, 2017: 701−702.

[4]许能贵，符文彬.《临床针灸学》[M]. 北京：科学出版社，2015.

编者：梁雪松（广州中医药大学第二附属医院）

医案四 从风论治前庭性偏头痛患者一例

一、病历资料

闫某，男，60岁，以"头晕反复发作5年余，加重1周"就诊。

患者头晕症状反复发作5年余，平均每年发作2-3次，呈头部晕沉感，伴有头痛，畏光，发作前有水波纹样视觉征兆，无耳鸣、耳闷感，无肢体活动不灵、言语不清等，严重时伴有恶心欲吐及走路不稳，休息后症状可有缓解。曾就诊于当地医院，行头部磁共振检查未见明显异常。因头晕长期反复发作，逐渐出现担心、焦虑、烦躁情绪，睡眠欠佳。1周前与家人争吵情绪激动后头晕再次发作，症状较前加重，伴有左侧颞部头痛、耳鸣、恶心欲吐，休息后症状改善不明显，遂来就诊。现头晕，头胀痛，耳鸣，恶心欲吐、口干，烦躁不安，少寐多梦，纳差，小便正常，大便干，舌质红，苔薄黄，脉弦细数。

二、体格检查

查体神清语明，形体适中，心肺查体无异常，双下肢无水肿，四肢活动正常，共济检查无异常，Fukuda试验左偏30°，过度换气试验（＋），变位试验（-），血压130/82mmHg。

三、辅助检查

前庭功能检查、听力学检查及颅脑MRI均未见明显异常。汉密尔顿抑郁量表：12分。汉密尔顿焦虑量表：18分。躯体化症状自评量表SSS：60分。

四、诊断思路

本例患者以发作性头晕为主要临床表现，符合发作性前庭综合征的临床特征。前庭功能检查、听力学检查及颅脑MRI结果均未见明显异常，结合患者病史及此次发病症状，暂不考虑短暂性脑缺血发作；患者病程中无耳鸣、耳闷感及听力下降，可除外梅尼埃病；而变位试验阴性，也排除良性阵发性位置性眩晕的可能。

根据患者的临床特征和辅助检查阴性结果，参照巴拉尼协会和国际头痛协会前庭疾病分类委员会的诊断标准共识性文件，故诊断为前庭性偏头痛。患者头晕病史较长，每年均有发作，长期以来存在明显的心理负担，且此次发病亦为情志郁怒后所致，结合其汉密尔顿焦虑及抑郁量表评分，考虑其存在焦虑抑郁状态。而情绪波动可加重头晕发作，若长此以往，头晕与情绪波动互为影响，彼此互相促进，可发展成为慢性前庭综合征。

中医辨证认为患者素体阴亏，加之情志不遂，使得肝疏泄无令，而肝乃风木之脏，其主动主升，相火内寄，肝气不畅则气血失调，肝不能遂其伸展舒畅之性，而使肝阳怒张，肝阳偏亢，风阳扰动，阳动则风生，以致眩晕而作。风阳上袭则头胀痛、耳鸣，阳盛阴津亏损故口干、便干，肝风扰神，神不守舍，故少寐多梦。结合患者舌苔脉象，辨证为肝风内动证。本病病位在清窍，与肝脏关系密切，积极治疗，预后尚可。

五、疾病诊断

中医诊断：眩晕

西医诊断：1. 前庭性偏头痛

2. 焦虑抑郁状态

中医辨证：肝风内动证

六、治疗情况

处方：天麻15g　　钩藤10g　　石决明30g　　牛膝10g

　　　山栀9g　　　杜仲9g　　　益母草10g　　桑寄生9g

　　　夜交藤9g　　茯神9g　　　柴胡6g　　　升麻10g

　　　川芎10g　　　甘草9g

中药配方颗粒150ml开水冲服，早、晚各1次，共7付。

7日后患者复诊，患者诉头晕减轻，偶有头痛，耳鸣时作，恶心欲吐、畏光、烦躁不安稍好转，口干，纳可，夜寐差，二便正常，舌质红，苔薄黄，脉弦数。上方去夜交藤，加珍珠母20g以平肝潜阳、重镇安神，加地龙10g以搜风通络，继服7剂。

7日后再诊，患者诉头晕明显好转，头痛好转，偶有心烦，睡眠可，舌质淡红，苔薄黄，脉弦数。上方去珍珠母、益母草、夜交藤、升麻、川芎，加白芍15g以柔肝敛阴，加野菊花15g以清热息风。半月后，再问患者头晕症状基本消失，睡眠可，情绪佳。

【按语】

笔者认为，眩晕病从风论治其原因如下：其一，风为百病之长。从病因来看，风邪常夹杂外邪合而为病，成为疾病发生的先导因素；其二，伤于风者，上先受之。从病位来看，外感风邪，上犯巅顶，邪气羁留，故而发为眩晕；其三，风为阳邪，易袭阳位。从阴阳受损方面来看，将人体以阴阳划分，头为诸阳之会，故头目之病多为风邪为患；其四，风性主动，善行数变。从致病性质来看，风胜则动，风邪致病多以动摇不定为主要表现，取类比象，临床症状以摇摆不定为主要表现的疾病，多为风邪致患。

肝风是体内阳气亢逆变动而形成的一种病理状态[1]，或由身心过动，或由情志郁勃、烦劳、大怒，使得肝疏泄无令，气血阴阳失调，发为眩晕。故眩晕之病，在脏责之于肝[2]，肝乃风木之脏，其主动主升，因此若将眩晕视为肝风之病，为肝用太过之故。

天麻钩藤饮原方最早出自中医经典著作《杂病证治新义》，用于治疗肝阳上亢、肝风内动所引起的眩晕病的特效方剂[3]。方中天麻和钩藤具有平抑肝阳和平息肝风的效果，两味药材共为君药，以制肝阳上扰；石决明具有清肝明目之效果，能够利于助清泄肝阳，还可清热明目；川牛膝引血下行，可清利因肝阳上亢所瘀滞在头目之气血。石决明、牛膝共为臣药，可助君药平抑肝阳之亢盛，亦可引气血下行；杜仲、桑寄生可补益肝肾，以此达到治本的效果，山栀可祛除肝火，益母草、夜交藤、茯神具有调补经水、宁心安神之功效，同宗"高巅之上，惟风药可到"之法，加入柴胡、升麻、川芎三味药材，取其载药上行以达巅顶之功而止眩，其中对于柴胡的药量宜3～6g为佳，方可达到"启阴交阳"的作用[4]；使以甘草和中而调药性。全方合用共凑平肝潜阳、息风止晕之效。

头晕患者多因病情较长，容易出现焦虑、抑郁等情绪问题。《素问·气交变大论》云："忽忽善怒，眩冒巅疾"，将情志和眩晕并列；清代《类证治裁》中提出："风依于木，木郁则化风，如眩，如晕"，指出肝郁化风致眩；近代医家张锡纯首倡"心脑共主神明"，其认为脑为神明之体，心为神明之用；刘纯在《玉机微义》中云："眩晕一证，人皆称为上盛下虚所致""盖所谓虚者，血与气也；所谓实者，痰涎风火也"。故眩晕之风火痰瘀实证和阴血亏虚的虚证均可引起心神不安、情志不畅等问题，导致病患缠延。因此，在遣方用药时也应注重佐以养心、安神之品，安神明之体，复神明之用，在改善症状的同时，防止疾病反复。

总之，眩晕之证，其病因病机复杂，风邪为眩晕发病基础[5]，治疗辨证分析内风、外风所致眩晕，并探其有无夹痰、夹虚，临证兼以清热、补虚、健脾、安神之法，不能拘泥肝风致眩之说，针对不同病机疗以不同治法，治疗当参古而不泥古。

参考文献

[1]李红梅, 王显. 络风内动和肝风内动的理论思辨[J]. 中医杂志, 2016, 57(04): 276-280.

[2]王颖. 眩晕病因病机之五脏论[J]. 中国中医药现代远程教育, 2021, 19(03): 73-74.

[3]王海燕. 天麻钩藤饮加减治疗高血压眩晕的疗效观察[J]. 中西医结合心血管病电子杂志, 2018, 6(24): 165.

[4]柳红良, 董斐. "风药"为疏肝正药辨[J]. 中医杂志, 2020, 61(14): 1283-1285.

[5]邱凯莉, 王敬卿. 从风论治眩晕撷要[J]. 中西医结合心脑血管病杂志, 2020, 18(17): 2916-2919.

编者：李帅（吉林省中医药科学院第一临床医院）

医案五　真武汤合五苓散
治疗阳虚水泛证眩晕医案一则

一、病历资料

王某，女，69岁，以"头部右侧疼痛伴昏蒙不适1月余"就诊。

患者1月前因家庭琐事出现头痛，主要为头部右侧，痛处不固定，隐隐作痛，时发时止，同时伴有头部昏蒙不适，颈部疼痛。1月前曾感受风寒，自觉恢复后出现头昏头胀明显，且持续不缓解，遂于我院就诊。既往有高血压病史，平素眠差，纳可，心情烦躁，畏寒怕冷，偶有耳鸣，小便正常，大便难解。

二、体格检查

患者体形较胖，神志清楚，声调圆润、洪亮，柔和，语言流畅，面色㿠白。舌体胖大，有齿痕，舌质淡红，苔薄白，脉沉细。BP：140/80mmHg。

三、辅助检查

颅脑MRI未见明显异常。

四、诊断思路

本案患者以头部右侧隐痛伴昏蒙不适1月余，其头部昏蒙不适为水饮上泛导致，观其舌象，其舌体胖大，以及舌苔薄白，舌质淡红，皆为阳气不足之象。阳气不足，无力运化清气供养头面部，而脉沉、细也对应其指征。而其头晕之症特点有二：一是情志不舒，导致肝失条达，木郁化火，扰动心神，则出现心神不宁，睡眠欠佳；二是体虚年高、体形较胖，木郁克土，肾水虚寒，所以木无以生，土不培木致使木郁风动，上扰清窍发为头晕。故治疗时需注意患者疾病的虚实夹杂特征，一者反复发作，虚为本，二者症状明显，实为标。阳气不足，水饮上泛，湿邪困阻，所以导致寒湿之邪气困阻头面清阳之上窍。继而因患者曾偶感风寒，存在太阳病发汗不利的情况，故应当治以真武汤，投附子以振奋阳气，以五苓散促利水气，故方予以真武汤合五苓散加减。

五、疾病诊断

中医诊断：眩晕

中医辨证：阳虚水泛证

六、治疗情况

处方：白芍15g　茯苓30g　白术15g　附子10g　生姜10g
　　　猪苓10g　泽泻15g　桂枝10g　甘草6g

中药配方颗粒150ml开水冲服，早、晚各1次，共7剂。

7日后患者复诊，患者诉服药后疼痛较前缓解，但仍感头部昏蒙。纳食可，时有乏力，大便溏，舌质淡，苔白，脉沉细，上方加木香10g，以加强醒脾化湿的作用，继服7剂。7日后再诊，患者诉头痛、头晕减轻明显，已基本缓解，嘱其继服上方以巩固治疗。

【按语】

眩晕一病，先师张仲景在《金匮要略·痰饮咳嗽病脉证并治》中有述"假令瘦人，脐下有悸，吐涎沫而巅眩，此水也，五苓散主之。"同时《素问·经脉别论》中有记载："饮入于胃，游溢精气，上输于脾，脾气散精，上归于肺，通调水道，下输膀胱，水精四布，五经并行"。概括性地阐述了人体津液的生成、疏布及排泄的水液运化过程。所以当人体津液疏布不利，而阻碍阳气升发，无力运化时便会出现头部昏蒙的现象。

本案所用五苓散一方出自《伤寒论》，原为治蓄水证之方，本方化气利水兼解表邪，方中茯苓、猪苓、泽泻、白术健脾利湿化饮，《神农本草经》指出"茯苓主胸胁逆气，忧患惊邪恐悸，心下结痛，寒热，烦满，咳逆，口焦舌干，利小便"。《世补斋医书》则言茯苓："为治痰主药，痰之本，水也，茯苓可以行水。痰之动，湿也，茯苓又可行湿"。由此可知，茯苓为利水要药，其既可止渴、燥湿、利小便，又能安神定惊。泽泻则可"主风寒湿痹，乳难，消水，养五脏，益气力，肥胖"。茯苓、泽泻二药相合，加强利水渗湿、通利小便之功。白术健脾益气、燥湿利尿，既可健脾以复脾运，又能燥湿利尿以去除水湿之气，猪苓性寒，具有通淋利小便之功，桂枝温通阳气并助膀胱气化。临证时随症加减，总不离化饮之旨，诸药合用健脾利湿、通阳化饮而水湿之证自除。

五苓散治疗眩晕机理为温阳利水，疏通三焦气机。而五苓散治疗眩晕是否妥当，关键在于眩晕同时有无水湿痰饮在三焦停留的症状及体征。五苓散的主要构成都有利水的功效，和水液直接相关，有利于水液代谢气机的调节，因此应选择此药进行补气或温阳化气，方能对水液代谢产生作用，从而进行调节。可见，五苓散能够调节表里及升降，使上下、内外的各处气机得到通畅，司水液代谢，使气机调达，水行通利，则脑窍通达，眩晕得消。

而在临床遇到此类阳虚水泛，需温阳利水的患者时，对于是使用真武汤还是苓桂术甘汤常存有疑虑。可以说苓桂术甘汤和真武汤都是在临证中用得比较多的方剂，苓桂术甘汤一方，见于《伤寒论》第67条："伤寒，若吐若下后，心下逆满、气上冲胸、起则头眩、脉沉紧，发汗则动经，身为振振摇者，苓桂术甘汤主之"。真武汤见于《伤寒论》第82条：太阳病发汗，汗出不解，其人仍发热，心下悸、头眩、身𣊭动振振欲擗地者，真武汤主之。反观此患者，曾出现偶感风寒，自觉恢复。正如文中所述，太阳病，汗出不解。患者平素肥胖，可推断心下有水气，若不兼驱其水，单纯发汗，汗出伤津液虚其表，使阳证变为阴证，同时饮郁于表，水停心下则心悸，水气冲逆则头眩，故在临床诊治之时，宜真武汤主之。又因患者水饮明显，故方以真武汤合五苓散，而未用苓桂术甘汤。

因此，临床诊治眩晕病时，应当避免拘泥一法，无论是从治疗，还是从辨证方法来讲，要做到灵活变化，以效为先。

编者：韩琦（长春中医药大学）

医案六 从气虚血瘀辨治眩晕病医案一则

一、病历资料

杜某，男，65岁，以"眩晕6年，加重1月"就诊。

患者长期从事体力劳动，近6年间时有头晕，伴少气懒言，颈背部僵硬麻木不适。近一月来工作劳累后出现头晕加重，有踩棉花感，查头部核磁共振示多发腔隙性脑梗死。于当地医院给予改善循环、营养神经等对症治疗，症状稍有缓解。但自述现仍有头昏沉，自觉颈部连着肩背僵直、紧绷感，偶有手麻，少气懒言，心烦，睡眠欠佳，心慌，胸闷痛。为求中西医系统治疗，遂来我院就诊。

二、体格检查

患者体型较瘦，神志清楚，面色晦暗。舌淡，苔白，脉沉涩。神经系统查体未见明显阳性体征。

三、辅助检查

头部核磁共振提示多发腔隙性脑梗死。

四、诊断思路

临床所见老年眩晕常以虚居多，因常兼有风、火、痰、瘀，故有时以实掩虚。年老则五脏之气渐衰，气虚血阻，脉道不畅，血不上荣，脑失所养，故发眩晕。明代杨仁斋首次提出"瘀滞不行，皆能眩晕。"而后在《医家必读》中同样又提出"瘀血停蓄，上冲作逆，亦作眩晕。"所以血瘀不仅仅是眩晕产生的病理基础，也是其迁延难愈，反复发作的关键因素。

本案患者长期从事体力劳动，积劳成疾，临床表现除头晕外，常有乏力，少气懒言等明显气虚症状。气虚推动无力，血行不畅而瘀滞，因此表现为心悸、手麻、胸闷痛，颈背部僵硬麻木不适等症。而其最近工作劳累后头晕加重，面色晦暗，气虚舌淡，沉脉主里，涩脉主瘀，皆为气虚血瘀之象。《灵枢·刺节真邪论》篇曰："虚邪偏客于身半，其入深，内居营卫，营卫稍衰，则真气去，邪气独留，发为偏枯。"指出正虚邪侵，气血失畅，肢体经络失养，发为中风。王伦在《名医杂著》中言"古人论中风偏枯，麻木诸症，以气虚死血为言，是论其致病之根源。"因此，患者一月前发现多发腔隙性梗死亦可认为与气虚血瘀证有关。此外，患者还伴有心烦，睡眠欠佳等症，据此在活血化瘀代表方剂补阳还五汤的基础上，加安神宁心之品以治疗。

五、疾病诊断

中医诊断：眩晕

中医辨证：气虚血瘀

六、治疗情况

处方：黄芪120g 赤芍15g 川芎10g 当归6g 桃仁10g

红花6g 葛根6g 地龙6g 酸枣仁30g

中药配方颗粒150ml开水冲服，早、晚各1次，共7剂。

7日后患者复诊，患者诉服药后眩晕症状略有减轻，偶有头痛，纳食可，时有乏力，指尖麻木，饮食二便尚可，舌脉同前，上方加鸡血藤10g，以加强补血活血的作用，同时助地龙通经活络，去瘀血，生新血。继服7剂。7日后再诊，患者诉头晕减轻明显，头痛几乎消失，嘱其以上方做丸服以巩固治疗。

【按语】

补阳还五汤主要应用对象为辨证属正气亏虚、脉络瘀阻的病症，全方以补气为主，养血活血为辅，方中重用黄芪，补气以行血，血行则风自灭。需要注意的是，君药黄芪虽可大补元气，但用量要适宜，用量宜大但也不应太过，应结合患者禀赋体质权衡用之，同时也应考虑到连续累积的治疗过程。本案中患者气虚症状虽明显，但正气有余，故将其用量为120g，使气旺血行，瘀消而不伤正。赤芍、川芎、当归、桃仁、红花活血散瘀，寓通于补，同时加上葛根治疗项背强痛并引诸药直入病所，加枣仁以取养心补肝，宁心安神之效。纵观全方，可益诸身之气，活一身气血，以调节局部血液循环，促进神经功能恢复，改善头晕诸症。二诊时加以鸡血藤补血活血，功擅去瘀血，生新血，患者病程较久，且有指端麻木，以鸡血藤去瘀生新，一去一补，效如桴鼓。再据兼症，辨证选药，使元气畅旺，血运通达，脑有所养，邪去正复，眩晕则止。

王清任在《医林改错》中指出："元气既虚，必不能达于血管，血管无气，必停留而瘀。"所以本案患者出现眩晕，是因瘀阻脉络脑窍，致使气血不畅，所以气虚也是形成血瘀的条件。但除却气虚导致血瘀之外，阳虚、阴虚、阳亢、痰浊亦皆能致瘀[1]。如阳虚不能温煦，气化失运，无力鼓动血脉运行而血行不畅；《读医随笔》提出："阴虚必血滞"，阴虚生热，灼血为瘀；如情志过极，肝阳上亢，气机失调亦可导致血瘀；而张山雷则指出"痰涎积于经髓则络中之血必滞。"而各种病理因素日久又会相互转化，出现虚实兼杂的情况。

另外，跌扑损伤也可导致瘀血的出现，而与以上病理因素不同，外伤及跌扑损伤所带来的瘀血内阻，是导致眩晕的直接因素。如虞抟在《医学正传》中指出"外有因坠损而眩运者，胸中有死血迷闭心窍而然，是宜行血清经，以散其瘀结。"面对跌扑损伤所带来眩晕的患者，我们也要分清主次，何时化瘀何时定眩，都需要医家明辨秋毫。所以临床诊治眩晕时，眩晕的病理进程中均有可能有"瘀"的参与，并能够与其他病理因素相合，即便瘀象不明显，治疗中也应当注意病程长短，酌情采用活血化瘀，防患于未然。

虽然眩晕并非均由"瘀"引起或有"瘀"参与，但"瘀"可以为发病的直接因素，也会因其他因素而转化，出现瘀象。且"瘀"与其他病理因素共同作用，相互间杂，则容易主导眩晕发生改变。故我们在临床遇到难治的眩晕患者时，单纯用补益、化痰、定眩等方法效果不显时，便可尝试从"瘀"入手。抽丝剥茧，细致入微地分析眩晕的病因，必能鞭辟入里，入木三分。

参考文献

[1]张玉焕, 张军平, 朱亚萍. 浅谈无瘀不作眩[J]. 新中医, 2013, 45(02): 161-163.

编者：韩琦（长春中医药大学）

医案七　针药并用治疗耳石症复位后残留头晕

一、病历资料

张某，女，45岁，以"持续性头昏沉感4天"就诊。

患者4日前曾因"眩晕突然发作，视物旋转，不敢右侧翻身"于我院就诊，经变位试验确认诊断为"右后半规管耳石症"，给予复位治疗眩晕症状消失。近4天患者未发生此前眩晕症状，但始终自觉头部昏沉，时轻时重，自认为耳石复位治疗尚未彻底，故再次前往我院复诊。现头昏沉，睡眠差，平素多思易虑，时有心悸，善太息。

既往无高血压、糖尿病等病史。

二、体格检查

神志清楚，言语清晰，形体偏瘦，呼吸平稳。查Dix-hallpike（-），Roll-test（-），神经系统查体未见阳性体征。舌质红，苔薄白，脉弦细。

三、辅助检查

前庭功能及听力学检查未见明显异常，抑郁症筛查量表（PHQ-9）2分，广泛性焦虑障碍量表（GAD-7）12分，提示存在中度焦虑状态。

四、诊断思路

临床上良性阵发性位置性眩晕复位后常出现残余头晕症状，现代研究认为复位后出现头晕症状可能与以下原因有关[1]：①残余耳石的存在；②耳石器功能障碍；③合并其他不明确的前庭功能障碍；④精神心理因素引起的感觉障碍。诊断过程中一方面需要详细询问病史，判定是否为耳石复位后残余头晕，另一方面，也需借助辅助检查排除其他疾病诊断的可能。通过询问病史，本例患者既往没有眩晕/头晕病史，结合前庭功能及听力学检查结果，可以排除合并其他前庭疾病的可能性，因此考虑为耳石复位后残余头晕症状。

目前，有关耳石症复位后残余头晕的危险因素尚不明确，主要认为与复位前眩晕的持续时间、老龄、焦虑/抑郁、自主神经功能障碍等关系密切[2]。患者为中年女性，首次出现眩晕症状时积极就诊并及时进行复位治疗，避免了耳石长时间留于半规管中。但结合精神心理量表评估发现，该患者存在中等程度的焦虑情绪问题，则考虑这可能是本例患者复位后出现残余头晕症状原因之一。

从中医角度看，良性阵发性位置性眩晕复位后残余头晕属于中医"眩晕"范畴，依据患者残余头晕症状及舌脉表现可知，本例患者为心胆气虚证，乃眩晕频发，正虚邪扰，加之患者平素易多思多虑，则心神被扰，神无所依，故情绪紧张，时见心悸、善太息，心脉气血亏虚则精无所化，故患者头晕反复，心中惕惕不安，两者互为因果。正如《类证治裁》所载"惊恐伤神，心虚不安，舌脉见舌红，苔薄白，脉弦细。故治法当以益气镇惊、安神定志为主。

五、疾病诊断

中医诊断：眩晕

西医诊断：良性阵发性位置性眩晕复位后残余头晕

中医辨证：心胆气虚证

六、治疗情况

中药处方：安神定志丸合柴胡加龙骨牡蛎汤加减

柴胡25g　黄芩15g　　桂枝15g　茯神15g

党参15g　石菖蒲15g　远志10g　龙骨10g

牡蛎10g　甘草10g　　大枣10g

中药配方颗粒150ml开水冲服，早、晚各1次，共14付。

针刺：百会、四神聪、风池、太阳、完骨、神门、少冲、胆俞、心俞、足三里。毫针刺入，平补平泻，以酸麻胀为度，留针15min，每日1次，共14d。

西药处方：甲磺酸倍他司汀片，每次6mg，每日3次，共14d。

14天后复诊，头晕症状基本消失，但仍易紧张，时有心悸，予以安神定志丸加减调治，同时嘱咐患者保持心情舒畅，随访3月，头晕未复发。

【按语】

中医认为眩晕的病因病机不外乎外感与内伤两大类，以风、火、痰、瘀、虚、外感等为主。或因饮食不节，脾胃健运失司，水谷不化，聚湿成痰，痰阻气机，难以上荣头面或随风上扰头面，阻滞清窍；或情志不遂，气郁化火，风阳上扰阻碍脑络；或因年老体弱，髓海不足，脑神失养；或跌扑损伤，瘀血阻滞经络，清窍不利；或因外感风、寒、湿之邪，阻碍经脉运行，清窍失养，发为眩晕。

内经云："心者君主之官，神明出焉；胆者中正之官，决断出焉。"本例患者平素易善思多虑，本就心神不宁，心脉气血亏虚，加之头晕反复发作，增加恐慌情绪，使心惊神慌不能自主。此乃正虚邪扰，气血亏虚导致精气无所化生，故头晕昏沉，心中惕惕不安。结合脉证采用安神定志丸合柴胡加龙骨牡蛎汤加减治疗。方中党参益气养阴，配伍茯神以补气安神；远志交通心肾，与石菖蒲共奏宁心安神之功；柴胡疏肝解郁，配伍桂枝、黄芩和解里外；加龙骨、牡蛎重镇安神；甘草、大枣调和诸药。服用一疗程后，效果显著，但考虑到患者本身为多思多虑之人，故在后续治疗以安神定志丸进行调治。

中医认为眩晕病位在脑，通过针刺头面部经穴可调节气血平衡。百会乃督脉经穴，联合四神聪可有效缓解头晕症状，同时四神聪周围区域是头针感觉区，针刺四神聪可以激发经气，使病至气所；风池乃祛风要穴，具有清利头目，息风止眩之功效，与完骨同刺还可以缓解颈部肌肉紧张，缓解本体感觉的神经刺激；太阳穴乃经外奇穴，具有镇惊止眩，清热祛风之功。结合患者心胆气虚的证候特征，配伍神门、少冲、胆俞、心俞、足三里，其中胆俞为足太阳膀胱经腧穴，是胆腑精气输注于背部之处，其内通于胆，胆主决断，胆气足则志定而神安，本穴具有疏调胆腑，理气宽膈之功；神门为手少阴心经之输穴、原穴，五行属土，为本经子穴，补之能补益心气，安神定志，二穴相伍，使胆气实，心气充，共奏益胆安神之功。心俞、少冲为心经腧穴，与上穴配伍可以增强养心安神之功，加之足三里为强壮身心的大穴，针刺可增强体质，扶正祛邪，从本源上杜绝眩晕再发。

413

良性阵发性位置性眩晕复位后残余头晕症状在临床上十分常见，在诊断过程中不仅需要明确残留头晕是否由合并其他前庭疾病所致，也需要考虑是否与患者的精神心理因素有关，切记不可偏概全。大量的临床实践表明，中医治疗在改善复位后残余头晕具有较好的优势，配合针灸等其他中医特色疗法，能够迅速缓解患者的头晕症状，可以起到事半功倍的效果。

参考文献

[1]刘晓薇, 孙敬武, 张波, 等. 良性阵发性位置性眩晕成功复位后残余头晕的危险因素分析[J]. 听力学及言语疾病杂志, 2018, 26(02): 148-151.

[2]姜春燕, 吴丽, 陈伟, 等. 良性阵发性位置性眩晕手法复位后残余头晕研究进展[J]. 国际神经病学神经外科学杂志, 2019, 46(04): 451-455.

编者：吴彤（长春中医药大学）

第四章　现代临床病例

病例一　急性前庭神经炎伴发BPPV一例

一、病历资料

患者赵某，中年女性，50岁，因"持续性眩晕、走路不稳2天"就诊。

患者2天前无明显诱因突然出现眩晕，视物旋转，程度较剧烈，伴恶心呕吐，心慌，出汗，持续约半小时仍未缓解，紧急送往我市某医院急诊，行头部CT检查未见明显异常，建议必要时行MRI检查。急诊予以"盐酸倍他司汀注射液"、"银杏叶提取物注射液"静点，因头部核磁检查需预约等待，故静点结束后返回家中休息。次日，行头部MRI+DWI检查时未见明显异常，但患者自觉上述症状无明显改善，仍持续性眩晕，不能独自站立及行走，且向右侧翻身时眩晕加重，为求进一步诊治就诊于我院。病程中无饮水呛咳，无头痛，无肢体活动不灵，无言语不清，无尿便障碍，无耳鸣及听力减退等症状。

该患发病前无明显感冒、发热、咳嗽、腹泻等病史。既往身体健康，否认肝炎、结核等传染病病史，无长期用药史。无吸烟及饮酒史。否认晕车、晕船及恐高史。否认眩晕及其他家族病史。

二、体格检查

意识清楚，查体合作，言语清晰，双侧瞳孔等大同圆，对光反射灵敏，双侧额纹及鼻唇沟等深对称，眼球各方向运动自如，可见快相向左的Ⅱ度水平性眼震，双眼无复视。伸舌不偏，悬雍垂居中，四肢肌力、肌张力正常，四肢膝腱反射对称引出，双侧指鼻试验、跟膝胫试验稳准，深浅感觉检查未见异常。双侧Babinski征、Chaddock征（-）。脑膜刺激征阴性。右侧甩头试验（+），右侧Dix-hallpike试验可见逆时针扭转性眼震，Roll试验（-），Romberg：右偏，Fukuda：右偏120°。床旁音叉粗测未发现明显的听力异常。

三、辅助检查

头部CT（自带）：未见明显异常，建议必要时行MRI检查。颅脑MRI+DWI：未见明显异常。眼震视图检查：可见左向5.2°/sec自发性眼震，固视抑制眼震减弱；视跟踪试验、扫视试验、视动性眼震试验均未见明显异常。双温试验：双侧灌注冷热气，右侧水平半规管反应欠佳。声导抗：双耳As型。纯音听阈测定：双耳听力基本正常。视频耳镜：双耳道无红肿渗液，双耳鼓膜略内陷，标志清。视频头脉冲试验（vHIT）：右水平、右前半规管有补偿性扫视。前庭诱发肌源性电位：右侧椭圆囊功能存在异常，双侧球囊功能未见异常。

四、疾病诊断

前庭神经炎伴发良性阵发性位置性眩晕

五、治疗情况

入院后给予激素、营养神经、改善循环等对症治疗，并进行右侧Epley手法复位和前庭康复锻炼，治疗10天症状逐步好转，可自行缓慢行走，仍有不稳感，时有头晕不适，复查右侧Dix-hallpike未见典型眼震，眼震视图可见3.6°/sec自发性眼震，vHIT示右侧水平、右前半规管仍有补偿性扫视，其余前庭功能检查结果同前。治疗2周后出院，嘱其继续口服药物，坚持前庭康复训练。出院后2个月电话随访，患者症状明显减轻，但走路偶有不稳感，仍间断头晕不适。6个月后再次随访表示已无明显眩晕、头晕症状，走路基本正常。

六、文献回顾

良性阵发性位置性眩晕（BPPV）是最常见的外周性前庭疾病，是一种与体位变化相关的发作性眩晕疾病。目前BPPV的机制尚不完全明确，多数观点认为BPPV是由于缺血、炎症外伤、营养等多种因素引起椭圆囊的耳石膜破坏，耳石裸露脱落进入半规管，在重力作用下耳石在半规管移动带动内淋巴流动，导致异常的毛细胞兴奋，从而引起患者眩晕、恶心、呕吐等症状。多数BPPV为原发性，但有少部分为继发性。缺乏明显病因的BPPV被称为"原发性"BPPV，突聋、外伤、梅尼埃病、VN及前庭性偏头痛等则是"继发性"BPPV的常见的病因。

前庭神经炎（VN）是一种常见的周围性眩晕疾病，是急性前庭综合征（AVS）最常见的原因，常表现为突发眩晕，常伴有恶心、呕吐，无听力下降，一般认为是由于前庭神经受到病毒感染所致[1]。前庭神经分为前庭上神经和前庭下神经。由于前庭上神经走行的骨性管腔较为狭长，故前庭上神经炎最为常见，约占55%，其次为全VN，约35%，发病率最低的为前庭下神经炎。前庭上神经主要支配前半规管、上半规管、椭圆囊和部分球囊[2]，因此VN容易损害同侧椭圆囊功能引起耳石脱落，而后半规管的开口向上，耳石一旦进入后半规管很难自行复位，导致后半规管BPPV在VN多发。VN伴发BPPV的病因学说主要有2种机制假说[3]：①VN造成耳石器耳石膜营养缺乏破裂，导致耳石脱落进入半规管；②VN影响内淋巴溶解和暗细胞吸收，导致耳石沉积。既往文献报道VN患者中10%~31%伴发BPPV。

VN的主要治疗策略为控制眩晕症状、前庭康复训练等。激素治疗尚存争议，既往的双盲、安慰剂对照研究提示，早期大剂量应用糖皮质激素治疗急性VN可加速并改善前庭功能的恢复，但对于远期预后并无明显作用[4]。当VN伴发BPPV时需要同时给予手法复位治疗，但有研究认为对于继发性BPPV手法复位治疗效果较差[5]，常需要多次治疗后方可成功。分析其可能的原因为VN导致椭圆囊的耳石膜破裂，耳石无法通过囊斑回位吸收，或是耳石膜的破坏导致耳石颗粒不断脱落。

大部分VN预后良好，复发率低，但部分患者会出现慢性化。眩晕、恶心、呕吐和步态不稳等症状在发病一至数天后显著改善，并在随后数周内逐渐恢复正常。症状的改善更多是中枢代偿的结果，而不是患侧前庭功能恢复所致。尽管VN患者的上述症状因代偿而消失，但有些症状如头部或躯体运动时出现的不适感如运动性视觉模糊、视振荡等，可长时间或终生存在。

七、讨论

本例患者表现为眩晕急性发作，符合急性前庭综合征的临床特征，头部CT平扫及颅脑MRI+DWI未见明显异常，神经系统查体无阳性体征，首先可以排除中枢性病变。查体可见快相向左的水平眼震，符合前庭周围性病变眼震特点，Romberg右偏，Fukuda右偏45°，则提示患者右侧前庭功能损伤。完善前庭功能及听力学检查后，也进一步确认患者右侧水平半规管、右前半规管存在补偿性扫视，右侧椭圆囊功能异常，结合患者急性起病及持续性眩晕的特点，参照2020年发布的《前庭神经炎诊治多学科专家共识》，因此考虑为前庭性神经炎，并定位于前庭上神经。患者病程中出现右侧翻身眩晕加重，行Dix-hallpike可见逆时针扭转性眼震，因此考虑患者是VN引起耳石脱落，而导致继发性BPPV的发生。

根据《前庭神经炎诊治多学科专家共识》中提出的共识意见，急性期推荐短期小剂量糖皮质激素治疗，但对于恢复期患者不推荐激素治疗，同时推荐使用增强前庭代偿的药物，使用疗程应贯穿急性期和恢复期与前庭代偿时间相匹配。另外，尽早开始个体化的前庭康复锻炼则至关重要，以促进中枢神经系统的代偿功能，提高患者前庭觉、视觉和本体觉对平衡的协调控制能力，加速机体前庭功能恢复，从而消除症状。因此，本病例通过给予激素、营养神经、改善循环等对症治疗，并尽早开展前庭康复锻炼，治疗2周后临床症状得到了显著的改善，并通过2个月、6个月后的随访表明预后良好。

另外，临床中也应注意避免此类患者出现头晕慢性化的问题。患者会因持续存在头晕不适、不平衡感及即将跌倒感等后遗症状，逐渐进展为持续性姿势-知觉性头晕（PPPD），这可能与患者的焦虑状态、人格特质、视觉依赖等因素相关。因此，临床上应注意早期评估是否存在与预后不良相关的视觉依赖和/或心理疾患，并及时给予针对性治疗，采取包括对慢性头晕治疗有效的前庭康复和心理干预，将有助于预防VN患者继发PPPD。

参考文献

[1]李斐, 鞠奕, 张甦琳, 等. 前庭神经炎诊治多学科专家共识[J]. 中华老年医学杂志, 2020, 39(09): 985-994.

[2]杨江东, 曲雁, 汤云冰, 等. 前庭功能检查在前庭神经炎诊治中的应用[J]. 中国乡村医药, 2020, 27(17): 71-72.

[3]严钢莉, 黎逢光, 李朝武, 等. 伴发良性阵发性位置性眩晕的急性前庭神经炎的临床特点分析[J]. 神经损伤与功能重建, 2018, 13(10): 505-507+514.

[4]刘兰花, 岑伟杰, 黄舒琳. 前庭康复训练联合甲泼尼龙治疗前庭神经炎的临床疗效[J]. 临床合理用药杂志, 2020, 13(22): 78-79.

[5]赵鹏鹏, 徐先荣, 金占国, 等. 继发性良性阵发性位置性眩晕的临床特征分析[J]. 临床耳鼻咽喉头颈外科杂志, 2019, 33(03): 220-224.

编者：李秀玲（吉林省中医药科学院第一临床医院）

病例二 小脑梗死导致中枢血管源性孤立性眩晕一例

一、病历资料

患者男性，65岁，因"头晕2天"就诊。2天前晨起无明显原因出现头晕，伴一过性视物晃动，此后持续头昏沉感，病程中无视物旋转及复视，无耳聋、耳鸣及耳部闷胀感，无肢体活动不灵及言语障碍。患者自觉头晕渐进加重，再次出现视物晃动，伴恶心、出汗，行走需人搀扶，遂来就诊。

既往高血压病史10年，血压最高"180/100mmHg"，目前血压控制尚可。糖尿病病史10年。无特殊个人史，无吸烟或饮酒史。否认既往偏头痛及晕动病病史。有脑血管病家族史。

二、体格检查

体温36.3℃，脉搏72次/分，血压150/90mmHg，呼吸18次/分；神清语明，查体合作，双侧瞳孔等大同圆，对光反射灵敏，眼球各方向运动自如，双眼无自发性眼震及复视，双侧鼻唇沟等深对称，伸舌不偏。双侧咽腭弓上抬举有力，双侧咽反射存在。Dix-Hallpike试验阴性，Roll试验阴性，HINTS检查阴性，Romberg试验阴性，Fukuda试验配合欠佳，不能完成。四肢肌张力和肌力正常，腱反射正常，未引出病理征；共济运动正常。NIHSS：0分。ESRS卒中风险评分量表：3分。

三、辅助检查

前庭功能检查：无自发眼震，凝视试验、扫视试验正常；视跟踪试验Ⅱ型，视动性眼震试验双侧基本对称；视频头脉冲试验（Video Head Impulse Test, v-HIT）未见明显补偿性扫视。电测听：双耳高频听力下降。声导抗：右耳A型，左耳Ad型。颅脑CT：脑内多发腔隙性脑梗死。颅脑核磁共振弥散加权成像（DWI）：左侧小脑急性脑梗死。（见图1）

420

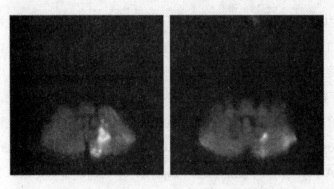

图1 颅脑DWI示左侧小脑急性脑梗死

四、疾病诊断

小脑梗死导致中枢血管源性孤立性眩晕（central vasogenic isolated vertigo, CVIV）

五、治疗情况

积极给予抗血小板、降脂、稳定斑块，促进侧枝循环建立等治疗，同时结合康复治疗，加快前庭系统的适应和代偿，促进大脑平衡功能再建立。具体治疗方法如下：

（一）口服药

1.阿司匹林肠溶片，口服，1次100mg，每日一次；

2.硫酸氢氯吡格雷片，口服，1次75mg，每日一次；

3.阿托伐他汀钙片，口服，1次20mg，每日一次；

4.丁苯酞软胶囊，口服，1次0.2g，每日三次。

（二）康复训练

第3天开始指导患者进行Cawthorne-Cooksey训练床上训练部分，每日1次，30min。

经治疗14天，头晕症状减轻，未再出现视物晃动感，无人搀扶下可行走。

六、文献回顾

孤立性眩晕是指由于由各种原因引起的发作性或持续性眩晕/头晕，可伴有恶心、呕吐、出汗、心慌等症状，但不伴有听力受损、无局灶性神经功能受损表现，如复视、肢体麻木无力、构音障碍等症状[1]。CVIV为孤立性眩晕中最常见的类型，其病因多为椎-基底动脉系统缺血或出血性病变，以脑梗死最为多见，疾病早期易与前庭神经炎混淆，病情易反复或进行性加重，具有潜在危险性及预后差的特点，是临床诊断的难点。CVIV最常受累的血管是小脑后下动脉（posterior inferior cerebellar, PICA）、小脑前下动脉（anterior inferior cerebellar, AICA），而小脑上动脉（superior cerebellar artery, SCA）受累出现CVIV较少见。PICA供血区受累时影响到与眩晕相关的区域为小脑小结叶、扁桃体、小脑下脚，以PICA内侧支受累多见。小脑前下动脉供血区受累出现孤立性眩晕的区域为小脑中脚、绒球、前庭神经核。SCA供血区供应脑桥、小脑半球、蚓部、小脑上脚及齿状核，受累时常合并其他神经系统症状，如构音障碍，较少出现孤立性眩晕[2]。

临床应详细询问发病持续时间、诱因、伴随症状，尤其注意是否伴随肢体活动障碍、感觉异常及言语障碍等，需要关注患者既往是否存在脑血管病高危因素，如高血压、糖尿病、高脂血症、吸烟或饮酒史、心脑血管病史等，当存在以上病史时首先需要鉴别是否存在脑血管病。

CVIV在神经科及耳科临床查体中通常无明显阳性体征，但借助前庭及视眼动通路的功能评价可协助CVIV的诊断。通过眼偏斜反应（OTR）、头脉冲试验（Head impulse test, HIT）、凝视变向眼震（GEN）——即HINTS检查来鉴别中枢与周围性前庭损伤，有较高的临床应用价值，具有高特异度及高敏感度的特点。当观察自发性眼震时，若发现特殊眼震常提示中枢受损，如垂直性下跳眼震多为小脑绒球或延髓中线旁受损，上跳眼震见于延髓或中脑受损。此外，当发现患者存在凝视诱发性眼震（GEN），或平稳跟踪、扫视异常时应高度怀疑中枢性病变。

临床常用辅助检查包括影像学检查和前庭功能检查。影像学检查主要包括头颅CT、头颅MRI、磁共振血管成像（MRA）、CT血管成像（CTA）和数字减影血管造影（DSA）。头颅CT是排查疑似血管源性头晕/眩晕的首选检查项目，其优势在于能够快速确认颅内出血与部分蛛网膜下腔出血，但对于超早期脑梗死、皮层或皮层下小梗死灶分辨率较低，尤其是对颅后窝急性缺血性卒中识别的敏感度较低。头颅MR弥散加权成像（DWI）是目前诊断急性后循环梗死的影像"金标准"，其对颅后窝急性梗死病灶识别能力明显优于头颅CT。但值得注意的是头颅DWI对于急性后循环梗死的早期诊断存在假阴性，研究认为严密的床旁神经学查体，尤其是HINTS检查结合脑血管病危险因素量表评价比头颅MRI检测更为敏感[4]。另外，前庭功能检查主要用于评估前庭功能受损侧别、部位及严重程度，但由于其结果存在一定假阳性，故不能仅根据单项前庭功能异常定位诊断外周或中枢性病损，应根据临床表现及其他相关检查结果综合评估。

参考《血管源性头晕/眩晕诊疗中国专家共识》中提出的治疗方案，可分为对症治疗、对因治疗、预防治疗及康复治疗。对于眩晕症状严重或呕吐剧烈的患者可短期使用前庭抑制剂改善症状，在减轻症状同时积极评估病因。常用药物包括抗组胺药物、苯二氮卓类与止吐药物，在前庭症状改善后应尽快停用上述药物，以避免损害前庭中枢代偿恢复能力。同时应积极给予抗血小板聚集、降脂、稳定斑块等治疗，若小脑梗死病灶较大、脑水肿明显压迫脑干组织，患者出现意识水平下降、早期角膜反射迟钝或瞳孔缩小时，需积极给予脱水降颅压治疗，必要时请神经外科手术干预。对于存在前庭功能障碍的患者，待病情稳定后，应尽早给予前庭康复治疗，通过早期积极的康复训练可以促进前庭功能适应和代偿，有利于大脑平衡功能再建立，改善双侧前庭功能失衡，提高患者生活质量。

七、讨论

本例患者以首次发作的头晕、昏沉感为唯一症状，持续时间2天，首先应考虑为急性前庭综合征（acute vestibular syndrome, AVS）或发作性前庭综合征（episodic vestibular syndrome, EVS）的首次发作。结合患者为老年男性、既往糖尿病、高血压病史，有家族脑血管病病史等特点，因此要高度警惕中枢性眩晕的可能。该患床旁查体虽无神经系统阳性体征，但考虑头晕症状持续，反复出现视物晃动感，并伴有行走困难，且ESRS卒中风险评分提示高风险，因而首先应进行影像学检查。经行头部CT排除出血及颅内占位病变，头部DWI发现新发小脑梗死灶，神经系统定位于左侧小脑扁桃体、左侧小脑后叶半球，故定性为缺血性脑血管病，责任血管为左侧小脑后下动脉内侧支，结合症状可诊断为小脑梗死导致中枢血管源性孤立性眩晕。

患者发病期间出现一过性视物晃动，经变位试验可以排除良性阵发性位置性眩晕，通过前庭及视眼动通路功能检查，未发现自发性眼震，前庭功能检查结果阴性，由此排除前庭神经炎的诊断。而患者头晕发作时无耳鸣、耳聋等耳蜗症状，双耳听力虽有高频下降但考虑与此次发病无关，因此进一步排除突发性聋伴眩晕，或者梅尼埃病的首次发作。另外，根据患者既往无偏头痛及晕动病病史，且为首次发作，因此暂不考虑诊断为前庭性偏头痛。

眩晕疾病诊治中最具有挑战的是如何在第一时间快速识别出恶性眩晕，特别是不伴其他神经系统局灶症状和体征，以孤立性眩晕为表现的脑卒中患者。因此对于首次发作的AVS，尤其是合并脑血管病等高危因素的患者，即使无明显神经系统阳性体征，也建议优先行头部影像学检查，以免出现漏诊。如果高度疑似血管源性病因的头晕/眩晕患者，即使发病早期未被MR-DWI发现病灶，仍需要动态复查MRI。中枢性眩晕与外周性眩晕的治疗方案、疾病转归、预后以及二级预防是截然不同的，因此在临床工作中，如何准确地识别恶性眩晕，是每一个开展眩晕诊疗医师必备的技能。

参考文献

[1]韩军良, 吴子明, 鞠奕. 眩晕诊治多学科专家共识[J]. 中华神经科杂志, 2017, 50(11): 805-812.

[2]常丽英, 桑文文, 杨旭. 中枢血管源性孤立性眩晕[J]. 中华老年心脑血管病杂志, 2021, 23(07): 780-782.

[3]平曼, 米东华, 李子孝, 等. 不同眼动特征在中枢性孤立性眩晕中的诊断价值[J]. 中国卒中杂志, 2021, 16(04): 413-418.

[4]王武庆, 付蓉, 毕国荣, 等. 血管源性头晕/眩晕诊疗中国专家共识[J]. 中国神经免疫学和神经病学杂志, 2020, 27(04): 253-260.

编者：李翀慧（延边市中医院）

病例三　Ramsay Hunt综合征
合并少见的颅内受累一例

一、病历资料

患者梁某，男性，63岁，因"持续性眩晕26天，面瘫21天"就诊。26天前着凉后突然出现视物旋转，姿势不稳，向一侧倾倒，头动时眩晕加重，呈持续性，不敢睁眼，伴恶心呕吐，左耳听力下降、耳部疼痛。于外院急诊行颅脑CT未见明显异常，因耳部疼痛就诊于耳鼻喉科，耳廓、耳道皮肤可见成簇红色斑丘疹，局部可见水疱，诊断为"耳带状疱疹"，并给予抗病毒治疗，具体不详。21天前耳部疼痛减轻，疱疹部分结痂，但出现左眼闭合不全、口角歪斜，流涎，病程中无偏瘫，无其他神经系统阳性体征，行颅脑MRI未见新发梗死灶，考虑为"Hunt综合征"，转诊上级医院住院治疗，给予"地塞米松、喷昔洛韦、甲钴胺及针刺"等系统治疗21天。出院后患者一般状态差，眩晕症状略减轻，仍姿势不稳，向一侧倾倒，无耳痛，偶有恶心呕吐，面瘫无改善，焦虑紧张，情绪低落，失眠。为求进一步诊治就诊于我院。

既往史：发现高血压病1个月，最高血压160/100mmHg，服用苯磺酸左旋氨氯地平片治疗；个人史：有恐高史，否认晕车史，偶有吸烟及饮酒。家族史：母亲有高血压疾病史。

二、体格检查

T36.4℃，P80次/分，R18次/分，Bp140/100mmHg。神清语明，精神萎靡，查体合作，耳道口、耳道皮肤未见疱疹，左耳听力下降，双侧瞳孔等大同圆，对光反射灵敏，眼球各方向运动自如，右向Ⅱ度自发性眼震，凝视诱发眼震（＋），左侧眼裂变小，左侧眼睑闭合不全，左侧额纹消失，左侧鼻唇沟变浅，伸舌不偏，左侧面部痛觉减退，双侧软腭对称，上抬有力，悬雍垂居中，四肢肌力、肌张力正常，四肢腱反射对称引出，病理征（-），深浅感觉检查未见异常，共济试验（-），脑膜刺激征阴性。变位试验未见明显异常，Tandem Romberg闭眼左偏，Fukuda右偏45°。

三、辅助检查

（一）前庭功能检查

自发性眼震：右向4.0°/sec自发性眼震；凝视试验：中间、右、下方向均可见右向凝视性眼震，左侧可见左向凝视性眼震；扫视试验未见异常，视跟踪试验Ⅱ-Ⅲ型，视动性眼震试验基本对称，双向眼震速度降低；双温试验：左侧水平半规管反应欠佳（见图1）。视频头脉冲试验（vHIT）：左侧前、后、水平半规管均存在补偿性扫视，右侧水平半规管存在补偿性扫视（见图2）。

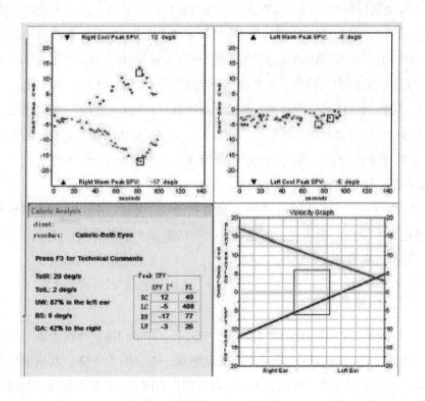

图1　双温试验：左侧水平半规管反应欠佳

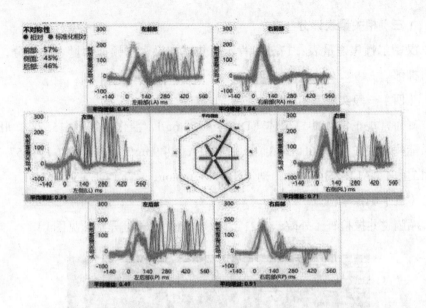

图2 视频头脉冲试验（vHIT）：左侧前、后、水平半规管及右侧水平半规管均存在补偿性扫视。

（二）听力学检查

纯音测听：左耳感音神经性耳聋，中重度听力损伤（见图3）；声阻抗：双侧A型。

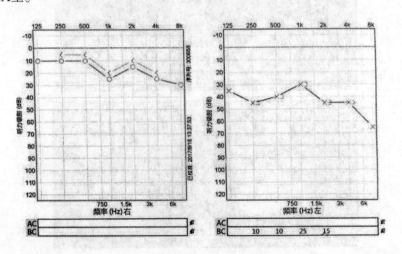

图3 纯音测听：左耳感音神经性耳聋，中重度听力损伤

（三）相关量表评分

汉密尔顿焦虑量表：17分，肯定有焦虑；汉密尔顿抑郁量表：15分，可能有抑郁。

（四）一般实验室检查

凝血常规正常，D-二聚体（D-D）1.58mg/l，糖化血红蛋白5.2%，肝功胆碱酯酶（CHE）4476U/L；前白蛋白（PA）449mg/L；总蛋白（TP）57.7g/L；白蛋白（ALB）34.8g/L；钠（Na）133mmol/L；氯（CL）94mmol/L。

（五）影像学检查

颅脑磁共振检查（外院，2021年10月14日）：未见异常（见图4）。

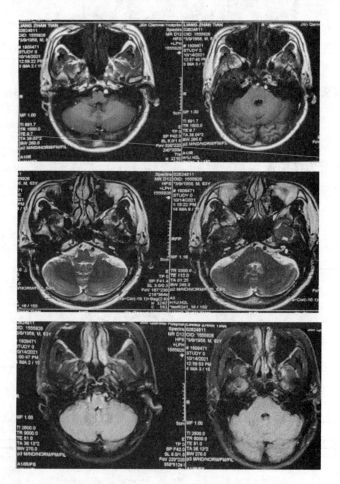

图4　颅脑磁共振检查：未见异常

　　磁共振头部平扫加弥散成像检查（我院，2021年11月08日）：延髓、桥脑异常信号，建议复查或进一步检查（见图5）。

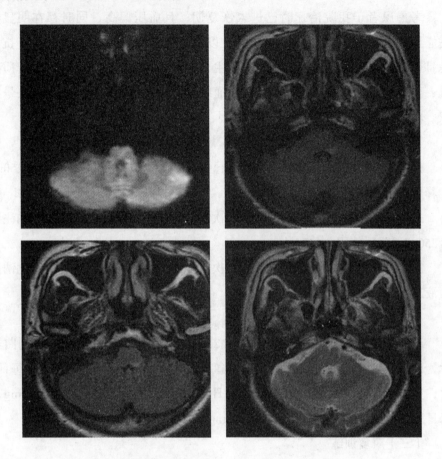

图5　颅脑磁共振检查：延髓、桥脑异常信号

四、疾病诊断

初步诊断：1. Hunt综合征（恢复期）

2. 高血压病2级（高危险组）

3. 焦虑抑郁状态

4. 电解质紊乱-低钠低氯血症

五、治疗情况

考虑患者于我院治疗时已进入恢复期，且血压偏高，同时存在明显焦虑、抑郁的精神心理问题，因此治疗上以安神定眩止晕、改善内耳循环、抗焦虑抑郁、改善睡眠、促进前庭康复为主，同时兼顾控制血压、纠正电解质紊乱、营养神经，应用针灸及揿针疏经通络、醒脑开窍，最终达到缓解头晕症状。具体治疗情况如下：

（一）静脉输液

1. 天麻素注射液，静滴，1次0.6g，每日1次，用0.9%氯化钠注射液250ml稀释后使用，共7d；

2. 注射用盐酸倍他司汀，静滴，1次20mg，每日1次，用0.9%氯化钠注射液250ml稀释后使用，共7d；

3. 银杏叶提取物注射液，静滴，1次87.5mg，每日1次，用0.9%氯化钠注射液250ml稀释后使用，共14d；

（二）口服药物

苯磺酸左氨氯地平片，口服，1次2.5mg，每日1次；氟哌噻吨美利曲辛片，口服，1次0.5/10mg，每日1次；氯硝西泮片，口服，1次0.5mg，每日1次；奥氮平片，口服，1次0.5mg，每日1次；甲钴胺片，口服，1次500mg，每日3次；维生素B1片，口服，1次500mg，每日3次。

（三）康复训练

进行Cawthorne-Cooksey训练，每日1次，每次30min，并将康复训练融入日常生活。

（四）针刺疗法

1. 毫针治疗

主穴：百会、四神聪、风池、天柱、大椎

配穴：太冲、阳陵泉、外关、足三里、内关、中脘

操作方法：选用一次性安迪针灸针，规格0.25×30mm，使用75%酒精对针刺穴位皮肤表面消毒，均以捻转补泻法进行针刺，留针30min后起针，每日1次，共14d。

2. 揿针治疗

取穴：头维、三阴交、神门

操作方法：揿针埋于皮下，隔日1次

六、文献回顾

Ramsay Hunt综合征（RHS）是由水痘-带状疱疹病毒（varicella zoster virus, VZV）感染所致的疾病，50岁以上老年人多发，女性发病率高于男性[1]。VZV在膝状神经节激活后，除累及面神经外，常侵犯临近的前庭神经及蜗神经，亦可累及其他多组脑神经（如三叉神经、舌咽神经、迷走神经、副神经、舌下神经）和颈2-4神经节[2]。主要表现为一侧耳部剧痛，耳部疱疹，可出现同侧周围性面瘫，伴有听力下降、持续性眩晕、耳鸣、眼球震颤，因此又称为膝状神经节综合征。RHS诊断需基于全面的临床评估，详细的病史和特征性症状（面瘫和耳部疱疹）的识别，可根据周围性面瘫、耳痛和耳廓、外耳道或其他颈部皮节带状疱疹的三联征诊断RHS。

临床上RHS需与以下疾病相鉴别。1. 特发面神经麻痹（Bell面瘫），是一种原因不明的急性周围性面神经麻痹，可能与病毒感染或免疫炎症反应有关，急性发病，大多3d左右达到高峰，临床表现为单侧周围性面瘫，没有其他症状和继发性原因；2. 吉兰巴雷综合症是一种免疫介导的多发性神经病，多急性起病，临床症状多在2周左右达高峰，表现有多发神经根及周围神经损害，一般有脑脊液蛋白-细胞分离现象，多数为自限性病程。吉兰巴雷综合症的面瘫多数为双侧，体格检查有其他颅神经受累及四肢腱反射减退，无疱疹，可与RHS鉴别。3. 听神经瘤是起源于第Ⅷ颅神经前庭部的神经鞘瘤，是一种最常见的桥小脑角占位。多为单侧亚急性起病，临床表现多数为感音神经性耳聋、耳鸣，其次是眩晕和不稳感，增大的肿瘤可累及三叉神经和面神经，进而引起相应的神经症状，甚至出现脑干压迫和脑积水症状。头颅CT或MRI于桥小脑角发现占位可与RSH鉴别。4. 椎基底动脉系统脑梗死，急性起病，表现为眩晕、面瘫、肢体或面部麻木，肢体无力及共济失调等症状，可伴有后枕部疼痛。其中桥脑梗死可表现为周围性面瘫，小脑前下动脉的分支内听动脉闭塞可出现急性眩晕和感音神经性耳聋。患者多有糖尿病、高血压、吸烟、饮酒等脑血管病危险因素，并且有吞咽困难、饮水呛咳、共济失调等其他神经功能缺损症状和体征可与RSH相鉴别，磁共振DWI可见高信号。

文献报道[3]RHS常会出现面神经内听道段及前庭蜗神经的MRI增强表现，较少累及迷路段、膝状神经节及乳突段。脑脊液白细胞计数和或脑脊液蛋白增高提示存在颅内感染，RHS特征性的病原体是VZV，脑脊液VZV-DNA检查可明确RHS是否合并颅内感染。

有病例报道[4]最初表现为Ramsay Hunt综合征合并脑神经Ⅶ、Ⅷ、Ⅸ和Ⅹ麻痹的病例，患者经甲强龙及阿昔洛韦治疗，3周后前庭功能障碍加重，MRI显示局限性脑桥髓质病变，颅脑磁共振T2WI序列显示患侧前庭耳蜗神经、患侧外侧髓质和背外侧桥脑呈高信号，提示孤束核、疑核和前庭神经核受累性病变。脑脊液细胞以淋巴细胞为主，蛋白增高，脑脊液抗VZV IgG阳性，但PCR检测无VZV DNA，2个月后眩晕、失衡轻度改善，但听力丧失、面瘫未见改变；此外，喉咽肌肉也存在萎缩。

目前治疗RHS临床上首选抗病毒制剂[5]，如阿昔洛韦、伐昔洛韦、泛昔洛韦、溴夫定和膦甲酸钠，辅助治疗糖皮质激素（泼尼松、甲强龙等）、神经营养剂（维生素B1和甲钴胺）、神经镇痛（布洛芬、对乙酰氨基酚、加巴喷丁、普瑞巴林）及改善循环类药物。有学者认为抗病毒药物及激素早期联合应用较单独用药疗效更佳。美国神经病学会（AAN）类固醇激素及抗病毒治疗指南推荐，抗病毒治疗7天，激素治疗疗程2周内。另外，研究显示针灸及康复治疗能明显改善患者的面瘫症状，也可以开展面部肌肉早期康复及前庭康复。RHS预后一般较差，可能会遗留面瘫、听力下降及眩晕等症状。

七、讨论

本例患者具有耳后疼痛、耳廓、耳道带状疱疹及同侧面神经麻痹的典型临床表现，符合Ramsay Hunt综合征的诊断标准。该患者同时存在视物旋转，姿势不稳及听力下降等情况，考虑为VZV侵犯面神经，同时也侵犯了前庭蜗神经，但多组颅神经受累机制尚不十分明确。有研究认为VZV在膝状神经节激活后，可以顺着面神经走行影响临近的前庭神经及蜗神经，引起神经水肿及炎症反应，部分可以通过面神经管经过内耳孔入颅，上行至延髓、桥脑的前庭神经核群，蜗神经核群，引起类似本例患者的延髓、桥脑病变，可通过免疫组化和增强磁共振的研究证实本机制。

RHS症状出现的顺序常无规律可循，首发症状通常有耳痛、面瘫、眩晕、疱疹；有些病例外耳道及耳廓疱疹先于面瘫出现，有些晚于面瘫出现，也有同时还伴头痛、听力下降及眼震。本例患者首发症状为眩晕，诊疗过程中发现耳痛及疱疹，其后发生周围性面瘫。也有不少病例初期表现为孤立性症状，如孤立性耳痛、孤立性面瘫、孤立性眩晕、孤立性疱疹，易误诊为神经痛、特发性面神经麻痹、前庭神经炎及耳部带状疱疹等疾病，故临床诊治时需动态观察病情变化。

本例患者发病1周内的颅脑磁共振检查未见异常，发病3周后发现不仅存在自发性眼震，且出现凝视诱发眼震，复查颅脑磁共振发现延髓及桥脑受累的证据。既往研究表明RHS病变多局限在颅外段，很少出现小脑炎、脑干脑炎表现，故很少行脑脊液检查，当患者出现脑膜刺激征及头痛的脑膜炎的典型表现时才完善脑脊液VZV-DNA检查。该患者无头痛及脑膜刺激征，同时因患者个人意愿强烈拒绝脑脊液检查，故未能检测脑脊液VZV-DNA。而双温试验、视频头脉冲试验及听力学检查结果共同证实了前庭神经及蜗神经损伤的证据。本例患者视频头脉冲试验除发现左侧三个半规管损伤外，还发现了右侧水平半规管存在补偿性扫视，因此不排除VZV向对侧神经侵袭的可能。

及早的抗病毒治疗可能是RHS患者预后好坏的关键，在Furuta等[6]的研究中，RHS患者在出现临床症状7天内接受联合阿昔洛韦+强的松治疗后，面部麻痹完全恢复；Murakami等[5]发现，发病3天内接受阿昔洛韦+强的松联合治疗的患者的治愈率为75%，而发病7天后开始治疗的患者的治愈率为30%。本例患者发病5天内仅采取抗病毒治疗，5天后采取地塞米松及喷昔洛韦治疗，但3周后患者前庭功能障碍加重，延髓及背外侧桥脑出现高信号，出现此情况的原因考虑与早期未规律联合应用激素及抗病毒药物有关，但从另一个角度也说明累及颅内的病变预后欠佳。

本例患者于我院治疗时已进入恢复期，主要以营养神经、改善症状、针灸及前庭康复为主。患者头核磁提示累及中枢，但拒绝继续检查及再次应用激素治疗，故无法进一步明确病情。治疗2周后眩晕减轻，姿势不稳改善，睡眠尚可，听力下降及面瘫未见明显恢复。

本病例临床症状较为典型，前庭神经损伤表现突出，颅脑磁共振平扫脑干可见可疑信号，但未能进行头部增强核磁、内听道平扫及脑脊液检查加以鉴别分析，是本病例的缺憾与不足。

最后，结合本例患者的病情发展也再次提醒临床诊疗时需重视早期规范治疗的重要性，亦要注意识别中枢神经系统受累的各种迹象，及时处理。

参考文献

[1]Shailesh Gondivkar and Viren Parikh and Rima Parikh. Herpes zoster oticus: A rare clinical entity[J]. Contemporary Clinical Dentistry, 2010, 1(2): 127−129.

[2]郭小艳, 张慧, 耿曼英. 30例Ramsay−Hunt综合征临床分析[J]. 中国实用神经疾病杂志, 2020, 23(04): 345−348.

[3]谷洁冰, 李琳芳, 付玲玲, 等. 1例伴多组颅神经及脑干受累的Ramsay Hunt综合征病例报道[J]. 中国实验诊断学, 2022, 26(01): 12−14.

[4]Jong Hun Kim, Pil Wook Chung, Semi Oh. Ramsay Hunt syndrome complicated by a brainstem lesion[J]. Journal of Clinical Virology, 39(2007): 322−325.

[5]Murakami S, Hato N, Horiuchi, et al. Treat ment of Ramsay Hunt syndrome with acyclovi r−prednisone: significance of early diagnosis a nd treatment[J]. Ann Neurol, 1997, 41(3): 353−357.

[6]Furuta Y, Ohtani F, Mesuda Y, et al. Early diagnosis of zoster sine herpete and antiviral therapy for the treatment of facial palsy. Neurology. 2000 Sep 12;55(5): 708−10.

编者：刘亚芬（吉林省中医药科学院第一临床医院）

病例四 一例假性突聋伴眩晕及临床特点分析

一、病历资料

张某，男，52岁，以"眩晕伴听力下降3个月"就诊。

患者3个月前突发眩晕，行走不稳，向一侧倾倒，伴恶心呕吐，右耳听力下降，耳鸣，就诊于外院，起初考虑为"突聋伴眩晕"，其后行颅脑MRI提示"桥脑急性梗塞"，诊断为"脑梗死"，按急性脑血管病治疗，病程中伴右侧周围性面瘫，无肢体活动不灵，无吞咽困难及饮水呛咳，无抽搐。治疗半个月后眩晕缓解，但仍行走不稳，向一侧倾倒，有头昏沉感，振动视幻，恶心欲吐，耳鸣及听力下降。故为求进一步系统诊治就诊于我院。

既往史：高血压病史10年，血压最高达200/110mmHg，现用硝苯地平控释片治疗；糖尿病病史10年，应用胰岛素治疗；吸烟、饮酒30余年，现已戒烟戒酒；家族史方面父亲曾患脑梗死。

二、体格检查

血压160/100mmHg，神志清楚，形体正常，呼吸平稳，心肺听诊未见异常，双下肢无水肿，四肢活动正常。右耳听力下降，右侧鼻唇沟变浅，右侧面部痛温觉减退，自发性眼震（＋），快相向左，无复视，右手指鼻试验不稳准，右侧跟膝胫试验不稳准，病理征（－）；直线行走不能，Romberg试验（＋），Dix-Hallpike试验（－），Roll-test试验（－），右侧甩头试验（＋），摇头试验可见摇头眼震，Fukuda试验配合欠佳。

三、辅助检查

（一）前庭功能检查

自发性眼震：左向3.5度/sec自发性眼震，固视抑制眼震消失；凝视试验未见异常，扫视试验未见明显异常，视跟踪试验Ⅲ型，视动性眼震基本对称，双向眼震速度降低；双温试验示双侧水平半规管反应欠佳；视频头脉冲试验（vHIT）可见右侧半规管存在补偿性扫视，右后半规管增益值降低。前庭诱发肌源性电位（VEMP）结果显示右侧球囊、椭圆囊功能均未诱发（见图1，图2）。

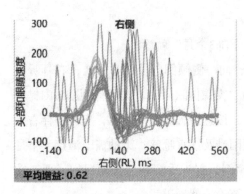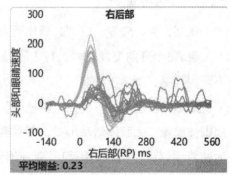

图1 视频头脉冲试验（vHIT）：右侧半规管存在补偿性扫视，右后半规管增益值降低

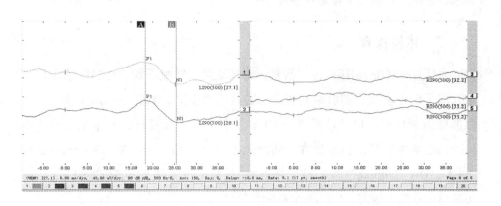

图2 （a）前庭诱发肌源性电位：右侧球囊功能未诱发

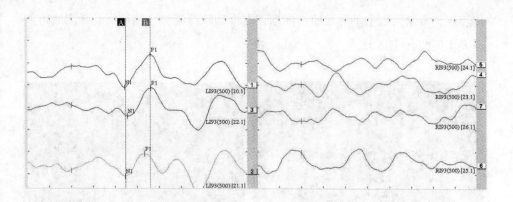

图2 （b）前庭诱发肌源性电位：右侧椭圆囊功能未诱发

（二）听力学检查

纯音测听示右耳听力完全丧失，左耳感音神经性聋。（见图3）

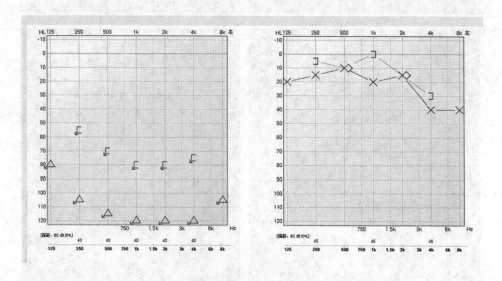

图3 纯音测听示右耳听力完全丧失

（三）影像学检查

颅脑MRI示桥脑、右侧丘脑、两侧基底节、放射冠、半卵圆中心、额顶叶见片状异常信号，脑内多发腔隙性梗塞及软化灶。颅脑MRA示脑动脉粥样硬化表现，右侧大脑中动脉狭窄、闭塞，右椎动脉纤细，小脑前下动脉闭塞可能性大（见图4，图5）。

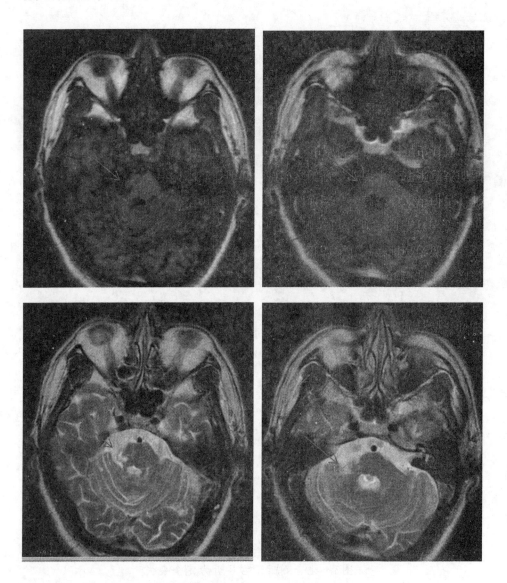

图4　颅脑MRI：右侧脑桥下外侧部、桥臂T1呈低信号，T2呈高信号

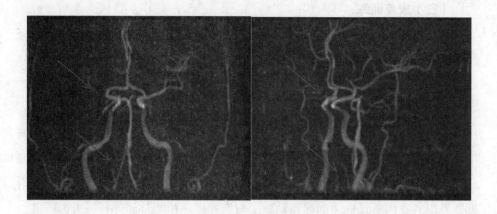

图5　颅脑MRA：右侧大脑中动脉狭窄、闭塞，右椎动脉纤细，小脑前下动脉
闭塞可能性大

四、疾病诊断

初步诊断：1. 小脑前下动脉闭塞性脑梗死

2. 高血压病3级（很高危）

3. 2型糖尿病

五、治疗情况

（一）静脉输液：

1. 天麻素注射液，静滴，1次0.6g，每日1次，用0.9%氯化钠注射液250ml
稀释后使用，共14d；

2. 注射用丹参多酚酸，静滴，1次0.13g，每日1次，用0.9%氯化钠注射液
250ml稀释后使用，共14d。

（二）口服药及胰岛素：

1. 阿司匹林肠溶片，口服，1次100mg，每日1次；

2. 硝苯地平控释片，口服，1次30mg，每日1次；

3. 阿托伐他汀钙片，口服，1次20mg，每日1次。

4. （诺和锐30笔芯）门冬胰岛素30注射液，皮下注射，早20iu晚20iu，日
2次。

（三）康复训练：

进行Cawthorne-Cooksey训练，每日1次，每次30min；进行前庭习服训练及防跌倒训练，每日1次，每次30min。

六、文献回顾

小脑前下动脉（AICA）起自基底动脉起始部上方约1cm处，围绕脑桥向下外行，越过外展神经、面神经和位听神经根后，向小脑半球前岩部表面、绒球、小脑中脚的下部及脑桥延髓被盖外侧供血。AICA继续下行至内听道口附近，发出一支内听动脉（即迷路动脉）与面神经、位听神经伴行进入内听道，供血于内耳前庭器及耳蜗。

AICA发生闭塞时可表现为小脑前下动脉综合征，又称为脑桥外下侧综合征。主要的临床表现[1]包括：（1）明显的眩晕、恶心、呕吐和眼球震颤（前庭神经核及根）；（2）同侧肢体小脑性共济失调和协调运动不能（桥臂、桥-小脑束受损）；（3）同侧耳鸣、耳聋（迷路动脉或蜗神经核及听神经受损）；（4）同侧周围性面瘫（面神经核及其根纤维受损）；（5）同侧面部痛温觉障碍（三叉神经脊束及核受累）；（6）同侧Honer综合征（网状结构交感神经下行纤维损害）；（7）对侧肢体及躯干痛、温觉障碍（脊髓丘脑束受损）；（8）部分患者可出现对侧肢体无力（皮质脊髓束受累）。

与其他小动脉病变相比[2]，AICA梗死可导致外周和中枢前庭症状和体征的各种组合，眩晕/头晕、眼震、听力下降、面瘫、肢体或面部感觉障碍、共济失调和小脑辨距不良通常同时出现。部分患者以眩晕、耳鸣、耳聋为首发症状就诊于耳鼻喉科，对应疾病为耳鼻喉科的伴有眩晕症状的突发性感音神经性聋、神经内科的伴有听觉前庭症状的急性脑卒中。

一项研究发现，AICA供血区梗死的患者60%会出现听觉和前庭功能共同损伤[3]。因此，听觉和前庭功能共同损伤是AICA供血区梗死的重要临床特征。此外，文献报道[4]有30%AICA供血区梗死患者以孤立性听觉及前庭损伤为主要表现起病，早期头核磁DWI可正常，发病数天后开始出现中枢神经系统症状和体征，考虑可能是由于内耳或脑干前庭对缺血的耐受性较差有关，提示听觉及前庭损伤症状可能是AICA梗死的先兆症状，临床上应注意识别。

急性期AICA梗死患者治疗原则同急性脑梗死，可采取抗血小板聚集、改善循环、营养神经、抗氧化应激等，是否溶栓根据具体情况分析；恢复期治疗包括脑血管病二级预防和前庭康复训练等。

AICA是供应小脑主要动脉中最小的1对，它的病变可以影响脑桥下外侧、桥臂和小脑前下部较小的区域，AICA梗死发生脑干受压的概率很小，脑疝和梗阻性脑积水也不常发生；而且AICA梗死避开了靠近中线和腹侧的锥体束和网状结构等重要组织结构，预后常常较好，但往往会遗留耳聋、面部麻木、痛觉减退等后遗症。

七、讨论

本例患者为中年男性，3个月前以眩晕伴听力下降起病，临床症状有急性前庭症状及听力下降，无肢体活动不灵，易误诊为"突聋伴眩晕"、"迷路炎"等前庭周围性前庭疾病。患者有左向自发性眼震，温度试验、视频头脉冲试验及VEMP检查可追溯到典型的右侧前庭功能损伤的证据。同时患者右侧周围性面瘫，有高血压、糖尿病病史，有吸烟、饮酒及家族病史，右侧小脑性共济失调，行走不稳，易向右倾倒等表现又提示存在中枢因素，头部核磁检查脑桥下外侧部、桥臂可见梗塞灶，故该患者定位在桥脑、桥臂（AICA梗死）。考虑本例患者发病已3个月，头部核磁检查未见急性期病灶表现，因而治疗上以前庭康复训练及防止眩晕/头晕慢性化为主。

Lee等[3]报道了8年6个月观察的82例AICA区域梗死的患者，认为脑桥外侧、桥臂、小脑前下部中任何一处出现急性梗死的异常信号，即可确诊为AICA急性梗死。脑梗死的早期，头颅MRI在24h内假阴性率可高达20%，尤其是后循环缺血的小梗死灶，头部CT对后循环梗死敏感性较低，不能显示AICA急性期梗死的异常表现。故临床上对突然发生的持续性眩晕/头晕且有耳聋耳鸣的50岁以上患者，如同时患有高血压、糖尿病、高脂血症等大于3个以上脑血管病危险因素的病人，更要提高警惕排出恶性头晕，首先应除外AICA梗死[5]。

急性发作性或突发性耳鸣、耳聋，伴眩晕/头晕，通常是突发性耳聋伴眩晕、梅尼埃病或迷路炎等前庭周围性疾病的常见症状。但一些中枢神经系统疾病也会以上述症状起病，极易误诊为前庭周围性眩晕疾病，临床应予重视。因此，临床上发现听觉和前庭功能共同损伤的患者时，要高度警惕恶性眩晕AICA梗死的可能，及时识别处理。

参考文献

[1]胡维铭, 王维治. 神经内科主治医生1000问[M]. 4版. 北京: 中国协和医科大学出版社, 2011: 375.

[2]马维娅, 孙勍, 高云, 等. 以眩晕/头晕伴耳鸣耳聋为主要表现的小脑前下动脉梗死四例分析并文献复习[J]. 中国神经免疫学和神经病学杂志, 2021, 28(04): 317-322.

[3]Lee H, Kim JS, Chung EJ, et al. Infarction i n the territory of anterior inferior cerebellar art ery: spectrum of audiovestibular loss[J]. Stroke, 2009, 40(12): 3745-3751.

[4]Kim HA, Lee H. Recent advances in unders tanding audiovestibular loss of a vascular caus e[J]. J Stroke, 2017, 19(1): 61-66.

[5]Sauvaget E, Kici S, Petelle B, et al. Vertebro basilar occlusive disorders presenting as sudd en sensorineural hearing loss[J]. Laryngoscope, 2004, 114(2): 327-332.

编者：刘亚芬（吉林省中医药科学院第一临床医院）

病例五 警惕"颈性眩晕"，
一个误诊病例的诊治思考

一、病历资料

范某，女，54岁，以"反复发作性眩晕半年"就诊。患者近半年眩晕反复发作，每次可持续数分钟至数十分钟，发作时多伴有右侧头痛，头痛呈搏动性，偶有恶心呕吐，怕吵闹，发作时不敢向右侧转头、低头，无耳鸣、耳闷及听力下降，无复视、言语不利、肢体活动不灵及麻木等症状。曾多次于当地医院行头部磁共振检查结果正常，行颈部磁共振示C3、C4膨出，生理曲度改变，诊断为颈椎病，并考虑眩晕因颈椎生理曲度改变所致，经口服药物及针灸推拿等治疗后眩晕症状可缓解。但此后眩晕仍有反复发作，平时不敢转动颈部，害怕再次诱发眩晕，当地医院建议进行颈椎手术可以治愈，但患者犹豫不定而没有采取手术治疗，现为求明确诊断前往我院诊治。

既往史否认晕车及恐高史，无高血压、糖尿病等病史，有偏头痛家族史。

二、体格检查

血压、体温等一般生命体征平稳，神经系统检查无明显阳性体征，行变位试验双侧Dix-Hallpike（-），双侧Roll试验虽有头晕但未出现典型位置性眼震。

三、辅助检查

自带颅脑磁共振未见明显异常，自带颈椎磁共振示C3、C4膨出，生理曲度改变。于我院行前庭功能检查、听力学检查均正常。颈部彩超结果示右侧椎动脉轻微狭窄，有斑块形成。转颈试验阴性。

四、疾病诊断

初步诊断：1.前庭性偏头痛

2.颈椎病

五、治疗情况

给予盐酸氟桂利嗪胶囊，5mg/次，每日睡前服用，银杏叶片，40mg/次，每日3次口服。嘱患者平时不要过度劳累、保持良好睡眠，避免情绪波动，同时忌用咖啡、浓茶等饮品。另外，向患者告知眩晕发作与颈椎并无关联，可尝试转头，并建议每日进行二十四式太极拳练习。1个月后进行随访，患者表示此段期间未曾发生眩晕、头痛等症状，平日可正常转动头部。

六、文献回顾

颈椎是联通人体与大脑的枢纽，包含着很多可能与头晕相关的结构，如颈动脉、椎动脉、颈动脉窦、深感觉传导束、交感神经丛等[1]。日常生活中常有一种很直观的体验，即出现头晕或眩晕时，活动头部会使得头晕不适的症状加重，于是很自然地会将头晕、眩晕归结于颈椎病。故此，"颈性眩晕"在我国可谓根深蒂固，不仅仅患者如此认为，很多非眩晕专科的医生也是这样认为的。

目前，国内非专科医师诊断"颈性眩晕"主要依赖的学说包括2种，即"交感神经假说"和"血管假说"。其中"交感神经假说"，又称为Barre-Lieou综合征。该学说最早于1928年由Barre和Lieou提出，具体指颈椎骨质增生刺激了包绕椎动脉的交感神经丛，交感受刺激后引起椎动脉收缩或局部压迫椎动脉后导致后循环缺血、缺氧，致使临床出现眩晕发作。然而，遗憾的是后来的研究均未能证明存在交感神经或血管的改变，因此，此学说目前已被国外的学术界淘汰。"血管假说"，又称Bow hunter综合征（BHS），也被称为旋转性椎动脉闭塞综合征（Rotational vertebral artery occlusion syndrome，RVAOS），是指转头使椎动脉受压导致后循环供血明显下降，出现一过性症状。其诊断标准及其严格，必须满足以下条件：①头部正中位时血管显影正常；②转颈后血管造影确实看到压迫，血流中断；③TCD监测椎动脉以后的血管如基底动脉或大脑后动脉，在转颈前血流正常，转颈后血流中断，血流中断一直持续至头位恢复至正中位压迫解除时，血流恢复时比基础血流约增多

10%；④强调与转颈、血流中断一致的临床症状：转颈前无症状，转颈后出现症状，症状一直持续至头位恢复至正中位，血流恢复时症状才消失；⑤强调临床症状除了晕，还应有其他脑干小脑症状如意识下降、视力模糊、言语含糊、跌倒、肢体麻木无力等[2]。然而，因该诊断标准极为苛刻，研究显示韩国8家眩晕中心连续收集3年仅收集到21例患者，由此可以看出这样病例实属罕见[3]。

前庭性偏头痛以反复发作性眩晕、头晕，伴或不伴有头痛为主要临床表现的疾病，以女性多见，可发生于任何年龄段，近几年其发病率呈逐年上升趋势[4]。诱发因素主要包括过度劳累、睡眠不足、情绪波动，服用咖啡、浓茶或其它刺激性食物等。目前前庭性偏头痛没有明确的影像学、前庭功能或实验室检查作为诊断依据，其诊断主要依赖于患者病史和临床表现[5]。但由于其临床症状多样，患者除前庭症状外常伴有颈部不适等症状，加之部分医生对该病的认识不足，因此也常被误认为是颈椎病所导致或被误诊为"颈性眩晕"。

随着对眩晕疾病认识的不断更新，"颈性眩晕"的概念正在受到巨大冲击。考虑任何主诉头晕或眩晕的患者都可能被诊断为颈椎病或颈性眩晕，尤其是颈部运动引起头晕或眩晕，且影像学结果提示颈椎退行性病变、TCD提示椎-基底动脉狭窄、闭塞或血流动力学变化的患者，因此"颈性眩晕"的概念可能会被取消。但不管未来是否保留"颈性眩晕"的概念，对于该病诊断，务必应极其慎重，尤其不可泛化。

七、讨论

本例患者诊断的关键问题在于眩晕的发作是否由颈椎病所引起。虽然患者的影像学结果已经明确存在C3、C4膨出，生理曲度改变，颈部彩超结果示右侧椎动脉轻微狭窄，且既往以颈椎病治疗后症状缓解，但诊断旋转性椎动脉闭塞综合征的证据仍然明显不足。另外，从解剖上看，椎动脉在横突孔内上行至颅内，即使存在由于间盘突出所致的狭窄，但颅内血流供应丰富，且存在侧支循环，因此即使有狭窄也不会导致血流供应下降。同时对患者进行转颈试验后结果显示阴性，也证明该患者并未出现颈椎压迫所致的血管供应受阻，因此认为此前"颈性眩晕"的诊断是明显的误诊。

本例患者以反复发作性眩晕为主要表现，首先可以归于发作性前庭综合征。患者临床表现中可伴有典型的偏头痛、畏声等症状，同时眩晕发作时无耳鸣、耳闷及听力下降，查体没有明显的神经系统阳性体征，变位试验为阴性，因此基本可以排除梅尼埃病、良性阵发性位置性眩晕等常见的发作性前庭综合征。而参考国际巴拉尼协会与国际头痛协会共同制订的前庭性偏头痛诊断标准，认为患者符合前庭性偏头痛的诊断。

对于反复发作性眩晕患者，切勿仅凭借颈椎病病史或颈部影像学的异常结果而贸然诊断"颈性眩晕"。颈椎病不是眩晕的主要原因，眩晕与头晕症状与颈椎病也尚无明确的相关性。临床中如果高度怀疑与颈椎病有关，除根据临床症状和诱发因素外，还应重点关注血管结构及侧枝代偿的评估，有无椎动脉受压的证据，以及对植物神经功能、心脏结构与功能的评估等。此外，详细地采集患者病史，完善前庭功能、听力学检查及精神心理功能评估仍然是疾病诊疗过程中的重点，切勿不可主观臆断，延误病情。

参考文献

[1]周翠玲, 赵名娟, 赵延贤, 等. 良性阵发性位置性眩晕误诊为颈椎病2例报告[J]. 中国矫形外科杂志, 2018, 26(13): 1246-1247.

[2]Ravindra VM, Neil JA, Mazur MD, et al. Motion-related vascular abnormalities at the craniocervical junction: illustrative case series and literature review. Neurosurg Focus. 2015 Apr;38(4): E6.

[3]Choi KD, Choi JH, Kim JS, et al. Rotational vertebral artery occlusion: mechanisms and long-term outcome. Stroke. 2013 Jul;44(7): 1817-24.

[4]Formeister EJ, Rizk HG, Kohn MA, et al. The Epidemiology of Vestibular Migraine: A Population-based Survey Study. Otol Neurotol. 2018 Sep;39(8): 1037-1044.

[5]周畅, 张蕾, 潘永惠. 前庭性偏头痛发病机制的研究进展[J]. 中国临床神经科学, 2018, 26(05): 588-592.

编者：吴彤（长春中医药大学）

病例六　前庭阵发症一例及临床特征分析

一、病历资料

黄某，男，55岁，以"眩晕反复发作20年，加重3天"就诊。每次头部上下及转头运动时眩晕发作，起初每天发作数次，表现为天旋地转感，同时伴有耳鸣，耳闷感，面肌痉挛，严重时伴走路不稳感，无恶心呕吐，无头痛及畏光畏声症状，持续数秒可完全缓解。曾诊断为"颈椎病"、"冠心病"，给予对症处置后，未见明显改善，症状仍间断发作，且头位改变后易诱发，每月发作3-4次。3天前在行走过程中因头位改变后眩晕再次发作，1天发作数次，伴恶心呕吐，发作时易跌倒，于外院查头部核磁未见明显异常。为求进一步系统诊治，于我科住院治疗。

既往史：冠心病病史19年；高血压病史30年，最高血压达220/150mmHg；否认偏头痛病史，有晕车、晕船及恐高史。

二、体格检查

体温36.4℃，脉搏74次/分，呼吸18次/分，卧、立位血压均120/80mmHg。神经系统查体未见明显阳性体征。Dix-Hallpike（-）、Roll-test（-），Romberg征（-）。过度换气试验（+），测双耳听力下降。

三、辅助检查

头部MRI（院外）及血、尿等实验室检查均未见明显异常。前庭功能检查示无自发性眼震及凝视性眼震，扫视、视跟踪及视动性眼震试验均正常；双温试验结果正常。声阻抗测试为双耳A型。纯音听阈测试示双耳高频4000Hz中度损伤。视频头脉冲试验未见补偿性扫视。前庭诱发肌源性电位（VEMP）结果示双侧球囊功能正常，左侧椭圆囊功能存在异常。听性脑干反应（ABR）示双耳给予click短声刺激，双耳80dBnHL，均可见Ⅰ、Ⅲ、Ⅴ波分化，Ⅰ-Ⅲ波峰间期延长，余波潜伏期及波间期可。

四、疾病诊断

1. 可能的前庭阵发症
2. 高血压病3级（极高危险组）
3. 冠状动脉粥样硬化性心脏病

五、治疗情况

1. 奥卡西平片，口服，1次0.3g，每日1次；
2. 马来酸氨氯地平片，口服，1次5mg，每日1次；
3. 酒石酸美托洛尔片，口服，1次50mg，每日1次；

服药后患者发作频率明显减少，服药1个月内进行随访，患者无明显不适，发作频率明显减少，随访3个月后，眩晕未再发作。

六、文献回顾

前庭阵发症是一种发作性前庭疾病，临床上以反复的、短暂的、旋转或非旋转性的眩晕发作为主要症状，且具有明显刻板性。发病机制尚未明确，公认其与三叉神经痛类似，为血管压迫听神经导致的短暂性发作性眩晕。病程通常超过3个月，发作时间常持续数秒至1min，部分发作可持续数分钟或更长。个体之间发作频率差别较大，每日发作次数可超过30次，亦可达到上百次，也有患者一年仅发作数次。日常生活中如头部或体位的转动、特定的头位或过度换气均可能诱发眩晕发作，但大多数呈自发性，可同时伴姿势或步态的不稳感、耳鸣和其他前庭蜗神经功能受损的表现。因前庭阵发症患者临床体征并不典型，疾病诊断大多依赖于患者的临床表现，因此详细而准确的病史询问对于疾病诊断具有重要价值。

前庭阵发症需要与良性阵发性位置性眩晕、梅尼埃病、前庭性偏头痛、突发性耳聋伴眩晕、前庭神经炎等相鉴别。通过详细的病史采集并结合前庭功能检查如眼震电图、变位试验、听力检查、视频头脉冲试验等有助于进行鉴别。

前庭阵发症目前一线治疗药物主要为卡马西平及奥卡西平，二者均为钠离子通道阻滞剂。研究表明卡马西平（200～600mg/d）或奥卡西平（300～900mg/d）对前庭阵发症患者均有效。卡马西平可通过减少中枢神经系统的突触传递，从而改善眩晕症状；奥卡西平是卡马西平的10-铜基衍生物，较卡马西平有更好的神经毒性特征，且其风险-获益特征优于卡马西平，对卡马西平不耐受者，可使用奥卡西平治疗。此外，手术治疗虽然并不是前庭阵发症患者的首选，但在药物治疗效果差或存在无法耐受药物不良反应时，应考虑是否具有手术指征并尽早进行手术治疗。

七、讨论

本例患者眩晕反复发作20年，起初每天发作数次，表现为天旋地转感，仅持续数秒，并且每次头部上下及转头运动时诱发，符合前庭阵发症刻板、频繁、短暂眩晕的临床特点。结合听性脑干反应结果显示Ⅰ-Ⅲ波峰间期延长，过度换气试验（＋），VEMP示左侧椭圆囊功能可能存在异常等结果，一定程度上支持该疾病诊断。另外，通过给与钠离子通道阻滞剂试验性治疗，服药后该患者眩晕发作频率明显降低，服药1个月内进行随访，患者无明显不适，发作频率明显减少，3个月后患者眩晕未发作，治疗的有效性进一步支持本例前庭阵发症的诊断。

MRI检查对于前庭阵发症的临床诊断具有绝对优势，若经MRI检查发现存在明显的第Ⅷ对颅神经（前庭蜗神经）受邻近血管压迫和刺激，则更加支持VP的诊断。然而本例患者未进行内听道MRI，无法确定是否存在神经血管交互压迫，因此也为疾病确定诊断打了一定的折扣。

患者此次眩晕发作，伴恶心呕吐，易跌倒，应首先排除脑血管病变，通过头部MRI可排除此种情况。患者发作时虽常伴有耳鸣及耳闷感，但根据眩晕持续时间短暂，以及听力学检查结果可以排除梅尼埃病。该患者发病时虽与头位变化有关，根据患者病程特点及变位试验阴性，可排除良性阵发性位置性眩晕。前庭性偏头痛虽也可表现为反复发作的眩晕或头晕，且时间长短不定，且本例患者无明显偏头痛或既往偏头痛病史，发作时也无畏光畏声等症状，因此认为暂不符合前庭性偏头痛的诊断标准。

前庭阵发症是一种罕见的发作性前庭综合征，临床表现与其他类型的眩晕疾病极为相似，容易被误诊漏诊，加强对该疾病的了解与认识，严格遵照诊断标准进行临床诊断则十分重要。

参考文献

[1]李艺鸣, 崇奕, 薛慧, 等. 前庭阵发症的研究进展[J]. 中国实用神经疾病杂志, 2021, 24(09): 824−828.

[2]申博, 司丽红, 刘春岭, 等. 前庭阵发症：诊断标准[J]. 神经损伤与功能重建, 2019, 14(12): 603−607.

[3]庞颖. 前庭阵发症临床特征回顾性研究[D]. 重庆医科大学, 2019.

编者：董晗硕（吉林省中医药科学院第一临床医院）

病例七　考虑脑小血管病相关性头晕一例

一、病历资料

许某，男，72岁，因"头晕1年，加重20天"入院。1年前无诱因出现头晕，无天旋地转感，呈持续头昏沉感，走路不稳，头晕症状时轻时重，受情绪影响较大，但未予系统诊治。4个月前曾有跌倒1次，未予重视，后逐渐出现反应迟钝，表情淡漠。20天前上述症状加重，头晕明显，表现为头昏沉感，行走时加重，走路不稳，反应迟钝，表情淡漠，倦怠乏力，心情烦躁，睡眠欠佳，饮食正常，大便正常，小便困难，尿痛。

患者既往脑梗死病史8年；高血压病史8年，最高血压达170/100mmHg。无吸烟及饮酒史。文化程度初中。否认眩晕及其他特殊家族史。

二、体格检查

体温36.3℃，脉搏80次/分，呼吸18次/分，血压140/80mmHg。神经系统检查：神清语明，反应迟钝，查体合作，双侧瞳孔等大同圆，对光反射灵敏，眼球各方向运动自如，双侧鼻唇沟等深对称，伸舌不偏，四肢肌张力正常，左下肢轻瘫试验阳性，余肢体肌力5级，四肢腱反射减弱，左侧Chaddock征（＋）、Babinski征（＋）。Romberg睁、闭眼均正常，变位试验、过度换气试验、Fukuda试验不能配合。

三、辅助检查

1. 磁共振头部平扫加弥散成像：多发腔隙性脑梗死及缺血灶，软化灶形成，脑萎缩，副鼻窦炎（见图1）。

2. 前庭功能检查：自发性眼震：未见明显异常；凝视试验：未见明显异常；扫视试验：未见明显异常；视跟踪试验：Ⅱ-Ⅲ型；视动性眼震试验：配合欠佳；双温试验：双侧灌注冷热气，患者不能配合完成检查。

3. 视频头脉冲试验（vHIT）：患者配合欠佳，未见明显补偿性扫视。

4. 相关量表：汉密尔顿抑郁量表24分，肯定有抑郁；汉密尔顿焦虑量表24分，肯定有明显焦虑；MMSE：23分。

5. 实验室检查：同型半胱氨酸17.60μmol/L，其它各项均未见明显异常。

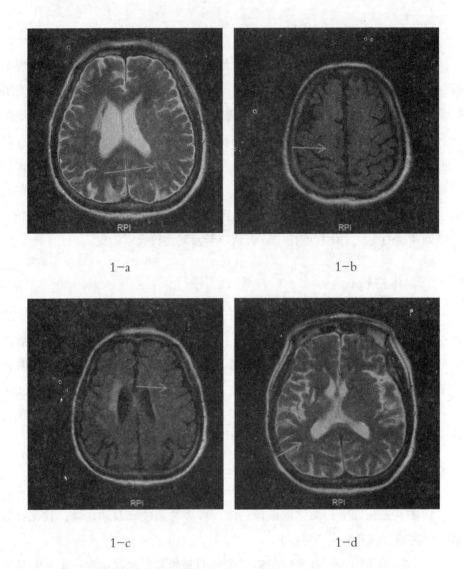

1-a   1-b

1-c   1-d

图1　磁共振头部平扫加弥散成像提示多发腔隙性脑梗死及缺血灶，软化灶形成，脑萎缩

四、疾病诊断

1. 多发腔隙性脑梗死

2. 脑小血管病相关性头晕

3. 焦虑抑郁状态

4. 高同型半胱氨酸血症

5. 高血压病3级（极高危险组）

五、治疗情况

以脑小血管病的二级预防为主，采取降血压、抗血小板、调节血脂等基础治疗，同时给予止晕、抗焦虑抑郁、改善睡眠等治疗药物。治疗期间，配合康复训练、针刺治疗，改善患者临床症状，促进前庭中枢代偿功能，以达到综合治疗目的。具体情况如下：

1. 静脉输液

注射用盐酸倍他司汀，静滴，1次20mg，每日1次，用0.9%氯化钠注射液250ml稀释后使用，共14d。

2. 口服药

（1）阿司匹林肠溶片，口服，1次100mg，每日1次；

（2）阿托伐他汀钙片，口服，1次10mg，每日1次；

（3）盐酸度洛西汀肠溶胶囊，口服，1次20mg，每日1次，服用3d后无明显不适，增加到每日2次；

（4）氯硝西泮片，口服，1次0.5mg，每日1次；

（5）叶酸片，口服，1次5mg，每日3次；甲钴胺片，口服，1次0.5mg，每日3次；维生素B6，口服，1次10mg，每日1次；

（6）替米沙坦片，口服，1次40mg，每日1次。

3. 康复训练

指导患者进行Cawthorne-Cooksey训练，每日1次，30min，共14d。

4. 针刺疗法

取穴：头维（双）、太阳（双）、关元、太冲（双）、风池（双）、天柱（双）、丰隆（双）、合谷（双）、三阴交（双）、百会、四神聪、神庭、大椎、气海。

操作方法：选用一次性安迪针灸针（贵州安迪药械有限公司生产），规格0.25×30mm，使用75%酒精对针刺穴位皮肤表面消毒，均以捻转补泻法进行针刺，留针30min后起针，每日1次，共14d。

六、文献回顾

脑小血管病（Cerebral Small-Vessel Disease, CSVD）指由于脑小血管的各种病变所致的临床、影像学及病理表现的综合征[1]。急性缺血性CSVD表现为特定的腔隙综合征，慢性CSVD可无临床症状，多依靠影像学检查诊断。常见临床表现包括认知情感及人格障碍、运动障碍、步态异常、二便障碍等[2]。

脑小血管病可导致姿势步态异常，也可因此产生或加重不稳感，或出现眩晕、头晕的主观感受[3]。但CSVD与头晕眩晕症状的关系目前尚存在争议，相关研究还很欠缺。关于CSVD与头晕眩晕的相关机制，一方面认为与位于颞顶叶、上纵束等部位的白质纤维与前庭眼反射等前庭反应相关[4]，脑小血管的病变导致上述部位脑组织结构的改变，通过解剖联系影响前庭相关功能，从而可能出现头晕眩晕等症状。另一方面，年龄被认为小动脉硬化性CSVD最重要的危险因素，而随着年龄增长，前庭系统中前庭神经核、前庭神经节及外周神经纤维数量也明显减少，前庭功能存在一定程度的减退，这也可能是老年患者CSVD与非特异性头晕眩晕症状相关的原因。此外，CSVD可导致姿势步态异常，也可因此产生或加重不稳感或头晕眩晕主观感受。还有研究表明脑白质病变与扫视异常等相关[5]，从而通过眼动异常产生头晕眩晕感。

目前对于CSVD相关性头晕的治疗仍没有达成共识，在临床治疗中应在脑小血管病的治疗基础上，根据患者具体病情评估进行综合性的个体化治疗。对于合并脑小血管病的头晕、眩晕及平衡障碍患者，首先应在脑小血管病的治疗方面以二级预防为主，以降压、溶栓、抗凝、调脂等为主要措施，同时积极寻找有无潜在的中枢性或周围性前庭疾病并给予治疗。也可尝试太极拳、Dalcroze音乐教学法等运动认知训练，并通过前庭康复训练促进前庭代偿。另外，中医药、针灸在治疗CSVD相关性头晕方面也被认为具有积极作用。

七、讨论

本例患者为老年男性，临床主要表现为长期慢性的头晕症状，行走时加重，常有走路不稳的特征，根据头部MRI可见不同程度的腔隙性脑梗死表现，参考《中国脑小血管病诊治专家共识2021》[1]，首先能够符合脑小血管病的诊断条件，但患者头晕、走路不稳的表现与脑小血管病是否相关，则需要进一步分析。

临床上表现为慢性头晕的疾病主要有持续性姿势-知觉性头晕、双侧前庭病、老年前庭病及小脑变性疾病等，另外长期地服用镇静类药物也可能出现慢性头晕症状。结合相关体格检查与前庭功能检查的结果，表明患者不存在明显的前庭外周性病变，因而可以排除双侧前庭病及老年前庭病，而影像学结果也可除外患者因小脑病变所导致的平衡障碍。患者虽然有多年的高血压病史，但未曾长期服用包括镇静、抗焦虑抑郁等药物，因此药物源性引起的头晕也基本可以排除。持续性姿势-知觉性头晕是慢性前庭综合征中最为常见的一类疾病，其临床表现主要为持续的头晕、不稳感，时间多在3个月及以上，头晕症状多在活动时或暴露于某些复杂视觉刺激时加重，且患者常合并焦虑抑郁等精神心理问题。从本例患者慢性头晕，走路不稳，活动时加重，情绪烦躁等临床表现，以及精神心理评估结果来看，与该疾病的临床特征高度相似，十分容易混淆。然而，持续性姿势-知觉性头晕患者多数曾经存在某些诱因，即有过前庭疾病的发作或者某些特殊应激事件，而本例患者最初的头晕症状没有任何诱因，病情呈缓慢性进展，因此综合考虑认为本例患者的头晕、平衡障碍与脑小血管病存在一定关联。另外，患者病程中所表现出的反应迟钝，表情淡漠等认知功能障碍，MMSE评分23分，也可认为与脑小血管病的进展存在着联系。

老年患者慢性头晕和平衡障碍在临床诊断上具有一定挑战性，对于以头晕、眩晕或平衡障碍为主诉的患者，尤其是老年人群，当考虑头晕、平衡障碍与脑小血管病相关时，即使发现存在CSVD相关影像学表现，也应通过全面的病史采集、体格检查和恰当的辅助检查，尽量寻找潜在已知的、可干预的病因，而不能简单将病因归结于影像学中。

参考文献

[1]赵性泉. 脑小血管病与头晕及平衡障碍[J]. 北京医学, 2018, 40(08): 726-728.

[2]胡文立, 杨磊, 李譞婷, 等. 中国脑小血管病诊治专家共识2021[J]. 中国卒中杂志, 2021, 16(07): 716-726.

[3]任蓉蓉. 脑白质病变与脑小血管病运动障碍的相关性研究[D]. 延安大学, 2021.

[4]Nigmatullina Y, Hellyer PJ, Nachev P, et al. The neuroanatomical correlates of training-related perceptuo-reflex uncoupling in dancers[J]. Cereb Cortex, 2015, 25: 554-562.

[5]Wu CC, Young YH. Association between leukoaraiosis and saccadic oscillation[J]. Arch Otolaryngol Head Neck Surg, 2007, 133: 245-249.

编者：董晗硕（吉林省中医药科学院第一临床医院）

附 录

附录1 常用眩晕相关检查

1. 眼震视图（video nystagmo graphy, VNG）

又称视频眼震电图，采用红外摄像头对瞳孔进行跟踪来实现对眼球运动的记录与分析。主要包括眼动检查（自发性眼震试验、凝视试验、扫视试验、跟踪试验、视动性试验）、位置实验以及温度试验。

2. 视频头脉冲试验（video head impulse test, vHIT）

利用内置高速摄像头与速度传感器的眼罩，分别记录受试者的眼动与头动，并通过计算两者的速度比值，从而实现对前庭眼反射增益的定量分析的一项前庭检查技术。其增益值与纠正性扫视是主要观察指标。

3. 前庭诱发肌源性电位（vestibular evoked myogenic potential, VEMP）

前庭诱发肌源性电位是一种评价前庭耳石器及前庭神经传导通路的客观检查方法，是由高强度声信号刺激耳石器后记录到的肌源性电位，从而针对前庭耳石器及神经通路有效检查技术。该检查可分为颈肌前庭诱发肌源性电位（cervical vestibular evoked myogenic potential, c-VEMP）和眼肌前庭诱发肌源性电位（ocular vestibular evoked myogenic potential, o-VEMP）。

4. 纯音听阈测试（pure tone audiometry, PTA）

利用电声学原理，了解受试耳听敏度，同时预估听觉损害的程度，并初步判断耳聋的类型和病变部位，是最基础的听力学检查技术。

5. 声导抗（acoustic immittance measurement）

又称中耳分析仪，声阻抗测试。该检查可以客观地提示中耳传声系统是否存在病变。

6. 耳声发射（otoacoustic emission, OAE）

一种产生耳蜗，在中耳经听骨链及鼓膜振动并释放入外耳道的音频能量。根据是否由于外界刺激诱发分自发性耳声发射和诱发性耳声发射。根据刺激声不同，分畸变产物耳声发射，瞬态诱发性耳声发射，刺激频率耳声发射和电诱发耳声发射四种。临床常用这项检查作为新生儿听力筛查，老年人听力检测，造成听力损失因素监测，和听神经瘤、梅尼埃病及突发性耳聋动态监测等方面。

7. 听性脑干反应（auditory brainstem response, ABR）

又称脑干听觉诱发电位（brainstem audipory evoked response, BAER），属短潜伏期电位，用短声进行测试听力学检查方法之一。与其他听力学检查结合用于鉴别听力损失性质；最常用以下几个方面：①有无耳蜗后病变；②新生儿及婴幼儿听力筛查，③器质性聋和功能性聋的鉴别，④在耳神经学上的应用，包括听神经瘤或其他脑桥小脑角肿物、早期迷路积水的诊断，突发性聋的病因及预后估计；⑤在听觉中枢系统疾病的诊断，包括多发性硬化、脑干胶质瘤、脑白质不良等方面。

8. 冷热试验（caloric testing）

又称温度试验、双温试验，通过温度刺激半规管来诱发和观察前庭反应的检查方法。它是通过外耳道接受冷或热刺激后，温度的改变经鼓膜、鼓室及骨壁影响到外半规管，内淋巴液因热胀冷缩而改变比重，造成内淋巴液"热升冷降"的对流现象，终顶随之发生偏斜而刺激壶腹嵴发生眼震。

9. 旋转试验（rotational testing）

通过检查前庭系统对一定（加）速度刺激反应情况，定量评价前庭系统功能。一般采用正弦谐波模式和/或阶跃（梯）模式，是检查前庭眼动反射的重要手段之一。

10. 位置试验（positional and positioning test）

常用的位置试验包括静态位置试验和动态位置试验。

　　静态位置试验是记录在头或身体右侧位、头和身体左侧位、仰卧位、坐位时出现的眼震特点；动态位置试验主要包括Dix-Hallpike试验、滚转试验（Roll test）、低头-仰头试验、侧卧试验等，用来筛查耳石症的检查手法。

　　11. 瓦氏试验（valsalva氏试验）

　　valsalva试验（瓦氏试验）是令病人行强力闭呼动作，通过增加胸内压来影响血液循环和自主神经功能状态，进而达到诊疗目的的一种临床生理试验（因其由意大利解剖学家Antonio Maria Valsalva于1704年提出而命名）。当患者对声音或压力敏感，可分别尝试捏鼻，和不捏鼻，然后用力憋气，如果能够诱发出眩晕或眼震发作，常常提示内耳存在第三窗（Third Window），该检查可以用来鉴别存在上半规管裂。

　　12. 星迹踏步试验（Star trail gait）

　　是指患者闭眼前进时向患侧偏斜，后退时向反方向偏斜，如此前进和后退反复进行，其足迹呈星形。见于前庭迷路病变。

　　13. 原地踏步试验（Fukuda）

　　病人站立，嘱其在原地反复踏步，速度逐渐加快，注意其动作是否协调，有无迟缓或笨拙。若见病人上述动作显得笨拙不稳，即为原地踏步试验阳性。

　　14. 昂白试验（Romberg test）

　　亦称闭目难立试验。是检查神经系统共济功能的一种方法。通过该试验可以判断是否存在小脑损害、前庭迷路损害以及下肢周围神经损害。

　　检查方法时令被检查者两脚足跟、足尖均并拢，两手下垂或将两手向前平伸，各手指均分开。直立，先观察被检查者有无身体站立不稳、摇摆、甚至跌倒现象；再令被检查者闭目站立，观察有无上述摇摆或跌倒。

编辑：王婷（吉林省中医药科学院第一临床医院）

附录2　临床常用相关量表

一、眩晕类量表

眩晕病临床症候评价量表（参照中药新药临床疗效评价标准）[1]

主证		无（0分）	轻度（2分）	中度（4分）	重度（6分）
	头晕目眩	无	轻微眩晕，时作时止，不影响正常生活工作	眩晕较重，不能正常生活工作	眩晕严重，不能起身，需卧床休息
次证		无（0分）	轻度（1分）	中度（2分）	重度（3分）
	视物旋转	无	偶有短暂视物旋转，很快消失	视物旋转较严重，不愿睁眼	持续不能缓解，伴有重影
	汗出肢冷	无	偶有少量汗出，自觉肢体发凉	汗出较多，触之四肢皮温下降	汗多，四肢皮温下降，伴有发绀
	恶心呕吐	无	偶有轻微恶心呕吐，很快消失	恶心呕吐较严重，影响正常生活工作	频繁出现恶心呕吐，不能进食，需要禁饮食
	耳鸣	无	偶有出现，不影响生活	经常出现，影响生活，可忍受	持续存在，严重影响生活，难以忍受
	头痛	无	偶尔出现，但程度较轻	经常出现，尚可仍受	频繁出现难以忍受
兼证		无（0分）	轻度（1分）	中度（2分）	重度（3分）
	头蒙	无	偶发头蒙不清	经常出现，影响生活	频繁发作，难以忍受
	肢麻震颤	无	偶发出现肢体震颤	时常出现肢体震颤	频繁出现肢体震颤
	失眠多梦	无	偶有失眠，多梦	每天失眠，多梦	整夜不能入睡，需药物才能入睡
	腰膝酸软	无	劳累后腰膝发酸，日常活动后偶有发生	日常活动后常发生腰膝发酸	腰酸欲折，膝软站立困难

		异常（2分）	好转（1分）	正常（0分）
兼证	颜面潮红	无	轻微面红目赤	明显面红目赤	目赤如鸠，面赤如妆
	胸闷作恶	无	偶有发生	活动时出现	反复发生，难以消失
	呕吐痰涎	无	偶有呕吐及少量痰涎	时有呕吐、咳痰	频繁呕吐，痰涎多不易咳尽
	纳差腹胀	无	食欲明显减退	不欲进食，进食量明显降低	厌食，极少进食或不进食
	面色㿠白	无	面唇无华	面唇色淡	面唇苍白
	唇爪淡白	无	轻度色淡	中度色淡	严重色淡
	失眠多梦	无	偶有失眠，多梦	每天失眠，多梦	整夜不能入睡，需药物才能入睡
	神疲乏力	无	偶有疲乏	常有神疲乏力	神疲乏力持续存在不能缓解
	心悸	无	轻度心悸	心悸经常出现	心悸持续不缓解
	食欲不振	无	食欲明显减退	不欲进食，进食量明显降低	厌食，极少进食或不进食
	虚热自汗	无	偶有少量汗出	汗液较多	安静休息时仍有自发出汗
	两目干涩	无	偶有发生	常觉两目干涩	两目干涩持续不缓解
	心烦健忘	无	偶有心烦、健忘	常心烦急躁，遇事易怒、时有健忘	烦躁不能自止，常健忘
	咽干口燥	无	口微干，晨起口苦	口干少津，口苦食不知味	口感时饮水，口苦如涩
	颧红盗汗	无	两颧微红，偶有盗汗	颧红，常有盗汗	两颧深红，盗汗不止

		异常（2分）	好转（1分）	正常（0分）
舌苔脉象	舌质			
	舌苔			
	脉象			

眩晕残障量表（dizziness handicap inventory，DHI）[2]

注：此问卷评估您出现头晕或平衡障碍时的严重程度。请在每个问题后选择是/否，或者有时，并将自己所选答案的序号 A/B/C 填写在题后的单元格内。根据您自己在眩晕或平衡障碍发生时的情况进行回答。

项目	眩晕障碍量表 DHI		分值
P1	向上看会加重眩晕或平衡障碍吗？	A. 是 B. 否 C. 有时	
E2	您是否会因为眩晕或平衡障碍而感到失落？	A. 是 B. 否 C. 有时	
F3	是否会因为眩晕或平衡障碍而限制您的工作或休闲旅行？	A. 是 B. 否 C. 有时	
P4	在超市的货架道中行走会加重眩晕或平衡障碍吗？	A. 是 B. 否 C. 有时	
F5	是否会因为眩晕或平衡障碍，使您上下床有困难？	A. 是 B. 否 C. 有时	
F6	是否会因为眩晕或平衡障碍限制了您的社交活动，比如出去晚餐，看电影，跳舞或聚会？	A. 是 B. 否 C. 有时	
F7	是否会因为眩晕或平衡障碍使您阅读有困难？	A. 是 B. 否 C. 有时	
P8	进行剧烈活动时，比如运动、跳舞；或者做家务，比如扫除，放置物品会加眩晕或平衡障碍吗？	A. 是 B. 否 C. 有时	
E9	是否会因为眩晕或平衡障碍，使您害怕在没有人陪伴时独自离家？	A. 是 B. 否 C. 有时	
E10	是否会因为眩晕或平衡障碍，使您在他人面前感到局促不安？	A. 是 B. 否 C. 有时	
P11	做快速的头部运动是否会加重眩晕或平衡障碍？	A. 是 B. 否 C. 有时	
F12	是否会因为眩晕或平衡障碍，而使您恐高？	A. 是 B. 否 C. 有时	
P13	在床上翻身会加重眩晕或平衡障碍吗？	A. 是 B. 否 C. 有时	
F14	是否会因为眩晕或平衡障碍，而使您做较重的家务或体力劳动时感到有困难？	A. 是 B. 否 C. 有时	
E15	是否会因为眩晕或平衡障碍，而使您害怕别人误认为您是喝醉了？	A. 是 B. 否 C. 有时	
F16	是否会因为眩晕或平衡障碍，使您无法独立完成工作？	A. 是 B. 否 C. 有时	

项目	眩晕障碍量表 DHI		分值
P17	在人行道上行走会加重眩晕或平衡障碍吗？	A. 是 B. 否 C. 有时	
E18	是否会因为眩晕或平衡障碍，而使您很难集中精力？	A. 是 B. 否 C. 有时	
F19	是否会因为眩晕或平衡障碍，使您夜间在房子里行走有困难？	A. 是 B. 否 C. 有时	
E20	是否会因为眩晕或平衡障碍，而害怕独自在家？	A. 是 B. 否 C. 有时	
E21	是否会因为眩晕或平衡障碍，而感到自己有残疾？	A. 是 B. 否 C. 有时	
E22	是否会因为眩晕或平衡障碍给您与家人或朋友的关系带来压力？	A. 是 B. 否 C. 有时	
E23	会因为眩晕或平衡障碍而感到沮丧吗？	A. 是 B. 否 C. 有时	
F24	眩晕或平衡障碍，是否已经影响到了您的工作或家庭责任？	A. 是 B. 否 C. 有时	
P25	弯腰会加重眩晕或平衡障碍吗？	A. 是 B. 否 C. 有时	
总分　　　DHI–P(　)；DHI–E(　)；DHI–F(　)			

眩晕评定—DHI（眩晕残障程度评定量表中文版）指数及躯体 P（28)、情绪 E（36)、功能 F(36) 三个指数；分级标准：0-30 分轻微障碍；31-60 分中等障碍；61-100 分严重障碍。评估头晕和平衡障碍的严重程度及眩晕时对生活的影响程度，呈严重眩晕程度时，为跌倒高风险。回答选项：是 -4 分；有时 -2 分；否 -0 分。

前庭活动与参与量表[3]

本量表旨在评估头晕和（或）平衡问题对您执行活动或参与任务的影响。请对您独立完成以下每项任务时的困难程度进行评估。

指导语：如果您是间歇性的头晕或平衡障碍，因而对执行活动的影响程度不同，请选择最困难时的程度。

	无困难（0分）	轻微困难（1分）	中度困难（2分）	重度困难（3分）	无法执行（4分）
1. 集中注意力（专注、记忆）					
2. 躺下（上床、起床）或床上翻身					
3. 由坐姿到站立					
4. 弯腰或俯身捡起地上物体					
5. 举起或肩扛物体					
6. 体育活动（从事竞技类、有组织的体育比赛，包括个人和团体项目）					
7. 长距离行走					
8. 攀爬（上下楼梯、电梯、自动扶梯）					
9. 跑步					
10. 在家以外的室内走动					
11. 乘坐私家车或公共交通					
12. 开车或骑自行车					

运动敏感度指数（The Motion Sensitivity Quotient，MSQ）

测试项目	眩晕症状强度						眩晕持续时间			
	没有 0分	轻微 1分	轻度 2分	中度 3分	严重 4分	重度 5分	小于5秒 或没有 0分	5～10秒 1分	11～30秒 2分	>30秒 3分
由坐立到仰卧位										
仰卧到左侧										
仰卧到右侧										
仰卧到坐立										
左侧 Dix–Hallpike										
左侧 Dix–Hallpike 回到坐立										
右侧 Dix–Hallpike										
右侧 Dix–Hallpike 回到坐立										
坐立，头靠左膝										
头从左膝抬起										
坐立，头靠右膝										
头从右膝抬起										
坐立水平转头 5 次										
坐立垂直点头 5 次										
站立，右转 180 度										
站立，左转 180 度										
总得分										
MSQ 指数（总得分 × 有症状的位置数 /20.48）										
MSQ 评价（MSQ 指数：0～10分轻度 11～30分 中度，31～100为重度）										

MSQ 量表含 16 个条目，每个条目分为眩晕症状强度（0～5分）、眩晕持续时间（0～3分）两个方面，总分为所有条目得分之和，满分 0～128 分，得分越高客观症状改善效果越差。

MSQ 指数计算公式为：MSQ 运动敏感度 =[（总得分）X（有症状的位置数）]/20.48；MSQ 的评价为：根据原始症状强度调解强度得分 MSQ，0～10 分为轻度；11～30 分为中度；31～100 分为重度。

二、平衡功能量表

Berg平衡量表[4]

1. 从坐到站

指令：请站起来，尝试不用你的手支撑。

（4）不需要帮助独立稳定地站立

（3）需要手的帮助，独立地由坐到站

（2）需要手的帮助并且需要尝试几次才能站立

（1）需要别人最小的帮助来站立或保持稳定

（0）需要中度或最大帮助来站立

2. 无支撑的站立

指令：请在无支撑的情况下站好2min

（4）能安全站立2min

（3）在监护下站立2min

（2）无支撑站立30s

（1）需要尝试几次才能无支撑站立30s

（0）不能独立站立30s

3. 无支撑情况下站立，双脚放在地板或凳子上

指令：请合拢双上肢坐2min

（4）能安全地坐2min

（3）无靠背支持地坐2min，但需要监护

（2）能坐30s

（1）能坐10s

（0）无支撑的情况下不能坐10s

4. 从站到坐

指令：请坐下

（4）轻松用手即可安全地坐下

（3）须用手的帮助来控制下降

（2）需用腿后部靠在椅子上来控制下降

（1）能独立坐下，但不能控制下降速度

（0）需帮助才能坐下

5. 转移

指令：摆好椅子，让受检者转移到有扶手椅子上及无扶手椅子上。可以使用两把椅子（一把有扶手，一把无扶手）或一张床及一把椅子

（4）需用手的少量帮助即可安全转移

（3）需要手的帮助才能安全转移

（2）需要语言提示或监护下才能转移

（1）需一人帮助

（0）需两人帮助或监护才能安全转移

6. 闭目站立

指令：请闭上眼睛站立10s

（4）能安全地站立10s

（3）在监护情况下站立10s

（2）能站3s

（1）站立很稳，但闭目不能超过3s

（0）需帮助防止跌倒

7. 双脚并拢站立

指令：请你在无帮助情况下双脚并拢站立

（4）双脚并拢时能独立安全地站1min

（3）在监护情况下站1min

（2）能独立将双脚并拢但不能维持30s

（1）需帮助两脚才能并拢，但能站立15s

（0）需帮助两脚并拢，不能站立15s

8.站立情况下双上肢前伸距离

指令：将上肢抬高90o将手指伸直并最大可能前伸。上肢上举90o后将尺子放在手指末端。手指前伸时不能触及尺子。记录受检者经最大努力前倾是手指前伸的距离。如果可能的话，让受检者双上肢同时前伸以防止躯干旋转

（4）能够前伸超过25cm

（3）能够安全前伸超过12cm

（2）能够前伸超过5cm

（1）在有监护情况下能够前伸

（0）在试图前伸时失去平衡或需要外界帮助

9.站立位下从地面捡物

（4）能安全容易地捡起拖鞋

（3）在监护下能捡起拖鞋

（2）不能捡起拖鞋但是能达到离鞋2~5cm处而可独立保持平衡

（1）不能捡起，而且捡的过程需要监护

（0）不能进行或进行时需要帮助他保持平衡预防跌倒

10.站立位下从左肩及右肩上向后看

指令：从左肩上向后看，再从右肩上向后看。检查者在受检者正后方拿个东西，鼓励患者转身

（4）可从两边向后看，重心转移好

（3）可从一边看，从另一边看时重心转移少

（2）仅能向侧方转身但能保持平衡

（1）转身时需要监护

（0）需要帮助来预防失去平衡或跌倒

11. 原地旋转360°

指令：旋转完整1周，暂停，然后从另一方向旋转完整1周

（4）两个方向均可在4s内完成360° 旋转

（3）只能在一个方向4s内完成旋转360°

（2）能安全旋转360° 但速度慢

（1）需要严密的监护或语言提示

（0）在旋转时需要帮助

12. 无支撑站立情况下用双脚交替踏台

指令：请交替用脚踏在台阶/踏板上，连续做直到每只脚接触台阶/踏板4次

（4）能独立、安全地在20s内踏8次

（3）能独立、安全踏8次，但时间超过20s

（2）能监护下完成4次，但不需要帮助

（1）在轻微帮助下完成2次

（0）需要帮助预防跌倒/不能进行

13. 无支撑情况下两脚前后战立

指令：将一只脚放在另一只脚正前方。如果这样不行的话，可扩大步幅，前脚后跟应在后脚脚趾前面。（在评定3分时，步幅超过另一只脚长度，宽度接近正常人走步宽度）

（4）脚尖对足跟站立没有距离，持续30s

（3）脚尖对足跟站立有距离，持续30s

（2）脚向前迈一小步但不在一条直线上，持续30s

（1）帮助下脚向前迈一步，但可维持15s

（0）迈步或站立时失去平衡

14. 单腿站立

指令：不需帮助情况下尽最大努力单腿站立

（4）能用单腿站立并能维持10s以上

（3）能用单腿站立并能维持5~10s

（2）能用单腿站立并能站立≥3s

（1）能够抬腿，不能维持3s，但能独立站立

（0）不能进行或需要帮助预防跌倒

评分标准以及临床意义：Berg平衡评分方法是把平衡功能从易到难分为14项，每一项分为5级，即0、1、2、3、4，最高得4分，最低为0分。总积分最高为56分，最低为0分，分数越高平衡能力越好。

动态步态指数（DGI量表）[5]

填表注意：进行8个方面的步态测试并评估跌倒的可能性。测试时间为15分钟。在按要求完成测试后，选择相应的符合选项

1. 水平表面步态测试：

以你正常的速度从起点走到下一个标记（6米）

□ 正常：步行6米，不适用任何辅助设备，良好的速度，没有平衡失调，正常的步态模式

□ 轻度损害：步行6米，使用辅助装置，速度较慢，轻度步态偏差

□ 中度损害，步行6米，速度慢，不正常的步态模式，明显的失衡

□ 重度损害，没有援助，则无法步行6米，严重步态偏差或失衡

2. 步速的变化测试：

开始先以正常步伐走1.5米，当喊"走"的时候，用你尽可能快的速度走1.5米，当喊"慢下来"的时候，用你尽可能慢的速度走1.5米

□ 正常：能顺利改变步行速度而不会失去平衡或步态偏离。能体现出正常步速，快和慢步速见的显著步速差别

□ 轻度损害：能改变步速，但看不出显著的速度变化而需使用器械辅助步速改变。没有或仅有步态偏离

□ 中度损害：只能稍微改变步速，或可明显改变步速但有步态显著或重大偏离，或在改变步速时失去平衡，不过可在恢复平衡后继续行走

□ 重度损害：不能改变步速，或在改变步速时失去平衡，不得不靠着墙或有人扶着

3. 步态与水平转头测试：

开始先以正常步伐走。当喊"向右看"时，保持直走，但头转向右边。一直向右看直到"向左看"，然后继续保持直走，头转向左边。一直向左看，直到喊"直视"，然后就继续保持直走，而头回到中心位置

□ 正常：顺利转头，没有任何步态改变

□ 轻度损害：顺利完成转头，但伴轻微步速和步态改变（光滑步履稍有中断或需使用手杖）

□ 中度损害：在转头时有中度的步速和步态改变（速度放慢，步态蹒跚），但可以恢复并继续行走

□ 重度损害：在转头时严重扰乱步态（步态蹒跚宽度可达步基15° 之外，失去平衡而停止，或靠扶墙壁）

4. 步态与垂直转头测试：

开始先以正常步伐走，当喊"向上看"时，保持直走，但头往上。一直向上看直到喊"向下看"时，头往下但继续保持直走。一直向下看直到喊"直视"时头回到中心位置，但继续保持直走

□ 正常：完成转头而没有任何步态改变

□ 轻度损害：顺利完成转头，但伴轻微步速和步态改变（光滑步履稍有中断或需使用手杖）

□ 中度损害：在转头时有中度的步速和步态改变（速度放慢，步态蹒跚），但可以恢复并继续行走。

□ 重度损害：转头时严重扰乱步态（步态蹒跚宽度可达步基15° 之外，失去平衡而停止，或靠扶墙壁）

5. 步行中转身

开始时请用正常步速行走，当说"转身停止"时，尽可能快地转身面向相反方向停步

□ 正常：在3秒内能快速安全转身立即停步，无失衡现象

□ 轻度损害：安全转身时间>3秒，出现失衡现象

□ 中度损害：缓慢转身，需言语指导，转身停步过程中需小碎步保持平衡

□ 重度损害：不能安全转身，在转身停步时需帮助

6. 步行跨越障碍

开始时用正常步速行走，当遇到物体时，跨越它，然后继续前进

□ 正常：能跨越物体，无步速改变，无失衡现象

□ 轻度损害：能跨越物体，但必须减低步速，甚至需调整步伐以便安全跨越物体

□ 中度损害：能跨越物体，但必须停止步行，然后跨越，并需言语指导

□ 重度损害：无帮助下无法跨越物体

7. 步行绕开障碍物

开始时用正常步速行走，当遇到第一个障碍物时（6米），从其右侧绕过，当遇到第二个障碍物时（12米），从其左侧绕过，继续前进。

□ 正常：能安全绕过障碍物，无步速改变，无失衡现象

□ 轻度损害：能绕过两个障碍物，但必须减低步速，甚至需要调整步伐

□ 中度损害：能绕过两个障碍物，但必须显著降低步速，并需言语指导

□ 重度损害：不能绕过障碍物，步行时会碰到一个或两个障碍物，或需要帮助

8. 上下楼梯

与您在家时一样走上台阶，如必要时可使用扶手，到顶部时转身然后走下台阶

□ 正常：双脚交替上台阶，不需要扶手

□ 轻度损害：双脚交替上台阶，但需要扶手

□ 中度损害：双脚同时上一级台阶，必须使用扶手

□ 重度损害：不能安全上下台阶

评分：正常（3分）轻度损害（2分）中度损害（1分）重度损害（0分）

三、抑郁、焦虑类量表

汉密尔顿（HAMD）抑郁量表[6]

序号	项目	评分标准	分数				
			无	轻度	中度	重度	极重度
1	抑郁情绪	0. 未出现 1. 只在问到时才诉述； 2. 在访谈中自发地描述 3. 不用言语也可以从表情，姿势，声音或欲哭中流露出这种情绪 4. 病人的自发言语和非语言（表情、动作）几乎完全表现为这种情绪	0	1	2	3	4
2	有罪感	0. 未出现 1. 责备自己，感到自己已连累他人 2. 认为自己犯了罪，或反复思考以往的过失和错误 3. 认为疾病是对自己错误的惩罚，或有罪恶妄想 4. 罪恶妄想伴有指责或威胁性幻想	0	1	2	3	4
3	自杀	0. 未出现 1. 觉得活着没有意义 2. 希望自己已经死去，或常想与死亡有关的事。 3. 消极观念（自杀念头） 4. 有严重自杀行为	0	1	2	3	4
4	入睡困难	0. 入睡无困难 1. 主诉入睡困难，上床半小时后仍不能入睡（要注意平时病人入睡的时间） 2. 主诉每晚均有入睡困难	0	1	2	3	4
5	睡眠不深	0. 未出现 1. 睡眠浅多恶梦 2. 半夜（晚12点钟以前）曾醒来（不包括上厕所）	0	1	2	3	4
6	早醒	0. 未出现 1. 有早醒，比平时早醒1小时，但能重新入睡 2. 早醒后无法重新入睡	0	1	2	3	4

序号	项目	评分标准	分数				
			无	轻度	中度	重度	极重度
7	工作和兴趣	0.未出现 1.提问时才诉说 2.自发地直接或间接表达对活动、工作或学习失去兴趣，如感到没精打采，犹豫不决，不能坚持或需强迫自己去工作或劳动 3.病室劳动或娱乐不满3小时 4.因疾病而停止工作，住院病者不参加任何活动或者没有他人帮助便不能完成病室日常事务	0	1	2	3	4
8	迟缓	0.思维和语言正常 1.精神检查中发现轻度迟缓 2.精神检查中发现明显迟缓 3.精神检查进行困难 4.完全不能回答问题（木僵）	0	1	2	3	4
9	激越	0.未出现异常 1.检查时有些心神不定 2.明显心神不定或小动作多 3.不能静坐，检查中曾起立 4.搓手、咬手指、头发、咬嘴唇	0	1	2	3	4
10	精神焦虑	0.无异常 1.问及时诉说 2.自发地表达 3.表情和言谈流露出明显忧虑 4.明显惊恐	0	1	2	3	4
11	躯体性焦虑	指焦虑的生理症状，包括口干、腹胀、腹泻、打呃、腹绞痛、心悸、头痛、过度换气和叹息，以及尿频和出汗等。 0.未出现 1.轻度 2.中度，有肯定的上述症状 3.重度，上述症状严重，影响生活或需要处理 4.严重影响生活和活动	0	1	2	3	4
12	胃肠道症状	0.未出现 1.食欲减退，但不需他人鼓励便自行进食 2.进食需他人催促或请求和需要应用泻药或助消化药	0	1	2	3	4

序号	项目	评分标准	分数				
			无	轻度	中度	重度	极重度
13	全身症状	0. 未出现 1. 四肢，背部或颈部沉重感，背痛、头痛、肌肉疼痛、全身乏力或疲倦 2. 症状明显	0	1	2	3	4
14	性症状	指性欲减退、月经紊乱等。 0. 无异常 1. 轻度 2. 重度 不能肯定，或该项对被评者不适合（不计入总分）	0	1	2	3	4
15	疑病	0. 未出现 1. 对身体过分关注 2. 反复考虑健康问题 3. 有疑病妄想，并常因疑病而去就诊 4. 伴幻觉的疑病妄想。	0	1	2	3	4
16	体重减轻	按 A 或 B 评定 A. 按病史评定 0. 不减轻 1. 患者述可能有体重减轻 2. 肯定体重减轻 B. 按体重记录评定： 0. 一周内体重减轻 1 斤以内 1. 一周内体重减轻超过 0.5kg 2. 一周内体重减轻超过 1kg	0	1	2	3	4
17	自知力	0. 知道自己有病，表现为忧郁 1. 知道自己有病，但归咎伙食太差、环境问题、工作过忙、病毒感染或需要休息 2. 完全否认有病	0	1	2	3	4
总分							

评定标准：

总分 <7 分：正常 总分在 7～16 分：可能有抑郁 总分在 17～24 分：肯定有抑郁 总分 >24 分：严重抑郁

汉密尔顿(HAMA)焦虑量表[7]

请根据您最近一周的情况回答下列问题。

0分：无症状；　　　1分：症状轻微；　　　2分：有肯定的症状，但不影响日常生活；

3分：症状重，需加处理，或已经影响日常生活；　　　4分：症状极重，严重影响生活。

	项 目	内 容	分 数				
1	焦虑心境	担心、担忧，感到有最坏的事情将要发生，容易被激惹。	0	1	2	3	4
2	紧张	紧张感、易疲劳、不能放松，情绪反应，易哭、颤抖、感到不安。	0	1	2	3	4
3	害怕	害怕黑暗、陌生人、一人独处、动物、乘车或旅行及人多的场合。	0	1	2	3	4
4	失眠	难以入睡、易醒、睡得不深、多梦、梦魇、夜惊、睡醒后感到疲倦。	0	1	2	3	4
5	认知功能	或称记忆力、注意力障碍。注意力不能集中，记忆力差。	0	1	2	3	4
6	抑郁心境	丧失兴趣、对以往爱好的事务缺乏快感、忧郁、早醒、昼重夜轻。	0	1	2	3	4
7	躯体性焦虑(肌肉系统症状)	肌肉酸痛、活动不灵活、肌肉经常抽动、肢体抽动、牙齿打颤、声音发抖。	0	1	2	3	4
8	感觉系统症状	视物模糊、发冷发热、软弱无力感、浑身刺痛。	0	1	2	3	4
9	呼吸系统症状	时常感到胸闷、窒息感、叹息、呼吸困难。	0	1	2	3	4
10	心血管系统症状	心动过速、心悸、胸痛、血管跳动感、昏倒感、心搏脱漏。	0	1	2	3	4
11	胃肠消化道症状	吞咽困难、嗳气、食欲不佳、消化不良（进食后腹痛、胃部烧灼痛、腹胀、恶心、胃部饱胀感）、肠鸣、腹泻、体重减轻、便秘。	0	1	2	3	4
12	生殖、泌尿系统症状	尿意频繁、尿急、停经、性冷淡、过早射精、勃起不能、阳痿。	0	1	2	3	4

	项 目	内 容	分 数				
13	植物神经系统症状	口干、潮红、苍白、易出汗、易起 " 鸡皮疙瘩 "、紧张性头痛、毛发竖起。	0	1	2	3	4
14	与人谈话时的行为表现	一般表现：紧张、不能松弛、忐忑不安、咬手指、紧握拳、摸弄手帕、面肌抽动、不停顿足、手发抖、皱眉、表情僵硬、肌张力高、叹息样呼吸、面色苍白；	0	1	2	3	4
		生理表现：吞咽、频繁打呃、安静时心率快、呼吸加快（20次／分钟以上）、腱反射亢进、震颤、瞳孔放大、眼睑跳动、易出汗、眼球突出。	0	1	2	3	4
	总 分						

评定标准：总分≥29分：可能为严重焦虑；≥21分：肯定有明显焦虑；≥14分：肯定有焦虑；≥7分：可能有焦虑；＜7分：无焦虑。躯体性焦虑：7至13项的得分比较高。精神性焦虑：1至6和14项得分比较高。

躯体化症状自评量表[8]

说明：您发病过程中可能存在下列各种症状，如果医生能确切了解您的这些症状，就能给您更多的帮助，对治疗有积极影响。请阅读并回答以下每一项栏目，根据情况，选择栏目中相关症状程度最严重的分值。

没有：不存在   轻度：偶有几天存在或尚能忍受

中度：一半天数存在或希望缓解   重度：几乎每天存在或较难忍受

发病时存在的症状（在相应的症状上打√，可多选）	没有	轻度	中度	重度
头晕、头胀、头重、头痛、眩晕、晕厥或脑鸣	1	2	3	4
睡眠问题（入睡困难、浅睡易醒、多梦、噩梦、早醒、失眠或睡眠过多）	1	2	3	4
易疲劳乏力、行动困难、精力减退	1	2	3	4
兴趣减退、情绪不佳、怕烦、缺乏耐心	1	2	3	4
心血管症状（心慌、胸闷、胸痛、气短）	1	2	3	4
易着急紧张、担忧害怕、甚至惊恐、濒死感或失控感	1	2	3	4
习惯操心、多思多虑、易纠结、易产生消极想法	1	2	3	4
注意力减退、思考能力下降、健忘甚至恍惚	1	2	3	4
胃肠症状（胀、痛、反酸、食欲差、便秘、便多、打嗝、口干苦、恶心、消瘦）	1	2	3	4
疼痛（颈部、肩部、腰部、背部、腿部等）	1	2	3	4
敏感、易悲伤或伤心哭泣	1	2	3	4
手脚关节或身体某部位（麻木、僵硬、抽搐、颤抖、刺痛、怕冷）	1	2	3	4
视物模糊、眼睛干涩或胀痛、短期内视力下降	1	2	3	4
激动烦躁、生气易怒、对声音过敏、易受惊吓	1	2	3	4
追求完美、洁癖、强迫感（强迫思维、强迫行为）	1	2	3	4
皮肤过敏、瘙痒、皮疹、或潮红、潮热、多汗	1	2	3	4
常关注健康问题、担心自己及家人生病	1	2	3	4
呼吸困难、憋闷或窒息感、喜大叹气、咳嗽或胁肋痛	1	2	3	4
咽部不适、梗阻感、鼻塞干涩、鼻塞、耳鸣、耳塞	1	2	3	4
易尿频、尿急、尿痛或会阴部不适	1	2	3	4

对工作、学习、家庭关系及人际交往等造成的困难：没有、轻度、中度、重度

初始评分：基本正常 ≤ 29分；轻度 30-39分；中度 40-59分；重度 ≥ 60分   总分：_____

医院焦虑抑郁量表[9]

指导语：情绪在大多数疾病中起着重要作用，如果医生了解您的情绪变化，他们就能给您更多的帮助。请您阅读以下各个项目，根据您上个月以来的情绪状态，选择最适当的答案。对这些问题的回答不要做过多的考虑，立即作出的回答会比考虑后再回答更切合实际问题回答。

1. 我感到紧张（或痛苦）

①几乎所有时候　　　　②大多数时候

③有时　　　　　　　　④根本没有

2. 我对以往感兴趣的事情还是有兴趣

①肯定一样　　　　　　②不像以前那样多

③只有一点儿　　　　　④基本上没有了

3. 我感到有点害怕，好像预感到有什么可怕事情要发生

①非常肯定和十分严重　②是有，但并不太严重

③有一点，但并不使我苦恼　④根本没有

4. 我能够哈哈大笑，并看到事物好的一面

①我经常这样　　　　　②现在已经不大这样了

③现在肯定是不太多了　④根本没有

5. 我的心中充满烦恼

①大多数时间　　　　　②常常如此

③时时，但并不经常　　④偶然如此

6. 我感到愉快

①根本没有　　　　　　②并不经常

③有时　　　　　　　　④大多数

7. 我能够安闲而轻松地坐着

①肯定　　　　　　　　②经常

③并不经常　　　　　　④根本没有

8. 我对自己的仪容（打扮自己）失去兴趣

①肯定　　　　　　　　②并不象我应该做到的那样关心

③我可能不是非常关心　　　　④我仍象以往一样关心

9. 我有点坐立不安，好像感到非要活动不可

①确实非常多　　　　　　　　②是不少

③并不很多　　　　　　　　　④根本没有

10. 我对一切都是乐观地向前看

①差不多是这样做的　　　　　②并不完全是这样做的

③很少这样做　　　　　　　　④几乎从来不这样做

11. 我突然发现恐慌感

①确实很经常　　　　　　　　②时常

③并非经常　　　　　　　　　④根本没有

12. 我好像感到情绪在渐渐低落

①几乎所有的时间　　　　　　②很经常

③有时　　　　　　　　　　　④根本没有

13. 我感到有点害怕，好像某个内脏器官变坏了

①根本没有　　　　　　　　　②有时

③很经常　　　　　　　　　　④非常经常

14. 我能欣赏一本好书或一项好的广播或电视节目

①常常　　　　　　　　　　　②有时

③并非经常　　　　　　　　　④很少

每一项均采用0～3分4级评分，焦虑与抑郁两个分量表的分值划分为0～7分属无症状；

8～10分属症状可疑；11～21分属肯定存在症状。

四、耳鸣量表

耳鸣评价量表评分标准[10]

问题	0分	1分	2分	3分
您在什么环境下可听到耳鸣?	无耳鸣	安静环境	一般环境	任何环境
您的耳鸣是间歇性还是持续性?	无耳鸣	间歇时间大于持续间	持续时间大于间歇时间	持续性
耳鸣影响了您的睡眠吗?	无影响	有时影响	经常影响	总是影响
耳鸣影响了您的工作（或学习）吗?	无影响	有时影响	经常影响	总是影响
耳鸣影响了您的情绪吗?	无影响	有时影响	经常影响	总是影响
您认为自己的耳鸣有多严重?	由受试者 自己根据实际感受打分			

（请在 0 ~ 6 分之间选择一个最合适的分数）

耳鸣严重程度分为5级，即：1 ~ 6分为Ⅰ级，7 ~ 10分为Ⅱ级，11 ~ 14分为Ⅲ级，15 ~ 18分为Ⅳ级，19 ~ 21分为Ⅴ级。

五、睡眠类量表

匹兹堡睡眠质量指数量表[11]

指导语：以下的问题仅与你过去一个月的睡眠习惯有关。你应该对过去一个月中多数白天和晚上的睡眠情况作精确的回答，要回答所有的问题。

1. 过去一个月你通常上床睡觉的时间是?（请按24小时制填写）

　上床睡觉的时间是_____点_____分

2. 过去一个月你每晚通常要多长时间(分钟)才能入睡?

　①小于15分钟　②16—30分钟　③31—60分钟　④大于60分钟

3. 过去一个月每天早上通常什么时候起床?（请按24小时制填写）

　起床时间_____点_____分

4. 过去一个月你每晚实际睡眠的时间有多少?

　每晚实际睡眠的时间_____小时_____分钟

过去一个月你是否因为以下问题而经常睡眠不好（以下第5—13个问题前都显示此表述）

5. 不能在30分钟内入睡

　①过去一个月没有　　　　　②每周平均不足一个晚上

　③每周平均一或两个晚上　　④每周平均三个或更多晚上

6. 在晚上睡眠中醒来或早醒

　①过去一个月没有　　　　　②每周平均不足一个晚上

　③每周平均一或两个晚上　　④每周平均三个或更多晚上

7. 晚上有无起床上洗手间

　①过去一个月没有　　　　　②每周平均不足一个晚上

　③每周平均一或两个晚上　　④每周平均三个或更多晚上

8. 不舒服的呼吸

　①过去一个月没有　　　　　②每周平均不足一个晚上

　③每周平均一或两个晚上　　④每周平均三个或更多晚上

9. 大声咳嗽或打鼾声

    ①过去一个月没有   ②每周平均不足一个晚上

    ③每周平均一或两个晚上   ④每周平均三个或更多晚上

10. 感到寒冷

    ①过去一个月没有   ②每周平均不足一个晚上

    ③每周平均一或两个晚上   ④每周平均三个或更多晚上

11. 感到太热

    ①过去一个月没有   ②每周平均不足一个晚上

    ③每周平均一或两个晚上   ④每周平均三个或更多晚上

12. 做不好的梦

    ①过去一个月没有   ②每周平均不足一个晚上

    ③每周平均一或两个晚上   ④每周平均三个或更多晚上

13. 出现疼痛

    ①过去一个月没有   ②每周平均不足一个晚上

    ③每周平均一或两个晚上   ④每周平均三个或更多晚上

14. 其他原因，请描述

过去一个月你是否因以上原因出现睡眠不好?

    ①过去一个月没有   ②每周平均不足一个晚上

    ③每周平均一或两个晚上   ④每周平均三个或更多晚上

15. 你对过去一个月总睡眠质量质量评分

    ①非常好   ②尚好

    ③不好   ④非常差

16. 过去一个月，你是否经常要服药（包括从医生处方或者在外面药店购买）才能入睡?

    ①过去一个月没有   ②每周平均不足一个晚上

    ③每周平均一或两个晚上   ④每周平均三个或更多晚上

17. 过去一个月你在开车、吃饭或参加社会活动时难以保持清醒状态?

    ①过去一个月没有   ②每周平均不足一个晚上

    ③每周平均一或两个晚上   ④每周平均三个或更多晚上

18. 过去一个月你在积极完成事情上是否有困难?

①没有困难　　　　　　　②有一点困难

③比较困难　　　　　　　④非常困难

19. 你是与人同睡一床（睡觉同伴，包括配偶等）或有室友?

①没有与人同睡一床或有室友　②同伴或室友在另外房间

③同伴在同一房间但不睡同床　④同伴在同一床上

如果你是与人同睡一床或有室友，请询问他(她)你在过去一个月是否出现以下情况（以下每一个问题前都显示此表述）

20. 在你睡觉时，有无大鼾声

①过去一个月没有　　　　②每周平均不足一个晚上

③每周平均一或两个晚上　④每周平均三个或更多晚上

21. 在你睡觉时，呼吸之间有没有长时间停顿

①过去一个月没有　　　　②每周平均不足一个晚上

③每周平均一或两个晚上　④每周平均三个或更多晚上

22. 在你睡觉时，你的腿是否有抽动或者有痉挛

①过去一个月没有　　　　②每周平均不足一个晚上

③每周平均一或两个晚上　④每周平均三个或更多晚上

23. 在你睡觉时是否出现不能辨认方向或混乱状态

①过去一个月没有　　　　②每周平均不足一个晚上

③每周平均一或两个晚上　④每周平均三个或更多晚上

24. 在你睡觉时你是否有其他睡不安宁的情况，请描述

①过去一个月没有　　　　②每周平均不足一个晚上

③每周平均一或两个晚上　④每周平均三个或更多晚上

使用和统计方法：5个他评条目不参与计分，每个成份按 0～3 等级计分，累积各成份得分为 PSQI 总分，总分范围为 0～21，得分越高，表示睡眠质量越差。

六、生活质量类量表

活动平衡信心量表[12]

包括16个条目，每个条目均为0～100分，共11个等级。0分为一点信心也没有，50分为一般的信心，100分为有充足的信心。量表评分为16个条目的平均分。

1. 在房间里散步

2. 上下楼梯

3. 弯腰到地上捡起一双拖鞋

4. 在与我一样高的架子上拿东西

5. 踮起脚，在比我高的地方拿东西

6. 站在凳子上拿东西

7. 扫地

8. 外出搭乘出租车

9. 上下公交车

10. 穿过停车场去商场

11. 走上或走下短的斜坡

12. 一个人到拥挤的商场去，周围的人走得很快

13. 在拥挤的商场里被人撞了一下

14. 拉住扶手上下自动扶梯

15. 手里握着东西，不能握住扶手，上下自动扶梯

16. 在结了冰的路面上行走

参考文献

[1]国家中医药管理局. 中医病证诊断疗效标准[M]. 南京: 大南京学出版社, 1994.

[2]Vereeck L, Truijen S, Wuyts FL, et al. The dizziness handicapinventory and its relationship with functional balance performance[J]. Otol Neurol, 2007, 28(1): 87—93.

[3]吴沛霞, 王辰楠, 席淑新, 等. 中文版前庭活动与参与量表的Rasch分析[J]. 中华耳科学杂志, 2021, 19(06): 909−914.

[4]金冬梅, 燕铁斌. Berg平衡量表及其临床应用[H]. 中国康复理论与实践, 2002，8: 162−165.

[5]Shumway−Cook A, Woollacott M. Motor control: theory and practical applications. Baltimore: Williams & Wilkins;1995.

[6]HAMILTON M. A rating scale for depression[J]. J. Neurol. Neurosurg. Psychiatry. 1960, 23: 56−62.

[7]HAMILTON M. The assessment of anxiety states by rating. Br J Med Psychol. 1959;32(1): 50−5.

[8]庄琦, 毛家亮, 李春波, 等. 躯体化症状自评量表的初步编制及信度和效度研究[J]. 中华行为医学与脑科学杂志, 2010, 19(09): 847−849

[9]Zigmond AS, Snaith RP. The hospital anxiety and depression scale[J]. Acta Psychiatr Scand, 1983, 67(6): 361−370.

[10]刘蓬. 耳鸣评价量表的研发思路[J]. 中国听力语言康复科学杂志, 2018, 16(5): 326−330.

[11]Buysse DJ, Reynolds C3, Monk T H, et al. The Pittsburgh Sleep Quality Index: a new instrument for psychiatric practice and research[J]. Psychiatry Res, 1989, 28(2): 193−213.

[12]管强, 韩红杰, 詹青, 等. 活动平衡信心量表(中文版)的信度与效度研究[J]. 同济大学学报(医学版), 2011, 32(03): 81−84.

编辑：迟宇舍（吉林省中医药科学院第一临床医院）